Handbuch Bewegungsbezogene Gesundheitsförderung

Beiträge zur Lehre und Forschung im Sport

Handbuch Bewegungsbezogene Gesundheitsförderung

Herausgegeben von
Ansgar Thiel, Susanne Tittlbach,
Gorden Sudeck, Petra Wagner, Alexander Woll

Mit Beiträgen von:
K. Abu-Omar, J. Bezold, S. Blaschke, K. Bös, W. Brehm, A. Burchartz, S. Dallmeyer, Y. Demetriou, P. Dietz, M. Erhart, S. Ferschl, J. Fiedler, A. Frahsa, W. Geidl, P. Gelius, W. Göhner, A. Gosch, H. Gropper, B. von Haaren-Mack, L.-S. Hahn, S. Heller, J. Helten, S. Hoffmann, D. Jekauc, J. John, C. Joisten, M. Kanning, J. Kleinert, S. Kobel, M. Krennerich, M. Krüger, Ph. Laemmert, P. Laemmert, J.-P. Lange, J. Mayer, F. Mess, S. Messing, S. Nagel, C. Niermann, C. Niessner, B. Novak, E. Opper, I. Pahmeier, K. Pfeifer, A. K. Reimers, S. Rosenstiel, J. Schmid, J. Semrau, S. Steib, H. Strobl, G. Sudeck, A. Thiel, M. Tiemann, S. Tittlbach, S. Titze, C. Töpfer, L. Vogt, A. Voss, H. Wäsche, P. Wagner, A. Woll, K. Wunsch

hofmann.

Bibliografische Information der Deutschen Nationalbibliothek
Die Deutsche Nationalbibliothek verzeichnet diese Publikation in der Deutschen Nationalbibliografie; detaillierte bibliografische Daten sind im Internet über http://dnb.d-nb.de abrufbar.

Bestellnummer 4990

www.hofmann-verlag.de

Erschienen als Band 199 der „Beiträge zur Lehre und Forschung im Sport“

Gesamtherstellung: Plump Druck & Medien GmbH, Rheinbreitbach
Printed in Germany · ISBN 978-3-7780-4990-7

Inhalt

Einführung

Ansgar Thiel, Susanne Tittlbach, Gorden Sudeck, Petra Wagner & Alexander Woll

Zur Idee des Handbuchs

Im vorliegenden Handbuch geht es um die bewegungsbezogene Gesundheitsförderung. Unter bewegungsbezogener Gesundheitsförderung verstehen wir den Einsatz von körperlicher Aktivität z. B. in Form von körperlichem Training, systematischen Bewegungsübungen oder Sport zur Förderung des subjektiven Wohlbefindens und zur Vorbeugung des Auftretens und der Verschlimmerung von chronischen Erkrankungen wie Herz-Kreislauf-, Krebs- und Stoffwechselerkrankungen, Erkrankungen des Bewegungsapparats und psychischen bzw. psychosomatischen Erkrankungen. Bewegungsbezogene Gesundheitsförderung wird dabei als ein Teil der Public Health im Sinn der Förderung regelmäßiger Bewegung der Gesamtbevölkerung verstanden. Dabei umfasst der Begriff Public Health wissenschaftliche und praktische Ansätze zur Förderung von Gesundheit und Vorbeugung von Krankheiten durch übergreifende und strukturierte Maßnahmen auf allen Ebenen der Gesellschaft.

Das vorliegende Handbuch wendet sich an Studierende der Sportwissenschaft und des Lehramts Sport ebenso wie an Studierende aus gesundheitswissenschaftlichen Studiengängen. Als zusammenfassende Darstellung der unterschiedlichen Aspekte einer bewegungsbezogenen Gesundheitsförderung soll es eine Grundlage für Vorlesungen und Seminare bieten.

Zur gesellschaftlichen Relevanz der Gesundheitsförderung

Die Förderung von Gesundheit, wie wir sie heute verstehen, ist noch relativ jung. Die Definition des Gesundheitsbegriffs wurde lange Zeit von einer universitär ausgebildeten Ärzteschaft dominiert und war eng an die Verwissenschaftlichung von Krankheitsdiagnose und Kuration gekoppelt. So führte der Siegeszug der naturwissenschaftlich ausgerichteten Individualmedizin seit dem 19. Jahrhundert zur Etablierung eines Gesundheitsbegriffs, der primär als somatisch, lokalistisch und pathogenetisch bezeichnet werden kann. Kennzeichnend für das Verständnis von Gesundheit aus dieser pathogenetischen Perspektive ist die Abwesenheit von Krankheit bzw. von Krankheitsrisiken. Erst in den 1970er-Jahren wurde zunehmend Kritik an dem reduktionistischen Verständnis von Gesundheit als einem primär somatischen Verständnis der Abwesenheit von Krankheit laut. Dies lag zum einen daran, dass in der modernen Gesellschaft zunehmend Krankheiten sichtbar wurden, bei denen kein naturwissenschaftlich basiertes diagnostisches Instrumentarium zur Identifikation der primären Quellen der Gesundheitsschädigung zur Verfügung stand (z. B. psychosomatische Erkrankungen); zum anderen hatte sich das Krankheitspanorama dahingehend verändert, dass Infektionskrankheiten in zunehmend geringerem Maße und chronisch-degenerative Erkrankungen in zunehmend stärkerem Maße als Morbiditäts- und Mortalitätsursachen relevant wurden. Die naturwissenschaftlich orientierte Medizin, so die Kritik, setze mit ihrer Fokussierung auf Diagnostik und Heilung von Krankheiten zu spät im Prozess der Krankheitsentstehung an, da chronisch-degenerative Erkrankungen im Grunde bereits angegangen werden müssten, bevor sie sich überhaupt manifestierten.

Diese Kritik bot einen Nährboden für die strukturelle Verankerung zweier unterschiedlicher „neuer" Stränge des Umgangs mit Krankheit bzw. Gesundheit im Gesundheitssystem. Erstens rückte die Beschäftigung mit Krankheitsvorbeugung zunehmend in den Fokus der Medizin. Hier spielte die Etablierung des sogenannten Risikofaktorenmodells innerhalb der medizinischen Wissenschaft eine wichtige Rolle. Die Herstellung von Gesundheit war aus dieser Perspektive nicht mehr nur die Heilung von Krankheit, sondern auch deren Vermeidung, indem Krankheitsrisiken, wie z. B. hoher Blutdruck, ungünstiger Fettstoffwechsel, hohe Zuckerwerte, Stress oder Adipositas entweder vermieden oder behandelt wurden. Dieses „neue" Verständnis der Gesunderhaltung blieb weitgehend klassisch naturwissenschaftlich geprägt, auch wenn die naturwissenschaftliche Betrachtung von Krankheit auf Phasen ausgedehnt wurde, in denen noch keine Manifestation von Erkrankungen, sondern eben erst Krankheitsrisiken vorliegen. Letztendlich gelang es der kurativen Individualmedizin mit der Integration der Krankheitsrisikovermeidung in ihr Zuständigkeitsportfolio, sich auch den gesunden, folglich nicht direkt von Krankheit betroffenen Menschen zur Zielgruppe zu machen. Zweitens etablierte sich in gesundheitssystemischen Kontexten ein von einem pathogenetischen Verständnis paradigmatisch differentes salutogenetisches Gesundheitsverständnis. Hier spielte die Weltgesundheitsorganisation (WHO) eine wichtige Rolle, indem sie in die Begriffsbestimmung der Gesundheit, über somatische Aspekte hinaus, auch psychologische und soziologische Perspektiven auf die gesundheitliche Entwicklung eines Menschen integrierte. Gesundheit ist

in diesem Verständnis nicht nur die Abwesenheit von Krankheit, sondern letztendlich vollkommenes physisches, psychisches und soziales Wohlbefinden.
Für die Gesundheitsförderung, wie wir sie im vorliegenden Handbuch verstehen, ist dieses Gesundheitsverständnis elementar. Dabei hat die Identifikation und Förderung von Schutzfaktoren, welche die Erhaltung von psychischem, physischem und sozialem Wohlbefinden sichern, unter Einbezug von Strukturen sogenannter Settings einen zentralen Stellenwert und zwar weit über Einstellungen und Verhalten von Personen hinaus. Unter Settings sind Lebenswelten von Menschen zu verstehen. Mit der Fokussierung auf Settings wird eine verhältnisorientierte Perspektive eingenommen. Dabei geht es um die Modifikation von lebensweltlichen Strukturen, z. B. in Familien, Kindergärten, Schulen, Arbeitsplätzen, Universitäten etc., um Menschen dazu zu motivieren, sich gesünder zu ernähren, sich mehr zu bewegen oder regelmäßig zu schlafen. Das vorliegende Handbuch setzt genau an diesem Punkt an. Gesundheit wird als etwas verstanden, das den gesamten Menschen betrifft und bei dessen Entstehung gesellschaftliche Bedingungen ebenso relevant sind wie Persönlichkeitsfaktoren, Motive oder Einstellungen eines Individuums.

Zum Inhalt des Handbuchs

Bewegung wird schon seit dem 18. Jahrhundert als ein wichtiges Medium der Gesunderhaltung genannt. Und dennoch hat es lange gedauert, bis die Fülle an Studien zur Effektivität von regelmäßiger körperlicher Bewegung als Mittel der Gesunderhaltung in Medizin, Politik und Öffentlichkeit wahrgenommen wurde. Das vorliegende Handbuch hat die Absicht, die Aussagen dieser vielen Studien übersichtlich und thematisch geordnet darzustellen und dabei die gesundheitsförderlichen Effekte von körperlicher Bewegung und Inaktivität, die damit zusammenhängenden ökonomischen, sozialen und ethischen Aspekte, aber auch die Lebenswelten, in denen Bewegung stattfindet oder verhindert wird, zu beleuchten. Das Handbuch ist in fünf Hauptteile gegliedert. Im ersten Teil geht es zunächst darum, die zentralen Begriffe und ihre Implikationen zu bestimmen. In diesem Zusammenhang wird auf unterschiedliche Gesundheitsverständnisse eingegangen und es wird diskutiert, in welchem Verhältnis Bewegung zu den unterschiedlichen Dimensionen von Gesundheit steht. Weiterhin wird die Veränderung des Blicks auf das Verhältnis von Gesundheit und Bewegung von der Antike bis heute nachgezeichnet und es wird auf neuere Entwicklungen im Bereich Public Health, Prävention und Gesundheitsförderung eingegangen. Ein Beispiel für gesundheitsförderliche Maßnahmen, die sich im deutsch-

sprachigen Raum seit mehreren Jahrzehnten fest etabliert haben, ist der Gesundheitssport, dessen zentrale Ansätze, Perspektiven und Maßnahmen vorgestellt werden. In einem weiteren Abschnitt wird die internationale und nationale Gesetzgebung als zentrale Bedingung der Möglichkeit von bewegungsbezogener Gesundheitsförderung diskutiert. Das Problem, dass Bewegung einerseits ein Menschenrecht sein, in Form von Healthismus aber andererseits auch zu einer sozialen Pflicht mit negativen Folgen für bestimmte Bevölkerungsgruppen werden kann, wird erörtert und schließlich in einem Abschnitt zu den ethischen Implikationen einer bewegungsbezogenen Gesundheitsförderung zusammenfassend dargelegt.
Im zweiten Teil geht es insbesondere um die Frage nach Möglichkeiten und Grenzen der Diagnostik von Bewegung und ihren Wirkungen auf die physische, psychische und soziale Gesundheit von Menschen. Dabei spielt auch die Prävalenz von Bewegung und körperlicher Inaktivität bei unterschiedlichen Gruppierungen eine wichtige Rolle. Nach einer Diskussion des ökonomischen und sozialen Nutzens von bewegungsbezogener Gesundheitsförderung wird dabei auf Bewegungsempfehlungen eingegangen, wie sie sich heute in nationalen und internationalen Dokumenten zur Gesundheitsförderung finden, beispielsweise in den Empfehlungen der Weltgesundheitsorganisation oder des Bundesgesundheitsministeriums.
Der dritte Teil des Handbuchs setzt sich mit Akteuren und Perspektiven der bewegungsbezogenen Gesundheitsförderung auseinander. Primär geht es um die Identifikation der wichtigsten Organisationen einer weltweiten gesundheitsbezogenen Bewegungsförderung. In diesem Zusammenhang werden zum einen die zentralen Akteure vorgestellt, die für die Gestaltung von Bewegungsempfehlungen, für die Entwicklung von Kriterien für die Finanzierung von gesundheitsförderlichen Angeboten durch Krankenkassen sowie für die Umsetzung von Bewegungsförderungsangeboten verantwortlich sind. Zum anderen werden verschiedene Sektoren der bewegungsbezogenen Gesundheitsförderung diskutiert, da sich die bewegungsbezogene Gesundheitsförderung mittlerweile über die Angebote von Gesundheits- und Sportorganisationen hinaus auch auf die Stadtentwicklung und Sozialplanung auf Landes-, Kreis- und kommunaler Ebene ausgeweitet hat.
Im vierten Teil des Handbuchs geht es um interventionsbezogene Aspekte der bewegungsbezogenen Gesundheitsförderung. Nach einer Beschreibung von individuumsbezogenen und sozialökologischen Ansätzen zur Erklärung von Bewegungsverhalten werden Interventionsansätze diskutiert, die aktuell die bewegungsbezogene Gesundheitsförderung und Public Health heute prägen. Dabei geht es auch um die Frage nach der Evidenzbasierung von bewegungsbezogener Gesundheitsförderung.

In diesem Zusammenhang wird nicht nur darauf eingegangen, wie Evidenz geprüft werden kann, sondern auch, wie Goldstandards in die komplexe Praxis der Gesundheitsförderung implementiert werden können und anhand welcher Qualitätskriterien und Qualitätsdimensionen die Qualität von Bewegungsförderungsangeboten gemessen werden kann.

Die Beiträge des fünften Teils dieses Handbuchs setzen sich mit Settings und Adressaten der bewegungsbezogenen Gesundheitsförderung auseinander. Die Fülle der in diesem Kapitel angesprochenen Settings zeigt, dass die bewegungsbezogene Gesundheitsförderung heute im Grunde alle Bereiche der Gesellschaft erreicht hat, auch wenn sie sich in den verschiedenen gesellschaftlichen Teilbereichen in unterschiedlichem Maße etabliert hat. Heute finden sich Gesundheitsförderungsangebote für Familien, auf der Ebene der Kommunen, für Schulen, in klinischen Feldern und nicht zuletzt in digitalen Settings und virtuellen Welten. Die Beiträge machen deutlich, dass jedes Setting besondere Charakteristika aufweist, die unterschiedliche Strategien der Etablierung von Bewegungsförderungsprogrammen erfordern. Deutlich wird außerdem, dass die Bedarfe unterschiedlicher Zielgruppen in den einzelnen Settings variieren, was wiederum bei der Gestaltung von Rahmenbedingungen von Gesundheitsförderungsangeboten zu beachten ist. Der Blick auf digitale Bewegungsangebote lässt sich schließlich als ein Ausblick auf die Zukunft der bewegungsbezogenen Gesundheitsförderung verstehen, die in einer hochgradig digitalisierten Gesellschaft eben nicht mehr nur auf analoge Lebenswelten beschränkt bleiben kann, sondern auch virtuelle Welten berücksichtigen muss.

Teil A Bewegung und Gesundheit: Begriffe und ihre Implikationen

Inhalt

Zusammenfassung

Ansgar Thiel

Fragt man Studierende in Grundlagenvorlesungen zur Gesundheitsförderung danach, was sie unter Gesundheit verstehen, antworten sie häufig spontan, sie seien gesund, wenn sie nicht krank seien. Bittet man die Studierenden, genauer darüber nachzudenken, wie sie Gesundheit empfinden, dann erhält man deutlich differenziertere Antworten, die von subjektivem Wohlbefinden über körperliche Leistungsfähigkeit bis zum Gefühl der Harmonie reichen.

In Teil A des Handbuchs wird genauer auf den Begriff der Gesundheit, wie er sich aus unterschiedlichen Perspektiven zeigt, eingegangen. Dabei wird argumentiert, dass Gesundheit als Begriff ein soziales Konstrukt und keine absolute Entität darstellt. Das Begriffsverständnis von Gesundheit spielt aber eine entscheidende Rolle, an der angesetzt werden muss, wenn man Gesundheit beeinflussen will.

Der Begriff der Gesundheit hat sich auch historisch gewandelt. Dies gilt nicht zuletzt für die heute beinahe selbstverständliche Assoziierung von Bewegung und Gesundheit. Bewegungspraxen haben sich von der Antike bis heute kontinuierlich verändert und nicht immer wurde Bewegung automatisch mit Gesundheit in Verbindung gebracht. Heute ist Bewegung ein etabliertes Mittel der Gesundheitsförderung und von Public Health. Dabei sind für die gesundheitsförderliche Bewegungsangebotspalette, wie sie sich bei Gesundheits- und Sportorganisationen findet, Verordnungen grundlegend, die ihre Wurzel in der Ottawa-Charta haben.

In Teil A des Handbuchs wird auch auf die Frage eingegangen, ob und in welchem Maße Menschen einen Anspruch auf Bewegung haben, um ihre Gesundheit zu fördern. Gesundheit ist einerseits ein Menschenrecht, andererseits ist das Recht auf Bewegung noch längst nicht in allen Bundes- und Landesverfassungen verankert. Gesundheit als ein gesellschaftliches Gut hat aber auch eine Kehrseite, nämlich wenn Gesundheit zur Pflicht des Individuums wird. Eine solche „healthistische" Sicht auf die bewegungsbezogene Gesundheitsförderung kann aus ethischer Sicht mit der für offene, demokratische Gesellschaften elementar bedeutsamen individuellen Freiheit eines Menschen, sich beispielsweise auch ungesund verhalten zu dürfen, kollidieren.

A1 Gesundheit – ein Raum-Zeit-Kontinuum

Ansgar Thiel & Jochen Mayer

Gesundheitsdefinitionen, Schutzfaktorenmodelle, Risikofaktorenmodell, Gesundheitsdimensionen, Subjektive Gesundheitsverständnisse

Einleitung

Gesundheit ist eine soziale Konstruktion, die in Abhängigkeit vom sozialen und historischen Kontext in unterschiedlicher Weise bestimmt wird (Bengel & Belz-Merk, 1997; Franke, 2010; Waller, 2006). Die erfolgreiche Ausbreitung des Medizinsystems mit der akademisch ausgebildeten Ärzte-Profession hat in den modernen Industriegesellschaften zu einer Dominanz eines pathogenetisch geprägten Begriffsverständnisses geführt, in welchem Gesundheit als die Abwesenheit von Krankheit beschrieben wird. Seit Mitte des 20. Jahrhunderts hat sich neben dieser medizinischen Gesundheitsdefinition ein Gesundheitsverständnis etabliert, das eine eher salutogenetische Prägung besitzt. Gesundheit ist aus dieser Perspektive ein Phänomen, das nicht zwingend an Krankheit gekoppelt ist und das individuelle Befinden stärker in den Mittelpunkt rückt. Bei der Durchsetzung dieser Perspektive spielte die Weltgesundheitsorganisation (WHO) eine wichtige Rolle.

Im Folgenden gehen wir näher auf unterschiedliche Verständnisse von Gesundheit ein. Über Expertendefinitionen hinaus werden dabei subjektive Gesundheitsvorstellungen thematisiert, um das Verständnis von Gesundheit im sogenannten Laiensystem zu erfassen.

1 Paradigmatische Verständnisse von Gesundheit

1.1 Gesundheit aus der Perspektive pathogenetischer Modelle

Die Bestimmung von Gesundheit als die Abwesenheit von Krankheit, bzw. von Krankheitsrisiken, basiert auf einer ätiologischen Perspektive. Diese Perspektive entspricht dem traditionellen Denkmodell der naturwissenschaftlichen Medizin, bei der die Diagnose einer Erkrankung bzw. einer Erkrankungsgefährdung den Status der

Nicht-Gesundheit, genauer gesagt der Behandlungsbedürftigkeit, festlegt (Faltermaier, 2005).

- **Gesundheit als Störungsfreiheit**
  Die Definition von Gesundheit als Abwesenheit von Krankheit oder als Störungsfreiheit ist sozusagen eine „Negativdefinition". Demnach gilt eine Person aus dieser Perspektive so lange als gesund, bis sie als krank diagnostiziert wird. In diesem Sinne lässt sich Gesundheit nur bestimmen, wenn definiert wird, was als Abweichung von einem Normalzustand gilt (Franke, 2010). Krankheit und Gesundheit schließen sich in dieser Perspektive also gegenseitig aus, da Gesundheit eben nur so lange gegeben ist, bis Krankheit oder Krankheitsgefährdung als eine Abweichung vom als „natürlich" definierten Zustand des Organismus auf Basis einer Diagnostik von krankheitsspezifischen Symptomen festgestellt werden kann (Franke, 2010).
  Gesundheit, als Abwesenheit von Krankheit, ist eigentlich ein Zustand, der außerhalb des Fokus der medizinischen Profession liegt. Der gesunde Mensch wird in der Logik des Medizinsystems allerdings dadurch in den Zuständigkeitsbereich der medizinischen Profession gerückt, dass er als potenziell Kranker behandelt wird. Hier zeigt sich eine für Professionen typische Tendenz, sich die Bearbeitung von Problemen anzueignen, die an ihr Zuständigkeitsgebiet thematisch anschließen (Cachay & Thiel, 2000). Möglich wird die Behandlung von Gesunden als potenziell Kranke durch Risikofaktorenmodelle.

- **Gesundheitsgefährdung durch Risikofaktoren**
  Risikofaktorenmodelle stützen sich in der Regel auf epidemiologische Studien. Dabei geht es darum, über die Untersuchung repräsentativer Bevölkerungsgruppen Faktoren zu identifizieren, die sich im Vorfeld der Entstehung von chronisch-degenerativen Krankheiten in überzufälliger Weise zeigen (Becker, 2006). Eine der ersten, bis heute einflussreichsten Studien ist die sogenannte Framingham-Studie, bei der u. a. Risikofaktoren für Herzkrankheiten identifiziert wurden. Die Studienergebnisse haben entscheidend dazu beigetragen, dass beispielsweise die regelmäßige Messung von Blutdruck oder die Bestimmung des Fettstoffwechsels ein integraler Bestandteil von Vorsorgeuntersuchungen sind.
  Risikofaktorenmodelle haben sicherlich zu einem besseren Verständnis der kausalen Ursachen insbesondere von nicht übertragbaren Krankheiten geführt. Auch

konnte auf Basis der Ergebnisse der darauf basierenden Studien die Etablierung interdisziplinärer Teams in der Gesundheitsversorgung begründet werden (Gatchel & Oordt, 2003). Da der Fokus von Risikofaktorenmodellen aber trotz allem auf der Entstehung von Krankheit liegt, werden allgemeine gesundheitliche Schutzfaktoren weitestgehend ausgeblendet (Becker, 2006).

2.2 Gesundheit aus dem Blick von Schutzfaktorenmodellen

Im Gegensatz zum klassisch medizinisch-naturwissenschaftlichen Verständnis von Gesundheit geht es bei den Schutzfaktorenmodellen um die wissenschaftliche Erklärung der Entstehung von Gesundheit.

- **Das Konzept der Salutogenese**
  Die sogenannte salutogenetische Perspektive wurde zuerst vom Medizinsoziologen Aaron Antonovsky (1979) formuliert. Ausgehend von der Frage, warum manche Menschen trotz extrem belastender Lebensereignisse gesund bleiben, fragte er in seinen Studien nach Protektivfaktoren, welche eine gewisse Invulnerabilität von Personen trotz erheblicher biopsychosozialer Belastung zu erklären vermögen (Faltermaier, Kühnlein & Burda-Viering, 1998). Das Modell der Salutogenese wird auch als ein Stressbewältigungsmodell bezeichnet, indem Gesundheit als Resultat einer erfolgreichen Bewältigung von Stressoren durch den effektiven Einsatz protektiver Ressourcen aufgefasst wird (Antonovsky, 1979). Gesundheit kann in diesem Sinne auch als die Fähigkeit einer Person verstanden werden, flexibel und konstruktiv unter Nutzung vorhandener Ressourcen mit Störungen umzugehen, also Störungen aktiv zu begegnen und diese zu überwinden. Die objektive Bestimmung der Krankheit rückt in diesem Sinne in den Hintergrund, während die Fähigkeit, „die Krisen seines Organismus zu überstehen und eine neue Ordnung zu etablieren" (Canguilhem, 1975, S. 173) das entscheidende Charakteristikum von Gesundheit darstellt.
  Das Verständnis von Gesundheit aus der Perspektive von Schutzfaktorenmodellen ist immer ein prozessuales, d. h. es wird auf die Entwicklungsmöglichkeiten einer Person in Auseinandersetzung mit Stressoren oder Krankheitsrisiken Wert gelegt (Franke, 2010). Der Prozess der Gesunderhaltung ist in diesem Sinne ein (keinesfalls zwingend bewusstes) ständiges Bemühen, Stressoren aktiv durch den Einsatz von schützenden Ressourcen abzuwehren. Diese protektiven Ressourcen lassen sich auf unterschiedlichen Ebenen finden: auf der personal-psychischen,

der sozial-interpersonalen, der sozio-kulturellen und der körperlich-konstitutionellen Ebene (Faltermaier, 2005).

- **Personal-psychische Gesundheitsressourcen**
  Im Salutogenesemodell spielt das sogenannte Kohärenzgefühl (Sense of Coherence, SOC) eine zentrale Rolle. Das Kohärenzgefühl ist eine personal-psychische Ressource, die laut Antonovsky eine steuernde Funktion hinsichtlich des flexiblen und angemessenen Einsatzes von generalisierten Widerstandsressourcen ausübt. Den theoretischen Annahmen des Salutogenesemodells entsprechend gelingt es einer Person umso besser, gesund zu bleiben, je stärker das Kohärenzgefühl ausgeprägt ist. Das Kohärenzgefühl beinhaltet drei Dimensionen: Verstehbarkeit, Bewältigbarkeit und Sinnhaftigkeit. Genauer gesagt lässt sich das Kohärenzgefühl als Indikator dafür ansehen, in welchem Maße eine Person ein Gefühl des Vertrauens besitzt,

  > dass erstens die Anforderungen aus der inneren oder äußeren Erfahrenswelt im Verlauf des Lebens strukturiert, vorhersagbar und erklärbar sind, [...] dass zweitens die Ressourcen zur Verfügung stehen, die nötig sind, um den Anforderungen gerecht zu werden, (und dass drittens) diese Anforderungen Herausforderungen sind, die Investitionen und Engagement verdienen (Antonovsky, 1993, S. 12).

- **Sozial-interpersonale und soziokulturelle Gesundheitsressourcen**
  Protektive Ressourcen können auch außerhalb der Person angesiedelt sein. Das direkte Unterstützungsumfeld und die sozialen Beziehungen einer Person sind sozial-interpersonale Ressourcen, die sich im Falle sozialer Unterstützung und gut funktionierender sozialer Netzwerke gesundheitsförderlich auswirken können. Die sozio-kulturellen Ressourcen gehen über die Lebenswelt des Individuums hinaus. Hier spielen gesellschaftliche und kulturelle Bedingungen eine zentrale Rolle, beispielsweise in welchem Maße ein Zugang zu Leistungen des Gesundheitssystems gegeben ist oder materielle Ressourcen, wie Geld oder Vermögen, zur Verfügung stehen, die für die Bewältigung von Belastungen und für die Gestaltung einer gesunden Lebensweise eingesetzt werden können.

- **Körperlich-konstitutive Gesundheitsressourcen**
  Die körperlich-konstitutiven Ressourcen umfassen die Funktionen des Organismus und Kräfte des Körpers. Dabei ist zwischen nicht beeinflussbaren, körperlich-genetischen konstitutionellen und den durch Verhalten veränderbaren körperlichen Ressourcen zu unterscheiden. In mehr oder weniger starkem Maße

veränderbare Ressourcen sind die Immunkompetenz, das vegetative und kardiovaskuläre System, die körperliche Fitness und das Körpergefühl, welches dann einen gesundheitsförderlichen Beitrag erbringt, wenn es dazu verhilft, dass körperliche Belastungsgrenzen und Beschwerden frühzeitig erkannt werden.

2.3 Gesundheit als Positivzustand

In verschiedenen Gesundheitsmodellen wird Gesundheit als ein anzustrebender Zustand definiert, der nicht dem Normalzustand entspricht, sondern theoretisch dann eintritt, wenn die Bewältigung von biopsychosozialen Belastungen in optimaler Weise gelingt.

- **Gesundheit als Gleichgewichtszustand**
  Bei der Auffassung von Gesundheit als einem Zustand des Gleichgewichts (Homöostase), welches beispielsweise das Verständnis der indischen Heilkunst des Ayurveda zentral prägt, gilt eine Person dann als gesund, wenn sie sich in einem ausgewogenen Zustand befindet und wenn sie in der Lage ist, ein solches Gleichgewicht nach jeder Störung schnellstmöglich wiederherzustellen (Franke, 2010). Gesundheit ist aus dieser Perspektive „das Stadium des Gleichgewichts von Risikofaktoren und Schutzfaktoren, das eintritt, wenn einem Menschen eine Bewältigung sowohl der inneren (körperlichen und psychischen) als auch der äußeren (sozialen und materiellen) Anforderungen gelingt. Gesundheit ist ein Stadium, das einem Menschen Wohlbefinden und Lebensfreude vermittelt" (Hurrelmann, 2000, S. 14).

- **Gesundheit als Wohlbefinden**
  Die Weltgesundheitsorganisation (WHO) fasst Gesundheit als einen „Zustand des vollständigen körperlichen, geistigen und sozialen Wohlbefindens und nicht nur das Freisein von Krankheit und Gebrechen" auf (WHO, zitiert nach Faltermaier, 2005, S. 33). Gesundheit ist aus dieser Perspektive gewissermaßen ein biopsychosozialer Optimalzustand, der über Störungsfreiheit hinaus eben auch das Verhältnis von angenehmen und unangenehmen physischen und psychischen Empfindungen zusammenfasst sowie die Bewertung des eigenen Lebens umfasst (Lischetzke & Eid, 2006). Die Auffassung von Gesundheit als Wohlbefinden beschreibt – trotz des mehrdimensionalen Ansatzes – ein ausschließlich subjektives Verständnis von Gesundheit.

- **Gesundheit als Leistungsfähigkeit und Rollenerfüllung**
  Gesundheit als ein Zustand der Fähigkeit eines Individuums, die Aufgaben und Rollen, für die es sozialisiert wurde, optimal zu erfüllen (Parsons, 1967), beschreibt ein auf externalen Kriterien basierendes Gesundheitsverständnis. Im Gegensatz zur klassisch medizinischen Perspektive, bei der Gesundheit primär als Abwesenheit von Störungen der „normalen" biologischen Funktionsweise des Menschen zu verstehen ist, ist hier ausschlaggebend, in welchem Maße soziale Rollenerwartungen erfüllt werden können (Faltermaier, 2005). Gesundheit hat damit nichts mit Krankheitsdefinitionen zu tun, wie sie das Medizinsystem prägen. Eine Person gilt vielmehr (z. B. aus der Perspektive einer Arbeitgeberorganisation oder der Familie) dann als gesund, wenn ihre Leistungen den Leistungsstandards der jeweiligen Bezugsgruppen (Aufgabenerfüllung im Unternehmen oder Erfüllung von familiären Rollenerwartungen) entsprechen (Franke, 2010).

2 Dimensionalität von Gesundheit

Obwohl Gesundheit in den beschriebenen Definitionen oftmals als ein von Krankheit unabhängiges Konstrukt aufgefasst wird, stellen in der Praxis der Gesundheitsförderung Annahmen über das Verhältnis von Gesundheit und Krankheit zueinander häufig die Grundlage für Interventionen dar. Aus gesundheitswissenschaftlicher Perspektive lassen sich hier ein dichotomes Konzept, ein bipolares Konzept, ein orthogonales Konzept (Franke, 2010) und ein dreidimensionales Konzept (Thiel, Seiberth & Mayer, 2013) unterscheiden.

- **Dichotomes Konzept**
  Das dichotome Konzept definiert Krankheit und Gesundheit als zwei einander diametral entgegengesetzte Zustände. Krankheit und Gesundheit können nicht gleichzeitig vorhanden sein – man ist entweder krank oder gesund. Orientierungsgrößen im dichotomen Konzept sind Diagnosen von Krankheitssymptomen bzw. Krankheitsrisiken auf Basis „objektiver" Befunde (Franke, 2010). Die Grenze für die Klassifikation einer Person als krank ist die Überschreitung von Normwerten bzw. Abweichung von Normbildern, die durch die medizinische Scientific Community festgelegt werden. Gesund ist eine Person dann, wenn keine solchen Abweichungen mit dem zur Verfügung stehenden diagnostischen Instrumentarium festgestellt werden können. Genau darin zeigt sich auch die Problematik des dichotomen Konzepts. Eindeutige Krankheitsbilder, wie sie sich

z. B. bei Infektionskrankheiten finden, lassen sich leichter identifizieren als manche psychischen Störungen oder psychosomatische Beschwerdebilder. Entsprechend kann es vorkommen, dass sich die Patient*innen krank fühlen, aus medizinischer Sicht aber keine Krankheit oder Krankheitsgefährdung festgestellt werden kann. Die Person gilt also streng genommen medizinisch als gesund. In der medizinischen Praxis wird diese Grenzproblematik der „objektiven" Diagnostik behoben, indem die medizinische Profession quasi mit der Vollmacht ausgestattet ist, eine Krankheit zu diagnostizieren, was es wiederum möglich macht, eine Person auch dann krank zu schreiben, wenn aus medizinischer Sicht keine Krankheit gefunden werden kann, aber ein subjektives Krankheitsgefühl gegeben ist. Doch auch hier bleibt das Gesundheits-Krankheits-Konzept ein dichotomes, was sich gut an der Krankschreibung im arbeitsrechtlichen Kontext verdeutlichen lässt: Wird vom Arzt eine Krankheit bescheinigt, dann gelten die Patient*innen so lange als arbeitsunfähig, bis die Krankschreibung abgelaufen ist. Ab diesem Zeitpunkt gelten die Patient*innen zumindest arbeitsrechtlich wieder als gesund (Franke, 2010).

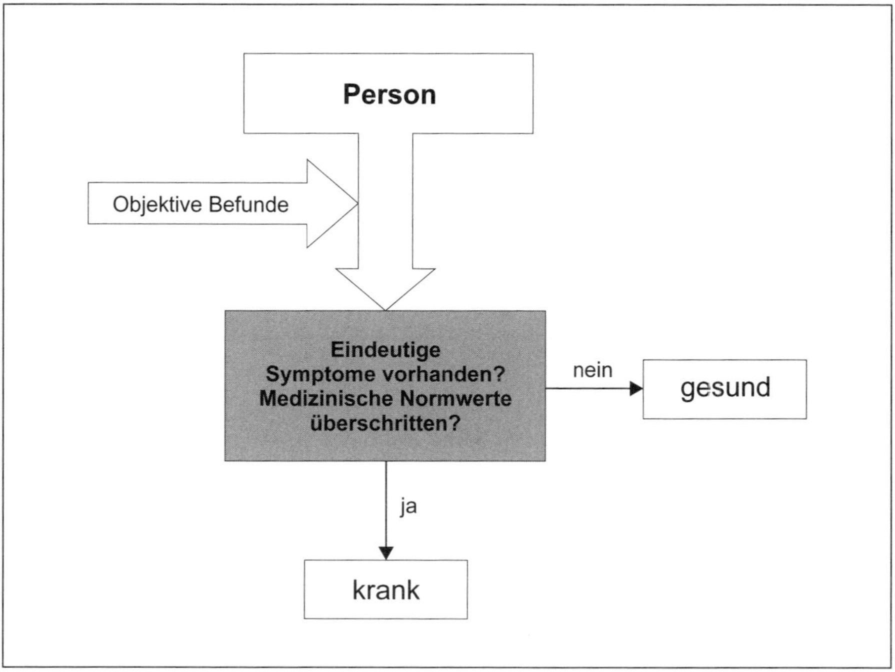

Abb. 1: Dichotomes Konzept von Gesundheit und Krankheit (in Anlehnung an Franke, 2010, S. 92)

- **Bipolares Konzept**
  Der praktischen Problematik einer notwendigen Gradualisierung von Krankheitszuständen entsprechend (eine Person kann sowohl subjektiv als auch objektiv mehr oder weniger krank sein) trägt das bipolare Konzept Rechnung, indem Gesundheit und Krankheit als Pole eines Kontinuums angesehen werden, auf dem man sich in die eine oder andere Richtung bewegen kann. Das bipolare Konzept berücksichtigt nicht nur den medizinischen Befund, sondern wird der praktischen Problematik der Feststellung eines mehr oder weniger gesunden/kranken Zustandes dadurch gerecht, dass nicht nur der medizinische Befund, sondern auch das subjektive Befinden, die Funktionseinschränkung, der erlebte Schmerz oder die subjektiv erlebte Beeinträchtigung berücksichtigt werden. Da die Pole Gesundheit und Krankheit im bipolaren Konzept voneinander abhängig sind, bedeutet allerdings ein Mehr an Krankheit automatisch auch ein Weniger an Gesundheit und umgekehrt (Franke, 2010). Damit werden Zustände, bei denen sich beispielsweise eine Person subjektiv als gesund empfindet, während gleichzeitig eine chronische Krankheit vorliegt, durch das bipolare Konzept nicht angemessen erfasst.

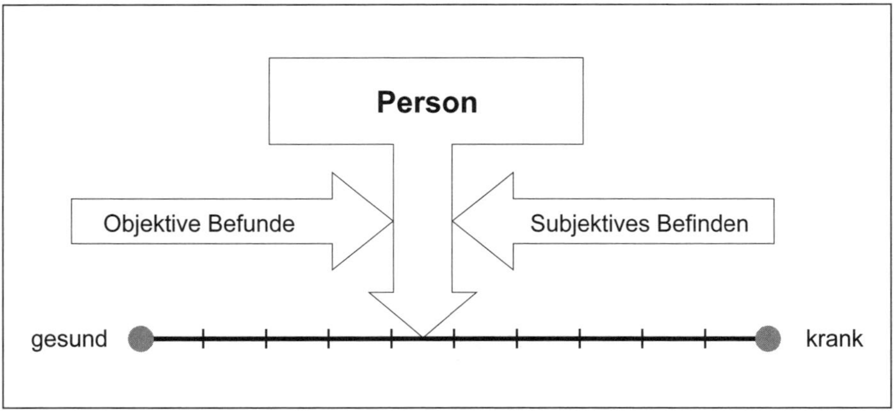

Abb. 2: Bipolares Konzept von Gesundheit und Krankheit (in Anlehnung an Franke, 2010, S. 93, Abb. 4)

- **Orthogonale Konzepte**
  Orthogonale Gesundheitskonzepte erlauben es, Gesundheit und Krankheit als zwei voneinander unabhängige Größen zu erfassen. In der Regel werden dabei in einem zweidimensionalen Modell Befund und Befinden unterschieden. Der Befund bezeichnet den Grad einer Krankheit, wie er auf Basis einer medizini-

schen Diagnose festgestellt wird. Auf der Befinden-Skala wird dagegen der Grad des subjektiven Wohlbefindens abgebildet (Myrtek, 1998). Die für das ärztliche Handeln (aber auch für die betroffene Person) klarste Konstellation ist eine Deckung von Befinden und Befund. In diesem Falle würde sich beispielsweise eine Person, bei der eine Krankheitsdiagnose gestellt wird, in gleichem Maße auch krank fühlen. In der medizinischen Praxis sind allerdings Fälle gar nicht so selten, bei denen eine somatoforme Störung vorliegt, also körperliche Beschwerden, die *nicht* durch einen biomedizinischen Krankheitsfaktor oder durch die Wirkung eines Medikaments erklärt werden können. Fühlen sich Menschen krank, obwohl die medizinische Untersuchung zu keiner Diagnose führt, gelten sie aus biomedizinischer Sicht vom Prinzip her als gesund, was in der gesundheitswissenschaftlichen Literatur auch als Krankheitsdilemma bezeichnet wird (Thiel et al., 2013). Umgekehrt kommen aber auch Fälle, bei denen eine medizinische Krankheitsdiagnose gestellt werden kann, sich die Person aber gleichzeitig gesund und wohl fühlt, in der medizinischen Praxis durchaus häufig vor. Diese

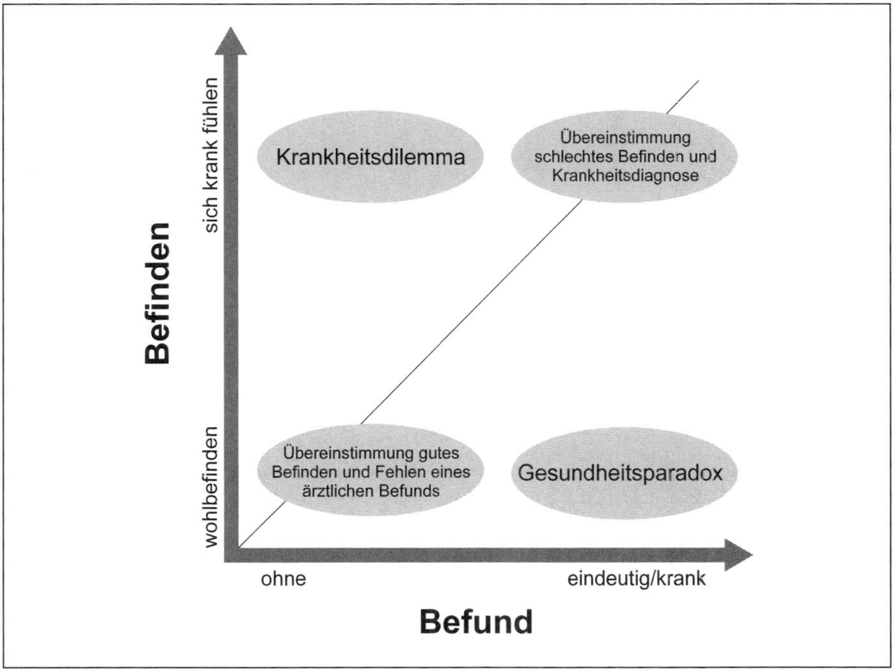

Abb. 3: Zweidimensionales Modell von Befund und Befinden (in Anlehnung an Schlicht & Zinsmeister, 2015; Franke, 2010; Schmidt, 1998; Myrtek, 1998)

Konstellation der „Scheingesundheit“ (vgl. Franke, 2010), die gerade bei chronisch-degenerativen Erkrankungen wie Diabetes Typ 2 oder Bluthochdruck immer wieder vorkommt, wird in der Gesundheitswissenschaft als Gesundheitsparadox bezeichnet (Thiel et al., 2013; Schlicht & Zinsmeister, 2015).

- **Dreidimensionales Konzept**
  Zwar werden im orthogonalen Modell sowohl die biomedizinische als auch die subjektive Befindensperspektive berücksichtigt, allerdings fehlt die Perspektive der Gesundheit als Leistungsfähigkeit und Rollenerfüllung, also die soziale Funktionsfähigkeit (Thiel et al., 2013). Diese Dimension wird im dreidimensio-

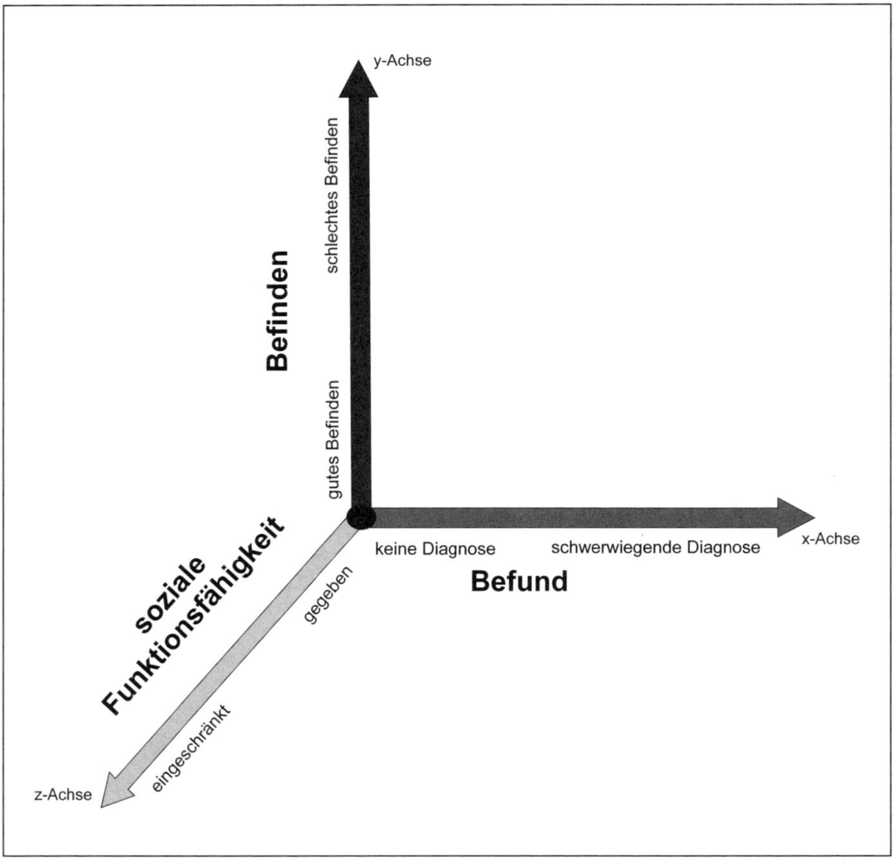

Abb. 4: Dreidimensionales Modell von Befund, Wohlbefinden und Funktionalität (Thiel et al. 2013, S. 114)

nalen Konzept als z-Achse ins orthogonale Konzept eingefügt. Die Werte auf der z-Achse repräsentieren den Grad des „Funktionierens" im jeweiligen sozialen Raum, wie beispielsweise am Arbeitsplatz, in der Familie oder im Sportverein. Die für die medizinische Profession, die soziale Lebens- oder Arbeitswelt sowie die Person gleichzeitig kohärenteste Situation ist entweder, wenn sich die Person gesund fühlt, kein medizinischer Befund vorliegt und sie uneingeschränkt den Aufgaben nachgehen kann, die ihr soziales Umfeld an sie stellt. Kohärent ist die Situation auch, wenn sich die Person krank fühlt, eine Krankheit diagnostiziert wird und sie sich auch nicht in der Lage sieht, ihren auferlegten Aufgaben nachzugehen. In der Alltagspraxis entsprechen sich die drei Dimensionen graduell aber häufig nicht. So deckt sich schlechte Befindlichkeit wie bereits erwähnt nicht zwingend mit einem ärztlichen Krankheitsbefund, beides muss aber auch nicht zwangsläufig mit sozialer Funktionsfähigkeit korrelieren, wenn z. B. bei gutem Befinden und fehlendem Befund eine Person keinen Antrieb für die Erfüllung der ihr auferlegten Pflichten hat (Thiel, Mayer & Digel, 2010).

Gesundheit und Krankheit sind also, so lässt sich festhalten, keinesfalls klar bestimmbare Zustände, sondern soziale Konstruktionen, die in Abhängigkeit von der Perspektive sowie der Konstellation dimensionaler Ausprägungen unterschiedlich bestimmt werden. Da für die Gesundheitsförderung die Bereitschaft einer Person, ein potenziell physisch, psychisch und/oder sozial schädliches Verhalten zu ändern, von zentraler Relevanz ist, wird im Folgenden noch genauer auf subjektive Gesundheitsvorstellungen eingegangen.

4 Subjektive Gesundheitsvorstellungen

Subjektive Gesundheitsvorstellungen umfassen „das Gesamt der auf Gesundheit und Krankheit bezogenen Überzeugungen, Überlegungen und Ideen einer Person oder einer Gruppe von Personen" (Faltermaier et al., 1998, S. 37). Aus gesundheitswissenschaftlicher Perspektive haben subjektive Gesundheitsvorstellungen deshalb Relevanz, weil sie eine zentrale Rolle hinsichtlich des Gesundheitshandelns im Alltag spielen und einen maßgeblichen Einfluss auf eigenverantwortliches Gesundheitshandeln und die Aufgeschlossenheit für bestimmte Arten von Präventionsmaßnahmen haben. In der Praxis der Gesundheitsförderung ist es daher sinnvoll, gesundheitsförderliche Interventionen auf subjektive Gesundheitsvorstellungen abzustimmen (Becker, 2006).

Die Analyse von subjektiven Gesundheitsvorstellungen zielt darauf ab, „die subjektiven Vorstellungen von Laien, ihr Alltagswissen über Gesundheit und Krankheit in ihrer individuumspezifischen Komplexität zu rekonstruieren, zu systematisieren, um sie dann in ihren Konsequenzen für das gesundheitsbezogene Handeln im Alltag abzuschätzen“ (Faltermaier & Kühnlein, 2000, S. 138). Dabei wird zwischen subjektiven Gesundheitskonzepten und subjektiven Gesundheitstheorien unterschieden.

4.1 Subjektive Gesundheitskonzepte

Subjektive Gesundheitskonzepte geben Auskunft darüber, was eine Person als Gesundheit versteht und wie Gesundheit in dynamischer Hinsicht erlebt wird (Faltermaier, 2005). Sozialisationserfahrungen spielen eine entscheidende Rolle für die Entwicklung von Gesundheitskonzepten. Gesundheitskonzepte differenzieren sich im Jugendalter zunehmend aus (Dreher & Dreher, 1999). Im späteren Lebensverlauf wird die Ausprägung subjektiver Gesundheitskonzepte durch individuelle Lebensentwürfe, Krankheitserlebnisse und Lebenskrisen beeinflusst (Faltermaier, 2005).
In der gesundheitswissenschaftlichen Literatur werden typologisch vor allem folgende subjektive Verständnisse von Gesundheit beschrieben (Herzlich, 1973; Faltermaier & Kühnlein, 2000):

- Gesundheit als Vakuum: Gesundheit wird hierbei negativ bestimmt und subjektiv über das Fehlen von Krankheit definiert.
- Gesundheit als Leistungsfähigkeit: Gesundheit wird hier subjektiv vor allem als körperliche und psychische Leistungsfähigkeit bestimmt.
- Gesundheit als Reservoir: Hier ist aus subjektiver Sicht die eigene körperliche Widerstandskraft bestimmend.
- Gesundheit als Gleichgewicht: In diesem Verständnis wird Gesundheit als körperliches und psychisches Wohlbefinden, aber auch als gute Stimmung und gute soziale Beziehungen verstanden.

Die Forschung zu subjektiven Gesundheitskonzepten berichtet über geschlechtsspezifische Differenzen. Bei Frauen liegen laut Forschung häufig differenzierte und stärker den psychischen Aspekt berücksichtigende Konzepte vor. Außerdem wird sozialen Beziehungen eine größere Bedeutung für die eigene Gesundheit zugeschrieben. Männer erleben Gesundheit subjektiv laut Forschung häufig besonders dann, wenn Leistungsfähigkeit gegeben ist, keine Schmerzen bestehen und sie die ihnen zugeschriebenen Aufgaben angemessen erfüllen können (Blaxter, 1990; Belz-Merk,

Bengel & Strittmatter, 1992). Gesundheitswissenschaftlichen Studien zufolge haben außerdem der Beruf (Pierret, 1988) und die Zugehörigkeit zu einer sozialen Schicht (D'Houtaud & Field, 1984) Einfluss auf die Ausprägung des subjektiven Gesundheitskonzepts.

4.2 Subjektive Gesundheitstheorien

Vorstellungen über die Entstehung von Gesundheit und Krankheit und die dabei zugrunde liegenden Faktoren und Mechanismen werden als subjektive Gesundheitstheorien bezeichnet. Subjektive Gesundheitstheorien geben Auskunft, zu welchem Grad ein Individuum seine Gesundheit durch den Einsatz welcher Maßnahmen als beeinflussbar ansieht. Für die Ausprägung von subjektiven Gesundheitstheorien spielen die eigene Lebenswelt ebenso wie biografische Erfahrungen eine zentrale Rolle. Subjektive Gesundheitstheorien sind in diesem Sinne ebenfalls das Produkt von Sozialisation (Faltermaier et al., 1998), werden aber eben auch durch Erfahrungen mit Krankheit und Krankheitsüberwindung, das Erleben von körperlichen und psychischen Veränderungen und die Wahrnehmung von Umwelteinflüssen auf den eigenen Zustand bestimmt. In diesem Sinne sind subjektive Gesundheitstheorien veränderliche Konstrukte, die immer auch durch die aktuelle Lebenssituation und Lebenswelt geprägt werden (Faltermaier, 2005).

Für die Gesundheitsförderung spielen subjektive Gesundheitstheorien dahingehend eine Rolle, dass sie über die aus subjektiver Sicht vorhandene Möglichkeit einer Einflussnahme auf den eigenen biopsychosozialen Zustand Auskunft geben. Subjektive Gesundheitstheorien sind zwar im Detail individuell einzigartig, doch es lassen sich – abstrakt gesehen – unterschiedliche Gesundheitstheorie-Cluster unterscheiden (Faltermaier, 1994, 1998):

- Risikotheorien: Bei diesem Theorietypus wird davon ausgegangen, dass gesundheitsbezogene Risiken und Belastungen vor allem external bedingt sind, während die eigene Gesundheit nur in geringem Maße als durch die Person selbst kontrollierbar angesehen wird.
- Ressourcentheorien: In dieser Theorie spielen sowohl externe (z. B. soziale Unterstützung, berufliche oder familiäre Gratifikationen) als auch interne (z. B. Konstitution, Persönlichkeit, Lebenseinstellung) Ressourcen, sowie die eigene Disposition und Lebensweise (z. B. Erfolg, berufliche Tätigkeit, ...) eine Rolle für die Ausprägung der individuellen Gesundheit. Dabei wird von einem Dosis-Wirkungs-Verhältnis ausgegangen, d. h., dass die Menge der dem Individuum zur

Verfügung stehenden Ressourcen über die individuelle Fähigkeit der Erhaltung bzw. Verbesserung von Gesundheit ausschlaggebend ist.

- Ausgleichs- und Balancetheorien: Bei diesem Theorietypus ist die Kombination von Risiken und kompensatorischen Ressourcen entscheidend für den eigenen gesundheitlichen Status. So sind aus dieser Perspektive gesundheitsbezogene Risiken nicht zwingend negativ, solange sie sich beispielsweise durch Ruhe, Entspannung oder soziale Unterstützung ausgleichen lassen. In diesem Sinne spielt die Herstellung eines möglichst optimalen Gleichgewichts von Belastung und Erholung die zentrale Rolle für die Herstellung bzw. Erhaltung von Gesundheit. Wichtig ist, dass bei diesem Theorietypus dem eigenen Handeln die wesentliche Bedeutung für den dynamischen Verlauf von gesundheitlicher Entwicklung zugemessen wird.
- Schicksalstheorien: bei diesem Theorietypus wird dem eigenen Verhalten nur wenig Relevanz für die gesundheitliche Entwicklung zugeschrieben. Krankheit gilt vielmehr entweder als unvermeidbarer Zustand, der sich z. B. im Laufe der individuellen Alterung oder aufgrund einer ungünstigen körperlichen Disposition entwickelt, oder wird als Folge nicht-beeinflussbarer Ereignisse aufgefasst.

Fazit

Die Gesundheitswissenschaft hat in einer Vielzahl an Studien gezeigt, dass Gesundheit keineswegs ein unmissverständliches, eindimensionales Konstrukt darstellt. Gesundheit ist ein vielschichtiges soziales Konstrukt, das in unterschiedlichen Handlungs- und Erlebensdimensionen unterschiedlich bestimmt werden kann. Gesundheit als Konstrukt ist also immer abhängig vom sozialen Kontext und vom individuellen Verständnis.

Für die Gesundheitsförderungspraxis ist es wichtig, darüber Bescheid zu wissen, dass das subjektive Erleben von Gesundheit keinesfalls mit der objektiven Bestimmung von Diagnosen übereinstimmen muss. Darüber hinaus hängt die Adhärenz bei gesundheitsförderlichen Interventionen wesentlich von der individuellen Vorstellung ab, wie sich die eigene Gesundheit entwickelt und in welchem Maße sie durch die eigene Person kontrollierbar bzw. beeinflussbar ist. In diesem Sinne können sich Gesundheitsförderungsangebote nicht nur darauf beschränken, Standardratschläge, wie z. B. Information über gesunde Ernährung oder Anleitungen zu gesundheitsförderlicher körperlicher Aktivität, zu geben. Interventionen sind vielmehr auf die subjektiven Gesundheitsvorstellungen abzustimmen und an die jeweiligen Lebenswelten der Patient*innen bzw. Klient*innen anzupassen. Für eine gelingende Beratung und Begleitung bei gesundheitsbezogenen Themen ist es somit wesentlich, sich des eigenen Gesundheitsverständnisses bewusst zu sein und die Konzepte der zu beratenden oder begleitenden Person kennenzulernen.

Literatur

Antonovsky, A. (1979). *Health, stress and coping*. San Francisco: Jossey-Bass.

Antonovsky, A. (1993). The structure and properties of the sense of coherence scale. *Social science & medicine, 36*(6), 725–733. https://doi.org/10.1016/0277-9536(93)90033-Z

Becker, P. (2006). Gesundheit und Gesundheitsmodelle. In K. Bös, & W. Brehm (Hrsg.), *Handbuch Gesundheitssport* (2. Aufl., S. 31–41). Schorndorf: Hofmann.

Belz-Merk, M., Bengel, J. & Strittmatter, R. (1992). Subjektive Gesundheitskonzepte und gesundheitliche Protektivfaktoren. *Zeitschrift für medizinische Psychologie, 4,* 153–171.

Bengel, J. & Belz-Merk, M. (1997). Subjektive Gesundheitsvorstellungen. In R. Schwarzer (Hrsg.), *Gesundheitspsychologie. Ein Lehrbuch* (2. Aufl., S. 23–41). Göttingen: Hogrefe.

Blaxter, M. (1990). *Health and lifestyles*. London: Routledge.

Cachay, K. & Thiel, A. (2000). *Soziologie des Sports*. Weinheim und München: Juventa.

Canguilhem, G. (1975). Krankheit, Genesung, Gesundheit. In K. E. Rothschuh (Hrsg.), *Was ist Krankheit? Erscheinung, Erklärung, Sinngebung* (S. 154–174). Darmstadt: Wissenschaftliche Buchgesellschaft.

D'Houtaud, A. & Field, M. G. (1984). The image of health: Variations in perception by social class in a French population. *Sociology of health & illness, 6*(1), 30–60. https://doi.org/10.1111/1467-9566.ep10777358

Dreher, E. & Dreher, M. (1999). Konzepte von Krankheit und Gesundheit in Kindheit, Jugend und Alter. In R. Oerter, C. Hagen von, G. Röper, & G. Noam (Hrsg.), *Klinische Entwicklungspsychologie. Ein Lehrbuch* (S. 623–653). Weinheim: Beltz.

Engel, G. L. (1977). The need for a new medical model: A challenge for biomedicine. *Science, 196*(4286), 129–136. https://doi.org/10.1126/science.847460

Faltermaier, T. (1994). *Gesundheitsbewusstsein und Gesundheitshandeln. Über den Umgang mit Gesundheit im Alltag*. Weinheim: Beltz.

Faltermaier, T. (1998). Subjektive Konzepte und Theorien von Gesundheit. Begründung, Stand und Praxisrelevanz eines gesundheitswissenschaftlichen Forschungsfeldes. In U. Flick (Hrsg.), *Wann fühlen wir uns gesund? Subjektive Vorstellungen von Gesundheit und Krankheit* (S. 70–68). Weinheim: Juventa.

Faltermaier, T. (2005). *Gesundheitspsychologie*. Stuttgart: Kohlhammer.

Faltermaier, T. & Kühnlein, I. (2000). Subjektive Gesundheitskonzepte im Kontext: dynamische Konstruktionen von Gesundheit in einer qualitativen Untersuchung von Berufstätigen. *Zeitschrift für Gesundheitspsychologie, 8*(4), 137–154. https://doi.org/10.1026//0943-8149.8.4.137

Faltermaier, T., Kühnlein, I.& Burda-Viering, M. (1998). *Gesundheit im Alltag. Laienkompetenz in Gesundheitshandeln und Gesundheitsförderung*. Weinheim: Juventa.

Franke, A. (2010). *Modelle von Gesundheit und Krankheit* (2. Aufl.). Bern: Hans Huber.

Gatchel, R. J. & Oordt, M. S. (2003). *Clinical health psychology and primary care: Practical advice and clinical guidance for successful collaboration*. Washington, DC: American Psychological Association.

Ghaemi, S. N. (2011). The biopsychosocial model in psychiatry: A critique. *Existenz, 6*(1), 1–8.

Herzlich, C. (1973). *Health and illness: A social psychological analysis*. London: Academic Press.

Hurrelmann, K. (2000). *Gesundheitssoziologie*. Weinheim: Juventa.

Lischetzke, T. & Eid, M. (2006). Wohlbefindensdiagnostik. In F. Petermann & M. Eid (Hrsg.), *Handbuch der psychologischen Diagnostik* (S. 550–557). Göttingen: Hogrefe.

Myrtek, M. (1998). *Gesunde Kranke – kranke Gesunde. Psychologie des Krankheitsverhaltens*. Bern: Huber.

Parsons, T. (1967). Definition von Gesundheit und Krankheit im Lichte der Wertbegriffe und der sozialen Struktur Amerikas. In A. Mitscherlich, T. Brocher, O. Mering & K. von Horn (Hrsg.), *Der Kranke in der modernen Gesellschaft* (S. 57–87). Köln: Kiepenheuer & Witsch.

Pierret, J. (1988). What social groups think they can do about health. In R. Anderson, J. K. Davies,. & I. Kickbusch (Hrsg.), *Health behaviour research and health promotion* (S. 45–52). Oxford: Oxford University Press.

Schlicht, W. & Zinsmeister, M. (2015). *Gesundheitsförderung systematisch planen und effektiv intervenieren*. Berlin: Springer.

Schmidt, L. R. (1998). Zur Dimensionalität von Gesundheit (und Krankheit). *Zeitschrift für Gesundheitspsychologie, 6*(4), 161–178.

Thiel, A., Mayer, J. & Digel, H. (2010). *Gesundheit im Spitzensport: Eine sozialwissenschaftliche Analyse*. Schorndorf: Hofmann.

Thiel, A., Schubring, A., Schneider, S., Zipfel, S. & Mayer, J. (2015). Health in Elite Sports – a "Bio-Psycho-Social" Perspective. *Deutsche Zeitschrift für Sportmedizin, 66*(9), 241–247. https://doi.org/10.5960/dzsm.2015.194

Thiel, A., Seiberth, K. & Mayer, J. (2013). *Sportsoziologie – Ein Lehrbuch in 13 Lektionen*. Aachen: Meyer & Meyer.

Waller, H. (2006). *Gesundheitswissenschaft: Eine Einführung in Grundlagen und Praxis* (4. Aufl.). Stuttgart: Kohlhammer.

A2 Bewegung – zur Karriere eines Wundermittels

Michael Krüger

Gesundheitserziehung, Gymnastik, körperliche Erziehung, Leibesübungen, Turnen, Public Health, Wohlbefinden

Einleitung

Bewegung und Kräftigung des Körpers gelten als wesentliche Elemente gesunder Lebensführung, neben gesunder Ernährung und einer intakten Umwelt. Bewegung, Spiel und Sport können dazu beitragen, das „Gleichmaß der Körpervermögen" herzustellen, wie bereits die antiken Ärzte gesehen haben. Hans-Georg Gadamer (1900–2002) betonte in seinem 1994 erschienenen Buch *Die Verborgenheit der Gesundheit* (1994, bes. S. 55 f.), dass in der antiken „Heilkunst", insbesondere bei Hippokrates, der Begriff des Gleichgewichts zwischen Gesundheit und Krankheit eine entscheidende Rolle gespielt habe. Mit der Entwicklung der modernen Naturwissenschaft sei der Gedanke des „Machens", der planmäßigen Konstruktion von Gesundheit, entstanden.[1] Die Ursache dieser Zerstörung der Balance von Mensch und Natur ist nicht zuletzt in den Eingriffen des Menschen in Natur und Umwelt zu suchen, wie sie insbesondere seit der industriellen Revolution im 19. Jahrhundert erfolgt sind.[2]
Im Folgenden wird ein Überblick zur Rolle der Bewegung und körperlicher Übungen im weitesten Sinn sowie der körperlichen Erziehung bzw. Leibeserziehung und des Sports im Besonderen für die Gesundheit des Einzelnen und der öffentlichen Gesundheitspflege gegeben, beginnend mit der Aufklärungspädagogik an der Wende vom 18. zum 19. Jahrhundert bis hin zur Gegenwart, in der Bewegung und körperli-

---

1 Zur Geschichte der Gesundheit (und Krankheit) siehe insbesondere die Arbeiten von Schipperges (1984; 1994) und Labisch (1992); im Zusammenhang von Sport und Sportpädagogik Schulz (1991). Im Rahmen von Studien zur Geschichte des Körpers (zur Einführung Lorenz, 2000), spezifisch Sarasin und Tanner (1998) sowie Sarasin (2001), wurden verschiedene Gesundheitsdiskurse in den jeweiligen Epochen untersucht.

2 Nach dem aktuellen Bericht des Weltklimarats hat die Erwärmung der Erde als Ursache des Klimawandels seit der industriellen Revolution im 19. Jahrhundert inzwischen dramatische Ausmaße angenommen. https://www.tagesschau.de/ausland/europa/weltklimarat-sachstandbericht-101.html (abgerufen am 10 August 2021).

ches Training zu festen Bestandteilen von Prävention und Rehabilitation im Rahmen der Medizin und des Gesundheitswesens geworden sind.

1 Gesundheit durch Bewegung und körperliche Erziehung im Zeitalter der Aufklärung

Der Beginn dieser Entwicklung eines Gesundheitsverständnisses, in dem Bewegung, Gymnastik, Turnen, Spiel und Sport wesentliche Funktionen für Gesundheit und Wohlbefinden beigemessen wurden, steht im Zusammenhang der Genese von Theorie und Praxis moderner Leibeserziehung und des Sports in Europa. Er wird in der Regel mit der Entstehung und Verbreitung der Ideen der Aufklärung und der damit verbundenen Erziehungskonzepte verbunden. John Locke (1632–1704) und Jean-Jacques Rousseau (1712–1778) gehörten zu den großen Denkern der Aufklärung, die körperliche Bewegung und Erziehung als unverzichtbaren Teil einer ganzheitlichen Erziehung zu einer natürlichen und damit gesunden Lebensführung betrachteten. Körperliche Erziehung war in diesem Zusammenhang Teil der medizinisch-gesundheitlichen Aufklärung (Sarasin, 2001, S. 43–51; Labisch, 1992). Menschen sollten gelehrt und unterrichtet werden, um sich ausreichend und richtig bewegen und körperlich betätigen zu können – mit dem Ziel, ein gesundes Leben zu führen, das für die Gemeinschaft, den Staat und die Wirtschaft nötig und nützlich ist.

Mit anderen Worten: Individuelle Gesundheitspflege ist Teil von „Public Health“, wie der moderne Begriff für die öffentliche Gesundheitspflege und -politik lautet, an deren Spitze weltweit die Weltgesundheitsorganisation (WHO) agiert. Gesunde Menschen waren nach Auffassung der Aufklärer eine Voraussetzung für den Fortschritt der Menschheit; denn nur Gesunde seien leistungsfähig genug, um den Herausforderungen der Zukunft gewachsen zu sein.

Über die antike Auffassung vom „Gleichmaß der Körpervermögen“ als Gesundheit hinaus hat sich deshalb seit der Aufklärungszeit in der Moderne das Verständnis von Gesundheit auf die Leistungsfähigkeit von Individuen erweitert. „Gesundheit ist zunächst die jetzt und in Zukunft gegebene leiblich-körperliche und damit biologische Grundlage, dass Menschen ihre Aufgaben und Ziele verfolgen können“, so Fangerau und Labisch (2020, S. 121 f.). Wie diese Aufgaben und Ziele definiert sind und wie entsprechend die biologischen Grundlagen bewertet werden – individuell und öffentlich –, ist abhängig von den jeweiligen sozialen, kulturellen, wirtschaftlichen und politischen Kontexten. So gesehen ist Gesundheit ein „normativer Begriff“

(Fangerau & Labisch, 2020, S. 121 f.), dem sich die Rollen von Bewegung, Spiel und Sport sowie der körperlich-leiblichen Erziehung anpassen.
Für die Entstehung und Entwicklung eines aufgeklärten Konzepts der körperlichen Erziehung als Teil der Gesamterziehung einschließlich der Gesundheitserziehung in Europa war die Philosophie und Erziehungstheorie Rousseaus, die er in Form seines Erziehungsromans *Émile* entwarf, von ausschlaggebender Bedeutung; denn Rousseau argumentierte, dass eine gesunde Erziehung, d. h. auch eine Erziehung zur Gesundheit, „natürlich" sein und deshalb zunächst und in erster Linie am einzelnen Menschen und seinem Körper ansetzen müsse (Rudolf, 1969). Diese Erziehung, die er in *Émile* beschrieb und philosophisch ausführte, dürfe sich nicht an den Erfordernissen der Kultur, an Moden und Konventionen, sondern sollte sich an den natürlichen Bedürfnissen des Menschen orientieren. Erziehung müsse vielmehr der natürlichen Entwicklung und Entfaltung der Anlagen, Kräfte und Möglichkeiten des Menschen folgen. Der Grundgedanke Rousseaus, dass durch Bewegung und körperliche Übungen die verloren gegangene Harmonie in Erziehung und Kultur wiederhergestellt werden könnte und dass darin ihr wichtigster Beitrag für die Gesundheit des Menschen und darüber hinaus für die Gesellschaft insgesamt liege, findet sich in allen Konzepten und Begründungen von Leibeserziehung, Gymnastik, Turnen, Spiel und Sport bis in die Gegenwart.[3] Bei Rousseau kommt dabei bereits ein Konflikt zum Ausdruck, der die moderne Medizin und Gesundheitspolitik bis heute kennzeichnet: Einerseits der einzelne Mensch und sein Körper und andererseits Politik und Kultur, die Zugriff auf ihn und seinen Körper nehmen. Als Aufklärer ist Rousseau davon überzeugt, dass Gesundheit und Krankheit kein Schicksal sind, sondern die Menschen als Einzelwesen und als Kollektiv eine (Mit-)Verantwortung dafür tragen, ob und wie sie gesund sind. Diesen Weg zum Wissen und zur Wissenschaft ist die Menschheit seitdem gegangen (Borsò, 2014). Die (natur-)wissenschaftlich begründete Medizin entwickelte sich zum zentralen Bezugspunkt für Krankheit und Gesundheit in der Moderne. Bewegung und körperliche Übungen wurden deshalb nicht nur als Ausdruck natürlicher, gesunder Lebensführung angesehen, sondern auch als Teil eines Konzepts der Machbarkeit von Gesundheit und der Kontrolle von Krankheit. Es äußert sich vor allem im Begriff und Inhalt dessen, was als „Gesundheitssport" bezeichnet und als eigener und besonderer Bereich des Sports angesehen wird. Dieser Sport ist Teil des Prozesses der „Medikalisierung" der Gesellschaft (Conrad, 2007).

[3] Siehe die Beiträge in diesem Handbuch.

Die Philanthropen, die als „Wegbereiter“ der Leibeserziehung in Deutschland gelten, folgten in wesentlichen Punkten ihrem Vorbild Rousseau. Sie waren ebenfalls der Meinung, dass die herrschende Lebensweise und Erziehung einseitig, „verzärtelt“, falsch und ungesund sei, weil sie nicht von den natürlichen Bedürfnissen, sondern von Moden und Vorurteilen bestimmt würden. Wie Rousseau waren die philanthropischen Reformpädagogen Basedow, Salzmann, Trapp, Campe, Vieth, Villaume u. a., und nicht zuletzt Johann Christoph Friedrich GutsMuths (1759–1839), davon überzeugt, dass Gesundheit, Stärke und Leistungsfähigkeit nicht durch Schonung und „Verzärtelung“, sondern durch Bewegung, Übung und „Abhärtung“, letztlich durch eine „vernünftig-natürliche“ Lebensweise erreicht werden können. Während Rousseau der Meinung war, dass diese „natürliche“ Harmonie am besten dadurch hergestellt werde, dass sich die „Natur“ ohne Einfluss durch den Menschen entfalten könne, war für die Philanthropen nur „natürlich“, was auch „vernünftig“ und „nützlich“ war (GutsMuths, 1793/1928). Natürlichkeit im Sinne der Philanthropen hatte deshalb nichts mit der Natürlichkeit der „wilden Germanen“ und mit „roher Wildheit“ zu tun, wie GutsMuths schrieb. Das aufgeklärte Verständnis von Natürlichkeit beruhte vielmehr auf einer vernunftgeleiteten, „natürlichen“ Erziehung. Als Vorbild zeichneten GutsMuths und seine Kollegen ein Bild der Vergangenheit bei den alten Griechen – „die Alten“ – und den alten Germanen, das von einer natürlichen, unverstellten und harmonisch-ganzheitlichen, im Ganzen „gesunden“ Beziehung von Mensch und Natur gekennzeichnet gewesen sei. Diese Natürlichkeit müsse man sich durch eine geeignete, vernünftig-natürliche Erziehung wieder neu erarbeiten (GutsMuths, 1793).

Diese Auffassung stand in Übereinstimmung mit den aufgeklärten medizinischen Reformern dieser Zeit, die sich um die Volksgesundheit sorgten und als Volkserzieher verstanden, wie z. B. Johann Peter Frank und seine „Medizinische Polizei“, oder wie es in Bernhard Christoph Fausts *Gesundheits-Katechismus* von 1794 zum Ausdruck kam (Haag, 2010; Haag, 1940; Fuhrmann, 2005). Ärzte aus der Zeit der europäischen Aufklärung wie Frank und Faust gelten heute als Wegbereiter der Hygienebewegung und des „Homo hygienicus“ (Labisch, 1992) sowie der modernen Sozialmedizin. Die philanthropischen Leibeserzieher stehen ebenfalls in dieser Tradition. GutsMuths’ *Gymnastik für die Jugend* von 1793, das erste Lehrbuch für ganzheitliche, systematische körperliche Erziehung, das sich rasch in ganz Europa verbreitete und in alle großen Sprachen übersetzt wurde, stellt vor diesem Hintergrund eine Anleitung für den richtigen, vernünftig-natürlichen Umgang mit dem Körper dar.

2 Bewegung, Spiel und Sport als Hygiene und Sozialmedizin – politische Aspekte von Gesundheit und Leibesübungen

Die politische bzw. nationale Dimension von Gesundheit und Gesundheitserziehung durch körperliche Erziehung, Gymnastik und Turnen wurde im preußischen Barrenstreit zu Beginn der 1860er-Jahre deutlich, als es um die Frage ging, welches System bzw. welche Ziele, Inhalte und Formen körperlicher Bildung und Erziehung am besten geeignet seien, um die Gesundheit und Wehrtüchtigkeit des Einzelnen und des ganzen Volks bzw. der Nation zu verbessern. Zwei Modelle standen zur Diskussion. Erstens die schwedische Gymnastik, wie sie von dem preußischen Major und Vorstand der Zentralturnanstalt in Berlin, Hugo Rothstein (1810–1865), nach dem Vorbild des schwedischen „Gymnasiarchen" Per Henrik Ling (1776–1839) vertreten wurde. Zweitens das „deutsche Turnen" nach „Jahn, Spieß und Eiselen", das die Turnvereine in Deutschland als nationales Körpererziehungssystem in Schule und Verein durchsetzen wollte; dafür stand symbolisch der Barren (Krüger, 1996).
An dieser breiten Debatte, die bis ins preußische Abgeordnetenhaus getragen wurde, beteiligten sich renommierte Ärzte wie Rudolf Virchow (1821–1902) und Emil du Bois-Reymond (1818–1896), die sich für das deutsche Turnen und gegen die schwedische Gymnastik aussprachen; und dies, obwohl die schwedische Gymnastik von Ling und Rothstein ausdrücklich als wissenschaftlich-rationelles System einer medizinischen Gymnastik begründet wurde (Krüger, 1996, S. 185 f). Virchow, einer der Begründer der modernen wissenschaftlichen Medizin, der durch seine „Zellular-Pathologie" (1858) weltberühmt wurde, war nicht nur Arzt und Wissenschaftler, sondern auch ein liberaler (Sozial-)Politiker, der sich für das Gemeinwohl und die Gesundheit des Volkes engagierte. Virchows Kollege, der Physiologe du Bois-Reymond, verfasste auf dem Höhepunkt des Barrenstreits unter dem Titel „Über das Barrenturnen" ein Gutachten, in dem er begründete, warum die schwedische Gymnastik weniger geeignet sei als das deutsche Turnen, Gesundheit, Kraft und Stärke der Jugend und des Volkes zu bewirken. Du Bois-Reymond zog bewusst den Vergleich zwischen dem physiologischen Funktionieren des Körpers des einzelnen Menschen und dem eines Heeres. Gesund, funktionstüchtig und leistungsfähig könnten beide nur sein, wenn alle Teile ein organisches und harmonisches Ganzes bildeten.
Der Streit zwischen zergliedernder schwedischer Heilgymnastik auf der einen Seite und einer allgemeinbildenden Turn- und Sportbetätigung, die der Gesundheit dient, auf der anderen Seite, ging jedoch unentschieden aus. Beides hat heute seinen Platz in der sportbezogenen Gesundheitsbildung und -erziehung, sowohl im Rahmen des

Gesundheitssports, bei dem gezielt Bewegung als Heilmittel eingesetzt wird, als auch in Bewegung, Spiel und Sport, körperlichen Übungen und Training als Breitbandtherapeutikum.

3 Leibesübungen, Bewegung, Spiel und Sport als Mittel gegen eine krankmachende Gesellschaft

Nachdem sich das Turnen als nationales Körperziehungssystem in Schule und Verein in Deutschland etabliert hatte (Krüger, 1996), kam am Ende des 19. Jahrhunderts Kritik auf. Emil Hartwich (1843–1886), Amtsrichter aus Düsseldorf, eröffnete 1883 mit seiner Schrift *Woran wir leiden* die Kritik am alten Schulturnen und stand am Beginn der Spielbewegung in Deutschland, die auf spielerische und sportliche Bewegung an der frischen Luft als Mittel der Gesunderhaltung und Gesundheitserziehung setzte. Kaiser Wilhelm II. stellte sich 1890 auf der Reichs-Schulkonferenz persönlich an die Spitze des Feldzugs gegen den gesundheitlichen Verfall der Jugend und für eine Reform des Schulturnens. 1891 entstand aus Vertretern verschiedener Verbände und Lehrerorganisationen und des Militärs der Zentralausschuss für Volks- und Jugendspiele. Die Frage der Hebung der Gesundheit und der Stärkung der Wehrkraft durch geeignete Leibesübungen, Spiele und sportliche Betätigungen stand im Mittelpunkt der Tätigkeit des Zentralausschusses. Moderne rhythmische Gymnastik, Spiel, Sport und „natürliches" Turnen sollten an die Stelle eines in Frei- und Ordnungsübungen erstarrten Schulturnens treten.
Als besonders einflussreich auf die Entwicklung des Gesundheitsmotivs in Leibeserziehung und Sport erwies sich die Gymnastikbewegung. Durch sie fanden zum ersten Mal Mädchen und Frauen in breitem Umfang Zugang zu modernen Formen und Inhalten gesundheitlich orientierter Leibesübungen. Die „Körperkultur des Weibes" bzw. das „funktionelle Frauenturnen" nach Bess Mensendieck (1864–1957) (Mensendieck 1906; 1923) wurden wegweisend für das gesundheitliche Mädchen- und Frauenturnen des 20. Jahrhunderts, aber auch die Männergymnastik wurde populär und diente demselben Zweck. Gesundheit, Kraft und Stärke durch kräftigende und abhärtende gymnastische Übungen, zum Beispiel nach den Systemen von Niels Bukh, Johann Peter Müller oder Hans Surén.[4]

---

[4] Siehe dazu die Arbeiten von Hans Bonde (2007; 2013). Zu Surén Mürkens (2015); zur Lebensreform im Überblick Wedemeyer-Kolwe (2017).

Das Ziel ganzheitlicher Bildung und Erziehung, d. h. auch der Gesundheitserziehung, blieb gleich, aber die Inhalte und auch die Methoden des Lehrens und der Vermittlung sollten sich grundlegend ändern. Statt starrem, systematischem Turnen wurde jetzt gelöstes Spiel und dynamischer, auch wettkampforientierter Sport empfohlen; statt Frei- und Ordnungsübungen Spiele im Freien sowie gesundheitliche Gymnastik; statt langweiligem „Reigen" für Mädchen rhythmische und ästhetische Gymnastik (Medau, 1967; Erbguth & Medau, 1991); und statt strenger Vermittlung von Fertigkeiten ein Lehren und Unterrichten „vom Kinde aus".[5] Nach dem Krieg setzte die Medau-Schule diese Tradition einer gesundheitlich orientierten, präventiven Gymnastik und körperlichen Erziehung fort. Untermauert von einer vitalistischen Philosophie näherte sich diese „deutsche Gymnastik" in den 1930er-Jahren zunehmend der nationalsozialistischen Weltanschauung an.
Gesundheit als klassisches Motiv körperlicher Bildung und Erziehung wurde im Nationalsozialismus in den Dienst der militärischen Ertüchtigung und der Vorbereitung auf den Krieg sowie der „Rassenpflege" gestellt. Gesundheitserziehung wurde zu einer Staatsaufgabe und zu einer Pflicht für jeden „Volksgenossen" und jede „Volksgenossin". Bewegung, Spiel und Sport als Mittel der Gesundheitspflege und Gesundheitserziehung beschränkten sich im Dritten Reich nicht auf die Schule und die Jugenderziehung in der Hitlerjugend und im Bund Deutscher Mädel (BDM). Die Parteiorganisation Kraft durch Freude (KdF) verfolgte neben allgemeinen Erholungsangeboten vor allem das Ziel der gesundheitlichen Erziehung und körperlichen Ertüchtigung für alle „Volksgenossen" (Bernett & Teichler, 2008).

4 Ein „gesunder" Neuanfang nach dem Zweiten Weltkrieg

Nach der Katastrophe des Dritten Reichs und des Zweiten Weltkriegs mit Millionen von Toten und Kriegsbeschädigten stellten sich neue Herausforderungen für die gesundheitliche Bildung und Erziehung durch Leibesübungen, Bewegung, Spiel und Sport. Zum Teil knüpften die Turn- und Sportlehrerinnen und -lehrer sowohl im Westen Deutschlands, in der Bundesrepublik Deutschland, als auch im Osten, in der DDR, an die Traditionen und Vorbilder der Reformpädagogik, der Gymnastikbewegung und des Arbeitersports an. Militärische oder rassisch bzw. rassistisch motivierte Ziele der Leibeserziehung und des Sports, wie sie im Dritten Reich von der national-

[5] Die „Erziehung vom Kinde aus" war ein Motto, das sich an das 1900 erschienene Buch der Pädagogin Ellen Key anlehnte (Key, 2000).

sozialistischen Ideologie vorgegeben waren, waren jedoch tabu. Das Ziel ganzheitlicher Erziehung durch Bewegung, Gymnastik, Turnen, Spiel und Sport, die der Gesundheit dienten und Teil gesunder Lebensführung sein sollten, blieb jedoch erhalten. „Die Leibeserziehung gehört zur Gesamterziehung der Jugend“, hieß es in den „Empfehlungen zur Förderung der Leibeserziehung in den Schulen“ von 1956, dem ersten Dokument nach dem Zweiten Weltkrieg, in dem der Stellenwert der Leibeserziehung in der schulischen Bildung und Erziehung in der Bundesrepublik Deutschland wieder neu formuliert wurde.[6]

Diese Auffassung, dass Turnen, Spiel und Sport sowie eine systematische körperliche Erziehung zur Gesunderhaltung der Jugend unverzichtbar seien, wurde selbstverständlich auch von den Verantwortlichen in Politik und Sport der sozialistischen DDR vertreten. Gesundheit des Einzelnen und der Bevölkerung war ein wichtiges Ziel von „Körperkultur und Sport“ in der DDR. „Regelmäßiges Sporttreiben fördert die Gesundheit, Erholung, Lebensfreude und Leistungsfähigkeit der Menschen“, hieß es in einer Erklärung zum IX. Parteitag der SED im Jahre 1976 (Erbach, 1979, S. 55 f.). Bei allen Unterschieden der politischen Systeme und Ideologien waren sich alle über diese Grundthese neuzeitlicher Sportpädagogik und Gesundheitserziehung einig. In Frage stand jedoch, welche konkreten Formen und Inhalte der körperlichen und gesundheitlichen Erziehung, von Bewegung, Gymnastik, Turnen, Spiel und Sport, welche Umfänge und Intensitäten und welche Formen der Vermittlung, des Lehrens und Unterrichtens am besten geeignet seien, um dieses Ziel des „Gleichmaßes der Körpervermögen“ zu erreichen, Krankheiten vorzubeugen, Störungen der Gesundheit zu vermeiden sowie Kranke und Geschädigte zu rehabilitieren.

Angesichts der zahlreichen Kriegsopfer und Kriegsversehrten entwickelte sich ein weiterer Zweig der gesundheitlich motivierten Sportbetätigung: der Versehrten- und Behindertensport und im weiteren Sinn der Rehabilitationssport. Dieser leitete einen Paradigmenwechsel in der Therapie verunfallter und geschädigter Menschen mit körperlichen Einschränkungen ein: von der Ruhe bzw. Ruhigstellung zur Bewegung und Mobilisierung. Bewegung ist für Menschen *mit* genauso wie *ohne* oder nur mit geringen Einschränkungen sowohl eine Voraussetzung, um aktiv am Leben teilnehmen und dann auch Sport treiben zu können, als auch ein Mittel der Therapie und Prävention von Krankheiten sowie körperlichen und geistigen Beeinträchtigungen.

---

6 Die Empfehlungen wurden von den Ländern, dem Deutschen Sportbund und den Vertretern der kommunalen Spitzenverbände gemeinsam verabschiedet (Haag, Kirsch & Kindermann, 1991, S. 207).

5 Bewegung und Gesundheit im 21. Jahrhundert

Im 21. Jahrhundert hat sich der Prozess der Medikalisierung des Sports und der körperlichen Erziehung fortgesetzt. Medizinisch-naturwissenschaftliches Denken und Handeln sind mehr denn je Teil des sozialen und gesellschaftlich-kulturellen Feldes des Sports geworden. Allerdings in einem doppelten Sinn: Erstens als Breitbandtherapeutikum zur Prävention und Rehabilitation von Krankheiten sowie zur „Gesunderhaltung", wie es im Konzept der Salutogenese zum Programm erhoben wurde (Antonovsky & Franke, 1997). Zweitens als Bezugspunkt des Sporttreibens selbst, mit dem Ziel, den Körper fit und gesund zu erhalten, um Sport treiben zu können, aber auch um ihn mit Hilfe medizinischer Maßnahmen zu optimieren – bis hin zum „Enhancement" und darüber hinaus zu ethisch fragwürdigen und unerlaubten Mitteln der Leistungssteigerung durch Doping.

Vor der im Jahre 2019/20 ausgebrochenen COVID-19-Pandemie galten Infektionskrankheiten und Epidemien dank der Errungenschaften der modernen Medizin, der Bakteriologie und Virologie sowie der Sozialmedizin und Hygiene weitgehend als beherrschbar, zumindest in entwickelten Ländern mit leistungsfähigen Gesundheitssystemen (Schipperges, 2003a). Das Hauptaugenmerk lag auf der Prävention und Rehabilitation von Zivilisationskrankheiten oder auch Lebensführungskrankheiten (lifestyle diseases) sowie Erkrankungen, die aufgrund des demographischen Wandels seit dem ausgehenden 20. Jahrhundert an Bedeutung gewannen; insbesondere Erkrankungen des Herz- und Kreislaufsystems und Krebserkrankungen (Mukherjee, 2010), aber auch Diabetes und Allergien sowie psychische und psychosomatische Erkrankungen. Demenzerkrankungen einschl. Alzheimer gewinnen angesichts des demographischen Wandels an Bedeutung. Zentral sind jedoch Lebensführungskrankheiten, die Übergewicht und Adipositas zur Folge haben und auf Bewegungsmangel und Fehlernährung zurückgeführt werden (World Health Organization, WHO, 2002).

Die WHO empfiehlt als präventive Maßnahmen tägliche körperliche Aktivitäten, Bewegung, Spiel und Sport bis zu 30 Minuten, gesunde Ernährung und „tobacco cessation". Den Regierungen wurde unter dem *Move-For-Health*-Programm eine Verstärkung der Maßnahmen für öffentliche Gesundheitsprävention vorgeschlagen, bei denen die Anregung für körperliches Training und Bewegung im Mittelpunkt stehen müssten.

Während der Corona-Pandemie sind jedoch körperliche Aktivitäten, Bewegung, Spiel und Sport insbesondere in den wohlhabenden Ländern deutlich zurückgegangen. „Inactivity and obesity" sind weiter auf dem Vormarsch. Sport und Schulsport

fielen der Pandemie zum Opfer. „Sedentary lifestyles" hielten wieder verstärkt Einzug in den Alltag der Menschen im Homeoffice und vor den Bildschirmen. Pandemie und Digitalisierung scheinen zwei Phänomene zu sein, die erheblich zur Reduzierung der Wirksamkeit des Heil- und Wundermittels Bewegung führen.
Die Erfindung der Bewegung als Therapeutikum geht auf die Ära der europäischen Aufklärung zurück. Zu ihr gehörten Bildung und Erziehung und nicht zuletzt Zwang als wesentliche Instrumente öffentlicher Gesundheitspflege (health care). Michel Foucault (1977) hat diese Art der „Biopolitik" und „Biomacht" in zahlreichen Arbeiten und nachhaltig in seinem Werk *Überwachen und Strafen* beschrieben und analysiert. Gymnastik, Turnen und Körpererziehung im weitesten Sinn sind Teil dieser Biomacht. Im 20. und 21. Jahrhundert hat sich diese Form der Fremddisziplinierung immer stärker in Richtung einer Selbstdisziplinierung gewandelt. Die Wissenschaft bildet den wesentlichen Bezugspunkt für Selbstverantwortung und Selbstdisziplin in Fragen der Gesundheit und Krankheit.

Spiel und Sport sind auch Ausdruck dieses Wandels von der Fremd- zur Selbstkontrolle, wie neben Foucault auch Norbert Elias (1976) im Rahmen seiner Theorie des Prozesses der Zivilisation erläuterte. Spiel und Spaß sind nach Fangerau und Labisch (2020, S. 115) Teil einer postmodernen, digitalen „Selbstüberwachungsmaschine" geworden. Neben Blutdruck- und Pulsmessgeräten sind hochtechnologisierte Fitnessuhren, die nicht nur Aktivitäten messen, sondern auch den Schlaf kontrollieren, Ausdruck dieser Medikalisierung des (Gesundheits-)Sports geworden. Nach Fangerau und Labisch (2020, S. 117) haben die durch die Digitalisierung verstärkten Tendenzen der Selbstkontrolle in Fragen der Gesundheit und Fitness zur Folge, dass die Wahrnehmung einer Krankheit sich zunehmend weniger an objektiven pathologischen Symptomen messen als vielmehr an Messwerten und der „eigenen Verantwortung einer Skala drohender Krankheiten" (Fangerau & Labisch, 2020, S. 117).

Fazit

Gesundheit zählt zu den wichtigsten Bildungsmotiven von Leibesübungen, Gymnastik, Turnen, Spiel und Sport (Grupe, 1984; Krüger, 2019). Bewegung wird als ein wesentliches Mittel angesehen, um gesund zu sein, zu bleiben und zu werden. Dieser Grundsatz scheint für alle zu gelten, für Junge und Alte, Frauen, Männer und Diverse, Menschen mit und ohne Einschränkungen, unabhängig von Herkunft und Religion. Zu verschiedenen Zeiten wurde aber auch Unterschiedliches unter Gesundheit verstanden; und ebenso änderten sich Ziele und Inhalte von Erziehung und die Rolle, die Leibesübungen dabei spielen konnten oder sollten. Insgesamt wurden Leibesübungen und körperliche Erziehung eher als Mittel angesehen, um Gesundheit zu erhalten oder gegen Krankheiten abzuhärten, aber weniger, um Krankheiten zu heilen. Die präventiven Funktionen von Bewegung, Spiel und Sport überwogen ihre rehabilitativen und kurativen Möglichkeiten. Sie zu ermessen, war auch abhängig vom Wissen über Krankheiten (Diagnostik) und deren therapeutische Optionen. Die medizinischen Wissenschaften wurden zum wesentlichen Bezugspunkt für ärztliches, aber auch sport- und bewegungstherapeutisches Handeln.

Bewegung, körperliche Übungen, Gymnastik, Turnen, Spiel und Sport haben im Lauf ihrer Geschichte stets einen wesentlichen Beitrag zum Verständnis von Gesundheit insgesamt geleistet. Er besteht zum einen in der Einsicht, dass Gesundheit und Krankheit nicht unabänderliches Schicksal sind, sondern dass aktiv, im eigenen Bewegen und Sporttreiben, etwas für die Gesundheit getan werden kann. Bewegung und körperliche Erziehung können ein Heilmittel zur Erhaltung und Wiederherstellung von Gesundheit sein, neben einer gesunden Ernährung und Umwelt. Zum anderen bedeutet dieses sportive Konzept aktiver Gesundheit mehr als die Abwesenheit von Krankheit. In und durch Bewegung, Spiel und Sport kann Gesundheit selbst, am eigenen Leib, erlebt und erfahren werden; oft gerade dadurch, dass zum Sporttreiben der Wechsel von körperlichen Befindlichkeiten gehört. Momente der Erfahrung körperlicher Leistungsfähigkeit und des körperlichen Wohlbefindens werden begleitet von Situationen des Missbefindens, auch des Schmerzempfindens, der Anstrengung und körperlichen Anspannung, die es wieder aufzulösen, zu entspannen gilt. Gesundheit im Zusammenhang aktiver, sportlicher Betätigungen hat mit der subjektiven Befindlichkeit zu tun; wobei Sporttreiben nicht immer und nicht sofort Erfahrungen des körperlichen und – darüber hinaus gehend – psychischen „Wohlbefindens" auslösen müssen. Die Erfahrung zeigt vielmehr, dass Gesundheit und aktives, habituelles Wohlbefinden mit Anstrengungen und Situationen des Missbefindens verbunden sein können (Krüger, 2019, S. 295–317).

Sport umfasst eine breite Palette unterschiedlichster Formen, Inhalte und Intensitäten von Bewegungen und Übungen. Nicht alle tragen zur Gesundheit bei. Insbesondere Leistungs- und Extremsport, aber auch falsch betriebener Wettkampf-, Breiten- und Freizeitsport auf mittlerem und unterem Leistungs- und Könnensniveau können der Gesundheit unter Umständen mehr schaden als nutzen. Gleichzeitig müssen Sportlerinnen und Sportler jedoch nicht nur in einer bestimmten Weise „gesund" sein, um körperliche Leistungen erbringen zu können, sondern sie stellen auch Symbole für

Gesundheit, körperliche Leistungsfähigkeit und Fitness dar; selbst dann, wenn sie medizinisch gesehen gar nicht gesund sind und wenn nicht wenige als Sportinvaliden ihre sportliche Karriere beenden. Insbesondere trifft dies auf diejenigen zu, die durch die Einnahme von Dopingmitteln entweder bewusst ihre Gesundheit aufs Spiel setzen, zumindest Gesundheitsschädigungen in Kauf nehmen oder zu Opfern von Dopingmissbrauch werden bzw. geworden sind. Doping und Enhancement sind jedoch nicht nur Probleme des Hochleistungs- und Spitzensports, sondern des Sports und der medikalisierten Gesellschaft insgesamt.[7] Daran wird deutlich, dass ein klassisches Motiv körperlicher Ausbildung und sportlicher Betätigung, nämlich kräftig, leistungsfähig, gesund und „fit“ sein zu wollen (oder zu müssen), auch pervertiert werden kann, indem es nicht mehr mit „physiologischen“ Mitteln und Methoden zu erreichen versucht wird, sondern mit Substanzen und Techniken, die kurzfristig mehr Gesundheit und Wohlbefinden sowie höhere körperliche und geistige Leistungen versprechen, aber langfristig die Gesundheit ruinieren.

Literatur

Antonovsky, A. & Franke, A. (1997). *Salutogenese. Zur Entmystifizierung der Gesundheit* (Forum für Verhaltenstherapie und psychosoziale Praxis). Tübingen: dgvt.

Bernett, H. & Teichler, H. J. (2008). *Nationalsozialistische Leibeserziehung. Eine Dokumentation ihrer Theorie und Organisation* (Texte, Quellen, Dokumente zur Sportwissenschaft) (2., überarb. Aufl.). Schorndorf: Hofmann.

Bonde, H. (2007). Gymnastics and politics. Niels Bukh and male aesthetics. *Sportwissenschaft, 37*(1), 79–83. https://doi.org/10.1007/BF03176075

Bonde, H. (2013). *The Politics of the male body in global sport. The Danish involvement.* London: Routledge.

Borsò, V. (Hrsg.). (2014). *Wissen und Leben – Wissen für das Leben: Herausforderungen einer affirmativen Biopolitik.* Bielefeld: transcript.

Conrad, P. (2007). *The medicalization of society: On the transformation of human conditions into treatable disorders.* Baltimore: The John Hopkins University Press.

Elias, N. (1976). *Über den Prozeß der Zivilisation.* Frankfurt a. M.: Suhrkamp.

[7] Hoberman (1992) betont die Rolle der Medizin und Sportmedizin für die Entwicklung von Doping. Sport war (und ist) für die moderne, wissenschaftliche Medizin auch eine Art Experiment zur Untersuchung der Möglichkeiten und Grenzen körperlicher Leistungsfähigkeit. Hollmann weist in seiner Geschichte der Sportmedizin auf die ethische Problematik hin, mit der sich die Sportärzteschaft im Zusammenhang mit Doping zu beschäftigen hat (Hoberman, 1992, bes. S. 109–112).

Erbach, G. et al. (Hrsg.). (1979). *Kleine Enzyklopädie: Körperkultur und Sport* (5. Aufl.). Leipzig: VEB Bibliographisches Institut.

Erbguth, H. & Medau, H. J. (1991). *Porträt einer Gymnastikschule. Entstehung und Entwicklung rhythmischer Gymnastik am Beispiel der Medau-Schule*. Schorndorf: Hofmann.

Fangerau, H. & Labisch, A. (2020). *Pest und Corona. Pandemien in Geschichte, Gegenwart und Zukunft*. Freiburg: Herder.

Foucault, M. (1977). *Überwachen und Strafen. Die Geburt des Gefängnisses*. Frankfurt a. M.: Suhrkamp.

Fuhrmann, R. (2005). *Die sex res non naturales. Zur Rolle eines antiken Begründungsmusters für Leibesübungen im pädagogischen und medizinischen Diskurs des 18. Jahrhunderts unter besonderer Berücksichtigung des „Niedersächsischen Turnvaters“ Dr. Bernhard Christoph Faust* (Schriftenreihe des Niedersächsischen Instituts für Sportgeschichte Hoya e.V.; Bd.19). Niedersächsisches Institut für Sportgeschichte.

Gadamer, H.-G. (1994). *Über die Verborgenheit der Gesundheit*. Frankfurt a. M.: Suhrkamp.

Grupe, O. (1984). *Grundlagen der Sportpädagogik* (3. Aufl.). Schorndorf: Hofmann.

GutsMuths, J.C.F. (1793/ 1928). *Gymnastik für die Jugend*. Dresden: Limpert.

Haag, F. E. (1940). Bernhard Christoph Faust und Johann Peter Frank (ein Beitrag zur Geschichte der Gesundheitspolitik). *Münchener Medizinische Wochenschrift, 87,* 1031–1033.

Haag, H., Kirsch, A. & Kindermann, W. (Hrsg.). (1991). *Dokumente zu Sport, Sporterziehung und Sportwissenschaft*. Schorndorf: Hofmann.

Haag, R. (2011). *Johann Peter Frank (174–1821) und seine Bedeutung für die Öffentliche Gesundheit* [Zugl. Diss., Universität Saarbrücken, 2010]. Hamburg: Dr. Kovač.

Hoberman, J. M. (1992). *Mortal engines. The science of performance and the dehumanization of sport*. New York: The Free Press.

Key, E. (2000). *Das Jahrhundert des Kindes. Studien* (Unveränderter Nachdruck der Ausgabe 1992, 2. Aufl. Hrsg. v. U. Herrmann). Weinheim: Beltz. https://www.content-select.com/index.php?id=bib_view&ean=9783407223890 (limitierter Zugriff).

Krüger, M. (1996). *Körperkultur und Nationsbildung. Die Geschichte des Turnens in der Reichgründungsära – eine Detailstudie über die Deutschen*. Schorndorf: Hofmann.

Krüger, M. (2015). *German sports, doping, and politics. A history of performance enhancement*. London: Rowman & Littlefield.

Krüger, M. (2019). *Einführung in die Sportpädagogik* (Sport und Sportunterricht, Band 6) (4., überarbeitete und aktualisierte Auflage). Schorndorf: Hofmann.

Labisch, A. (1992). *Homo Hygienicus. Gesundheit und Medizin in der Neuzeit*. Frankfurt, New York: Campus.

Lorenz, M. (2000). *Leibhaftige Vergangenheit. Einführung in die Körpergeschichte*. Tübingen: Edition Diskord.

Medau, H. (1967). *Moderne Gymnastik, Lehrweise Medau. Ein Lehr- und Lesebuch der modernen Gymnastik*. Celle: Pohl.

Mensendieck, B. M. (1906). *Körperkultur des Weibes* (1924 unter dem Titel Körperkultur der Frau erschienen). München: Bruckmann.

Mensendieck, B. (1923). *Funktionelles Frauenturnen*. München: Beckmann.

Mukherjee, S. (2010). *The emperor of all maladies: A biography of cancer*. Scribner.

Mürkens, R. (2015). *Die Deutsche Gymnastik von Hans Surén. Eine Bestandsaufnahme*. Sonderdruck der an der WWU Münster eingereichten und angenommenen Dissertation Münster.

Rudolf, G. (1969b). Jean-Jacques Rousseau (1712 – 1778) und die Medizin. *Sudhoffs Archiv 53,* S. 30–67.

Sarasin, P. & Tanner, J. (Hrsg.) (1998). *Physiologie und industrielle Gesellschaft*. Frankfurt a. M.: Suhrkamp.

Sarasin, P. (2001). *Reizbare Maschinen. Eine Geschichte des Körpers*. Frankfurt a. M.: Suhrkamp.

Schaefer, H. & Schipperges, H. (1982). Gesundheitserziehung. In H. Schaefer (unter Mitarbeit von C. Birr) (Hrsg.), *Funkkolleg Umwelt und Gesundheit – Aspekte einer sozialen Medizin* (S. 139–157). Frankfurt a. M.: Fischer.

Schipperges, H. (1984). *Die Vernunft des Leibes. Gesundheit und Krankheit im Wandel*. Graz, Wien: Styria.

Schipperges, H. (1994). *Gute Besserung. Ein Lesebuch über Gesundheit und Heilkunst*. München: C. H. Beck.

Schipperges, H. (2003a). *Gesundheit und Gesellschaft. Ein historisch-kritisches Panorama* (Schriften der Mathematisch-Naturwissenschaftlichen Klasse/Heidelberger Akademie der Wissenschaften, 12). Berlin, Heidelberg: Springer.

Schipperges, H. (2003b). *Rudolf Virchow* (Orig.-Ausg., 2. Aufl.). Reinbeck: Rowohlt.

Schulz, N. (1991). Das Gesundheitsmotiv im sportpädagogischen Denken. Historische Stationen eines wechselhaften Verhältnisses. In D. Küpper & L. Kottmann (Hrsg.), *Sport und Gesundheit* (S. 9–33). Schorndorf: Hofmann.

Wedemeyer-Kolwe, B. (2017). *Aufbruch. Die Lebensreform in Deutschland*. Mainz: Philipp von Zabern.

World Health Organization (2002). *Physical inactivity a leading cause of disease and disability, warns WHO*. Genf: WHO. https://www.who.int/news/item/04-04-2002-physical-inactivity-a-leading-cause-of-disease-and-disability-warns-who [abgerufen am 25. November 2022].

WHO (2021). *COVID-19 and Obesity. The 2021 Atlas*. Genf: WHO. https://www.worldobesity.org/resources/resource-library/covid-19-and-obesity-the-2021-atlas

A3 Public Health, Gesundheitsförderung und Prävention: Grundlagen und bewegungsbezogene Anwendungsfelder

Gorden Sudeck & Stephanie Rosenstiel

Bewegungsförderung, New Public Health, Präventionsgesetz, Gesundheitsförderung, Primärprävention

Einleitung

Gesundheitsförderung und Prävention stellen die beiden grundlegenden Strategien zur Verbesserung und zum Erhalt von Gesundheit dar (Waller, 2006). Sie haben prinzipiell gemeinsam, dass sie sich von Maßnahmen zur Behandlung von Krankheiten und zur Wiederherstellung von Gesundheit unterscheiden. In dieser Abgrenzung verbindet Gesundheitsförderung und Prävention, dass sie einen weitaus geringeren Anteil der Gesundheitsausgaben in Deutschland ausmachen. Wenngleich sich die Ausgaben für Gesundheitsförderung und Prävention beispielsweise im Zeitraum zwischen 1992 und 2016 etwa verdoppelt haben und die Verbreitung entsprechender Maßnahmen erheblich zugenommen hat, so stagniert der Anteil der Präventionsausgaben auch in den letzten Jahren bis 2019 weiterhin unter 4 % der Gesamtausgaben für die gesundheitliche Versorgung (Statistisches Bundesamt, destatis.de). Das Gros der Gesundheitsausgaben fließt in die ärztlich-therapeutische sowie medikamentöse Versorgung von Krankheiten einschließlich der Versorgung in Krankenhäusern. Angesichts solcher Relationen in den Gesundheitsausgaben muss festgestellt werden, dass Gesundheitsförderung und Prävention teilweise noch ein Schattendasein führen, wobei dies lange Zeit mit einer mangelnden gesetzlichen Verankerung verbunden war (Meierjürgen, Becker & Warnke, 2016). Es fehlt aber – spätestens seit der Ottawa-Charta zur Gesundheitsförderung der Weltgesundheitsorganisationen (1986) – keineswegs an konzeptionellen Ideen und Programmatiken, die sich der Relevanz von Strategien zur Verbesserung und dem Erhalt von Gesundheit widmen. Die Ottawa-Charta gilt heute als Schlüsseldokument für die Weiterentwicklung, Verbreitung und Etablierung von Gesundheitsförderung. Deren Grundgedanken lassen sich beispielsweise in Deutschland in einem hohen Maße im Gesetz zur Stärkung der

Gesundheitsförderung und Prävention wiederfinden, dass nach mehreren gescheiterten Gesetzesentwürfen im Jahr 2015 in Kraft getreten ist. Wenngleich Gesundheitsförderung und Prävention in dieser Hinsicht also in einem „gemeinsamen Boot“ sitzen, weisen sie doch konzeptionelle und praktische Unterschiede auf, die es mit Blick auf die Bedeutung von körperlicher Aktivität, Bewegung und Sport in diesen Anwendungsfeldern zu berücksichtigen gilt. Der vorliegende Beitrag nimmt zunächst eine begrifflich-konzeptionelle Einordnung von Gesundheitsförderung und Prävention vor, um darauf aufbauend grundlegende Strategien der Gesundheitsförderung und Prävention zu thematisieren und darin körperliche Aktivität und Sport konzeptionell sowie in praktischen Zusammenhängen zu verorten.

1 Konzeptionelle Einordnungen zur Gesundheitsförderung und Prävention

Gesundheitsförderung und die Prävention von Krankheiten stellen konzeptionell zwei unterschiedliche Formen dar, aus denen „Gesundheitsgewinne“ resultieren können (Hurrelmann, 2000; WHO, 1997). Während sich die Krankheitsprävention mit einem Fokus auf Gesundheitsgewinne durch Zurückdrängung von Risikofaktoren für Krankheit charakterisieren lässt, richtet Gesundheitsförderung den Blick auf Gesundheitsgewinne durch die Verbesserung der Bedingungen für Gesundheit.

1.1 Krankheitsprävention

Krankheitsprävention umfasst alle gezielten Interventionen, die zur Vermeidung, Verringerung oder Verzögerung des Auftretens, der Ausbreitung und der negativen Auswirkungen von Krankheiten oder Gesundheitsstörungen beitragen sollen (Franzkowiak, 2018; Leppin, 2014). Sie steht in der Tradition einer biomedizinisch-pathogenetischen Perspektive, die vor allem nach den Ursachen für die Entstehung und Chronifizierung von Krankheiten fragt. Im Kern fußt Krankheitsprävention auf einem biomedizinischen Krankheitsmodell, in dem Krankheiten als Störungen von Körperstrukturen oder Körperfunktionen verstanden werden, die primär mit naturwissenschaftlichen Methoden identifiziert und beschrieben werden können. Die biomedizinisch-pathogenetische Perspektive ist in der medizinischen Ausbildung und im medizinischen Handeln im Gesundheitssystem vorherrschend. So sind therapeutisch-kurative Maßnahmen vor allem auf die Beseitigung oder Reduktion anatomischer, organischer, biochemischer, physiologischer oder neurobiologischer Erkrankungsursachen oder -symptome ausgerichtet (Franzkowiak, 2018).

Aufbauend auf biopsychosozialen Krankheitsmodellen hat sich die pathogenetische Sichtweise erweitert, indem der Fokus auf krankmachende Faktoren aus dem Bereich des psychischen Erlebens und der sozialen Umwelt ausgeweitet wurde (Faltermaier, 2005; Thiel, Seiberth & Mayer, 2013). Im Zuge der Zunahme von chronisch-degenerativen, nicht-ansteckenden Erkrankungen Mitte des 20. Jahrhunderts wurden Risikofaktorenmodelle auf Basis epidemiologischer Studien erarbeitet, in denen sowohl biomedizinische, psychosoziale als auch verhaltensbezogene Risikofaktoren zusammengefasst wurden (z. B. für den Herzinfarkt: Schaefer & Blohmke, 1977). Einen expliziten Ausdruck finden biopsychosoziale Krankheitsmodelle heute in den auf weltweiten Daten basierenden Global Burden of Disease (GBD)-Studien (z. B. Institute for Health Metrics and Evaluation, 2020). Darin wird eine Vielzahl an biologisch-körperlichen Risikofaktoren (z. B. Bluthochdruck, hohe Nüchtern-Plasmaglucose, hohe Cholesterinwerte, hoher Body-Mass-Index), verhaltensbezogenen Risikofaktoren (u. a. Tabakkonsum, ungünstige Ernährungsweisen, Bewegungsmangel) sowie umwelt- und arbeitsbezogenen Risikofaktoren (z. B. Luftverschmutzung, Risiken am Arbeitsplatz) in ihrer Bedeutung für Todesursachen oder das Krankheitsgeschehen (Morbidität) quantifiziert. Beispielsweise rangierte der Risikofaktor *Bewegungsmangel* im Jahr 2004 sowohl weltweit als auch in Weltregionen mit höheren Einkommen als viertwichtigster Risikofaktor für Todesursachen sowie als sechstwichtigster Risikofaktor für die Krankheitslast (Burden of Disease) in „High-Income Countries" (WHO, 2009). Die Krankheitslast wird dabei anhand von „Disability-Adjusted Life Years" (DALYs) bemessen, die die Summe der vorzeitig (d. h. vor dem 70. Lebensjahr) verlorenen Lebensjahre plus der mit Gesundheitsbeeinträchtigungen verbrachten Lebensjahre schätzen. Die aktuelle Relevanz dieser Betrachtungsweise wird auch daran deutlich, dass vor wenigen Jahren in Deutschland eine eigene Burden-of-Disease-Studie startete, mit der nationale und regionale Informationen über die Krankheitslast und Risikofaktoren generiert und für die Analyse von Präventionsbedarfen zur Verfügung gestellt werden (Rommel et al., 2018).

Aufbauend auf der Logik biopsychosozialer Krankheitsmodelle und entsprechender Risikofaktorenmodelle zielen präventive Maßnahmen vorrangig auf die Reduktion biologisch-körperlicher Risikofaktoren (z. B. Maßnahmen zur Gewichtsreduktion, medikamentöse Reduktion metabolischer Risikofaktoren), die Veränderung des individuellen Verhaltens durch gesundheitserzieherische Maßnahmen (z. B. Aufklärung und Information über Gesundheitsrisiken und Schulung gesundheitsgerechter Verhaltensweisen) oder den Abbau von risikobehafteten Umgebungsbedingungen (z. B. verbesserte Hygienebedingungen, Luftreinhaltung, Unfallverhütung, Arbeitsschutzmaßnahmen wie ergonomische Büroarbeitsplätze, oder Schutz gegenüber Lärm oder chemischen Risiken).

Eine gängige Differenzierung von Präventionsmaßnahmen erfolgt mit der Unterscheidung von Primärprävention, Sekundärprävention und Tertiärprävention. Diese Unterscheidung orientiert sich am Zeitpunkt präventiver Interventionen im Sinne des Vorliegens von Risikofaktoren, Krankheitsanzeichen oder manifesten Erkrankungen und den damit verbundenen Zielgruppen (Hurrelmann & Laaser, 1998; Leppin, 2014):

- *Primärprävention* zielt auf die Vorbeugung des erstmaligen Auftretens von Krankheiten. Mit einer vorbeugenden Interventionsorientierung richtet sie sich auf die Beeinflussung erkennbarer Risikofaktoren und zielt entsprechend auf Risikogruppen, die körperliche, verhaltensbezogene oder umweltbezogene Risikofaktoren aufweisen bzw. ihnen ausgesetzt sind.
- *Sekundärprävention* setzt ihre Maßnahmen bei Menschen in Krankheitsfrühstadien an und zielt auf die Früherkennung von (symptomlosen) Krankheitsvor- und -frühstadien (z. B. Screening-Verfahren zur Krebsfrüherkennung) oder die frühe Beeinflussung von Krankheitsauslösern (korrektive Interventionsorientierung).
- *Tertiärprävention* zielt auf die Verhütung der Verschlimmerung von Erkrankungen sowie die Vermeidung von Folgeerkrankungen ab (kompensatorische Interventionsorientierung). Zielgruppe sind somit Menschen mit manifesten Erkrankungen, die vor allem im Kontext der Rehabilitation (z. B. im Anschluss an eine Akutbehandlung) oder auch in Pflegekontexten adressiert werden, um Risikofaktoren für die Chronifizierung von Erkrankungen oder drohenden Folge- bzw. Mehrfacherkrankungen (Multimorbidität) zu begegnen.

Diese Unterscheidung nach Interventionszeitpunkt ist teilweise mit konzeptionellen Abgrenzungsproblemen verbunden, die auch in der Präventions- und Versorgungspraxis mit Überschneidungen einhergehen (Leppin, 2014). Gleichwohl verdeutlicht sie das Spektrum präventiver Maßnahmen sowie ihre Bedeutung für unterschiedliche Populationen mit differentem Präventionsbedarf. Nicht zuletzt werden Präventionsmaßnahmen im aktuellen Präventionsgesetz in Deutschland nach ihrem Zweck im Sinne der Primär-, Sekundär- und Tertiärprävention unterschieden, weshalb die Unterscheidung für das Verständnis der (gesetzgeberischen) Differenzierung von Präventionsmaßnahmen wichtig ist (Meierjürgen et al., 2016).

1.2 Gesundheitsförderung

Kernanliegen der Gesundheitsförderung ist die Bewahrung und Stabilisierung von Gesundheit in der Bevölkerung sowie die Verbesserung von Bedingungen für Gesundheit. Ein wesentlicher konzeptioneller Unterschied zur Prävention ist also die explizite Promotionsstrategie für die Gesundheit, in Abgrenzung zur Vorbeugungsstrategie gegenüber Krankheiten. Die Ausrichtung auf Gesundheitsgewinne kommt somit gewissermaßen ohne eine explizite Bezugnahme auf Krankheiten aus, was weit in die zweite Hälfte des 20. Jahrhunderts hinein eine durchaus ungewöhnliche Erweiterung im professionellen Denken und Handeln im Gesundheitssektor bedeutete. Zwar waren aufbauend auf biopsychosozialen Krankheitsmodellen bereits verhaltens- und psychosoziale Risikofaktoren verstärkt in den Blick der Gesundheitsforschung gerückt; im Vordergrund standen lange Zeit aber biomedizinische, umwelt- und sozialhygienisch orientierte Forschungen, z. B. mit Verfahren der deskriptiven und analytischen Epidemiologie, sowie daraus abgeleitete Maßnahmen zur Vorbeugung von identifizierten Risikofaktoren (Old/Medical Public Health; vgl. Hurrelmann & Laaser, 1998).

Heutige Maßnahmen der Gesundheitsförderung sind eng verknüpft mit der Philosophie moderner Gesundheitswissenschaften (New Public Health), für die grundlegende Blickwinkel*erweiterungen* charakteristisch sind. Fuchs (2003) fasst dieses erweiterte Grundverständnis von New Public Health mit Entwicklungen (a) von der Kuration zur Prävention, (b) von individuum- zu populationsbezogenen Maßnahmen der Gesundheitsförderung sowie (c) von der Pathogenese zur Salutogenese zusammen. Besonders einflussreich war hierbei das Modell der Salutogenese des Medizinsoziologen Aaron Antonovsky (1987), das einen Perspektivwechsel gegenüber pathogenetischen Krankheitsmodellen bedeutete: Antonovsky fragte danach, was Menschen – trotz extrem belastender Lebensereignisse – gesund erhält. Im Zentrum stehen nicht die Risikofaktoren für Erkrankungen und ihre Behandlung, sondern die Bedingungen der Gesundheiterhaltung und ihre Förderung. Damit einher geht die Frage nach Schutzfaktoren bzw. Gesundheitsressourcen, die für die Verbesserung und den Erhalt von Gesundheit relevant sind. Diese Gesundheitsressourcen sind nicht allein auf personaler Ebene zu suchen (z. B. körperliche Konstitution, psychische Widerstandsfähigkeit, gesundheitsförderliches Verhalten), sondern können darüber hinaus gehend vielfältige soziale und wirtschaftliche Faktoren, Umweltfaktoren oder Zugangsmöglichkeiten zu gesundheitsrelevanten Faktoren umfassen (Hurrelmann, Klotz & Haisch, 2014).

Dieses konzeptionelle Fundament hat, ausgehend von modernen Gesundheitswissenschaften, seinen Ausdruck in elementaren Dokumenten und Programmatiken der Weltgesundheitsorganisation gefunden. Die bereits erwähnte Ottawa-Charta zur Gesundheitsförderung (WHO, 1986) stellte hierbei das Ergebnis der ersten internationalen Konferenz zur Gesundheitsförderung dar, das in einem ersten Aktionsprogramm mit dem gesundheitspolitischen Ziel „Gesundheit für alle bis zum Jahr 2000" mündete. Gesundheitsförderung wurde darin zunächst definiert als Prozess, allen Menschen ein höheres Maß an Selbstbestimmung über ihre Gesundheit zu ermöglichen und sie dadurch zur Stärkung ihrer Gesundheit zu befähigen. Im weiteren Verlauf wurde diese Definition in der Jakarta-Erklärung zur Gesundheitsförderung für das 21. Jahrhundert (WHO, 1997) modifiziert und Gesundheitsförderung als ein Prozess aufgefasst, der Menschen befähigen soll, mehr Kontrolle über ihre Gesundheit zu erlangen und die Gesundheit durch die Beeinflussung von Gesundheitsdeterminanten zu verbessern (Kaba-Schönstein, 2018). Charakteristisch für Gesundheitsförderung nach diesem Verständnis ist, dass sie auf Gesundheitsressourcen und -potenziale der Menschen ausgerichtet ist und zugleich soziale und gesellschaftliche Bedingungen für die Gesundheiterhaltung der Bevölkerung adressiert. Ein wichtiges Ziel wird darin gesehen, gesundheitliche Chancengleichheit zu ermöglichen. Dafür müssen neben der Befähigung von Individuen (Empowerment; Brandes & Stark, 2018) im Wesentlichen auch soziale und gesundheitliche Ungleichheiten in den Blick genommen werden. Maßnahmen der Gesundheitsförderung versuchen daher, die (gesunde) Gesamtbevölkerung sowie vulnerable Gruppen zu erreichen, welche durch ungünstige Gesundheitschancen definiert werden können.

In der gemeinsamen Betrachtung von Gesundheitsförderung und Prävention ist noch einmal eine Unterscheidung von Verhaltensprävention und Verhältnisprävention relevant, wobei insbesondere die Verhältnisprävention eng mit Grundgedanken der Gesundheitsförderung assoziiert ist (Hurrelmann & Laaser, 1998; Leppin, 2014). Im Fokus der *Verhaltensprävention* steht die Veränderung des individuellen Gesundheitszustands bzw. des individuellen Gesundheitsverhaltens. Interventionen nach dem Prinzip der Verhaltensprävention setzen direkt bei den Personen an und nicht an der Umwelt, in der Personen leben. Häufig werden hierfür pädagogisch-psychologische Erkenntnisse im Rahmen edukativer Maßnahmen (z. B. Gesundheitsberatung, Gesundheitskurse, Patientenschulungen) genutzt. Dies zielt darauf ab, Menschen für eine Veränderung des Gesundheitsverhaltens zu motivieren, sie bei Verhaltensänderungen zu unterstützen und sie letztlich für Entscheidungen und Handlungen zu befähigen, die sich positiv auf Gesundheit und Wohlbefinden auswirken (vgl. Ausführungen zur Gesundheitskompetenz in Kap. 2.1). *Verhältnisprävention* spiegelt hingegen stärker die sozial-ökologische Grundorientierung von Gesundheitsförderung wider und betont dynamische, vielschichtige Wechselwirkungen zwischen Menschen und ihrer Umwelt (vgl. Frahsa & Wäsche in diesem Band). Verhältnisprävention zielt deshalb im Kern auf die gesundheitsgerechte Gestaltung von Lebensbedingungen und der Umwelt von Personen und Bevölkerungsgruppen. Soziale, ökologische, ökonomische und kulturelle Umweltbedingungen sollen in einer Weise beeinflusst werden, dass sie entweder direkt protektive, positive Gesundheitseffekte erreichen lassen oder indirekt wirken, in dem positives Gesundheitsverhalten von Personen erleichtert wird (Leppin, 2014). Letzteres wird in der Ottawa-Charta mit dem Slogan „Make the healthier choice the easier choice" auf den Punkt gebracht (z. B. kostenloses Obst- und Gemüse beim Schulfrühstück; Leppin, 2014).

Gesundheitsförderung mit ihrem Blick auf Gesundheitsgewinne durch die Verbesserung der Bedingungen für Gesundheit ergänzt somit die bereits erwähnten Interventionen zur Primär-, Sekundär- und Tertiärprävention, die Gesundheitsgewinne durch die Zurückdrängung von Risikofaktoren und Krankheiten adressieren. Gesundheitsförderung stellt eine zusätzliche, als primordial bezeichnete Strategie zur Gesundheiterhaltung dar. Sie richtet sich an gesunde Populationen bzw. vulnerable Gruppen. Angesichts ihrer Ausrichtung auf die gesundheitsrelevanten Lebensbedingungen (z. B. in der Kommune, am Arbeitsplatz, in digitalen Welten, in Pflegeeinrichtungen) erlangt sie aber ebenfalls für Menschen mit erkennbaren Risikofaktoren oder vorliegenden Erkrankungen eine nicht unerhebliche Bedeutung, wenn es um die Förderung von Gesundheit, Wohlbefinden und Lebensqualität geht (Hurrelmann et al., 2014).

2 Handlungsleitende Strategien der (bewegungsbezogenen) Gesundheitsförderung und Prävention

Ausgehend von der Ottawa-Charta zur Gesundheitsförderung (WHO, 1986) lassen sich fünf handlungsleitende Strategien charakterisieren, die bis heute Maßnahmen der Gesundheitsförderung und Prävention prägen (Kaba-Schönstein, 2018). Ihre Ausrichtungen lassen sich auf unterschiedlichen Ebenen vom Individuum und seinem Verhalten, von Gruppen und ihren gesundheits- und verhaltensrelevanten Normen über Organisationen und Institutionen bis zur Politik verorten (Schlicht & Brand, 2007). Gesundheitsförderung und Prävention sollten in diesem Sinne als Mehrebenen-Interventionen gedacht werden (z. B. Fuchs, 2003). Darunter ist zu verstehen, dass nach Möglichkeit verschiedene Strategien und Interventionskomponenten entlang der unterschiedlichen Ebenen verbunden werden. So zeigt sich die Relevanz von Mehrebenen-Interventionen auch in den Nationalen Empfehlungen für Bewegung und Bewegungsförderung (Rütten & Pfeifer, 2016): Bezüge zu Mehrebenen- oder auch Mehrkomponenten-Interventionen werden in der Mehrzahl der evidenzbasierten Empfehlungen zur Bewegungsförderung über die verschiedenen Populationen (Kinder und Jugendliche, Erwachsene, ältere Erwachsene, gesamte Bevölkerung) und über diverse Lebenswelten hinweg (Schule, Betrieb, Kommune und häusliches Umfeld) hergestellt.

Die nachfolgende Darstellung der fünf Handlungsstrategien soll dazu dienen, ein Grundverständnis gesundheitsfördernder Strategien zu schaffen und Bezüge zur bewegungsbezogenen Gesundheitsförderung zu illustrieren, für die Maßnahmen nach dem Mehrebenen-Prinzip also eine wichtige Rolle spielen. Dazu wird auch der Global Action Plan on Physical Activity (GAPPA) 2018–2030 (WHO, 2018) aufgegriffen, der aufbauend auf der Vision „More active people for a healthier world" innerhalb seiner vier übergeordneten Zielbereiche (Create Active People, Create Active Environments, Create Active Societies, Create Active Systems) unterschiedliche Interventionsebenen integriert.

Darüber hinaus werden Bezüge zum aktuellen Gesetz zur Stärkung der Gesundheitsförderung und Prävention (PrävG, 2015) mit Fokus auf den § 20 SGB V (Primäre Prävention und Gesundheitsförderung) hergestellt. Dadurch sollen nach Möglichkeit auch gesetzliche und sozialversicherungsrechtliche Verankerungen für die Bewegungsförderung angedeutet werden. Dieses Vorgehen kann in diesem Beitrag jeweils nur Anhaltspunkte für die weitere Vertiefung geben, die u. a. in den weiteren Kapiteln dieses Handbuchs erfolgt.

2.1 Entwicklung persönlicher Kompetenzen

Die erste Handlungsstrategie aus der Ottawa-Charta zur Gesundheitsförderung (WHO, 1986) zielt auf die Förderung individueller Kompetenzen und eine damit verbundene positive Beeinflussung gesundheitsrelevanten Verhaltens ab. Es geht darum, Menschen bestmöglich dazu zu befähigen, Einfluss auf ihre eigene Gesundheit und ihre gesundheitsrelevanten Lebensbedingungen ausüben zu können. Im Sinne des Empowerments wird darauf abgezielt, Menschen ein eigenverantwortliches und selbstbestimmtes Leben zu ermöglichen (Brandes & Stark, 2018). Im Rahmen der Gesundheitsförderung bedeutet dies, dass Menschen dazu befähigt werden, ihre personalen und sozialen Gesundheitsressourcen bestmöglich zu entwickeln und zu nutzen, um ihr Verhalten und ihre soziale Lebenswelt für sich selbst gesundheitsförderlich gestalten zu können. In diesem Kontext hat sich die Förderung von Gesundheitskompetenz als eine wichtige Zielorientierung in der Gesundheitsforschung, -praxis und -politik etabliert (Bitzer & Sørensen, 2018). Im Kern beschreibt Gesundheitskompetenz das Wissen, die Fähigkeiten, und die Motivation von Menschen, Gesundheitsinformationen zu finden, zu verstehen, zu bewerten und anzuwenden, so dass sich Entscheidungen und Handlungen in diversen Lebensbereichen positiv auf Gesundheit und Wohlbefinden auswirken (Sørensen et al., 2012).

Beispielsweise richten sich Maßnahmen der Gesundheitsberatung und Gesundheitsbildung auf die Förderung gesundheitsrelevanter Handlungskompetenzen, die Menschen für eine eigenständige und selbstbestimmte Initiierung und Umsetzung regelmäßiger gesundheitswirksamer Bewegung befähigen. In der Gesundheitsförderung und Prävention in Deutschland gemäß ihrer gemeinsamen Gesetzesgrundlage im § 20 SGB V verorten sich solche Maßnahmen vor allem in der individuellen, verhaltensbezogenen Prävention. Sie werden im Leitfaden Prävention der Spitzenverbände der Krankenversicherungen (GKV, 2020) für Maßnahmen der individuellen verhaltensbezogenen Primärprävention in den prioritären Handlungsfeldern der Bewegungsgewohnheiten, Ernährung, Stressbewältigung und Suchtmittelkonsum konkretisiert. Dazu werden z. B. Ziele, Inhalte, Methoden und Maßnahmen zur Qualitätssicherung spezifiziert (vgl. für den Bereich der Bewegungsgewohnheiten in diesem Band: Brehm & Bös sowie Pahmeier, Vogt & Tiemann).

Für die bewegungsbezogene Gesundheitsförderung sind ferner bereichsspezifische Modelle der Gesundheitskompetenz entwickelt worden, die eine körperlich-motorischer Dimension integrieren und spezifische Anforderungen gesundheitswirksamer Bewegung explizit fokussieren. Zu nennen sind hier das Modell zur bewegungsbezogenen Gesundheitskompetenz (Pfeifer et al., 2013; Sudeck & Pfeifer, 2016), das aus konzeptionellen Überlegungen im Kontext der Prävention und Rehabilitation hervorgegangen ist (vgl. Göhner, Steib & Pfeifer, in diesem Band), sowie ein Modell der sportbezogenen Gesundheitskompetenz (Töpfer & Sygusch, 2014), das seinen Ursprung in der Förderung von Gesundheitskompetenz im Sportunterricht hat (vgl. Töpfer & Demetriou, in diesem Band). Ähnlich findet sich diese Ausrichtung im GAPPA-Zielbereich „Create Active People“ wieder, insofern (schulische) Bildungsprozesse auf die Zielsetzung „to establish and reinforce lifelong health and physical literacy“ ausgerichtet werden sollen (WHO, 2018, S. 77).

2.2 Unterstützung gesundheitsbezogener Gemeinschaftsaktionen

Die zweite Strategie aus der Ottawa-Charta zur Gesundheitsförderung (WHO, 1986) richtet sich auf Selbsthilfeeinrichtungen, Bürger*innen- und Nachbarschaftsinitiativen, selbst organisierte Gruppen oder auch kleinere Organisationen, wie Sportvereine, sowie allgemein das Gemeinwesen in der Kommune. Die Unterstützung von Gemeinschaftsaktionen zielt nun nicht allein auf das individuelle Verhalten, sondern auf soziale Praxen und das Verhalten von Gruppen und Subpopulationen. Es geht hierbei vor allem auch um die Beeinflussung von Gruppennormen und -werten, wie dies beispielsweise in Anti-Rauchen-Programmen im Schulkontext deutlich werden kann (Schlicht & Brand, 2007).
Mit Blick auf die bewegungsbezogene Gesundheitsförderung können dies beispielsweise Sport- und Bewegungsprogramme in Betrieben sein oder Bike-to-School bzw. Bike-to-Work-Programme, die mit Gemeinschaftsaktionen und -events verbunden werden (z. B. Challenges zwischen Schulklassen oder Betriebseinheiten), oder die Unterstützung von Bürger*inneninitiativen zur Förderung lokaler Sport-, Spiel- und Bewegungsräume. Im Einklang mit dieser zweiten Strategie aus der Ottawa-Charta richtet sich der Zielbereich „Create Active Societies“ im GAPPA 2018–2030 explizit auf die Veränderungen von sozialen Normen und Einstellungen zugunsten der Bewegungsförderung. Handlungsempfehlungen verknüpfen hierbei z. B. Kommunikationskampagnen mit lokalen und kommunalen Sport- und Bewegungsprogrammen bzw. -events, um zur Unterstützung gesundheitsbezogener Gemeinschaftsaktionen beizutragen sowie Aufmerksamkeit zu wecken und Verständnis für das Anliegen der Bewegungsförderung zu stärken.

2.3 Gesundheitsförderliche Lebenswelten schaffen

Die dritte Strategie aus der Ottawa-Charta zur Gesundheitsförderung (WHO, 1986) verpflichtet sich stark der sozial-ökologischen Grundorientierung der Gesundheitsförderung und zielt auf die gesundheitsförderliche Schaffung und Unterstützung von sozialen, institutionellen, kulturellen, aber auch räumlich-natürlichen Umweltbedingungen. Maßnahmen sind also primär auf die Ebene der gesundheitsrelevanten Verhältnisse ausgerichtet und versuchen Bedingungen der Möglichkeiten für gesundes Verhalten zu verbessern. Ein Leitgedanke ist, dass Menschen in ihrem sozial-räumlichen Umfeld am besten erreicht werden können und eine sogenannte Komm-Struktur überwunden wird, so dass die Ermöglichung von Gesundheitschancen weniger von sozialen Ungleichheiten bestimmt sein sollte (Kaba-Schönstein & Kilian, 2018).

Im Präventionsgesetz wird diese Strategie mit der Ermöglichung lebensweltbezogener Prävention und Gesundheitsförderung aufgegriffen. Lebenswelten werden hierbei verstanden als „für die Gesundheit bedeutsame, abgrenzbare soziale Systeme insbesondere des Wohnens, des Lernens, des Studierens, der medizinischen und pflegerischen Versorgung sowie der Freizeitgestaltung einschließlich des Sports“ (GKV, 2020, S. 19). Optimalerweise findet in den Lebenswelten, wie etwa in Kindertagesstätten, Schulen, Betrieben oder in Kommunen, eine Verbindung von Verhaltens- und Verhältnisprävention statt, um „durch Strukturbildung die gesundheitlichen Rahmenbedingungen zu verbessern und damit zugleich gesundheitsförderliches Verhalten zu erleichtern“ (GKV, 2020, S. 12). Innerhalb des Lebenswelt-Ansatzes können die jeweiligen Bedarfe und Bedürfnisse der Beteiligten gezielter identifiziert werden. Diese dienen dann als Ausgangspunkt einer adäquaten verhaltens- und verhältnisbezogenen Maßnahmenplanung unter aktiver Beteiligung der Akteure in den Lebenswelten (Dadaczynski et al., 2016).

Die gesetzlichen Grundlagen differenzieren zwischen betrieblicher Gesundheitsförderung (§ 20b SGB V) und Gesundheitsförderung und Prävention in nicht-betrieblichen Lebenswelten (§ 20a SGB V). Im letzten Abschnitt dieses Handbuchs (Kapitel E) werden verschiedene Lebenswelten mit Blick auf die bewegungsbezogene Gesundheitsförderung ausführlicher thematisiert. An dieser Stelle sei darauf hingewiesen, dass laut Präventionsbericht (GKV, 2021) Maßnahmen in betrieblichen und nicht-betrieblichen Lebenswelten gemäß des Präventionsgesetzes mit am häufigsten durch bewegungsbezogene Inhalte charakterisiert sind.

Teilweise wird beim Lebenswelt-Ansatz auch synonym vom Setting-Ansatz gesprochen (wie im Leitfaden Prävention, GKV, 2020, S. 20). Allerdings weisen z. B. Rütten und Frahsa (2011) darauf hin, dass der Settingbegriff durch seine Fokussierung auf bestimmte Lebensbereiche (v. a. Organisationen wie Kindertagesstätten, Schulen, Betriebe) nur begrenzt geeignet ist, um das gesamte Spektrum von Ansätzen zur Schaffung gesundheits- und bewegungsförderlicher Lebenswelten abzubilden; insbesondere wenn es um die adäquate Berücksichtigung politischer, ökonomischer, sozialer und kultureller Lebensbedingungen geht (z. B. im Rahmen kommunaler oder kommunenübergreifender Bewegungsförderung). Im Einklang dazu verdeutlicht auch der GAPPA 2018 – 2030, dass bewegungsbezogene Gesundheitsförderung einen Lebenswelt-Ansatz verfolgen sollte. So legt beispielsweise der Zielbereich „Create Active Environments“ einen großen Wert auf die Förderung körperlich aktiver Transportwege und die Schaffung bewegungsfreundlicher Umwelten wie Parks und andere Möglichkeiten für aktive Freizeitgestaltung.

2.4 Gesundheitsfördernde Gesamtpolitik

Die vierte Strategie aus der Ottawa-Charta zur Gesundheitsförderung (WHO, 1986) gründet auf der Erkenntnis, dass Gesundheitsförderung weit über die medizinische und soziale Versorgung hinausgeht und das Gesundheitsthema in verschiedenen Politikfeldern und auf verschiedenen politischen und institutionellen Handlungsebenen zu etablieren ist. Dieses Prinzip wird auch als „Health-in-all-Policies"-Ansatz bezeichnet (Geene, Kurth & Matusall, 2020). Es stellt ein Instrument dar, mit dem die Schaffung gesundheitsförderlicher Lebenswelten (Kap. 2.3) begünstigt werden kann. Dies verlangt eine intersektorale Zusammenarbeit zwischen Akteuren unterschiedlicher Politikfelder und Institutionen (horizontale Zusammenarbeit z. B. zwischen den Sektoren Gesundheit, Bildung und Sport) sowie zwischen Akteuren von der kommunalen Ebene sowie der Landes- und Bundesebene bis zur europäischen und globalen Ebene (vertikale Zusammenarbeit; vgl. Titze, Novak & Abu-Omar in diesem Band).

Für die Förderung körperlicher Aktivität im Alltag und zu Transportzwecken bedeutet dies beispielsweise auf kommunaler oder Landesebene, dass Bewegungsförderung von einer Zusammenarbeit zwischen Akteuren aus dem Bereich Bewegung und Gesundheit sowie der Stadtentwicklung und Verkehrsplanung profitieren kann bzw. sie im Grunde zwingend ist. Dementsprechend wird diese Zusammenarbeit als ein wichtiges Handlungsfeld im GAPPA-Zielbereich „Create Active Environments" expliziert. Zudem werden Sport- und Bewegungsangebote für sozial benachteiligte Gruppen oder gut zugängliche Sport- und Bewegungsräume in der Kommune wahrscheinlicher, wenn eine Zusammenarbeit mit Akteuren aus dem Sozialsektor gelingt und politische Interessen gemeinsam vertreten werden. Im Einklang mit der Strategie einer gesundheitsfördernden Gesamtpolitik bezieht sich der Zielbereich „Create Active Systems" im GAPPA 2018–2030 schwerpunktmäßig auf Handlungsempfehlungen zur Stärkung politischer Aktivitäten und multisektoraler Zusammenarbeit. Bedeutsam hierfür ist die Stärkung von Kapazitäten, die die Evidenzlage für eine wissenschaftsgestützte Bewegungsförderung einschließlich der Gesundheitsforschung und Gesundheitsberichterstattung forcieren. Damit verbunden können auch „Co-Benefits" der Bewegungsförderung sein, die im GAPPA mit Blick auf die Nachhaltigen Entwicklungsziele der Vereinten Nationen (UN Sustainable Develop-

ment Goals, SDGs) anschaulich im Zielbereich „Create Active Societies“ hervorgehoben werden.
Im Zusammenhang mit einer gesundheitsfördernden Gesamtpolitik sind für Deutschland ferner die Neuerungen im Präventionsgesetz erwähnenswert, die auf eine Nationale Präventionsstrategie (§20d SGB V) ausgerichtet sind. Sie definieren den Rahmen für Strukturen und Prozesse für ein zielgerichtetes Vorgehen in der Gesundheitsförderung und Prävention. So sollen in der Nationalen Präventionskonferenz (auf Basis von § 20e SGB V) beispielsweise Akteure aus diversen Politikfeldern und Gesellschaftsbereichen (z. B. Politische Akteure, Sozialversicherungsträger, Wissenschaft, NGOs) vertreten sein, welche prioritäre Ziele und Strategien für die Gesundheitsförderung und Prävention beraten und festlegen. Zudem werden vertikale Kooperationen angebahnt, indem die gesetzlich eingeforderten Bundesrahmenempfehlungen zur Gesundheitsförderung und Prävention mit gesetzlich verankerten Landesrahmenvereinbarungen zur Umsetzung der nationalen Präventionsstrategie verbunden werden (§ 20e SGB V).

2.5 Gesundheitsdienste neu orientieren

Eng mit einer gesundheitsfördernden Gesamtpolitik verbunden ist die fünfte Strategie aus der Ottawa-Charta (WHO, 1986), mit der sich Gesundheitsdienste neu orientieren sollen. Im Kern geht es wiederum um eine gezielte Ergänzung von medizinisch-kurativen Leistungen, indem verschiedene Institutionen und Akteure aus dem Gesundheits- und Sozialbereich Verantwortung für die Gesundheitsförderung übernehmen sollen. Über den medizinischen Sektor hinaus müssen demnach z. B. Einrichtungen der öffentlichen Gesundheitsversorgung und des Sozialwesens gemeinsam auf eine Verbesserung des Gesundheitszustands der Bevölkerung sowie verbesserte Gesundheitschancen über verschiedene (v. a. vulnerable) Bevölkerungsgruppen hinweg hinwirken. In der Sozialgesetzgebung in Deutschland kann sich die Strategie „Gesundheitsdienste neu orientieren“ beispielsweise auf Träger der Sozialhilfe, der Rehabilitation oder der Pflege beziehen (Nationale Präventionskonferenz, 2016). Konsequenterweise arbeiten für die Bundesrahmenempfehlungen der nationalen Präventionskonferenz die Spitzenorganisationen der gesetzlichen Krankenversicherungen, sozialen Pflegeversicherungen, der gesetzlichen Unfallversicherungen und der gesetzlichen Rentenversicherungen zusammen. Mit Blick auf unterschiedliche Lebensphasen (Gesund aufwachsen, Gesund leben & arbeiten, Gesund im Alter) definieren sie für die Nationale Präventionskonferenz gemeinsame handlungslei-

tende Ziele und spezifizieren, welche möglichen verhaltens- und verhältnisorientierten Maßnahmen die einzelnen Sozialversicherungsträger für die Gesundheitsförderung und Prävention beisteuern – und letztlich auch finanzieren – können. Dies findet dann zum Beispiel seinen Ausdruck in Rahmenvorgaben zur Prävention in Pflegeeinrichtungen (GKV, 2020) oder in Präventionsleistungen der Rentenversicherungsträger (z. B. RV-fit.de), die ansonsten vorrangig als Kostenträger für Rehabilitationsleistungen fungieren.
Im GAPPA 2018–2030 („Create Active Systems“) finden sich in gleicher Weise Empfehlungen für ein koordiniertes Vorgehen für kohärente Aktionsprogramme und abgestimmte Finanzierungsmechanismen über verschiedene Sektoren oder Sozial- bzw. Gesundheitsdienste hinweg.

3 Abschluss

Das Präventionsgesetz hat in den letzten Jahren einige Weiterentwicklungen für die Gesundheitsförderung und Prävention in Deutschland stimuliert, die zweifelsohne in der Linie konzeptioneller Grundlagen moderner Gesundheitswissenschaften und bereits vor einigen Jahrzehnten formulierter Handlungsstrategien der Gesundheitsförderung und Prävention stehen. Wenngleich gesundheitliche Promotionsstrategien deutlich besser gesetzlich verankert sind als vor zehn bis zwanzig Jahren und auch die Finanzierung präventiver Leistungen auf sicherere Beine gestellt ist, machen Gesundheitsförderung und Prävention weiterhin einen vergleichsweise kleinen Teil der Gesundheitsausgaben aus.
Dieser Beitrag hat Orientierungspunkte für die bewegungsbezogene Gesundheitsförderung und Prävention anhand konzeptioneller Grundlagen und essenzieller Programmatiken, wie dem GAPPA 2018–2030, zusammengefasst. In diesem Zusammenhang ist die Bedeutung verschiedener Interventionsebenen in den Vordergrund gestellt worden, um der Bedeutung von Mehrebenen-Interventionen bzw. Mehrkomponenten-Ansätzen innerhalb von Empfehlungen zur Bewegungsförderung Rechnung zu tragen (z. B. Rütten & Pfeifer, 2016). Dementsprechend betonen auch expertengestützte Handlungsempfehlungen zur Weiterentwicklung der Bewegungsförderung (Gohres & Kolip, 2017) eine Kombination von verhaltens- und verhältnispräventiven Maßnahmen, eine Stärkung intersektoraler Zusammenarbeit, den Aufbau von Ressourcen und die Klärung von Zuständigkeiten auf kommunaler Ebene sowie die Etablierung von Kooperationsstrukturen auf unterschiedlichen Handlungsebenen. Für Akteure der bewegungsbezogenen Gesundheitsförderung aus

Wissenschaft und Praxis bieten sich somit weiterhin vielfältige Handlungsbedarfe, ihre Aktivitäten im Einklang mit konzeptionellen Grundlagen moderner Gesundheitswissenschaften zu untermauern und zu stärken.

Literatur

Antonovsky, A. (1987). *Unraveling the mystery of health: How people manage stress and stay well.* San Francisco: Jossey-Bass Publishers.

Bitzer, E. M. & Sørensen, K. (2018). Gesundheitskompetenz – Health Literacy. *Das Gesundheitswesen, 80,* 754–766. https://doi.org/10.1055/a-0664-0395

Brandes, S. & Stark, W. (2018). Empowerment/Befähigung. In Bundeszentrale für gesundheitliche Aufklärung (BZgA) (Hrsg.), *Leitbegriffe der Gesundheitsförderung und Prävention* (S. 62–67). Köln: BZgA.

Dadaczynski, K., Baumgarten, K. & Hartmann, T. (2016). Settingbasierte Gesundheitsförderung und Prävention. *Prävention und Gesundheitsförderung, 11*(4), 214–221. https://doi.org/10.1007/s11553-016-0562-1

Faltermaier, T. (2005). *Gesundheitspsychologie.* Stuttgart: Kohlhammer.

Franzkowiak, P. (2018). Biomedizinische Perspektive. In Bundeszentrale für gesundheitliche Aufklärung (BZgA) (Hrsg.), *Leitbegriffe der Gesundheitsförderung und Prävention* (S. 34–44). BZgA.

Fuchs, R. (2003). *Sport, Gesundheit und Public Health.* Göttingen: Hogrefe.

Geene, R., Kurth, B.-M. & Matusall, S. (2020). Health in All Policies–Entwicklungen, Schwerpunkte und Umsetzungsstrategien für Deutschland. *Das Gesundheitswesen, 82*(07), e72–e76. https://doi.org/10.1055/a-1138-0389

GKV-Spitzenverband. (2020). *Leitfaden Prävention.* Berlin: GKV-Spitzenverband.

GKV-Spitzenverband. (2021). *Präventionsbericht 2021.* Berlin: Medizinischer Dienst des Spitzenverbandes Bund der Krankenkassen.

Gohres, H., & Kolip, P. (2017). Strukturen der Bewegungsförderung in Deutschland. *Prävention und Gesundheitsförderung, 12,* 203–210. https://doi.org/10.1007/s11553-017-0580-7

Hurrelmann, K. (2000). *Gesundheitssoziologie.* Weinheim: Juventa.

Hurrelmann, K. & Laaser, U. (Hrsg.) (1998). *Handbuch Gesundheitswissenschaften.* Weinheim: Juventa.

Hurrelmann, K., Klotz, T. & Haisch, J. (2014). Krankheitsprävention und Gesundheitsförderung. In K. Hurrelmann, T. Klotz & J. Haisch (Hrsg.), *Lehrbuch Prävention und Gesundheitsförderung* (S. 13–24). Bern: Hans Huber.

Institute for Health Metrics and Evaluation (IHME) (2020). *GBD Compare Data Visualization.* Seattle, WA: IHME, University of Washington. https://vizhub.healthdata.org/gbd-compare [abgerufen am 10. Januar 2022].

Kaba-Schönstein, L. (2018). Gesundheitsförderung 1: Grundlagen. In Bundeszentrale für gesundheitliche Aufklärung (BZgA) (Hrsg.), *Leitbegriffe der Gesundheitsförderung und Prävention* (S. 227–238). BZgA.

Kaba-Schönstein, L. & Kilian, H. (2018). Gesundheitsförderung und soziale Benachteiligung – Gesundheitsförderung und gesundheitliche Chancengleichheit. In Bundeszentrale für gesundheitliche Aufklärung (BZgA) (Hrsg.), *Leitbegriffe der Gesundheitsförderung und Prävention* (S. 485–499). Köln: BZgA.

Leppin, A. (2014). Konzepte und Strategien der Prävention. In K. Hurrelmann, T. Klotz & J. Haisch (Hrsg.), *Lehrbuch. Prävention und Gesundheitsförderung.* (S. 36–44). Bern: Hans Huber.

Meierjürgen, R., Becker, S. & Warnke, A. (2016). Die Entwicklung der Präventionsgesetzgebung in Deutschland. *Prävention und Gesundheitsförderung, 11*(4), 206–213. https://doi.org/10.1007/s11553-016-0556-z

Nationale Präventionskonferenz (2016). *Bundesrahmenempfehlungen der Nationalen Präventionskonferenz nach § 20d Abs. 3 SGB V.* Verabschiedet am 1.September 2016.

Pfeifer, K., Sudeck, G., Geidl, W. & Tallner, A. (2013). Bewegungsförderung und Sport in der Neurologie – Kompetenzorientierung und Nachhaltigkeit. *Neurologie & Rehabilitation, 19*(1), 7–19.

Rommel, A., von der Lippe, E., Plaß, D., Wengler, A., Anton, A., Schmidt, C. et al. (2018). BURDEN 2020—Burden of disease in Germany at the national and regional level. *Bundesgesundheitsblatt-Gesundheitsforschung-Gesundheitsschutz, 61*(9), 1159–1166. https://doi.org/10.1007/s00103-018-2793-0

Rütten, A. & Frahsa, A. (2011). Bewegungsverhältnisse in der Gesundheitsförderung. *Sportwissenschaft, 41*(1), 16–24. https://doi.org/10.1007/s12662-011-0169-9

Rütten, A. & Pfeifer, K. (2016). *Nationale Empfehlungen für Bewegung und Bewegungsförderung*. Erlangen-Nürnberg: FAU. https://www.sport.fau.de/files/2016/05/Nationale-Empfehlungen-für-Bewegung-und-Bewegungsförderung-2016.pdf

Schaefer, H. & Blohmke, M. (1977). *Herzkrank durch psychosozialen Stress*. Heidelberg: Hüthig.

Schlicht, W. & Brand, R. (2007). *Körperliche Aktivität, Sport und Gesundheit. Eine interdisziplinäre Einführung*. Weinheim: Juventa.

Sørensen, K., van den Broucke, S., Fullam, J., Doyle, G., Pelikan, J., Slonska, Z. et al. (2012). Health literacy and public health: A systematic review and integration of definitions and models. *BMC Public Health, 12*(80), 1–13. https://doi.org/10.1186/1471-2458-12-80

Sudeck, G. & Pfeifer, K. (2016). Physical activity-related health competence as an integrative objective in exercise therapy and health sports—conception and validation of a short questionnaire. *Sportwissenschaft, 46*(2), 74–87. https://doi.org/10.1007/s12662-016-0405-4

Thiel, A., Seiberth, K. & Mayer, J. (2013). *Sportsoziologie – Ein Lehrbuch in 13 Lektionen.* Aachen: Meyer & Meyer.

Töpfer, C. & Sygusch, R. (2014). Gesundheitskompetenz im Sportunterricht. In S. Becker (Hrsg.), *Aktiv und Gesund?* (S. 153–179). Wiesbaden: Springer.

Waller, H. (2006). *Gesundheitswissenschaft: eine Einführung in Grundlagen und Praxis.* Stuttgart: Kohlhammer.

World Health Organization. (1986). *Ottawa Charter for health promotion.* Paper presented at the first international conference on health promotion in Ottawa. https://www.euro.who.int/__data/assets/pdf_file/0004/129532/Ottawa_Charter.pdf

WHO (1997). *Jakarta Declaration on Leading Health Promotion into the 21st Century Paper presented at the International Conference on Health Promotion.* Genf: WHO. https://www.who.int/teams/health-promotion/enhanced-wellbeing/fourth-conference/jakarta-declaration

WHO (2009). *Global health risks. Mortality and burden of disease attributable to selected major risks.* Genf: WHO. https://apps.who.int/iris/bitstream/handle/10665/44203/9789241563871_eng.pdf?sequence=1&isAllowed=y

WHO (2018). *Global Action Plan on Physical Activity 2018–2030: More active people for a healthier world.* Genf: WHO. https://apps.who.int/iris/bitstream/handle/10665/272722/9789241514187-eng.pdf

A4 Gesundheitssport – Ziele, Programme, Institutionalisierungen

Walter Brehm & Klaus Bös

Gesundheitssport, Kernziele, Zielgruppen, Programme, Institutionalisierung

Einleitung

Versuche, den Gesundheitsstatus durch Bewegung und spezieller durch sportliche Aktivitäten zu erhalten und zu verbessern, ziehen sich durch die Geschichte der Entwicklung von Gymnastik, Turnen und Sport ebenso wie durch Kulturtechniken (z. B. Tai Chi, Qi Gong, afrikanischer Tanz) sowie durch weitere – häufig medizinisch geprägte – Konzepte zum Erhalt der Gesundheit (Prävention) und deren Wiederherstellung (Rehabilitation).

Bis in die neuere Zeit wurde dabei häufig unterstellt, dass jeder Sport und jede Bewegung „irgendwie" gesund seien – u. a. da sie zur alltäglichen Energiebalance beitrügen (vgl. z. B. die Kampagnen Sport für alle des DSB in den 1980er-Jahren, viele Veröffentlichungen im medizinischen Bereich). Allerdings zeigten Metaanalysen einen Nichtzusammenhang zwischen Sport und Gesundheit, wenn undifferenziert nach solchen Zusammenhängen gesucht wurde. Zusammenhänge konnten jedoch dann festgestellt werden, wenn Facetten sportlicher Aktivitäten im Hinblick auf spezielle Aspekte der physischen und psychischen „Gesundheit" untersucht wurden (z. B. Knoll, 1997; Schlicht, 1994) – etwa Zusammenhänge zwischen ausdauerrelevanten Belastungen bei der sportlichen Aktivität und gesundheitlichen Effekten wie Reduktion von Cholesterin oder Vermeidung einer Herz-Kreislauf-Erkrankung (z. B. Bouchard, 2007; Hollmann, Rost, Dufaux & Liesen, 1983).

An solchen spezifischen Zusammenhängen knüpfen seit den 1990er-Jahren Empfehlungen für Bewegung und Gesundheitsförderung an (z. B. ACSM, 2018; Blair, 1992; Rütten & Pfeifer, 2016; World Health Organization, 2020; vgl. auch B5 in diesem Band). Die aktuellen Empfehlungen werden zumeist nach Kindern, Jugendlichen, Erwachsenen und Älteren unterschieden. Im Wesentlichen sind die vorliegenden Empfehlungen sehr ähnlich. Für einen gesundheitsförderlichen Lebensstil für Erwachsene wird empfohlen: 150 bis 300 Minuten pro Woche körperliche Aktivität mit moderater Belastung, regelmäßige Muskel-Kräftigung und Reduzierung bewegungsarmer Verhaltensweisen (z. B. Sitzen). Die grundlegende Idee dieser Empfehlungen ist dabei, dass die körperlich-sportlichen Aktivitäten von solchen Qualitäten ausgehen (meist Art, Dauer und Intensität), die spezifische Gesundheitswirkungen erwarten lassen, bzw. auf spezifische Gesundheitsziele gerichtet sind. In den derzeit vorliegenden Empfehlungen richten sich die Ziele überwiegend auf Erhalt und Verbesserungen der Gesundheit im physischen Bereich. Im Vordergrund stehen dabei die Verbesserung der Fitnessfaktoren Ausdauer und Kraft sowie die damit zusammenhängende Reduzierung von Risikofaktoren (z. B. Bluthochdruck, erhöhte Blutzuckerwerte).

Dem im Folgenden beschriebenen Gesundheitssport liegen solche Zusammenhänge ebenfalls zugrunde, jedoch beschränken sich die Ziele nicht auf den physischen Bereich, sondern beziehen auch psychosoziale Aspekte sowie Aspekte des Verhaltens und der Verhältnisse mit ein.

1 Gesundheitsziele und Qualitäten der Aktivitäten

Das „Health Promotion Paradigm" der Weltgesundheitsorganisation (WHO) postulierte mit der Ottawa-Charta im Jahre 1986 eine Stärkung der Gesundheitsressourcen als zentrale Aufgabe jeder Gesundheitsförderung, insbesondere solcher Ressourcen, die den individuellen Gesundheitszustand, das Gesundheitsverhalten sowie die Gesundheitsverhältnisse (bzw. Settings) betreffen (vgl. Kickbusch, 2003). Ein solcher Ansatz von Gesundheitsförderung führt die unterschiedlichen Perspektiven auf Gesundheit und Krankheit zusammen und bündelt die Ziele einer Gesundheitsförderung auf drei Ebenen (vgl. Brehm, 1997):

- Auf der Ebene des *Gesundheitszustandes* auf Ziele einer Stärkung der physischen sowie der psychosozialen Gesundheitsressourcen, verbunden mit einer Meidung und Minderung von Risikofaktoren sowie einer möglichst effektiven Bewältigung von Beschwerden und Missbefinden.
- Auf der Ebene des *Gesundheitsverhaltens* auf Ziele zur Befähigung der Einzelnen, einerseits selbst Kontrolle über die Gesundheit auszuüben und andererseits, eine stabile Bindung an gesundheitsrelevante Verhaltensweisen aufzubauen.
- Auf der Ebene *gesunder Verhältnisse* auf Ziele einer Optimierung der ökologischen, bzw. systemischen Voraussetzungen für Gesundheitsverhalten sowie für Gesundheit in unterschiedlichen Settings.

Diese drei Perspektiven für eine Gesundheitsförderung lassen sich über vier zentrale Ziele für einen „Gesundheitssport" begründet konkretisieren. Diese Ziele bilden im Weiteren den Rahmen für strukturierte, zielgruppenbezogene Interventionsmaßnahmen (Gesundheitssportprogramme). Abbildung 1 zeigt die vier zentralen Ziele und deren Ausdifferenzierung. Die Kernziele 1 und 2 sind dabei auf die salutogenetischen und die präventiven Gesundheitsdimensionen ausgerichtet, die Ziele 3 und 4 orientieren sich an den Verhaltens- sowie Verhältnisdimensionen eines effizienten Gesundheitssports. Weitergehend verdeutlicht die Abbildung, dass zwischen den Zielen spezifische Zusammenhänge bestehen (Brehm, 1997; Brehm, Bös, Opper & Saam, 2002; Brehm, Pahmeier & Tiemann, 2018; vgl. auch D5 in diesem Band).

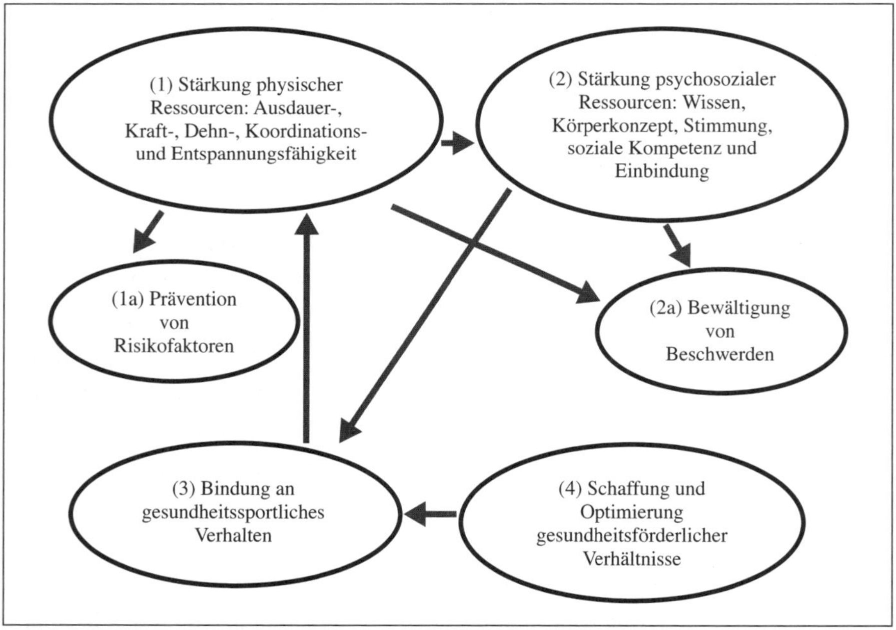

Abb. 1: Kernziele von Gesundheitssport und ihre Wechselbeziehungen

Kernziel 1: Stärkung physischer Gesundheitsressourcen (bzw. Verbesserungen der Fitnesskomponenten). Eine systematische Aktivierung des Muskelsystems löst Anpassungsprozesse des gesamten Organismus aus und kann so dazu beitragen, diesen widerstandsfähig und gesund zu halten. Dies gilt neben dem Herz-Kreislauf-System auch für den Halte- und Bewegungsapparat ebenso wie für das Zentralnervensystem sowie für die meisten anderen inneren Organe und physischen Funktions-

bereiche. Unstrittig ist, dass solche akzentuierten Aktivierungen im Hinblick auf die folgenden spezifischen Zielsetzungen erfolgen sollen: Ausdauer und Kraft sowie Dehn-, Koordinations- und Entspannungsfähigkeit. Diese körperlichen Fähigkeiten werden häufig unter dem Begriff der „Fitness" zusammengefasst.
Die benannten spezifischen Ziele sind über die gesamte Lebensspanne durch systematische Aktivitäten und deren Anforderungen (Training) erreichbar, da sich die Körpersysteme bis in das hohe Lebensalter funktionsbezogen den Aktivitäten bzw. deren Anforderungen anpassen.
Die Belastungsgestaltung zur Stärkung dieser Fitnessfaktoren zeichnet sich aus durch:

- Zielgerichtetheit (hinsichtlich der Fitnessfaktoren),
- Überschreiten von Schwellenwerten (Intensität, Dauer bzw. Wiederholungszahl),
- Regelmäßigkeit (Häufigkeit pro Woche) über lange Zeiträume hinweg (möglichst ein Leben lang).

Allgemein gilt das Motto „Fördern durch Fordern" (vgl. z. B. ACSM, 2018, S. 975–991; Bouchard, Blair & mHaskell, 2007; Brehm, Janke, Sygusch & Wagner, 2006; Dunn, Marcus & Kampert et al., 1999; Tittlbach et al., 2007; Vuori, 1995).
Besser und erfolgsversprechender für die Gesundheit als ein Training nur einer einzelnen Fitnesskomponente (z. B. Ausdauer) erscheint langfristig ein „Training im Kontext" (z. B. in einer Übungseinheit), da dadurch gesundheitsrelevante gegenseitige Ergänzungen bzw. Verstärkungen genutzt werden können. Bezüglich der Intensität reicht bei Einsteigern ein „sanftes Training" aus, d. h. die Fähigkeitsbereiche können bei einer subjektiv „mittleren Anstrengung" bereits effektiv entwickelt werden. Als absolutes Minimum beim Beginn eines Gesundheitssportprogramms ist im Hinblick auf präventive Effekte eine einmalige Beanspruchung aller Fitnessfaktoren pro Woche anzusehen. Bei einer Addition der notwendigen Zeiteinheiten sind für ein solches „Einmaltraining" 90 Minuten anzusetzen. Dies entspricht einem Energieverbrauch von etwa 600 kcal. Mittel- und längerfristig sind allerdings mindestens die doppelten Zeitaufwendungen und Verbrauchsumfänge anzustreben – besser mehr (Ainsworth, Jacobs & Leon, 1993; Blair, LaMonte & Nichaman, 2004; Wagner, Brehm & Sygusch, 2004).

Dem *Kernziel 1a, Verminderung von Risikofaktoren,* liegt zunächst die Erkenntnis zugrunde, dass beim Ausbleiben von Anforderungen an die skizzierten physischen Gesundheitsressourcen Ausdauer-, Kraft-, Dehn-, Koordinations- und Entspannungsfähigkeit relativ schnell der Prozess einer negativen Anpassung an diese

Unterforderungen einsetzt. In der Folge degenerieren nicht nur die Muskeln, sondern auch andere Organe und Körpersysteme. Körperliche Inaktivität bzw. Bewegungsmangel wird damit – über eine Reduktion des Fitness-Status – zu einem Risikofaktor für die Gesundheit, der schnell weitere Risikofaktoren nach sich zieht: einerseits solche im metabolischen Bereich (z. B. Bluthochdruck, erhöhte Blutzuckerwerte, Störungen des Fettstoffwechsels), andererseits im muskulären Bereich (z. B. neuromuskuläre Dysbalancen). Im Umkehrschluss ist davon auszugehen, dass eine gezielte Stärkung der physischen Ressourcen – praktisch als Nebeneffekt – zu einer Verminderung von Risikofaktoren beiträgt, insbesondere bei indikationsspezifischen Gewichtungen im Rahmen der Intervention. Für diese Annahme sprechen zahlreiche Befunde sowohl aus epidemiologischen Untersuchungen als auch aus kontrollierten Laborstudien (vgl. z. B. Bouchard, Shepard & Stephens, 1994; Dunn et al., 1999; Hollmann et al., 1983). Allerdings besteht dabei zwischen körperlicher Beanspruchung und Risikoreduktion keine lineare Beziehung. Die höchste relative Risikoreduktion ist bei den langfristig „Bewegungsabstinenten“ und entsprechend „Unfitten“ bei einer moderaten körperlichen Aktivierung von zumindest 600 kcal pro Woche zusätzlicher Muskelarbeit zu finden. Oberhalb von ca. 3000 kcal zusätzlichen Kalorienverbrauchs pro Woche ist der gesundheitsbezogene Nutzen von körperlicher Aktivität umstritten, in einigen Studien wurden bei entsprechend hoher körperlicher Beanspruchung sogar negative Folgen, u. a. eine erhöhte Mortalität, festgestellt (Blair et al., 2004; Brehm et al., 2006).

Kernziel 2, Stärkung psychosozialer Gesundheitsressourcen, bezieht sich auf solche psychischen und sozialen Potenziale, durch die einerseits das subjektive Gefühl des Wohlbefindens entsteht und verstärkt wird und die andererseits helfen, Anforderungen unterschiedlicher Art besser zu bewältigen (z. B. Abele & Becker, 1994). Ähnlich wie bei den physischen gilt auch bei den psychosozialen Gesundheitsressourcen, dass ein Gleichgewicht zwischen Anforderungen und Ressourcen Beschwerden oder auch Krankheiten verhindern oder zumindest mindern kann (z. B. Schwarzer, 1997, S. 267–478). Beispielsweise kann ein Gleichgewicht zwischen der Anforderung „langes und häufiges Sitzen am Bildschirmarbeitsplatz“ und der Ressource „Wissen über richtiges Sitzen, über bewegtes Pausenverhalten, oder über effektive Kraft- und Dehnübungen“ das Problem Rückenschmerzen positiv beeinflussen (z. B. Marstedt, 2016; Pfeifer, 2007).

Auch wenn die Diskussion hierzu nicht abgeschlossen ist, haben sich doch folgende Ressourcen für den Bereich des Gesundheitssports als relativ unstrittig herauskristallisiert (Wagner & Brehm, 2008):

1. Positive *Gestimmtheit* als wesentliche Basis der psychischen Gesundheit. Stimmung umfasst alltägliche Gefühle wie gute Laune, Ruhe, Aktiviertheit, Erregtheit, Deprimiertheit oder auch Ärger. Stimmung ist insbesondere akut, aber auch längerfristig (Grundgestimmtheit) durch adäquate sportliche Aktivitäten positiv beeinflussbar. Im Kontext von Gesundheitssport lässt sich die Stimmung beeinflussen, z. B. durch Rhythmisierung, Entspannung nach Belastung oder das Gefühl, ein Ziel erreicht zu haben.
2. *Effekt- und Handlungswissen* zur kompetenten Durchführung von gesundheitssportlicher Aktivität und zur Realisation eines gesundheitsförderlichen Verhaltens im Alltag. Unter Effektwissen sind solche Wissensbestandteile zusammengefasst, die sich auf die potenziellen Wirkungen sportlicher Aktivität beziehen. Dazu gehören z. B. Kenntnisse über die Wirkungen eines Ausdauertrainings auf das Herz-Kreislauf-System. Handlungswissen umfasst solche Wissensbestandteile, die sich auf die Realisierung sportlicher Aktivitäten beziehen, wie z. B. Kenntnisse zur richtigen Belastung.
3. *Konsequenzerwartungen*, um die gesundheitssportliche Aktivität auf der Grundlage von realistischen und erreichbaren Handlungszielen zu realisieren. Realistische Konsequenzerwartungen im Gesundheitssport können z. B. sein: „15 Minuten am Stück Walken können, nach zwei Treppenabsätzen noch nicht schneller atmen".
4. *Kompetenzerwartungen* (Selbstwirksamkeit) zum selbstsicheren Umgang mit den Barrieren, die im Alltag einer regelmäßigen Ausübung gesundheitssportlicher Aktivitäten entgegenstehen. Ein Beispiel ist der Umgang mit der Zeit-Barriere, d. h. der Wahrnehmung, keine Zeit für eine gesundheitssportliche Aktivität zu haben.
5. Positive *Einstellungen zum Körper*, um mit sich selbst besser klar zu kommen und um eine positive emotionale Beziehung zum eigenen Körper aufzubauen.
6. Erfahrung von sozialer Unterstützung und Einbindung, um sich in der (Gesundheitssport-)Gruppe wohl zu fühlen, aber auch um mehr Sicherheiten im Umgang mit anderen zu bekommen.

Die bislang vorliegenden Studien legen nahe, dass eine systematische Stärkung der benannten psychosozialen Gesundheitsressourcen bei (gesundheits-)sportlicher Aktivität

7. zu einer Verbesserung der subjektiven Lebensqualität (Wohlbefinden, Körper-, evtl. auch Lebenszufriedenheit),

8. zur Bewältigung von gesundheitlichen Problemen (Beschwerden, Missbefinden, Alltagsbelastungen),
9. insbesondere aber zur Fähigkeit einer Selbststeuerung gesundheitswirksamer Verhaltensweisen sowie zum Aufbau von Bindung an gesundheitssportliche Aktivität

beiträgt (z. B. Brehm et al., 2014).

Das *Kernziel 2a, Bewältigung von Beschwerden und Missbefinden*, bezieht sich sowohl auf direkte und indirekte Lösungen solcher gesundheitlichen Probleme als auch insbesondere auf die Befähigung, selbst Problemlösungswege zu finden.

(a) Eine *problembezogene Bewältigung* zielt dabei auf eine Linderung von physisch bedingten Beschwerden wie auch den Abbau bzw. die Verbesserung von psychosomatisch bedingten Missbefindens-Zuständen. So kann beispielsweise eine systematische Kräftigung und Mobilisierung der Haltemuskulatur – insbesondere des Rückens und des Bauches – viel zur Reduktion von Rückenproblemen beitragen.

(b) Eine *emotionsbezogene Bewältigung* trägt z. B. zum Umgang mit einer stressreichen Situation bei. Das „sich Wohlfühlen" beim Gesundheitssport kann dabei hilfreich sein, das Problem zumindest etwas zu reduzieren.

Der bisherige Forschungsstand zeigt zusammenfassend, dass durch eine sportliche Aktivierung, die systematisch auf eine Stärkung der physischen sowie der psychosozialen Gesundheitsressourcen ausgerichtet ist, bei der Gruppe der durch Beschwerden und psychophysisches Missbefinden (u. a. Stress, Ängste, depressive Zustände) belasteten Personen gleichzeitig eine Verminderung dieser Gesundheitsprobleme – insbesondere durch deren Bewältigung – erreicht werden kann (vgl. im Überblick z. B.Fuchs, 2003, S. 85–95). Herauszustellen ist hier die wichtige Funktion der Entspannung, insbesondere zur Stressbewältigung.

Kernziel 3, Bindung an gesundheitssportliches Verhalten, bedeutet das langfristige und regelmäßige Ausüben sowohl von etwas anstrengenden Alltagsaktivitäten (z. B. Treppe statt Aufzug) als auch von strukturierten körperlich-sportlichen bzw. gesundheitssportlichen Aktivitäten (z. B. Angebot im Turnverein). Der Aufbau und die Festigung von Bindung an gesundheitssportliche Aktivität geht dementsprechend mit einem, möglichst unterstützten, Verhaltensänderungsprozess einher, der aus einer mehr oder wenig stark ausgeprägten Inaktivität herausführt. Dieser Prozess dauert mindestens ein Jahr, meistens länger!

Modellvorstellungen zum Aufbau von Bindungen an Gesundheitsverhaltensweisen rückten auch deshalb in den gesundheitswissenschaftlichen Blickpunkt, weil festgestellt wurde, dass bei vielen Gesundheitsförderungsmaßnahmen die Drop-Out-Raten sehr hoch liegen. So sind bei entsprechenden Maßnahmen im Fitness- und Gesundheitssport fünfzigprozentige Ausfallquoten im ersten Jahr eher die Regel als die Ausnahme (Fuchs, 2003; Pahmeier, 2008; Wagner, 2000).
Im Kontext der Bindung an gesundheitssportliche Aktivität wird zumeist von vier (oder fünf) Phasen einer Verhaltensänderung ausgegangen, in denen das Verhalten von unterschiedlichen Determinanten bzw. Korrelaten (z. B. soziale Unterstützung, positive emotionale Erfahrungen) beeinflusst wird (z. B. Bauman et al., 2012; Duan et al., 2013; Strobl, 2015):

1. Die erste Phase kann mit „Nachdenken" etikettiert werden. Zentral in dieser Phase sind die Beschäftigung mit dem Thema körperliche Aktivität und Gesundheit sowie der Aufbau von Effekt- und Handlungswissen. Häufig erfolgt dies in der Folge von kritischen Ereignissen, z. B. der Feststellung von Risikofaktoren bei einer ärztlichen Vorsorgeuntersuchung, bei wiederkehrenden Beschwerden oder bei einer gravierender werdenden Unzufriedenheit mit dem Körper oder dem Gewicht. Diese Phase kann unter Umständen mehrere Jahre dauern, aber auch sehr kurz sein.

2. Die zweite Phase wird zumeist mit „Vorbereiten" bezeichnet. Der eigene bewegungsarme Lebensstil wird zunehmend kritisch hinterfragt, Erwartungen an die Aktivität werden konkreter (z. B. eine Treppe ohne Schnaufen hochsteigen) und man sucht nach konkreten Möglichkeiten, die eigene Situation konkret zu verändern (z. B. Anmeldung im Fitness-Studio, Anschluss an eine Walkinggruppe). Auch diese Phase kann sehr schnell durchlaufen werden, aber auch bis zu sechs Monate dauern.

3. In der dritten Phase wird das neue Verhalten erprobt und gefestigt („Ausprobieren"). Jetzt erfolgt der konkrete Einstieg in eine gesundheitssportliche Aktivität. Nach dem derzeitigen Kenntnisstand kann davon ausgegangen werden, dass diese Phase zumindest etwa ein Jahr dauert, die Bindung ist noch relativ gering, die Gefahr des Ausstiegs dementsprechend hoch. Hilfreich sind in dieser Phase insbesondere ein strukturiertes Gesundheitssport-Programm in der Gruppe, soziale Unterstützung durch Freunde, erste Erfolgserlebnisse, Spaß an den Aktivitäten.

4. In der vierten Phase, umschrieben mit „Aufrechterhaltung“, werden Routinen ausgebaut und verstetigt, z. B. der wöchentliche Kurs im Sportverein, die tägliche Gymnastik zu Hause. Ebenso wird die Aktivität Teil des Lebenskontextes, etwa mit sozialer Unterstützung durch Freunde und Partner.

Kernziel 4, Schaffung und Optimierung unterstützender Settings bzw. gesundheitsförderlicher Verhältnisse, können sich auf den engeren Rahmen der Aktivitäten beziehen. Wichtige Aspekte sind hierbei:

- Einbindung in eine Gruppe, mit der man regelmäßig aktiv ist,
- gut ausgebildete Übungsleiter*innen, die kompetent und motivierend sind,
- ein strukturiertes Gesundheitssportprogramm – in einer Gruppe, mit gut ausgebildeten Übungsleiter*innen,
- ein ansprechendes und motivierendes Umfeld – etwa eine gut ausgestattete und helle Halle, Übungsmöglichkeiten im Freien.

Gesundheitsförderliche Verhältnisse können sich aber auch auf einen weiteren Rahmen beziehen. Wichtige Aspekte sind hierbei:

- die institutionelle Einbindung in unterschiedliche Settings, z. B. in einen Sportverein, ein Rehabilitationszentrum oder in eine betriebliche Gesundheitsförderungseinrichtung,
- Vernetzungen zwischen Institutionen/Settings, z. B. Sportverein und örtliche Krankenkasse sowie ausgewählten Arztpraxen, Anbieter von Gesundheitssport und Altersheim in der Kommune, Erschließung von Möglichkeiten für gesundheitsfördernde Sportangebote in örtlichen Parks.

Zusammenfassend ist festzuhalten, dass zur Optimierung unterstützender Settings (vgl. Teil E in diesem Band) u. a. profilierte Gesundheitssportprogramme, qualifizierte Leiter*innen, adäquate Räumlichkeiten und Geräte, kommunale und regionale Vernetzungen sowie Kooperationen von Institutionen des Sports und des Gesundheitswesens gehören.

2 Zielgruppe und Programme

2002 legten Brehm, Bös, Opper und Saam die Ergebnisse einer Studie über Gesundheitssportprogramme in Deutschland vor, die im Auftrag des Deutschen Olympischen Sportbunds (DOSB) durchgeführt wurde. Generell konnte gezeigt werden, dass zwar

in einigen Verbänden und in durchaus vielen Vereinen das Thema Gesundheitsförderung thematisiert wurde, aber nur sehr wenige dokumentierte Programme vorlagen, deren Qualitätskriterien nachvollziehbar waren, d. h. für die zumindest die Ziele, die Zielgruppe und die Struktur der Übungseinheiten benannt werden. Letztendlich konnten lediglich sechsunddreißig Programme identifiziert und beschrieben werden.
Grundlegend für eine Entwicklung von Gesundheitssportprogrammen sind eine klare Festlegung und Begründung der (Kern-)Ziele (s. o.), eine Festlegung der Zielgruppe(n) sowie nicht zuletzt eine effektive Strukturierung der Programme.
Aus heutiger Sicht umfasst die zentrale Zielgruppe des Gesundheitssports Erwachsene mit Bewegungsmangel, aber noch ohne behandlungsbedürftige Beschwerden oder Erkrankungen. Bei diesem Personenkreis handelt es sich dementsprechend zumeist um Einsteiger und Wiedereinsteiger in eine systematische, gesundheitsförderliche Aktivität. Wie Evaluationen zeigen (Brehm et al., 2006), sind folgende Merkmale für diese Zielgruppe charakteristisch:

- Das Altersspektrum entspricht in etwa dem mittleren Erwachsenenalter (30–60 Jahre) mit programmspezifischen Erweiterungen für die Altersspanne zwischen 20 und 70. Allerdings spielt das Alter gegenüber dem Fitness-Status und körperlichen Problemen eine untergeordnete Rolle.
- Der meist lange Bewegungsmangel hat die Leistungsfähigkeit deutlich heruntergesetzt. So ist z. B. im Ausdauerbereich häufig kein Laufen möglich, im Dehn- und Kraftbereich können Ausgangspositionen von Übungen nicht eingenommen werden.
- Die Furcht, etwas infolge der geringen Leistungsfähigkeit nicht zu schaffen, macht es notwendig, das Belastungsniveau niedrig zu halten – auch wenn dadurch Effekte im physischen Bereich kaum zu erreichen sind.
- Neben vorhandenen weiteren Barrieren (z. B. „eigentlich habe ich keine Zeit“) ist auch die Teilnahmemotivation relativ gering. Dies erfordert es, zunächst die Förderung psychosozialer Ressourcen (Wissen, Spaß/Stimmung, Gruppe) in den Vordergrund des Programms zu rücken.

Gesundheitssport kann allerdings auch für Kinder und Jugendliche mit speziellen Problemen (z. B. Übergewicht) sowie im höheren Alter zur Gesundheitsförderung hilfreich sein. Entsprechende Programme liegen vor (z. B. Regelin, Winkler & Brach, 2009; Wagner, Baumgärtner & Jaitner, 2009).
Falls in einem angebotenen Gesundheitssportprogramm ein gewisser Fitness-Status der Teilnehmer bereits vorhanden ist, wird das Programm entsprechend angepasst.

Bezogen auf die *Strukturierung von Gesundheitssportprogrammen* soll hier nur auf die wichtige Sequenzierung der Übungseinheiten der Programme eingegangen werden. Programme zur Stärkung der Fitness – und damit auch der Gesundheit (vgl. Kernziel 1) – werden zumeist mit vier Sequenzen durchgeführt (siehe z. B. ACSM, 2018): 1. Aufwärmen, niedrigschwellige Aktivierung großer Muskelgruppen; 2. Hauptteil, Stimulierung der Fitnessfaktoren Ausdauer, Kraft und Flexibilität; 3. Spielerische Aktivitäten mit Stimulierung der Ausdauer; 4. Cool down, z. B. entspanntes Gehen und Stretching.

Um neben einer systematischen Stärkung physischer Ressourcen auch die wichtige Stärkung psychosozialer Ressourcen stringent miteinzubeziehen, soll ein effizientes Gesundheitssportprogramm über sieben Sequenzen realisiert werden (Brehm et al., 2018; Wagner et al., 2004):

1. Einstieg, Zusammenfinden und Informationen im Sitzkreis.
2. Einstimmung und Erwärmung, zur Emotionalisierung durch niedrigschwellige Aktivierung im kooperativen und kommunikativen Rahmen (u. a. mit Spielen, Musik),
3. Ausdauer, insbesondere durch Walking, später auch im Wechsel von Trotten/Laufen (u. a. auch mit „Zusatzaktivitäten" wie Arme kreisen, Einsatz von Musik),
4. Kraft, Dehnfähigkeit und Koordination im systematischen Wechsel (u. a. auch Erarbeitung eines Übungsprogramms für zu Hause),
5. Entspannung, Erfahren und Erlernen unterschiedlicher Entspannungsformen,
6. Ausklang und Abschluss, mit einer emotionalisierenden Erhöhung des Aktivitätsniveaus (z. B. Bewegen auf Musik, kleine Spielformen).
7. Information wird in fast jeder Stunde in eine der sechs anderen Sequenzen integriert. Themen sind z. B. Belastungsdosierung: Was bedeutet und wie wirkt Krafttraining?

Auf der Grundlage der Ziele, der Zielgruppen und der Sequenzen von Gesundheitssport wurden seit etwa 2000 eine größere Anzahl von Gesundheitssportprogrammen von unterschiedlichsten Autoren neu entwickelt, bei verschiedenen Anbietern institutionalisiert (z. B. bei Verbänden und Vereinen) sowie auch, wenigstens teilweise, wissenschaftlich evaluiert (Beispiele für qualitätsgesicherte und zertifizierte Programme sind u. a. Bös, Tiemann & Brehm et al., 2004; Brehm, Pahmeier & Tiemann, 2018; Rühl, Kreuzer & Obenauer, 2008; vgl. auch D5 in diesem Band).

3 Institutionalisierungen und Abgrenzungen

Das Konzept eines Gesundheitssports, wie zuvor beschrieben, wurde seit etwa 1990 auf den Grundlagen des Health Promotion Paradigm der Ottawa-Charta der WHO (1986) sowie von vermehrten Studien zu den Zusammenhängen von körperlicher Aktivität, Fitness und Gesundheit von verschiedenen Arbeitsgruppen in seinen Grundzügen entwickelt und begründet (vgl. vor allem die AGs Brehm, Pahmeier, Tiemann, Sygusch u. a., sowie Bös, Woll, Tittlbach, Krell-Rösch u. a.). Von zentraler Bedeutung waren hierfür auch die Diskussionen in der 1995 gegründeten Kommission Gesundheit und die Ausführungen in daran anknüpfenden Veröffentlichungen, wie z. B. das Schwerpunktthema „Gesundheitssport“ in den *dvs Informationen*, das Schwerpunktheft von *Gesundheitssport & Sporttherapie*, insbesondere aber auch der von Bös und Brehm (1998) herausgegebene Sammelband *Gesundheitssport.*
Für eine flächendeckende Institutionalisierung von Gesundheitssport kommen in Deutschland vor allem die etwa 90 000 Turn- und Sportvereine bzw. die Sportverbände und Sportbünde mit ihrem Dachverband Deutscher Olympischer Sportbund (DOSB) in Frage. Nahezu alle diese Verbände sind jedoch primär auf das Ziel „Erfolg im Wettkampfsport“ ausgerichtet, Gesundheitssport spielt kaum eine Rolle. Eine Ausnahme stellen der Deutsche Turner-Bund (DTB) und seine Vereine bzw. seine Abteilungen in Sportvereinen dar. Basierend auf der Tradition der Gymnastik und des Jahnschen Turnens ist im DTB die Ausrichtung auf Angebote zur Stärkung von Fitness und Gesundheit aus der Tradition heraus zentral. Der DTB entwickelte bereits Anfang der 1990er-Jahre ein Schwerpunktprogramm Gesundheitssport, das 1996 in einem Konzept *Gesundheitsförderung und Gesundheitssport im DTB* zusammengefasst wurde – unter Mitarbeit einer wissenschaftlichen Kommission, der zum großen Teil bereits oben genannte Mitglieder der dvs angehörten. Dieses Konzept enthält auch das Qualitätssiegel „Pluspunkt Gesundheit“ als Auszeichnung für Angebote, die sich nachweislich an vorgegebenen Standards orientieren (z. B. Übungsleiterausbildung, Programmziele). Der (damalige) Deutsche Sportbund weitete das Konzept des DTB auf weitere Sportverbände und Sportbünde aus, insbesondere mit den *Gesundheitssportprogrammen im Sportverein* (1997) sowie dem Qualitätssiegel „Sport pro Gesundheit“ (2000). Diese Initiativen des DSB/DOSB führten in der Folge zur Entwicklung von qualitätsgesicherten Programmen (s. o.) und einer an qualitätsgesicherten Kriterien orientierten Übungsleiter*innenausbildung, die eine Gesundheitsförderung in den Turn- und Sportvereinen in Deutschland evidenter machte. Schließlich übernahmen auch die Krankenkassen ab 2003 das Konzept Gesundheitssport in

ihren Aufgaben- und Maßnahmenkatalog (vgl. z. B. Tiemann & Wanek, 2006). Insbesondere der Leitfaden Prävention (AG der Spitzenverbände, 2003, GKV 2020) ist bis heute am Konzept eines Gesundheitssports und entsprechender qualitätsgesicherter Programme orientiert.

Abschließend sei nochmals darauf hingewiesen, dass Gesundheitsförderung durch körperlich-sportliche Aktivität sich nicht ausschließlich auf einen Gesundheitssport beschränkt. In einer Expertise haben eine Gruppe von Sport- und Gesundheitswissenschaftlern (Brehm et al., 2013) ausgeführt, welche Wirkungsannahmen zwischen körperlich-sportlicher Aktivität und Gesundheit bestehen und welche Unterschiede, aber auch welche Gemeinsamkeiten vor diesem Hintergrund zwischen Gesundheitssport, Fitnesssport, gesundheitsstärkendem sportlichen Training sowie Rehasport bestehen.

Literatur

Abele, A. & Becker, P. (Hrsg.) (1994). *Wohlbefinden – Theorie, Empirie, Diagnostik* (2. Aufl.). Weinheim: Juventa.

American College of Sports Medicine (2018). *ACSM's Guidelines for Exercise Testing and Prescription* (11. Aufl.). Philadelphia etc: Lippincott Williams & Wilkins.

Arbeitsgemeinschaft der Spitzenverbände der Krankenkassen (2003). Gemeinsame und einheitliche Handlungsfelder und Kriterien der Spitzenverbände der Krankenkassen zur Umsetzung von § 20 Abs. 1 und 2 SGB V vom 21. Juni 2000 in der Fassung vom 12. September 2003 (Fassung 2020 als *GKV Leitfaden Prävention*).

Bauman, A. E., Reis, R. S., Sallis, J. S., Wells, J. C., Loos, R. J. F. & Martin, B. W. (2012). Correlates of physical activity: Why are some people physically active and others not? *Lancet, 380,* 258–71. https://doi.org/10.1016/S0140-6736(12)60735-1

Blair, S.N., LaMonte, M.J. & Nichama, M.Z. (2004). The evolution of physical activity recommendations: How much is enough? *Am J Clin Nutr, 79* (Suppl.), 913–933.

Blair S. N., Kohl H. W. & Gordon N. F. (1992). How much physical activity is good for health? *Annual Review of Public Health, 13,* 99–126. https://doi.org/10.1146/annurev.pu.13.050192.000531

Bös, K., Tiemann, M. & Brehm, W. et. al (2004). *Walking und mehr. Schritt für Schritt zur Fitness.* Aachen: Meyer & Meyer.

Bös, K. & Brehm, W. (Hrsg.). (1998) *Gesundheitssport* (2. Aufl. 2006). Schorndorf: Hofmann.

Bouchard, C., Blair, S. N. & Haskell, W. L. (2007). *Physical activity and health.* Champaign: Human Kinetics.

Brehm, W. (1997). Qualitäten im Gesundheitssport. In H. J. Schulke, J. v. Troschke, & A. Hoffmann (Hrsg.), *Gesundheitssport und Public Health* (S. 46–59). Freiburg: Deutsche Koordinierungsstelle für Gesundheitswissenschaften.

Brehm, W., Bös, K., Opper, E. & Saam, J. (2002) *Gesundheitssportprogramme in Deutschland. Analysen und Hilfen zum Qualitätsmanagement für Sportverbände, Sportvereine und andere Anbieter von Gesundheitssport.* Schorndorf: Hofmann.

Brehm, W., Bös, K., Graf, Ch., Hartmann, H., Pahmeier, I., Pfeifer, K., Rütten, A., Sygusch, R., Tiemann, M., Tittlbach, S., Vogt, L. & Wagner, P. (2013). Sport als Mittel in Prävention, Rehabilitation und Gesundheitsförderung – Eine Expertise. *Bundesgesundheitsblatt, 56,* 1385–1389. https://doi.org/10.1007/s00103-013-1798-y

Brehm, W., Pahmeier, I., Tiemann, M., Ungerer-Röhrich, U., Wagner, P. & Bös, K. (2014). *Psychosoziale Ressourcen. Stärkung von psychosozialen Ressourcen im Gesundheitssport. Arbeitshilfen für Übungsleiter/innen* (3. Aufl.). Frankfurt a. M.: Deutscher Turner-Bund. https://doi.org/10.13140/2.1.4645.2169

Brehm, W., Janke, A., Sygusch, R. & Wagner, P. (2006). *Gesund durch Gesundheitssport. Zielgruppenorientierte Konzeption, Durchführung und Evaluation von Gesundheitssportprogrammen.* Weinheim und München: Juventa.

Brehm, W., Pahmeier, I. & Tiemann, M. (2018). *Fit und Gesund. Kursleitermanual* (überarbeitete Auflage). Aachen: Meyer & Meyer.

Duan Y. P., Brehm W., Strobl H., Tittlbach S., Huang Z. J. & Si G. Y. (2013). Steps to and correlates of health-enhancing physical activity in adulthood. *Journal of Exercise Science & Fitness, 11,* 63–77. http://dx.doi.org/10.1016/j.jesf.2013.07.001

Dunn, A. L., Marcus, B. H., Kampert, L. B., Garcia, M. E., Kohl III, H. W. & Blair, S. N. (1999). Comparison of lifestyle and structured interventions to increase physical activity and cardiorespiratory fitness. A randomized trial. *JAMA, 281,* 327–334.

dvs-Informationen (1999), 14(2). *Schwerpunktthema Gesundheitssport,* 9–43.

Fuchs, R. (2003). *Sport, Gesundheit und Public Health.* Göttingen: Hogrefe.

Gesundheitssport & Sporttherapie (2000), 16 (5). *Schwerpunktthema Qualitätssicherung im Gesundheitssport,* 159–174

Hollmann, W., Rost, R., Dufaux, B. & Liesen, H. (1983). *Prävention & Rehabilitation von Herzkreislaufkrankheiten durch körperliches Training* (2. Aufl.). Stuttgart: Hippokrates.

Kickbusch, I. (2003). Gesundheitsförderung. In F. W. Schwartz, B. Badura, R. Busse, R. Leidl, H. Raspe, J. Siegrist & U. Walter (Hrsg.), *Das Public Health Buch.*

Gesundheit und Gesundheitswesen (2., völlig neu bearb. und erw. Aufl., S. 181–189). München, Jena: Urban & Fischer.

Knoll, M. (1997). *Sporttreiben und Gesundheit – Eine kritische Analyse vorliegender Befunde*. Schorndorf: Hofmann

Marstedt, G. (2016). *Faktencheck Rücken Einstellungen, Erfahrungen, Informationsverhalten – Bevölkerungsumfrage zum Rückenschmerz*. Gütersloh: Bertelsmann Stiftung.

Pahmeier, I. (2008). Partizipation, Bindung und Dropout im Freizeit-, Breiten- und Gesundheitssport. In J. Beckmann & M. Kellmann (Hrsg.), *Anwendungen der Sportpsychologie* (S. 441–497). Göttingen: Hogrefe.

Pfeifer, K. (2007). *Rückengesundheit – Grundlagen und Module zur Planung von Kursen*. Köln: Deutscher Ärzteverlag.

Regelin, P., Winkler, J. & Brach, M., (2009). *Fit bis ins hohe Alter. Sturz Prävention Bewegungstraning*. Aachen: Meyer & Meyer.

Rühl, J., Kreuzer, S. & Obenauer, K. (2008). *Cardio-Aktiv*. Aachen: Meyer & Meyer.

Rütten, A. & Pfeifer, K. (2016). *Nationale Empfehlungen für Bewegung und Bewegungsförderung*. Erlangen-Nürnberg: FAU. https://www.sport.fau.de/files/2016/05/Nationale-Empfehlungen-für-Bewegung-und-Bewegungsförderung-2016.pdf

Schlicht, W. (1994). *Sport und Primärprävention*. Göttingen: Hogrefe.

Strobl, H. (2015). *Entwicklung und Stabilisierung einer gesundheitsförderlichen körperlich-sportlichen Aktivität: Korrelate, Mediatoren und Moderatoren im Prozess der Verhaltensänderung*. Hamburg: Feldhaus.

Tiemann, M. (2010). *Öffentliche Gesundheit und Gesundheitssport*. Baden-Baden: Nomos.

Tiemann, M. (2006). Gesundheitssport in Turn- und Sportvereinen – ein Beitrag zur Förderung der öffentlichen Gesundheit. In W. Kirch, & B. Badura (Hrsg.), *Prävention*. Berlin, Heidelberg: Springer. https://doi.org/10.1007/3-540-28954-2_15

Tiemann, M. & Wanek, V. (2006). Rechtliche Grundlagen für Gesundheitssport in der Gesetzlichen Krankenversicherung. In K. Bös & W. Brehm (Hrsg.), *Handbuch Gesundheitssport*. Schorndorf: Hofmann.

Tittlbach, S., Kurz, G., Härtel, S., Rühl, J., Gräber, S., Brehm, W. & Bös, K. (2007). *Physische Ressourcen. Stärkung von physischen Ressourcen im Gesundheitssport*. Frankfurt a. M.: DTB.

Wagner, P. (2000). *Aussteigen oder Dabeibleiben. Determinanten der Aufrechterhaltung sportlicher Aktivität in gesundheitsorientierten Sportprogrammen*. Darmstadt: Wissenschaftliche Buchgesellschaft.

Wagner, P., Baumgärtner, T. & Jaitner, A. (2009). *Safari-Turn-Kids auf Entdeckungstour – Bewegungsprogramm zur Prävention von Übergewicht bei Kindern.* Aachen: Meyer & Meyer.

Wagner, P. & Brehm, W. (2008). Körperlich-sportliche Aktivität und Gesundheit. In J. Beckmann & M. Kellmann (Hrsg.), *Enzyklopädie der Psychologie. Band D/V/2: Anwendungen der Sportpsychologie.* (S. 543–608). Göttingen: Hogrefe.

Wagner, P., Brehm, W. & Sygusch, R. (2004). The Seven-Sequence-Intervention – Sedentary adults on their way to fitness and health. *Research in Sports Medicine, 12,* 265–282. https://doi.org/10.1080/15438620490887023

World Health Organization, Bull, F. C., Al-Ansari, S. S., Biddle, S., Borodulin, K., Buman, M. P., Cardon, G. Carty, C., Chaput, J. – P., Chastin, S., Chou, R., Dempsey, C. P., DiPietro, L., Ekelund, U., Firth, J., Friedenreich, C. M., Garcia, L., Gichu, M., Jago, R., Katzmarzyk, P. T., Lambert, E., Leitzmann, M., Milton, K., Ortega, F. B., Ranasinghe, C., Stamatakis, E., Tiedemann, A., Troiano, R. P., van der Ploeg, H. P. & Wari, V., (2020). World Health Organization 2020 guidelines on physical activity and sedentary behaviour. *British Journal of Sports Medicine* (54), 1451–1462. https://doi.org/10.1136/bjsports-2020-102955

A5 Bewegung als (Menschen-)Recht?

Sven Messing, Michael Krennerich, Karim Abu-Omar, Susanne Ferschl & Peter Gelius

Bewegung, Gesundheit, Bildung, Nichtdiskriminierung, COVID-19

Einleitung

Haben Menschen ein Recht, sich zu bewegen? Noch vor wenigen Jahren wurde diese Frage kaum gestellt. Wie viel man sich im Alltag bewegt oder Sport treibt, war in der Regel eine individuelle Entscheidung, und die Möglichkeiten hierfür waren – zumindest rein rechtlich – weitgehend unbegrenzt. Mit Beginn der COVID-19-Pandemie und den damit verbundenen Ausgangsbeschränkungen änderte sich dies jedoch schlagartig. Bewegung wurde politisch reguliert und teilweise stark eingeschränkt. In Spanien waren im Frühjahr 2020 Spaziergänge und Sport im Freien 48 Tage lang verboten und wurden danach nur unter strengen Vorgaben erlaubt (elpais.com, 2020). Auch in anderen Ländern wie Frankreich, Italien und Irland entschieden sich Regierungen im Verlauf der Pandemie dazu, Bewegung zu regulieren und nur in einem bestimmten Radius um die eigene Wohnung zu erlauben (tagesschau.de, 2020). Im Gegensatz dazu galten in manchen deutschen Bundesländern wie zum Beispiel Bayern Sport und Bewegung an der frischen Luft auch während der Ausgangsbeschränkungen ausdrücklich als triftige Gründe, die eigene Wohnung zu verlassen, solange dies nicht mit Angehörigen anderer Hausstände erfolgte (Bayerisches Staatsministerium für Gesundheit und Pflege, 2020). Da die Einschränkung der Möglichkeiten, sich zu bewegen und Sport zu treiben, von Teilen der Bevölkerung als starker Eingriff in ihr Leben wahrgenommen wurde und entsprechende Regelungen kontrovers diskutiert wurden, stellt sich die Frage, ob Menschen ein Recht auf Bewegung haben.

Um die Frage nach einem Recht auf Bewegung umfassend zu beantworten, schlägt dieser Beitrag eine Brücke von der Sport- in die Politikwissenschaft und nimmt eine menschenrechtliche Perspektive ein. Im Folgenden wird zunächst diskutiert, ob sich ein Recht auf Bewegung aus etablierten Menschenrechten ableiten lässt (Abschnitt 1), bevor die mögliche Ausgestaltung eines solchen Rechts beschrieben wird (Abschnitt 2). Abschließend werden mögliche Konsequenzen eines Rechts auf

Bewegung aus staatlicher Sicht aufgezeigt (Abschnitt 3) und Schlussfolgerungen zur Fragestellung dieses Beitrags formuliert (Abschnitt 4).

Der vorliegende Überblick basiert auf einer englischsprachigen Publikation im *Health and Human Rights Journal*, in der die Autorinnen und Autoren bereits eine detailliertere Analyse zu diesem Thema veröffentlicht haben (Messing, Krennerich, Abu-Omar, Ferschl & Gelius, 2021).

1 Bewegung und Menschenrechte

Bereits vor der COVID-19-Pandemie gab es erste Ansätze, auf internationaler Ebene ein Recht auf Bewegung zu verankern. Insbesondere ist in der Internationalen Charta für Leibeserziehung, körperliche Aktivität und Sport der UNESCO aus dem Jahr 2015 festgehalten, dass jeder Mensch ein grundlegendes Recht auf Bewegung hat und alle Regierungs-, Sport- und Bildungseinrichtungen die Freiheit fördern müssen, durch Bewegung „körperliches, geistiges und soziales Wohlergehen und Leistungsvermögen zu entfalten“ (UNESCO, 2015). Dieses Dokument basiert auf einer früheren Version der Charta aus dem Jahr 1978, in der bereits ein grundlegendes Recht auf Zugang zu Sportunterricht und Sport festgehalten war (UNESCO, 1978). Auch die Weltgesundheitsorganisation bezieht sich in ihrem Globalen Aktionsplan für Bewegung auf die UNESCO-Charta von 2015 und das dort verankerte Recht auf Bewegung (WHO, 2018). Einen weiteren Anknüpfungspunkt bietet ein Bericht des Sonderberichterstatters der Vereinten Nationen für das Recht auf Gesundheit aus dem Jahr 2016, in dem festgestellt wird, dass Staaten durch die Menschenrechte dazu verpflichtet werden, die Übernahme ungesunder oder riskanter Lebensstile durch Individuen zu reduzieren, wie zum Beispiel Bewegungsmangel (HRC, 2016). Da sowohl die UNESCO-Charta als auch die Feststellung des Sonderberichterstatters für das Recht auf Gesundheit rechtlich unverbindlich sind, wäre die Ableitung eines Rechts auf Bewegung aus etablierten Menschenrechten vorteilhaft.

Denn bisher gibt es weder in den etablierten Menschenrechtserklärungen und -konventionen noch – unseres Wissens nach – in der wissenschaftlichen Literatur explizite Hinweise auf ein Recht auf Bewegung. Wie im Folgenden dargelegt, lässt sich ein solches Recht jedoch aus der Allgemeinen Erklärung der Menschenrechte (UN, 1948), dem Internationalen Pakt über wirtschaftliche, soziale und kulturelle Rechte (Sozialpakt; UN, 1966), dem Übereinkommen über die Rechte des Kindes (Kinderrechtskonvention; UN, 1989), dem Übereinkommen zur Beseitigung jeder Form von Diskriminierung der Frau (Frauenrechtskonvention; UN, 1979) und dem Übereinkommen über die Rechte von Menschen mit Behinderungen (Behindertenrechtskonvention; UN, 2006) ableiten. Ableiten bedeutet in diesem Fall die Konstruktion eines neuen Rechts, welches sich aus einzelnen Aspekten etablierter Menschenrechte zusammensetzt und deren Anwendungsbereich somit konkretisiert.

Eine solche Ableitung wäre ein wichtiger Schritt, da diese Menschenrechtserklärungen und -konventionen eine deutlich höhere politische Relevanz und rechtliche Verbindlichkeit haben als die UNESCO-Charta: Die Allgemeine Erklärung der Menschenrechte von 1948 gilt als grundlegendes Menschenrechtsdokument und hat politisch eine hohe Signalwirkung. Als Resolution der Generalversammlung der Vereinten Nationen ist sie allerdings rechtlich nicht bindend. Dies unterscheidet sie sowohl vom Sozialpakt als auch von den Kinder-, Frauen- und Behindertenrechtskonventionen, die als völkerrechtliche Verträge für die ratifizierenden Staaten verbindlich gelten und konkrete Instrumente zur Umsetzung der Menschenrechte beinhalten. In Bezug auf Bewegung sind aus diesen Menschenrechtserklärungen und -konventionen vor allem das Recht auf Gesundheit, das Recht auf Erholung und Freizeit, das Recht auf Bildung und das Prinzip der Nichtdiskriminierung von Interesse.

Das Recht auf Gesundheit ist von zentraler Bedeutung für die Ableitung eines Rechts auf Bewegung. Es umfasst in der Allgemeinen Erklärung der Menschenrechte „das Recht auf einen Lebensstandard, der Gesundheit und Wohl für sich selbst und die eigene Familie gewährleistet“ (Artikel 25) und wird im Sozialpakt als „das Recht eines jeden auf das für ihn erreichbare Höchstmaß an körperlicher und geistiger Gesundheit“ definiert (Artikel 12). Vergleichbare Formulierungen finden sich auch in der Kinderrechtskonvention (Artikel 24) und in der Behindertenrechtskonvention (Artikel 25). Da es zahlreiche wissenschaftliche Belege für die gesundheitsfördernden Effekte von Bewegung gibt (Warburton & Bredin, 2017) und Bewegungsmangel nachweislich weltweit für mehrere Millionen Todesfälle im Jahr verantwortlich ist (Lee et al., 2012; Lippi & Sanchis-Gomar, 2020), kann zweifellos argumentiert werden, dass Bewegung zu dem erreichbaren Höchstmaß an körperlicher Gesundheit beiträgt. Ebenso hat Bewegung laut verschiedenen wissenschaftlichen Studien positive Effekte auf die mentale und psychosoziale Gesundheit (Biddle & Asare, 2011; Rütten & Pfeifer, 2016). Bewegung ist somit von Bedeutung für die volle Verwirklichung des Rechts auf Gesundheit.

Das Recht auf Erholung und Freizeit ist unter anderem in der Allgemeinen Erklärung der Menschenrechte (Artikel 24) und im Sozialpakt (Artikel 7) verankert und umfasst regelmäßigen bezahlten Urlaub und eine Begrenzung der Arbeitszeit. Dieses Recht ist im Bewegungskontext ebenfalls relevant, da ein Zusammenhang zwischen der

Arbeitszeit und freizeitbezogener körperlicher Aktivität besteht (Burton & Turrell, 2000). Auch in anderen menschenrechtlichen Verträgen finden sich vergleichbare Rechte: So beinhalten die Frauenrechtskonvention (Artikel 13) und die Behindertenrechtskonvention (Artikel 30 V) jeweils ein Recht zur Teilnahme an Freizeitaktivitäten, während in der Kinderrechtskonvention das Recht auf Ruhe und Freizeit ausdrücklich auch ein Recht auf Spiel und altersgemäße aktive Erholung umfasst (Artikel 31). In einem Rechtskommentar des Kinderrechtsausschusses der Vereinten Nationen, in dem dieses Recht erläutert und interpretiert wird, wird die Bedeutung von Spiel und Erholung für Kinder betont und festgestellt, dass dieses Recht auch Bewegung und die Teilnahme an Sportangeboten einschließt (CRC, 2013). Zur besseren Umsetzung des Rechts forderte der Ausschuss beispielsweise in einem Staatenbericht Dänemark dazu auf, die Verfügbarkeit von Sportangeboten für Kinder in Grönland zu erhöhen (CRC, 2017).

Auch das Recht auf Bildung ist für die Ableitung eines Rechts auf Bewegung relevant. Es ist in der Allgemeinen Erklärung der Menschenrechte (Artikel 26) und dem Sozialpakt (Artikel 13) verankert und zielt unter anderem darauf ab, dass die Bildung auf die volle Entfaltung der menschlichen Persönlichkeit gerichtet ist. Die Kinderrechtskonvention betont darüber hinaus, dass die Bildung von Kindern darauf gerichtet sein muss, die Persönlichkeit, die Begabung und die geistigen und körperlichen Fähigkeiten des Kindes voll zur Entfaltung zu bringen (Artikel 29 I a). In diesem Kontext kritisierte der Kinderrechtsausschuss der Vereinten Nationen z. B. im Jahr 2016 Irland für unzureichende Bewegungsmöglichkeiten an Schulen (CRC, 2016). Der Zusammenhang zwischen Bewegung und Bildung ist auch wissenschaftlich nachgewiesen, denn körperliche Aktivität hat einen positiven Einfluss auf die psychologische und emotionale Entwicklung von jungen Menschen (Bailey et al., 2009). Darüber hinaus existieren zahlreiche evidenzbasierte Maßnahmen zur Bewegungsförderung im Setting Schule, insbesondere in Bezug auf den Sportunterricht (Gelius, Messing, Goodwin, Schow & Abu-Omar, 2020; Messing et al., 2019; Woods et al., 2021). Aus menschenrechtlicher Sicht sind die Gleichberechtigung von Frauen und Männern in Bezug auf Bildung sowie das Recht auf Bildung von Menschen mit Behinderung weitere wichtige Aspekte (UN, 1979; 2006).

Ebenso ist das Prinzip der Nichtdiskriminierung eine wichtige Grundlage für ein Recht auf Bewegung. Sowohl die Allgemeine Erklärung der Menschenrechte als auch die genannten menschenrechtlichen Verträge beinhalten ein Diskriminierungsverbot in Bezug auf die in den jeweiligen Dokumenten verankerten Menschenrechte. Beispielsweise stellt die Allgemeine Erklärung der Menschenrechte fest, dass jeder

Mensch – ohne irgendeinen Unterschied – Anspruch auf die in der Erklärung verkündeten Rechte und Freiheiten hat (Artikel 2). Dieses Prinzip ist aus menschenrechtlicher Sicht von besonderer Bedeutung und erfordert einen besonderen Fokus auf vulnerable oder marginalisierte Gruppen. In Bezug auf Bewegung sind Ungleichheiten unter anderem in Bezug auf das Alter, das Geschlecht, den kulturellen Hintergrund, Behinderungen und finanzielle Ressourcen nachgewiesen. Daher sind diese Zielgruppen auch im Bereich der Bewegungsförderung zentral für die Förderung gesundheitlicher Chancengleichheit (WHO, 2018).

Als Zwischenfazit lässt sich somit feststellen, dass sich ein Recht auf Bewegung aus etablierten Menschenrechten ableiten lässt. Insbesondere bestehen klare Zusammenhänge mit dem Recht auf Gesundheit, dem Recht auf Erholung und Freizeit, dem Recht auf Bildung und dem Prinzip der Nichtdiskriminierung (vgl. Tab. 1).

Tab. 1: Relevante Menschenrechte im Kontext Bewegung

Menschenrechte	Ausgewählte Inhalte
Recht auf Gesundheit	• Recht eines jeden auf das für ihn erreichbare Höchstmaß an körperlicher und geistiger Gesundheit
Recht auf Erholung und Freizeit	• Recht auf Begrenzung der Arbeitszeit • Recht zur Teilnahme an Freizeitaktivitäten (Frauen- und Behindertenrechtskonvention) • Recht auf Spiel und altersgemäße aktive Erholung (Kinderrechtskonvention)
Recht auf Bildung	• Recht auf Bildung, die auf die volle Entfaltung der menschlichen Persönlichkeit gerichtet ist • Volle Entfaltung der geistigen und körperlichen Fähigkeiten des Kindes (Kinderrechtskonvention)
Prinzip der Nichtdiskriminierung	• Diskriminierungsverbot in Bezug auf die in den jeweiligen Dokumenten verankerten Menschenrechte

2 Ausgestaltung eines Rechts auf Bewegung

Wenn ein Recht auf Bewegung aus etablierten Menschenrechten abgeleitet wird, muss die Ausgestaltung dieses Rechts diskutiert werden: Was wäre z. B. der konkrete Inhalt eines Rechts auf Bewegung? Um dessen Inhalte zu definieren, können vier Kriterien, die der Ausschuss für wirtschaftliche, soziale und kulturelle Rechte der Vereinten Nationen zur näheren Bestimmung des Rechts auf Gesundheit (und auf ähnliche Weise zur

Interpretation anderer sozialer Menschenrechte) heranzieht, als wichtige Orientierung dienen: Verfügbarkeit (availability), Zugänglichkeit (accessibility), Annehmbarkeit (acceptability) und Qualität (quality) (OHCHR, 2000; Tobin & Barrett, 2020). Im Folgenden wird beschrieben, wie der Ausschuss diese Kriterien definiert; außerdem werden Bezüge zu einem möglichen Recht auf Bewegung hergestellt.

Verfügbarkeit bezieht sich auf funktionierende Gesundheitseinrichtungen, -dienstleistungen und -programme, die in einem angemessenen Umfang verfügbar sein müssen (OHCHR, 2000). In Bezug auf Bewegung könnte dies die Verfügbarkeit entsprechender Einrichtungen (indoor und outdoor) sowie öffentlicher und grüner Freiflächen beinhalten. Außerdem könnte die Verfügbarkeit des Rechts auf Bewegung durch die Entwicklung und Implementierung von Sport- und Bewegungsprogrammen in verschiedenen Settings verbessert werden.

Zugänglichkeit hat vier verschiedene Aspekte: Nichtdiskriminierung ist der erste dieser Aspekte, d. h. Einrichtungen und Programme zur Bewegungsförderung müssen für alle zugänglich sein, insbesondere für vulnerable oder marginalisierte gesellschaftliche Gruppen (OHCHR, 2000). Ein zweiter Aspekt ist die physische Zugänglichkeit. Damit ist gemeint, dass Einrichtungen und Programme in angemessener Entfernung für alle Menschen verfügbar sein müssen, insbesondere für vulnerable und marginalisierte Gruppen (OHCHR, 2000). Der dritte und vierte Aspekt sind die ökonomische Zugänglichkeit (Bezahlbarkeit) sowie die Zugänglichkeit von Informationen, welche das Recht beinhaltet, gesundheitsbezogene Informationen zu suchen, zu erhalten und zu vermitteln. Ein konkretes Beispiel für die Zugänglichkeit von Informationen in Bezug auf Bewegung sind Nationale Bewegungsempfehlungen, in denen beschrieben wird, wie viel Bewegung zum Erreichen gesundheitsfördernder Effekte mindestens notwendig ist (z. B. Rütten & Pfeifer, 2016).

Annehmbarkeit bedeutet, dass alle Gesundheitseinrichtungen, -güter und -dienstleistungen medizinethische Anforderungen berücksichtigen und kulturell angemessen sein müssen (OHCHR, 2000). Dieses kann beispielsweise Bewegungsprogramme umfassen, die den kulturellen Hintergrund der Teilnehmer*innen sowie geschlechts- und altersspezifische Anforderungen berücksichtigen (WHO, 2018). In diesem Kontext ist es wichtig, dass die Verantwortlichen für Programme der Bewegungsförderungen die Barrieren verschiedener Zielgruppen in Bezug auf Bewegung kennen und Strategien entwickeln, um diese zu überwinden (Abbasi, 2014; Dergance et al., 2003).

Qualität, schließlich, bedeutet, dass Gesundheitseinrichtungen, -güter und -dienstleistungen aus wissenschaftlicher und medizinischer Sicht angemessen und von guter Qualität sein müssen (OHCHR, 2000). Dies erfordert unter anderem entsprechend ausgebildetes medizinisches Personal. Daher ist es wichtig, die Aus- und Weiterbildung von Fachkräften innerhalb und außerhalb des Gesundheitssektors in Bezug auf Bewegungsförderung zu stärken (WHO, 2018). Um eine hohe Qualität entsprechender Interventionen sicherzustellen, können außerdem evidenzbasierte Qualitätskriterien für die Konzipierung, Implementierung und Evaluierung von Interventionen zur Bewegungsförderung angewendet (Horodyska et al., 2015; Messing & Rütten, 2017) oder durch staatliche Qualitätsstandards vorgegeben werden (Australian Commission on Safety and Quality in Health Care, 2012).

Zusammenfassend lässt sich feststellen, dass Bewegungsprogramme und -infrastruktur verfügbar, zugänglich, annehmbar und von einer guten Qualität sein müssen, wenn ein Recht auf Bewegung aus etablierten Menschenrechten abgeleitet wird. Dies beantwortet allerdings noch nicht die Frage, welche Konsequenzen sich aus diesem Recht für den Staat ableiten.

3 Konsequenzen eines Rechts auf Bewegung

Zusätzlich zur inhaltlichen Bestimmung eines Rechts auf Bewegung ist es notwendig, die Verpflichtung von Staaten zur Umsetzung dieses Rechts zu beschreiben. Diese lässt sich aus internationalen Menschenrechtsverträgen und dem Gewohnheitsrecht ableiten, wobei zwischen einer Achtungspflicht (obligation to respect), einer Schutzpflicht (obligation to protect) und einer Gewährleistungspflicht (obligation to fulfill) unterschieden wird (IPU & UN, 2016; Krennerich, 2015; Tobin & Barrett, 2020). Die Achtungspflicht beschreibt die Verpflichtung von Staaten, die aktive Verletzung von Menschenrechten durch staatliches Handeln zu unterlassen (IPU & UN, 2016). In Bezug auf das Recht auf Gesundheit bedeutet diese Verpflichtung beispielsweise, den Zugang zu Gesundheitsleistungen für Menschen nicht aufgrund ihres Alters, ihres Geschlechts oder ihrer Staatsbürgerschaft zu verweigern oder einzuschränken (Tobin & Barrett, 2020). Der Sonderberichterstatter für Gesundheit hat darüber hinaus ausdrücklich darauf hingewiesen, dass die Achtungspflicht auch im Bereich der Bewegungsförderung gilt, da alle Menschen gleichberechtigten Zugang zu staatlich betriebenen Sporteinrichtungen haben sollten (HRC, 2016). Außerdem betonte er, dass Bewegung in allen Politikfeldern berücksichtigt werden sollte, und verwies auf das Helsinki Statement zu „Health in All Policies“ (HRC, 2016; WHO, 2014). Dies beinhaltet laut dem Sonderberichterstatter die Verpflichtung für Staaten, sicherzustellen, dass diskriminierende Gesetze, Policies und Programme in Sektoren außerhalb des Gesundheitssektors geändert, aufgehoben oder gar nicht erst verabschiedet werden

(HRC, 2016). Konkrete Beispiele, in denen die Pflicht des Staates zur Achtung des Rechts auf Bewegung relevant ist, reichen vom Recht von Gefängnisinsassen, Sport zu treiben (UN, 2015), über die Möglichkeit für professionellen Frauenfußball – der in Deutschland zwischen 1955 und 1970 verboten war (FIFA.com, 2020) – bis hin zu den eingangs erwähnten Einschränkungen während der COVID-19 Pandemie.

Die Schutzpflicht des Staates beinhaltet die Verpflichtung, Individuen vor Rechtsverletzungen Dritter wie z. B. nichtstaatlicher Akteure zu schützen. Im Kontext des Rechts auf Gesundheit wird betont, dass Staaten sicherstellen müssen, dass Dritte den Zugang zu Gesundheitsleistungen nicht verweigern (Tobin & Barrett, 2020). Analog hierzu ist es zum Schutz eines Rechts auf Bewegung notwendig, dafür zu sorgen, dass Dritte den Zugang zu Bewegungseinrichtungen oder -programmen nicht einschränken oder verweigern. Der Sonderberichterstatter der Vereinten Nationen zum Recht auf Gesundheit forderte Staaten sogar explizit dazu auf, die Kompatibilität von Sportpolitik, -regeln, -programmen und -praktiken mit menschenrechtlichen Anforderungen sicherzustellen und Anstrengungen zur Prävention von Rechtsverletzungen durch Dritte zu intensivieren (HRC, 2016). Dies kann beispielsweise auch das berufliche Setting betreffen.

Schließlich erfordert die Gewährleistungspflicht aktives Handeln der Staaten. In diesem Zusammenhang fordert der Sonderberichterstatter zum Recht auf Gesundheit Staaten dazu auf, in drei Schritten sicherzustellen, dass – als Teil einer breiteren Strategie zur Förderung eines gesunden Lebensstils – ausreichende Ressourcen und Infrastruktur zur Verfügung stehen, um Menschen den Zugang zu und die Teilnahme an Sport und Bewegung zu ermöglichen: Erstens die Aufnahme der Förderung von Bewegung und eines gesunden Lebensstils in nationale Planungsprozesse; zweitens die Etablierung eines qualitativ hochwertigen Sportunterrichts bzw. hochwertiger Sportprogramme im Schul- und Gesundheitssektor; und drittens die schrittweise Implementierung, Ausweitung oder Verbesserung der Bereitstellung von Gütern, Einrichtungen, Dienstleistungen und Informationen, die für Sport und Bewegung relevant sind (HRC, 2016). Ein weiterer Aspekt der Gewährleistungspflicht ist, dass Staaten eine Umgebung schaffen sollten, die es Menschen ermöglicht, Sport zu treiben (Krüger, 2016) bzw. – wenn man ein Recht auf Bewegung anerkennt – sich zu bewegen. Anwendungsbeispiele sind unter anderem die Förderung aktiver Mobilität und die Förderung von Bewegung im Bildungssektor.

Staaten dürfen somit ein Menschenrecht nicht aktiv verletzen (Achtungspflicht), müssen Individuen vor Rechtsverletzungen Dritter schützen (Schutzpflicht) und aktiv handeln, um die Verwirklichung von Menschenrechten sicherzustellen (Gewährleistungspflicht). Für all diese Verpflichtungen gibt es konkrete Beispiele aus dem Bereich der Bewegungsförderung, mit denen die Anwendung menschenrechtlicher Prinzipien veranschaulicht werden kann.

Diskussion und Schlussfolgerungen

Angesichts der rechtlichen Unverbindlichkeit der UNESCO-Charta von 2015 wäre es vorteilhaft, ein eigenständiges Recht auf Bewegung aus etablierten Menschenrechten abzuleiten. Ein eigenständiges Recht würde den vielfältigen Nutzen von Bewegung und die Zusammenhänge mit anderen Menschenrechten wie dem Recht auf Erholung und Freizeit, dem Recht auf Bildung und dem Prinzip der Nichtdiskriminierung am besten abbilden und das Profil des Rechts schärfen. Ein Präzedenzfall hierfür ist das Recht auf Wasser, das ursprünglich aus den Rechten auf Gesundheit und auf einen angemessenen Lebensstandard abgeleitet wurde und sich im Laufe der Zeit zu einem eigenständigen Recht entwickelte, wodurch es deutlich mehr Aufmerksamkeit erhielt (Krennerich, 2010; UN General Assembly, 2010). Doch auch wenn Bewegung lediglich als (wichtiges) Element des Rechts auf Gesundheit angesehen wird, wäre eine weitere Analyse der Bedeutung von Bewegung für andere Menschenrechte sinnvoll.

Wenn Bewegung als eigenständiges Recht anerkannt wird, müssen Staaten dieses Recht achten, schützen und gewährleisten. In diesem Kontext ist – v. a. mit Blick auf die Gewährleistungspflicht – das Prinzip der progressiven Verwirklichung von Bedeutung, das in Artikel 2 Absatz 1 des Sozialpakts festgehalten ist: Dieser verpflichtet jeden Vertragsstaat dazu, „unter Ausschöpfung aller seiner Möglichkeiten Maßnahmen zu treffen, um fortschreitend mit allen geeigneten Mitteln, vor allem durch gesetzgeberische Maßnahmen, die volle Verwirklichung der in diesem Pakt anerkannten Rechte zu erreichen", wobei Staaten diese Verpflichtung „einzeln und durch internationale Hilfe und Zusammenarbeit" erfüllen können (UN, 1966). Daraus lassen sich drei Schlussfolgerungen ziehen: Erstens müssen Staaten auch im Fall begrenzter Ressourcen erste Anstrengungen zur vollen Verwirklichung eines Menschenrechts unternehmen. Zweitens müssen Staaten gemäß ihren Möglichkeiten diese Anstrengungen verstärken, um fortschreitend das Recht umzusetzen. Und drittens könnten menschenrechtliche Kernpflichten (minimum core obligations) für ein Recht auf Bewegung definiert werden – beispielsweise für den Fall von Ausnahmesituationen wie der COVID-19-Pandemie, in denen dieses Recht eingeschränkt wird.

Ein Recht auf Bewegung hätte außerdem einen breiteren Fokus als ein Recht auf Sport, über das ebenfalls diskutiert wird. So stellt beispielsweise das Internationale

Olympische Komitee in der Olympischen Charta fest, dass die Ausübung von Sport ein Menschenrecht sei (IOC, 2020). Allerdings argumentiert der Beratende Ausschuss des Menschenrechtsrats der Vereinten Nationen, dass ein Recht auf Sport nur aus anderen Menschenrechten wie beispielsweise dem Recht auf Gesundheit und dem Recht zur Teilnahme am kulturellen Leben abgeleitet werden kann (HRC, 2016). Der Kinderrechtsausschuss vertritt darüber hinaus die Auffassung, dass die Möglichkeit zur Teilnahme an Sport gemeinsam mit anderen Kindern notwendig ist, um das Recht auf altersgemäße aktive Erholung in Artikel 31 der Kinderrechtskonvention vollständig zu verwirklichen (IPA, 2016; UN, 1989). Auch der Einfluss der COVID-19-Pandemie auf Sportaktivitäten von Kindern und Jugendlichen wurde bereits aus menschenrechtlicher Perspektive analysiert, auch in Bezug auf die psychische und mentale Gesundheit, soziale Ungleichheiten und Sportunterricht an Schulen (Centre for Sport and Human Rights, 2020). Während all diese Aspekte wichtig sind, decken sie aktive Mobilität, Bewegung zu Hause oder am Arbeitsplatz sowie andere Formen von Bewegung in der Freizeit nicht ab.

Eine Debatte über ein Recht auf Bewegung müsste außerdem berücksichtigen, dass zentrale Menschenrechtsdokumente ab der Mitte des 20. Jahrhunderts entwickelt wurden, während das Konzept der gesundheitsfördernden Bewegung erst in den 1990er-Jahren entstand (Abu-Omar, Gelius & Messing, 2019). Die Evidenz zu den vielfältigen positiven gesundheitlichen Auswirkungen von Bewegung ist somit noch vergleichsweise jung und war im Entstehungszeitraum der meisten etablierten Menschenrechte noch nicht bekannt.

Abschließend ist noch festzustellen, dass die meisten Menschenrechte nicht absolut gelten, sondern im Einzelfall gegeneinander abgewogen werden können. Die COVID-19-Pandemie hat dabei gezeigt, dass auch aus einem einzigen Menschenrecht wie dem Recht auf Gesundheit gegenteilige Verpflichtungen abgeleitet werden können: Denn während Bewegung grundsätzlich einen wichtigen Beitrag zur Prävention nichtübertragbarer Erkrankungen leistet, erforderte die Eindämmung von COVID-19, die Mobilität der Menschen zu reduzieren und die Möglichkeiten für (gemeinsame) Bewegung einzuschränken.

Literatur

Abbasi, I. N. (2014). Socio-cultural barriers to attaining recommended levels of physical activity among females: A review of literature. *Quest, 66*(4), 448–467. https://doi.org/10.1080/00336297.2014.955118

Abu-Omar, K., Gelius, P. & Messing, S. (2019). *The evolution of physical activity promotion. Are we entering a liquid age?* Global Health Promotion. https://doi.org/10.1177/1757975919882381

Australian Commission on Safety and Quality in Health Care (2012). *Safety and Quality Improvement Guide Standard 10: Preventing Falls and Harm from Falls* (October 2012). Sydney.

Bailey, R., Armour, K., Kirk, D., Jess, M., Pickup, I. & Sanford, R. (2009). The educational benefits claimed for physical education and school sport: An academic review. *Research Papers in Education, 24*(1), 1–27. https://doi.org/10.1080/02671520701809817

Bayerisches Staatsministerium für Gesundheit und Pflege. (2020). *Bekanntmachung des Bayerischen Staatsministeriums für Gesundheit und Pflege vom 20.03.2020.*

Biddle, S. J. H., & Asare, M. (2011). Physical activity and mental health in children and adolescents: A review of reviews. *British Journal of Sports Medicine, 45,* 886–895.

Burton, N. W., & Turrell, G. (2000). Occupation, hours worked, and leisure-time physical activity. *Preventive Medicine, 31*(6), 673–681. https://doi.org/10.1006/pmed.2000.0763

Centre for Sport and Human Rights (2020). *An Overview of the Sport-Related Impacts of the COVID-19 Pandemic on Children.*

Committee on the Rights of the Child (2013). *General comment No. 17 (2013) on the right of the child to rest, leisure, play, recreational activities, cultural life and the arts (art. 31).* CRC/C/GC/17.

CRC (2016). *Concluding observations on the combined third and fourth periodic reports of Ireland.* CRC/C/IRL/CO/3-4.

CRC (2017). *Concluding observations on the fifth periodic report of Denmark.* CRC/C/DNK/CO/5.

Dergance, J. M., Calmbach, W. L., Dhanda, R., Miles, T. R., Hazuda, H. P. & Mouton, C. P. (2003). Barriers to and benefits of leisure time physical activity in the elderly: Differences across cultures. *Journal of the American Geriatrics Society, 51*(6). https://doi.org/10.1046/j.1365-2389.2003.51271.x

elpais.com (2020). *Spaniards take to the streets for exercise after 48 days of confinement.* https://english.elpais.com/society/2020-05-02/spaniards-take-to-the-streets-for-walks-and-exercise-after-48-days-of-confinement.html [abgerufen am 8. Dezember 2021].

FIFA.com (2020). *Celebrating 50 years of women's football in Germany.* https://www.fifa.com/womens-football/news/celebrating-50-years-of-women-s-football-in-germany [abgerufen am 8. Dezember 2021].

Gelius, P., Messing, S., Goodwin, L., Schow, D. & Abu-Omar, K. (2020). What are effective policies for promoting physical activity? A systematic review of reviews. *Preventive Medicine Reports, 18.* https://doi.org/10.1016/j.pmedr.2020.101095

Horodyska, K., Luszczynska, A., van den Berg, M., Hendriksen, M., Roos, G., De Bourdeaudhuij, I. & Brug, J. (2015). Good practice characteristics of diet and physical activity interventions and policies: An umbrella review. *BMC Public Health, 15*(19), 1–16. https://doi.org/10.1186/s12889-015-1354-9

Huma Rights Council (2016). *Report of the Special Rapporteur on the right of everyone to the enjoyment of the highest attainable standard of physical and mental health.* A/HRC/32/33.

International Olympic Committee (2020). *Olympic Charter. In force as from 17 July 2020.* https://stillmed.olympic.org/media/Document%20Library/OlympicOrg/General/EN-Olympic-Charter.pdf

International Play Association (2016). *Children's right to play and the environment.* http://ipaworld.org/wp-content/uploads/2016/05/IPA-Play-Environment-Discussion-Paper.pdf

Inter-Parliamentary Union & United Nations (2016). *Human Rights. Handbook for parliamentarians N° 26.* https://www.ohchr.org/Documents/Publications/HandbookParliamentarians.pdf

Krennerich, M. (2010). Das Menschenrecht auf Wasser – weit mehr als ein unverbindliches Ziel. *Neue Juristische Wochenzeitschrift – aktuell, 39,* 18–20.

Krennerich, M. (2015). Das Menschenrecht auf Gesundheit. *Zeitschrift für Menschenrechte* (2), 8–35.

Krüger, M. (2016). Turnen und Sport zwischen Menschenrecht, Freiheit und Zwang. Ein Essay aus historisch-sportpädagogischer Perspektive. *Zeitschrift für Menschenrechte* (2), 7–24.

Lee, I. M., Shiroma, E. J., Lobelo, F., Puska, P., Blair, S. N. & Katzmarzyk, P. T. (2012). Effect of physical inactivity on major non-communicable diseases worldwide: An analysis of burden of disease and life expectancy. *The Lancet, 380*(9838), 219–229. https://doi.org/10.1016/S0140-6736(12)61031-9

Lippi, G., & Sanchis-Gomar, F. (2020). An estimation of the worldwide epidemiologic burden of physical inactivity-related ischemic heart disease. *Cardiovascular Drugs and Therapy, 34,* 133–137. https://doi.org/10.1007/s10557-019-06926-5

Messing, S., Krennerich, M., Abu-Omar, K., Ferschl, S. & Gelius, P. (2021). Physical activity as a human right? *Health and Human Rights Journal, 23*(2), 201–211.

Messing, S. & Rütten, A. (2017). Qualitätskriterien für die Konzipierung, Implementierung und Evaluation von Interventionen zur Bewegungsförderung: Ergebnisse eines State-of-the-Art Reviews. *Das Gesundheitswesen, 79* (Suppl. 1), 60–65.

Messing, S., Rütten, A., Abu-Omar, K., Ungerer-Röhrich, U., Goodwin, L., Burlacu, I. & Gediga, G. (2019). How can physical activity be promoted among children and adolescents? A systematic review of reviews across settings. *Frontiers in Public Health, 7*(55). https://doi.org/10.3389/fpubh.2019.00055

OHCHR (2000). *CESCR General Comment No. 14: The Right to the Highest Attainable Standard of Health* (Art. 12). Geneva.

Rütten, A. & Pfeifer, K. (2017). *Nationale Empfehlungen für Bewegung und Bewegungsförderung*. Köln: BZgA. https://service.bzga.de/pdf.php?id=136839b90f0197896479a5f650dc5daf

tagesschau.de (2020). *Nur 200 Meter, nur allein, nur mit Attest. Ausgangsbeschränkungen in Europa.* https://www.tagesschau.de/ausland/bewegungsfreiheit-andere-staaten-101.html [abgerufen am 8. Dezember 2021].

Tobin, J. & Barrett, D. (2020). The right to health and health-related human rights. In L. O. Gostin & B. M. Meier (Hrsg.), *Foundations of global health & human rights* (S. 67–88). New York: Oxford University Press.

United Nations (1948). *Universal Declaration of Human Rights*. https://www.un.org/sites/un2.un.org/files/2021/03/udhr.pdf

UN (1966). *International Covenant on Economic, Social and Cultural Rights (ICESCR).* https://www.ohchr.org/sites/default/files/cescr.pdf

UN (1979). *Convention on the Elimination of All Forms of Discrimination against Women*. https://www.ohchr.org/sites/default/files/cedaw.pdf

UN (1989). *Convention on the Rights of the Child.* https://www.ohchr.org/sites/default/files/crc.pdf

UN (2006). *Convention on the Rights of Persons with Disabilities.* https://www.un.org/disabilities/documents/convention/convoptprot-e.pdf

UN (2015). *United Nations Standard Minimum Rules for the Treatment of Prisoners (the Nelson Mandela Rules).* https://undocs.org/A/RES/70/175 [abgerufen am 8. Dezember 2021].

UN Committee on Economic, Social and Cultural Rights (CESCR) (2000). *General Comment No. 14: The right to the highest attainable standard of health* (Art. 12

of the Covenant), 11. August 2000, E/C.12/2000/4. https://www.refworld.org/docid/4538838d0.html

UN General Assembly. (2010). *The Human Right to Water and Sanitation*, UN Doc. A/RES/64/292 [abgerufen am 8. Dezember 2021].

UNESCO (1978). *UNESCO International Charter of Physical Education and Sport.* https://unesdoc.unesco.org/ark:/48223/pf0000216489

UNESCO (2015). *International Charter of Physical Education, Physical Activity and Sport.* https://unesdoc.unesco.org/ark:/48223/pf0000235409

Warburton, D. E. & Bredin, S. S. (2017). Health benefits of physical activity: A systematic review of current systematic reviews. *Current Opinion in Cardiology, 32*(5), 541–556. https://doi.org/10.1097/HCO.0000000000000437

World Health Organization (2014). *Helsinki Statement On Health In All Policies.* Genf: WHO. https://www.who.int/publications/i/item/9789241506908

WHO (2018). *Global Action Plan On Physical Activity 2018–2030: More Active People For A Healthier World.* Genf: WHO. https://apps.who.int/iris/bitstream/handle/10665/272722/9789241514187-eng.pdf

Woods, C. B., Volf, K., Kelly, L., Casey, B., Gelius, P., Messing, S., Forberger, S., Lakerveld, J. & Zukowska, J. & Bengoechea, E. G. (2021). The evidence for the impact of policy on physical activity outcomes within the school setting: A systematic review. *Journal of Sport and Health Science.* https://doi.org/10.1016/j.jshs.2021.01.006

A6 Gesundheit als Pflicht? Zwischen Fitness und Healthismus

Ansgar Thiel, Jannika John, Hannes Gropper & Jochen Mayer

Fitnessbegriff, Körpernormen, Verhaltensnormen, Devianz, Healthismus

Einleitung

Das Recht auf Gesundheit wird in vielen Teilen der Welt bis heute nicht umgesetzt. In Industriestaaten, die über eine gute Gesundheitsversorgung der Allgemeinbevölkerung verfügen, wird die Förderung von Gesundheit meist weniger als Recht auf eine ärztliche Grundversorgung, sondern vielmehr im Sinne von Fitness, Wellness und Wohlbefinden diskutiert. Dabei ist auffällig, dass Gesundheitsförderung im Gegensatz zur menschenrechtlichen Festlegung (siehe Kapitel A5) weniger als Verpflichtung des Staates, sondern vor allem als individuelle Selbstverantwortung diskutiert wird.

Im Folgenden wird genauer auf die Idee der Verbesserung von Gesundheit als einer Optimierung des eigenen Fitness- und Wohlbefindenszustandes eingegangen. Dabei geht es insbesondere um die Entstehung einer Fitness- und Wellnessbewegung, deren Zweck letztendlich auf eine Selbstoptimierung abzielt und dementsprechend mit der Grundidee von Gesundheit als einem Menschenrecht nur noch marginal übereinstimmt. Dieser Widerspruch wird abschließend am Beispiel des sogenannten „Healthismus" veranschaulicht. Healthismus, wie wir ihn in unserem Artikel verstehen, lässt sich als eine kollektive gesundheitsideologische Leitidee verstehen, die eine Zuschreibung von Verantwortung für die Gesunderhaltung weg vom Staat hin zum Individuum beinhaltet, was wiederum einen Verhaltenszwang auf der individuellen Ebene impliziert. Gesundheit ist in dieser Perspektive eine soziale Norm, mehr noch, ein Verhaltensimperativ. Die Verantwortungszuschreibung zum Individuum hat in diesem Zusammenhang zur Folge, dass ein Verhalten, das nicht als gesundheitsförderlich angesehen wird, als Devianzverhalten gilt.

Die in der Leitidee des Healthismus verankerten Körper- und Verhaltensvorgaben sind hochnormativ und reklamieren einen fast schon universalen Geltungsanspruch, dessen wissenschaftliche Grundlegung allerdings weit weniger evident ist als behauptet.

1 Fitness als soziale Körpernorm

Die Verlagerung von gesundheitsbezogener Verantwortung auf die Ebene des Individuums kommt mit Blick auf die bewegungsbezogene Gesundheitsförderung vielleicht am sichtbarsten in der Fitness-Bewegung zum Ausdruck.

Der Ursprung des Begriffs „Fitness“ ist unklar. Eine erste dokumentierte Begriffsverwendung in Schriften lässt sich anscheinend ungefähr auf das Jahr 1580 zurückdatieren (Merriam-Webster, 2021) und zwar übersetzte der Lexikograph John Baret in seinem Wörterbuch *An Alvearie* den lateinischen Begriff „Habilitas“ mit „ableness, fitness, handsomeness“ (evs translations, 2022). Eine wichtige Rolle bei der Etablierung des Fitness-Begriffs in der wissenschaftlichen Diskussion spielten die Arbeiten von Herbert Spencer und Charles Darwin. Herbert Spencer prägte in *The Principles of Biology* (1864) den Ausdruck „Survival of the fittest“, mit dem er darauf hinwies, dass die Anpassung an Umweltbedingungen mit einer Verbesserung von Überlebenschancen verbunden ist (Überleben der Angepassten, nicht der Stärksten). Dabei ging er davon aus, dass jene Individuen, die am wenigsten dazu in der Lage seien, ihre Funktionen an veränderte Umweltbedingungen anzupassen, zugrunde gehen würden, „während dagegen jene fortleben werden, deren Functionen am ehesten dem Gleichgewicht mit dem abgeänderten Aggregate äusserer Kräfte nahe kommen“ (Spencer, 1867, S. 484).

Charles Darwin übernahm den Ausdruck ab der fünften englischsprachigen Auflage seines Werkes *Die Entstehung der Arten* von 1869. Fitness aus biologischer Sicht bezeichnet in dieser Perspektive das Maß der Anpassung eines Individuums oder Genotyps an seine Umwelt. Dabei gilt: Je größer die Anzahl fortpflanzungsfähiger Nachkommen, desto besser die Anpassung (Barker, 2009). Dahinter steckt das Phänomen, dass die Vermehrung von Lebewesen die Voraussetzung ihrer Existenzsicherung ist. Das Ziel von Reproduktion ist die Weitergabe von genetischer Information an Folgegenerationen, um den Fortbestand der Gene zu sichern. In diesem Sinne setzt Evolution Reproduktion voraus. Reproduktion erfolgt allerdings nur dann nachhaltig, wenn genügend Ressourcen für Nachkommen existieren, was umso besser funktioniert, je besser die Nachkommen an (potenziell veränderte) Umweltbedingungen angepasst sind.

Im Zusammenhang mit Sport und Bewegung tauchte der Fitnessbegriff zunächst im 19. Jahrhundert im englischen Rennsport auf. So wurden für das Rennen fertig vorbereitete Pferde als „fitte Pferde“ bezeichnet (Menze-Sonneck, 2005). Seit den 1970er-Jahren lässt sich eine kontinuierliche Ausweitung des Fitnessbegriffs beobachten. Im Fitnessbegriff sind heute, unabhängig vom jeweiligen Kontext, im Grunde immer einer oder mehrere der folgenden drei Aspekte beinhaltet: erstens die Erbringung von Leistung, zweitens die Erfüllung einer kollektiven Norm und drittens die Anpassung an veränderte Umwelten. Im Sinne von *leistungsfähig, tüchtig, qualifiziert, befähigt* wird der Fitnessbegriff heute interessanterweise in unterschiedlichsten Zusammenhängen verwendet, vom „fit machen für den Arbeitsmarkt" über „Fitness als Voraussetzung für zukünftigen Unternehmenserfolg" bis hin zu „Roggen fit für die Zukunft machen" (Klebs, 2013).

Sportliche Fitness in der heutigen Begriffsverwendung beschreibt im Grunde eine gute körperliche Leistungsfähigkeit in harmonischer Ausgewogenheit ihrer Elemente „Muskelkraft", „lokale und allgemeine aerobe und anaerobe Kapazität" und „psychomotorischer Fähigkeiten" (Schönholzer, 1971, S. 10). Dieser Begriffsverwendung entsprechend wird im etymologischen Wörterbuch des Deutschen der Begriff „fit" verstanden als „wohltrainiert, in guter Form" sowie in Anlehnung an das Englische als „passend, angemessen, tauglich" (Pfeifer, 1993). Im Sinne von „gut vorbereitet, leistungsfähig" ist der Begriff zum Bestandteil der Sportsprache geworden und in der ersten Hälfte des 20. Jahrhunderts in die Allgemeinsprache eingegangen (Pfeifer, 1993). Die Anwendung des Fitnessbegriffs in gesundheitsbezogenen Zusammenhängen geht darüber hinaus und umfasst auch das Vorhandensein von Widerstandsressource. Gesundheitliche Fitness ist in diesem Sinne das Vermögen, im Alltag leistungsfähig zu sein und Belastungen eher standzuhalten sowie die Fähigkeit, physische und physiologische Herausforderungen zu meistern, welche das Risiko einer vorzeitigen Entwicklung von Krankheit beinhalten (Bouchard, 1996).

Für die Etablierung von Gesundheit als einer gesellschaftlichen Norm spielte die Fitnessbewegung eine wichtige Rolle. Die Fitnessbewegung lässt sich als ein Phänomen der westlichen, industrialisierten Gesellschaft ansehen (Volkwein-Caplan, 2004). Bereits in den 1980er-Jahren veränderten sich, unter anderem angetrieben durch die Aerobic-Bewegung, Körperideale. Diese Bewegung verhalf der Idee, nur ein trainierter Körper sei ein ästhetischer und letztendlich „guter" Körper, sich auf einem Massenmarkt zu etablieren. Im Gesundheits- und Wellnessboom der 1990er-Jahre wurde der Ästhetisierungsaspekt durch Stressbewältigungs-, Entspannungs- und Wellnessmotive ergänzt (Dilger, 2008). Der Gesundheitsaspekt rückte in diesem Sinne in der Fitnessbewegung mehr und mehr in den Vordergrund, während sportbezogene Aspekte zunehmend marginalisiert wurden.

Die Etablierung eines gesunden und fitten Körpers als gesellschaftliches Leitideal wurde im 21. Jahrhundert auf die gesamte Lebensspanne übertragen (Thiel, John &

Gropper, 2020). In der zu Beginn des 21. Jahrhunderts aufkommenden Forever-Young-Bewegung (Jane Fonda, Dr. Ulrich Strunz etc.) wurde regelmäßiges systematisches Training als wichtigstes Anti-Aging-Mittel proklamiert. Das Motiv der Prävention chronisch degenerativer Erkrankungen und der Erhaltung körperlicher Leistungsfähigkeit durch körperliches Training wurde in diesem Sinne mit dem Motiv, lange jung und attraktiv auszusehen, gekoppelt. Die enge Kopplung von trainiertem, kultiviertem und gepflegtem Körper auf der einen und Gesundheit auf der anderen Seite lässt sich als ein wichtiger generativer Mechanismus von zunehmender Körpernormierung im gesellschaftlichen Diskurs ansehen.

2 Gesundheit als gesellschaftliche Pflicht

Die Vorstellung, dass Gesundheit selbst herstellbar sei, indem auf den eigenen Körper geachtet werde (im Sinne von regelmäßigem Training, genügend Schlaf, dem Verzicht auf schädliche Substanzen etc.), bildet die Kernannahme des sogenannten Healthismus. Wesentliche Elemente stellen hierbei die gesundheitsbezogene Selbstverantwortung des Einzelnen und damit Gesundheit als Verhaltensimperativ auf der einen Seite und Fitness als Maß für die „Verwendbarkeit“ eines Menschen (Kühn, 1993) bzw. fehlende Fitness als Devianz (Thiel et al., 2020) auf der anderen Seite dar.

Die Ideologie des Healthismus ist durch ein scheinbar wissenschaftlich begründetes Normengefüge charakterisiert. Gesundheit sei Resultat des individuellen Lebensstils, Krankheit dagegen die Folge individuellen Fehlverhaltens. Gestützt durch große epidemiologische Längsschnittanalysen, wie z. B. der Framingham-Studie, werden ausreichende Bewegung, Nichtrauchen, mäßiger Alkoholkonsum, fett-, zucker- und salzarme Ernährung, Gewichtsreduktion, Stressbewältigung und regelmäßige Vorsorgeuntersuchungen als Indikatoren selbstverantwortlichen Verhaltens proklamiert. Eine chronisch-degenerative Erkrankung zu erleiden, hat aus dieser Perspektive immer auch die Implikation von individuellem Fehlverhalten, wenn nicht gar einem moralisch verwerflichen Umgang mit dem eigenen Körper (Kühn, 1993; Thiel, Seiberth & Mayer, 2013).

Heute ist die Vermarktung von körperlicher Aktivität als „richtigem Umgang“ mit gesundheitsbezogener Selbstverantwortung omnipräsent und wird über Gesundheitsjournale (Apothekerzeitschriften) und digitale Medien (YouTube) transportiert sowie durch eine massenhafte Entwicklung von Fitness-Apps und die Digitalisierung der körperlichen Selbstkontrolle (Self-Tracking) vorangetrieben. In der sogenannten

Quantified-Self-Bewegung zeigt sich somit, dass der gesundheitsbezogene Selbstverantwortungs-Imperativ der modernen Gesellschaft sich zunehmend mit einer Selbstoptimierungs-Aspiration mischt. So sehen Vorreiter dieser Bewegung angesichts des technologischen Fortschritts kaum Grenzen hinsichtlich der Möglichkeiten des Self-Tracking. Mittlerweile ist es dem Quantified-Self-Movement offenbar sogar gelungen, Realzeit-Daten zum Mikrobiom zu erfassen. So gelang es einem Bericht der BBC zufolge dem Doktoranden Lawrence David am Massachusetts Institute of Technology, ein Self-Tracking-System zu entwickeln, indem er eine iPhone-App, die für die Erfassung und Verwaltung von Visitenkarten entwickelt wurde, umfunktionierte. Mit dieser App gelang es, die Folgen einer Lebensmittelvergiftung seines Chefs aufzuzeichnen, was offenbar das erste Mal war, dass das mikrobielle Muster menschlicher Diarrhöe in Echtzeit verfolgt werden konnte (BBC, 2013).

Kritiker*innen wie der Mediziner und Theologe Manfred Lütz blicken sehr skeptisch auf die öffentliche Bedeutungszunahme individueller Gesunderhaltung und erkennen in der Fitness- und Gesundheitsbewegung religionsähnliche Züge, nicht zuletzt, weil die durchschnittliche Anzahl wöchentlicher Fitnessstudiobesuchender die durchschnittliche Besucherzahl des katholischen und evangelischen Sonntags-Gottesdienstes bei weitem übersteigt. So bezeichnet Lütz Gesundheit als eine Religion, für die man Wallfahren, Fasten und gute Werke vollbringen müsse und die durch religiöse Inbrunst, Aufopferung und Missionarismus gekennzeichnet sei (Lütz, 2008).

Regelmäßige körperliche Aktivität könnte man aus diesem Blickwinkel als religiöse Handlung bezeichnen. Die Körperform ist in dieser sozialen Konstruktion dabei Maßstab für die Beurteilung, ob diese religiöse Handlung auch in korrekter Weise durchgeführt wird. So wird im Healthismus-Diskurs Gesundheit auch meist mit Schlankheit gleichgesetzt und die Vermeidung von Übergewicht durch regelmäßige Bewegung als normenkonformes Verhalten proklamiert (Thiel et al., 2020).

3 Soziale Folgen des Healthismus

Die Kehrseite des Healthismus ist zum einen, dass der Zusammenhang von Gesundheit und individuellem Verhalten zwar existiert, aber im Detail noch längst nicht vollkommen geklärt ist, und zum anderen, dass gesellschaftliche Körpernormierung psychosozial gesundheitsschädliche Folgen für Einzelne haben kann.

Gesundheitsbezogene Verhaltensnormen führen nicht zwingend zum gewünschten Resultat, was sich sehr gut an den in der Präventionsdiskussion am häufigsten genannten „gesundheitsförderlichen Verhaltensweisen" Ernährung und Bewegung zeigen lässt. So hat sich die Ernährungswissenschaft beispielsweise lange Zeit auf isolierte Nährstoffmängel fokussiert und zu deren Behandlung nicht zuletzt Nahrungsergänzungsmittel vorgeschlagen, was sich in vielen Fällen mittel- und langfristig als ungesund herausgestellt hat (Ronis, Pedersen & Watt, 2018). Zwar hat die Ernährungswissenschaft hier mittlerweile Fortschritte gemacht und betont in Ernährungsempfehlungen eher Ernährungsmuster, wie z. B. hochgradig verarbeitete zuckerreiche oder mit industriellen Zusatzstoffen angereicherte Lebensmittel zu vermeiden und vor allem geringgradig verarbeitete, bioaktive Lebensmittel, wie Obst, Nüsse, Samen, Gemüse, Vollkorn, pflanzliche Öle, Fisch zu essen. Doch sind noch immer viele Fragen offen, z. B., welche Rolle die Nahrungszubereitung spielt, bis hin zum Problem, welchen gesundheitsförderlichen Effekt einzelne Antioxidantien als integraler Bestandteil bestimmter Ernährungsformen haben (Mozaffarian & Forouhi, 2018).

In ähnlicher Weise ist die Frage, welche körperliche Aktivität in welchem Umfang und in welcher Intensität für welches Individuum gesund ist, noch weit davon entfernt, bis ins Detail beantwortet zu sein. Beispielsweise sind Empfehlungen zu Häufigkeit, Dauer, Intensität und Art der körperlich-sportlichen Aktivität, mit der gesundheitsbezogene Ziele erreicht werden können, keineswegs übereinstimmend (Woll & Bös, 2004; Schlicht & Brand, 2006), Ober- und Untergrenzen sowie Schwellenwerte gesundheitsförderlicher körperlicher Aktivität sind nicht ausreichend geklärt und die Individualität der biopsychosozialen Reaktion auf körperliche Trainingsreize wird ebenfalls noch nicht im Detail verstanden (Munz & Thiel, 2018; Nieß & Thiel, 2015). So kann eine Bewegungsform, die für eine bestimmte Gruppe gesund ist, für eine andere durchaus gesundheitsschädigend sein. Umgekehrt hat eben nicht jede Bewegungsform auf jedes Individuum die gleiche Wirkung, was jüngst in einem Consensus Document der European Association of Preventive Cardiology (EAPC) und der ESH Council on Hypertension als Begründung für personalisierte Bewegungsrezepte zur Optimierung von Lebensstilinterventionen für die Prävention und Behandlung von Bluthochdruck ins Feld geführt wurde (Hanssen et al., 2021). Darüber hinaus wird seit längerem eine kurvenlinear-inverse Dosis-Wirkungsbeziehung zwischen körperlicher Aktivität und Gesundheit diskutiert, d. h., dass zwar bei niedrig- bis moderat-intensiven Aktivitäten ein gesundheitsförderlicher Nutzen von regelmäßiger körperlicher Aktivität zu erwarten sei, dieser Nutzen bei hohem Aktivitätsniveau aber wieder sinke oder gar ganz ausbleibe (Schlicht & Brand, 2006; Knoll, Banzer & Bös, 2006), was in der Diskussion um die gesundheitsförderlichen Effekte eines hoch-intensiven Intervalltrainings (HIIT) wiederum als zu pauschal beurteilt wird (García-Hermoso et al., 2016).

Die Problematik gesundheitsbezogener Verhaltens- und Körpernormierung kommt auch darin zum Ausdruck, dass ein schlanker Körper nicht per se als gesünder beurteilt werden kann als ein übergewichtiger. Zwar gilt als gesichert, dass schwere Adipositas mit einer Reihe an Folgeerkrankungen assoziiert ist, Personen, die moderates Übergewicht aufweisen, sind jedoch nicht prinzipiell kränker als schlanke Menschen, insbesondere wenn letztere körperlich inaktiv sind (Flegal, Kit, Orpana & Graubard, 2013; Farrell, Finley, McAuley & Frierson, 2011). Die Widersprüchlichkeiten werden verstärkt, wenn die aktuelle Diskussion über die Zielgruppenabhängigkeit des Gesundheitsbegriffs mitberücksichtigt wird (vgl. Kapitel A1). Darüber hinaus ist leistungssportliches Engagement mit einer ganzen Reihe von kurzfristigen Gesundheitsrisiken aufgrund von Verletzungen und Überlastungssyndromen verbunden, was sich zwar nicht unbedingt in der Lebenserwartung oder im Risiko für chronisch-degenerative Erkrankungen niederschlägt, aber sicherlich eine hohe Belastung für die Unfallkassen darstellt.

Nicht zuletzt ist die unreflektierte Vorgabe eines jugendlichen, fitten Körpers als Idealnorm und als Symbol für einen gesellschaftlich konformen, weil gesundheitsförderlichen Lebensstil deshalb problematisch, weil sie (trotz aller Bemühungen einer kontinuierlich größer werdenden Body-Acceptance-Bewegung) den schwer übergewichtigen Körper stigmatisiert. Dies beginnt im Kindesalter bei der Ablehnung von Kindern mit Adipositas durch Gleichaltrige bei der Spielkameradenwahl (Thiel, Alizadeh, Giel & Zipfel, 2008) und reicht bis zu einem geringeren Vertrauen in die intellektuelle und führungsbezogene Leistungsfähigkeit von Menschen mit Adipositas in beruflichen Zusammenhängen (Giel et al., 2012).

Fazit

Gesund zu sein wird in der modernen Gesellschaft zunehmend als Verpflichtung des Einzelnen und als Selbstverantwortung kommuniziert. Das Streben nach einem gesunden Körper hat mittlerweile in manchen Bevölkerungskreisen bereits Züge einer quasi-religiösen Bewegung angenommen. Auf gesamtgesellschaftlicher Ebene sind die Folgen dieser Entwicklung in Ansätzen bereits beobachtbar. Einerseits hat das kollektive Streben nach einem jugendlich-fitten Körper schon längst den Weg für die Entwicklung eines Massenmarkts für z. B. Sportkleidung, Fitnessgeräte, Nahrungsergänzungsmittel und Selbstoptimierungs-Apps bereitet, andererseits besteht die Gefahr, dass diejenigen, denen es beispielweise aufgrund von genetischer Disposition oder aufgrund von Lebensumständen nicht gelingt, die körperbezogenen gesellschaftlichen Normen zu erreichen, stigmatisiert und diskriminiert zu werden.

Die Etablierung von Gesundheitsnormen als gesellschaftliche Orientierungsgrößen ist vor diesem Hintergrund ein zweischneidiges Schwert. Einerseits kann diese Entwicklung möglicherweise zu Verhaltensänderungen beitragen, die sich auch volkswirtschaftlich positiv auswirken. Andererseits werden dadurch zwangsläufig Menschengruppen sozial marginalisiert, die – trotz aller Betonung von gesundheitsbezogener Selbstverantwortung – möglicherweise doch nur „Opfer" gesellschaftlicher Lebensverhältnisse, genetischer Voraussetzungen oder ungünstiger Familienverhältnisse sind.

Literatur

Barker, J. S. F. (2009). Defining fitness in natural and domesticated populations. In J. van der Werf (Hrsg.), *Adaptation and fitness in animal populations* (S. 3–14). Heidelberg: Springer.

BBC, Weintraub, K. (2013). *Self-track route to a better life.* https://www.bbc.com/future/article/20130102-self-track-route-to-a-better-life [abgerufen am 1. November 2022].

Bouchard, C. (1996). Körperliche Aktivität, Fitneß und Gesundheit (Kongressbericht). In J. Mester (Hrsg.), *Gesundheitsförderung und körperliche Aktivität: wissenschaftlicher Kongress* (S. 42–55). Köln: Sport und Buch Strauß.

Dilger, E. (2008). *Die Fitnessbewegung in Deutschland: Wurzeln, Einflüsse und Entwicklungen.* Schorndorf: Hofmann.

EVS translations (2022). *Fitness.* https://evs-translations.com/blog/fitness [abgerufen am 1. November 2022].

Farrell, S. W., Finley, C. E., McAuley, P. A. & Frierson, G. M. (2011). Cardiorespiratory fitness, different measures of adiposity, and total cancer mortality in women. *Obesity, 19*(11), 2261–2267. https://doi.org/10.1038/oby.2010.345

Flegal, K. M., Kit, B. K., Orpana, H. & Graubard, B. I. (2013). Association of all-cause mortality with overweight and obesity using standard body mass index categories: A systematic review and meta-analysis. *Jama, 309*(1), 71–82. https://doi.org/10.1001/jama.2012.113905

García-Hermoso, A., Cerrillo-Urbina, A. J., Herrera-Valenzuela, T., Cristi-Montero, C., Saavedra, J. M. & Martínez-Vizcaíno, V. (2016). Is high-intensity interval training more effective on improving cardiometabolic risk and aerobic capacity than other forms of exercise in overweight and obese youth? A meta-analysis. *Obesity reviews, 17*(6), 531–540. https://doi.org/10.1111/obr.12395

Giel, K. E., Zipfel, S., Alizadeh, M., Schäffeler, N., Zahn, C., Wessel, D., Hesse, F. W., Thiel, S. & Thiel, A. (2012). Stigmatization of obese individuals by human resource professionals: An experimental study. *BMC public health, 12*(1), 1–9. https://doi.org/10.1186/1471-2458-12-525

Hanssen, H., Boardman, H., Deiseroth, A., Moholdt, T., Simonenko, M., Kränkel, N., Niebauer, J., Tiberi, M., Abreu, A., Solberg, E. E., Pescatello, L., Brguljan, J., Coca, A. & Leeson, P. (2021). Personalized exercise prescription in the prevention and treatment of arterial hypertension: A Consensus Document from the European Association of Preventive Cardiology (EAPC) and the ESC Council on Hypertension. *European Journal of Preventive Cardiology, 24*. https://doi.org/10.1093/eurjpc/zwaa141

Klebs, F. (2013, 25. April). *Trotz Klimawandel: Züchter wollen Roggen für die Zukunft fit machen.* https://idw-online.de/de/news530392 [abgerufen am 13. Dezember 2021].

Knoll, M., Banzer, W. & Bös, K. (2006). Aktivität und physische Gesundheit. In K. Bös & W. Brehm (Hrsg.), *Handbuch Gesundheitssport* (2. Aufl. S. 82–102). Schorndorf: Hofmann.

Kühn, H. (1993). Eine neue Gesundheitsmoral? Anmerkungen zur lebensstilbezogenen Prävention und Gesundheitsförderung. In W. Schlicht (Hrsg.), *Gesundheit für Alle: Fiktion oder Realität?* (S. 205–224). Schorndorf: Hofmann.

Lütz, M.(2008). Erhebet die Herzen, beuget die Knie. Gesundheit als Religion: Vorsorge, Enthaltsamkeit, Sport – das ist die neue Dreifaltigkeit. Ein Gotteslästerer, der dies bezweifelt. *Die Zeit 17. April 2008,* http://www.zeit.de/2008/17/Gesundheitswahn [abgerufen am 2. Juni 2016].

Menze-Sonneck, A. (2005). Fitness. Sportpädagogik. *Zeitschrift für Sport-, Spiel- und Bewegungserziehung, 29*(4), 4–8.

Merriam-Webster (2021, 10. Dezember). *Fitness.* https://www.merriam-webster.com/dictionary/fitness [abgerufen am 14. Dezember 2021].

Mozaffarian, D. & Forouhi, N. G. (2018). Dietary guidelines and health—is nutrition science up to the task? *British Medical Journal, 360,* 1–9. https://doi.org/10.1136/bmj.k822

Munz, B. & Thiel, A. (2018). Individualisiertes Training – ein biopsychosozialer Ansatz. *Deutsche Zeitschrift für Sportmedizin, 69*(6), 191–194. https://doi.org/10.5960/dzsm.2018.332

Nieß, A. M. & Thiel, A. (2015). Intensiver Sport und Gesundheit im mittleren Erwachsenenalter – Brauchen wir eine Risiko-Benefit-Diskussion? *Deutsche Zeitschrift für Sportmedizin, 66,* 227–228. https://doi.org/10.5960/dzsm.2015.195

Pfeifer, W. (1993). *Etymologisches Wörterbuch des Deutschen* (2. Aufl.). Berlin: Akademie.

Ronis, M. J., Pedersen, K. B. & Watt, J. (2018). Adverse effects of nutraceuticals and dietary supplements. *Annual Review of Pharmacology and Toxicology, 58*(1), 583–601. https://doi.org/10.1146/annurev-pharmtox-010617-052844

Schlicht, W. & Brand, R. (2007). *Körperliche Aktivität, Sport und Gesundheit: Eine interdisziplinäre Einführung*. Weinheim: Juventa.

Schönholzer, G. (1971). *Fitness als Begriff und Ziel*. Basel: Birkhäuser.

Spencer, H. (1867). *Die Principien der Biologie* (Bd. 1). Stuttgart: E. Schweizerbart.

Thiel, A., Alizadeh, M., Giel, K. & Zipfel, S. (2008). Stereotypisierung von adipösen Kindern und Jugendlichen durch ihre Altersgenossen. PPmP-Psychotherapie· Psychosomatik· *Medizinische Psychologie, 58*(12), e16–e24. https://doi.org/10.1055/s-2008-1067340

Thiel, A., John, J. M. & Gropper, H. (2020). Körpernormen und Körperdevianzen. In C. Breuer, C. Joisten, & W. Schmidt (Hrsg.), *Vierter Deutscher Kinder- und Jugendsportbericht. Gesundheit, Leistung und Gesellschaft* (S. 307–329). Schorndorf: Hofmann.

Thiel, A., Seiberth, K. & Mayer, J. (2013). *Sportsoziologie – Ein Lehrbuch in 13 Lektionen*. Aachen: Meyer & Meyer.

Volkwein-Caplan, K. A. E. (2004). *Culture, sport, and physical activity*. Maidenhead: Meyer & Meyer Sport.

Woll, A. U. & Bös, K. (2004). Wirkungen von Gesundheitssport. *B&G Bewegungstherapie und Gesundheitssport, 20*(03), 97–106. https://doi.org/10.1055/s-2004-822768

A7 Ethische Überlegungen in der bewegungsbezogenen Gesundheitsförderung

Annika Frahsa

Forschungsethik, Interventionsformen, Adressat*innengruppen, Interventionsebenen, Bewegungsfreiheit

Einleitung

Ethische Überlegungen befassen sich mit Voraussetzungen und der Bewertung menschlichen Handelns und dem methodischen Nachdenken über die Moral, d. h. über bestehende Handlungsmuster und Konventionen, gegenwärtig geltende Werte, Normen und Tugenden. Wissenschaftsethik fokussiert ethische Aspekte wissenschaftlicher Forschung, insbesondere ethische Standards innerhalb der Wissenschaft, als auch gesellschaftliche Auswirkungen von Forschung.

In der bewegungsbezogenen Gesundheitsförderung finden ethische Überlegungen in unterschiedlichen Forschungsbezügen mit unterschiedlichen fachspezifischen Ethikcodes statt, in denen sich insbesondere medizinisch orientierte Public-Health-Ansätze und sozialwissenschaftliche Bezüge charakterisieren lassen. Diese unterschiedlichen relevanten Forschungsansätze beziehen sich wiederum auf unterschiedliche Interventionsformen, die dann die Menschen, die Teil der Forschung sind, aus diversen Perspektiven betrachten und potenziell durchaus Zielkonflikte in ihren Interventionen und anvisierten Ergebnissen mit sich bringen.

Ethische Überlegungen in der Medizin basieren auf den vier Prinzipien Selbstbestimmungsrecht von Patient*innen, Schadensvermeidung, Fürsorge und sozialer Gerechtigkeit (Beuachamp & Childress, 2019). Ethische Überlegungen in Public Health ergänzen diese Überlegungen rund um inter-individuelle Interaktionen in der Medizin um eine Ebene und stellen das Wohl der Gesellschaft, der Gesamtöffentlichkeit, in den Mittelpunkt. Auch in der sozialwissenschaftlich-ausgerichteten Forschung werden ähnliche ethische Grundsätze, wie das Prinzip der Sachlichkeit bzw. das Streben nach wissenschaftlicher Integrität und Objektivität, die Freiwilligkeit der Teilnahme an Studien auf Basis möglichst informierten Einverständnisses, das Prinzip der Nicht-Benachteiligung bzw. Schädigung sowie die

Gewährleistung von Vertraulichkeit bzw. Anonymität, verfolgt (vgl. u. a. DGS, 2017). Das Prinzip einer informierten Einwilligung in Form einer informierten Einverständniserklärung wiederum kann bzw. soll in sozialwissenschaftlicher Forschung nicht immer umgesetzt werden (DGS, 2017; von Unger, Dilger & Schönhuth, 2016). Manche Ansätze beruhen gerade darauf, frei und nicht-offen im Feld zu agieren: So könnten umfassende Vorabinformationen Forschungsergebnisse in Beobachtungsstudien oder ethnographischen Projekten verzerren oder Forschung ganz verhindern (von Unger et al., 2016). Für die sozialwissenschaftliche bewegungsbezogene Gesundheitsförderung gibt es im deutschsprachigen Raum kaum ausdifferenzierte Strukturen, die den medizinischen Ethikkommissionen vergleichbar wären – von ersten sozialwissenschaftlichen Ethikgremien an einzelnen Universitäten/Fakultäten abgesehen. Sozialwissenschaftlich Forschende sind daher besonders gefordert, die Einhaltung ethischer Grundprinzipien selbst zu verantworten. In multi- und interdisziplinären Studien und Projekten werden sozialwissenschaftliche Teilprojekte in der Praxis oft bei medizinischen Ethikkommissionen mit eingereicht, was aufgrund der unterschiedlichen Forschungszugänge und Standards nicht immer konfliktfrei bleibt.

Dieses Kapitel skizziert forschungsethische Prinzipien und Diskussionen zu bewegungsbezogener Gesundheitsförderung aus Sicht der Medizin, Public Health und Sozialwissenschaft, leitet ethische Überlegungen in Bezug auf unterschiedliche Interventionsformen und Adressatengruppen von Interventionen ab, bevor es mit einer Diskussion zum informierten Recht auf Inaktivität schließt.

1 Ethische Überlegungen und Interventionsformen

Gerade mit Blick auf das informierte Einverständnis stellen manche Interventionsformen in der bewegungsbezogenen Gesundheitsförderung eine besondere Herausforderung dar. Diese Herausforderung soll im Folgenden am Beispiel des sogenannten Nudging-Ansatzes diskutiert werden.

1.1 Die Herausforderung des Nudging-Ansatzes

Der Nudging-Ansatz gewinnt gegenwärtig zunehmend an Relevanz in der bewegungsbezogenen Gesundheitsförderung. Nudging (engl. für „Anstupsen" oder „Anstoßen") wurde 2008 von Thaler und Sunstein in den Public-Health-Kontext eingeführt (Thaler & Sunstein, 2008). Der Nudging-Ansatz versucht, menschliche

Gewohnheiten oder Verhaltensweisen ohne Verbote oder Regeln absichtsvoll einmalig oder dauerhaft in eine als positiv oder gut definierte Richtung zu lenken.
Der Ansatz beruht darauf, dass alltägliche Entscheidungen, wie der Weg zur Arbeit oder die Wahl des Transportmittels, aber auch komplexe Entscheidungen menschlichen Handelns, nur teilweise bewusst getroffen und maßgeblich auch von unbewussten Automatismen und Reaktionen auf Umgebungsfaktoren maßgeblich mit beeinflusst werden.
Nudging nutzt zur Beeinflussung des Verhaltens verschiedene Mechanismen, insbesondere

(a) Präsentation und Framing, d. h. wie Entscheidungsalternativen dargeboten werden,
(b) Trägheit und Beharrungskräfte, d. h. die gewünschte Option direkt und unmittelbar anzubieten,
(c) Peer Effects, d. h. Nutzung und Gestaltung von Ansteckungseffekten dessen, was als vermeintlich übliches und häufigstes Verhalten wahrgenommen wird (Christakis & Fowler, 2010), sowie
(d) explizite Anreize, seien sie finanzieller, materieller oder ideeller Art (Thaler & Sunstein, 2008).

Die Nutzung verschiedener dieser Mechanismen wird zusammengefasst als Beeinflussung der *Entscheidungsarchitektur* bezeichnet (Thaler & Sunstein, 2008).

Im Bereich der bewegungsbezogenen Gesundheitsförderung wird dabei sowohl auf die Veränderung des Status Quo oder der Standardoption als auch auf die Einführung zusätzlicher Maßnahmen und Angebote gesetzt, insbesondere auf Anreizsysteme wie Bonusprogramme für Sport- und Fitnesskurse, auf bewegungsförderliches Gebäudedesign (einladende eingangsnahe Treppenhäuser, kleine weiter entfernte Aufzüge). Ebenso werden Peer-Effekte und die Ausnutzung von Konformitätsverhalten genutzt. Darüber hinaus kommen soziale Nudges, z. B. durch die Einführung bewegter Pausen/Besprechungen, in unterschiedlichen Settings, wie Unternehmen, Hochschulen oder Schulen, zum Einsatz.
Nudging-Interventionen beruhen auch hier auf Freiwilligkeit; es werden keine Entscheidungsoptionen verboten oder ökonomische Anreize in bedeutsamer Weise verändert. Menschen haben die Möglichkeit, sich anders bzw. bewusst und aktiv gegen die jedoch angesteuerte und dezidiert als vorteilhaft identifizierte Verhaltensweise zu entscheiden. Nudging wird allerdings unter Umständen kritisch als Eingriff in die Grundrechte von Menschen bewertet (vgl. u. a. Kreßner, 2018).

2 Vom Umgang mit sogenannten Zielgruppen

Neben ethischen Überlegungen hinsichtlich unterschiedlicher Interventionsformen gilt es in der bewegungsbezogenen Gesundheitsförderung auch, sich reflektiert mit Adressat*innengruppen von Bewegungsförderung auseinanderzusetzen. Wer wird von Interventionen und Angeboten wie adressiert, wer vielleicht gerade nicht, wessen Bewegungsverhalten soll warum und wie geändert werden und welche Bedeutung haben die Adressierten selbst in den unterschiedlichen Prozessen der Bewegungsförderung?

2.1 Begriffe und Definitionen

Nicht nur in der medizinisch-orientierten bewegungsbezogenen Gesundheitsförderung werden auf Basis von Risikofaktorenmodellen immer wieder sogenannte Zielgruppen definiert, die es in Studien oder Interventionen einzuschließen gilt. Auch in der bewegungsbezogenen Gesundheitsförderung werden „Zielgruppen" definiert, um Gruppen zu beschreiben, die ein erhöhtes Inaktivitäts- oder Erkrankungsrisiko aufweisen und ausgehend von dieser Evidenz von Interventionen am meisten profitieren könnten. Zugleich wird die Verwendung des Begriffs der „Zielgruppe" in unterschiedlichen Diskursen kritisch und kontrovers diskutiert (vgl. dazu u. a. Altgeld, 2020; Hartung, 2020; Mielck, 2014).

Aus der einen Perspektive mag eine solche Definition und Adressierung oftmals unproblematisch oder gar notwendig erscheinen, um adäquat ausgerichtete spezifische Interventionen und Angebote zu entwickeln. So soll dem so genannten Präventionsdilemma oder *inequality paradox* begegnet werden. Das Dilemma bezieht sich darauf, das bestehende gesundheitliche Ungleichheit dadurch verstärkt wird, dass gerade verhaltenspräventive Angebote, auch der Bewegungsförderung, von Menschen mit hohem Bedarf und geringen Gesundheitschancen wenig akzeptiert und in Anspruch genommen werden (Bauer, 2005; Franzkowiak, 2022).

Zugleich birgt die Definition von „Zielgruppen" das Risiko einer Außenbestimmung, in der sich vermeintlich objektiv definierte Bedarfe nicht immer mit den Bedürfnissen individueller Adressat*innen decken. Aus einer ethischen Überlegung heraus gilt es, diese unterschiedlichen Perspektiven zu reflektieren und gerade die Bedürfnisse von Adressat*innen systematisch aufzunehmen und gewählte Begriffe und Definitionen kritisch zu hinterfragen. Wichtige Elemente können dafür die Partizipation von Betroffenen in Planung und Umsetzung bewegungsbezogener Gesundheitsförderung sein sowie in der Entwicklung und Erprobung relevanter Zugangswege.

Box A7.1 zeigt ein Beispiel zum möglichen Umgang mit dem „Zielgruppen"-Begriff im Rahmen eines Projekts zur Bewegungsförderung.

> Im Projekt *Bewegung als Investition in Gesundheit* (www.big-projekt.de) wurden in Bezug auf die Ausschreibung im Rahmen des I. Präventionsforschungsprogramms des BMBF für Forschungsprojekte zur Prävention bei Menschen mittleren Alters „Frauen mittleren Alters mit niedrigem sozioökonomischem Status" als Zielgruppe des Forschungsprojekts definiert. In der Zusammenarbeit mit Frauen, professionellen Akteur*innen und politischen Entscheidungsträger*innen in verschiedenen Settings haben die Beteiligten selbst den Begriff „Frauen in schwierigen Lebenslagen" als für sich am passendsten gewählt, um im Projekt mit und übereinander in ihrer Diversität zu sprechen, die von Alleinerziehenden, über muslimisch gläubige und bedeckte Frauen, Frauen in Schichtarbeit am Fließband, Frauen mit mehrfacher Sorgearbeit oder Frauen mit Hartz-IV-Bezug reicht. Die Bewegungsangebote aus dem Projekt werden wiederum an den unterschiedlichen Standorten beispielsweise als „Bewegung für Frauen aus aller Welt" oder „Mit uns – für uns" beworben.

Box A7.1: Projektbeispiel zum Umgang mit dem „Zielgruppen"-Begriff

2.2 Anonymisierung oder Empowerment?

Bewegungsbezogene Gesundheitsförderung bezieht sich auf die Ottawa-Charta als grundlegendes Modell der Gesundheitsförderung (WHO, 1986) und damit auf die drei darin festgelegten Handlungsstrategien: *enable* (Befähigung und Ermöglichung), *advocate* (Interessen vertreten) und *mediate* (Vermitteln und Vernetzen).
Eine Herausforderung im Kontext von „Zielgruppen" kann daraus entstehen, dass der wissenschaftsethischen Forderung nach Schutz der untersuchten Personen einem Wunsch und Streben nach Partizipation und Selbstermächtigung oder *Empowerment* beteiligter Personen gegenüberstehen. Hier braucht es immer wieder eine Aushandlung, inwieweit Forschende als Interessensvertretung (advocate) und Bedarfsvermittlung (mediate) übernehmen können, wollen, sollen und inwieweit die Befähigung von „Zielgruppen" als Expert*innen ihrer eigenen Lebenswelten fokussiert und realisiert wird.

3 Verhaltens- oder Verhältnisänderung?

In dem Kontext von Interventionsformen und Adressat*innengruppen stellt sich damit auch eine ethische Zielfrage, d. h. inwieweit Verhaltensänderungen von bestimmten Personen bzw. Personengruppen oder aber vielmehr Verhältnisveränderungen anvisiert werden. Schon beim Nudging-Ansatz deutet sich an, dass in einem Raum für freie Entscheidungen meist Kontextfaktoren, wie die Umgebungsgestaltung, bewegungsbezogenes Handeln von Menschen bestimmen. Die Ottawa-Charta (WHO, 1986) nimmt dieses Zusammenspiel von individuellem Handeln *(agency)* und strukturellem Wandel *(structure)* (Giddens, 1984; Frahsa, Abel, Gelius & Rütten, 2021; Rütten, Abu-Omar, Frahsa & Gelius, 2013; Rütten & Gelius, 2011) auf, indem sie fünf Handlungsfelder definiert:

(1) Persönliche Kompetenzen entwickeln

(2) Gesundheitsbezogene Gemeinschaftsaktionen unterstützen

(3) Gesundheitsförderliche Lebenswelten schaffen

(4) Eine gesundheitsfördernde Gesamtpolitik entwickeln

(5) Gesundheitsdienste neu orientieren

Mit der Entwicklung persönlicher Kompetenzen, wie der Förderung bewegungsbezogener Gesundheitskompetenz, geht es nicht darum, die Eigenverantwortung für ein Handeln im Sinne des *blaming the victim* über alles zu stellen, sondern immer auch die Frage nach möglichen extraindividuellen Ursachen zu stellen, wie beispielsweise mangelnde soziale Unterstützung, konträre soziale Normen, fehlender Zugang zu (bestehenden) Angeboten, mangelnde finanzielle Ressourcen, bewegungsunfreundliche Infrastrukturen oder bewegungs(ver-)hindernde politische Entscheidungen, seien es Reduktion bzw. Ausfall von Sport(unterricht) und Bewegung in Schulen, Restriktionen oder Verbote.

Bewegungsbezogene Gesundheitsförderung kann daher, per Definition und auch aus ethischen Überlegungen heraus, Verhaltensveränderung nie allein, sondern stets in biopsychosozialen und sozial-ökologischen Bezügen (vgl. dazu D2 in diesem Band) denken und adressiert damit stets auch strukturelle Veränderungen.

4 Von der Freiheit eines unbewegten Menschen – Das Recht auf informierte Entscheidung für Inaktivität

Bestrebungen wie der Nudging-Ansatz, die Frage von Bewegung als Menschenrecht (vgl. dazu A5 in diesem Band) sowie Forderungen zu Gesundheit oder gar Sport als Pflicht (vgl. dazu Marthaler, 2014 oder A6 in diesem Band) zielen auf die Ermöglichung bzw. Realisierung von körperlicher Aktivität. Zugleich stellt sich aus ethischer Überlegung heraus auch die Frage nach dem Recht von Menschen, sich für Inaktivität bzw. gegen Bewegung zu entscheiden.

Bewegungsbezogene Gesundheitsförderung zielt darauf, dass Menschen die Kontrolle über Determinanten ihrer Gesundheit im Bereich Bewegung erhalten. Diesem Grundsatz zufolge ist das Ziel nicht ultimativ, Bewegung zu realisieren und damit (funktionale) Gesundheit zu fördern, sondern die Kontrolle der Menschen und ihre Entscheidungsoptionen zu stärken, bei denen Gesundheit eine wesentliche Ressource zur Realisierung der eigenen Vorstellung von einem guten und gelingenden Leben ist.

Der Diskurs um Körperkult hat in diesem Zusammenhang ein „Unbehagen an der Selbstoptimierungskultur" (Gugutzer, 2014, S. 2) als Perfektionsstreben ausgemacht und konstatiert weniger Handlungsfreiheiten in unserer als individualisierte, singularisierte und multioptional beschriebenen Gesellschaft, sondern vielmehr vermehrte Handlungszwänge. Ein Ausbrechen aus derartigen Zwängen und Normierungen wird dann eher negativ bewertet: als Faulheit, mangelnde Selbstdisziplin oder gar als gesellschaftlicher Affront (vgl. u. a. Gugutzer, 2016, 2014; sowie A6 in diesem Band).

Aus ethischen Überlegungen heraus gilt es, gegen diese Stigmatisierung und Sanktionierung von Menschen, die sich den vorherrschenden Normen und entsprechendem Handeln entziehen, eine gesundheitsfördernde Haltung zu etablieren und beispielsweise eine Entscheidung gegen Bewegung bzw. für Inaktivität hinsichtlich individueller Präferenzen und sozialer Determinierungen zu reflektieren. Eine gesundheitsförderliche Haltung fokussiert Chancengleichheit und Vielfalt und ermöglicht Menschen, Kontrolle über die Determinanten von Bewegung und Gesundheit und letztlich ihr Leben insgesamt zu haben. Eine solche Kontrolle meint dann auch, Menschen in ihrer Lebenswelt und ihren sozialen Bezügen in die Gestaltung dieser einzubeziehen und mit ihnen, statt über sie, zu entscheiden (Wilhofszky, Hartung & Narimani, 2020).

Diskussion und Schlussfolgerungen

Bewegung gilt als „positives" Interventionsfeld von Gesundheitsförderung – im Unterschied beispielsweise zu anderen Gesundheitsverhalten wie Rauchen/Tabakkonsum geht es nicht darum, einen Schaden durch Verzicht abzuwenden, sondern um die Förderung eines Handelns, das in unserer Gesellschaft normativ überwiegend positiv besetzt ist. Gerade deshalb müssen ethische Überlegungen das Spannungsfeld zwischen personaler Autonomie, d. h. Entscheidung für oder gegen Bewegung, und (hier: bewegungsbezogener) Gesundheitsförderung als Maxime staatlichen Handelns reflektiert adressieren.

Drei grundlegende Prinzipien aus Medizin, Public Health und Gesundheitsförderung (Schröder-Bäck, 2014; Wilhofszky et al., 2020) sind im Allgemeinen in der Forschung und Praxis der bewegungsbezogenen Gesundheitsförderung zu berücksichtigen: (1) Personale Autonomie und Achtung der Menschenwürde, (2) Gerechtigkeit und Maxime eines guten und gelingenden Lebens und (3) Verhältnismäßigkeit und Effizienz von Interventionen.

Eine reflektierte Adaption dieser auf den Bereich der Bewegungsförderung soll schlussfolgernd skizziert werden:

(1) Personale Autonomie und Achtung der Menschenwürde im Kontext bewegungsbezogener Gesundheitsförderung bedeutet auch Fragen der Definition von „Zielgruppen", Lebensweltbezügen und relevanten Settings zu berücksichtigen und das eigene Handeln auf einem Kontinuum von informiertem Recht auf Inaktivität und Sport als Pflicht (Marthaler, 2014) kritisch zu reflektieren.

(2) Bewegungsbezogene Gesundheitsförderung braucht die Maxime eines guten und gelingenden Lebens und weniger die Anwendung eines rein funktionalen Gesundheitsbegriffs und die Etablierung von Gesundheit als Norm, z. B. ausgedrückt durch einen schlanken und trainierten Körper (vgl. dazu Thiel, John, Gropper & Mayer in diesem Band).

(3) Gerade in der bewegungsbezogenen Gesundheitsförderungsforschung zu Umfang, Dauer und Intensität, Ober- und Untergrenzen und Schwellenwerten körperlicher Aktivität sind Interventionen kritisch hinsichtlich ihrer Effizienz und Verhältnismäßigkeit zu reflektieren und Auswirkungen auf unterschiedliche Gruppen zu berücksichtigen.

Ethische Überlegungen sind dabei stets komplex und bedürfen vor dem jeweiligen Bezugsrahmen und mit Blick auf den spezifischen Kontext kontinuierlicher Reflexion und ggf. Anpassung von Forschen und gesellschaftlichem Handeln.

Literatur

Altgeld, T. (2020). Vielfalt gestalten. Das Diversity Management-Konzept in der Prävention und Gesundheitsförderung. In *Diversität in Medien der gesundheitlichen Aufklärung, Gesundheitsförderung konkret, Band 24* (S. 10–20). Köln: BZgA.

Bauer, U. (2005). *Das Präventionsdilemma: Potenziale schulischer Kompetenzförderung im Spiegel sozialer Polarisierung*. Wiesbaden: Springer VS.

Beauchamp, T. L. & Childress, J. F. (2019). *Principles of Biomedical Ethics* (8. Aufl.). Oxford: Oxford University Press.

Buyx, A. (2010). Können, sollen, müssen? Public Health-Politik und libertärer Paternalismus. *Ethik in der Medizin, 22,* 221–234. https://doi.org/10.1007/s00481-010-0079-7

Christakis, N.A. & Fowler, J.H. (2010) *Connected. The surprising power of our social networks and how they shape our lives.* New York, Boston, London: Harper Collins.

Deutsche Gesellschaft für Soziologie DGS (2017). *Ethik-Codex.* https://soziologie.de/fileadmin/user_upload/dokumente/Ethik-Kodex_2017-06-10.pdf

Frahsa, A., Abel, T., Gelius, P. & Rütten, A. on behalf of the Capital4Health consortium (2021). The capability approach as a bridging framework across health promotion settings: Theoretical and empirical considerations. *Health Promotion International, 36*(2), 493–504. https://doi.org/10.1093/heapro/daaa076

Franzkowiak, P. (2022). Präventionsparadox. In BZgA (Hrsg.), *Leitbegriffe.* https://doi.org/10.17623/BZGA:224-i094-2.0

Giddens, A. (1984). *The constitution of society: Outline of the theory of structuration.* Berkely and Los Angeles: University of California Press.

Gugutzer, R. (2014). Das Unbehagen an der Selbstoptimierungskultur. *Impu!se für Gesundheitsförderung, 83,* 2–3.

Gugutzer, Robert. (2016). Self-Tracking als Objektivation des Zeitgeists. In S. Duttweiler, R. Gugutzer, J.-H. Passoth & J. Strübing (Hrsg.), *Leben nach Zahlen: Self-Tracking als Optimierungsprojekt?* (S. 161–182). Bielefeld: transcript. https://doi.org/10.1515/9783839431368-008

Hartung, S. (2020). Partizipation von Zielgruppen in der Prävention und Gesundheitsförderung. In O. Razum & P. Kolip (Hrsg.), *Handbuch Gesundheitswissenschaften* (S. 736-746). Weinheim: Beltz Juventa.

Kreßner, M. (2018). *Gesteuerte Gesundheit: Grund und Grenzen verhaltenswissenschaftlich informierter Gesundheitsförderung und Krankheitsprävention.* Baden-Baden: Nomos.

Marthaler, I. (2014) Sport ist Pflicht. *Sportwiss, 44,* 195–202. https://doi.org/10.1007/s12662-014-0348-6

Mielck, A. (2014). Wer möchte schon gern „Zielgruppe" sein? *Impu!se für Gesundheitsförderung, 84,* 2–3.

Quante, M. (2010). Das Elend der Volksgesundheit. *Ethik in der Medizin, 22*(3), 179–190. https://doi.org/ 10.1007/s00481-010-0073-0

Rütten, A., Abu-Omar, K., Frahsa, A. & Gelius, P. (2013). Physical inactivity and health promotion: Evidence and challenges. In D. McQueen (Hrsg.), *Global Handbook on Noncommunicable Diseases and Health Promotion.* New York: Springer.

Rütten, A., Frahsa, A., Abel, T., Bergmann, M., de Leeuw, E., Hunter, D., Jansen, M., King, A. & Potvin, L. (2019). Co-producing active lifestyles as whole-system-approach: Theory, intervention and knowledge-to-action implications. *Health Promotion International, 34*(1), 47–59. https://doi.org/10.1093/heapro/dax053

Rütten, A., & Gelius, P. (2011). The interplay of structure and agency in health promotion: Integrating a concept of structural change and the policy dimension into a multi-level model and applying it to health promotion principles and practice. *Social Science & Medicine, 73*(7), 953–959. https://doi.org/10.1016/j.socscimed.2011.07.010

Schröder-Bäck, P. (2014). *Ethische Prinzipien für die Public-Health-Praxis: Grundlagen und Anwendungen.* Frankfurt a. M.: Campus.

Thaler, H. T. & Sunstein, C. R. (2008). *Nudge. Improving decisions about health, wealth, and happiness.* New Haven: Yale University Press.

Von Unger, H., Dilger, H. & Schönhuth, M. (2016). Ethikbegutachtung in der sozial- und kulturwissenschaftlichen Forschung? Ein Debattenbeitrag aus soziologischer und ethnologischer Sicht [19 Absätze]. *Forum Qualitative Sozialforschung/ Forum: Qualitative Social Research, 17*(3), Art. 20, https://doi.org/10.17169/fqs-17.3.2719

Wihofszky, P., Hartung, S. & Narimani, P. (2020). Ethische Reflexion in der Gesundheitsförderung: Partizipation und Partizipative Gesundheitsforschung. In A. Riedel & S. Lehmeyer (Hrsg.), *Ethik im Gesundheitswesen* (Reference Pflege – Therapie – Gesundheit). Berlin, Heidelberg: Springer.

Wold Health Organization (1986). *Ottawa-Charta zur Gesundheitsförderung*. Genf: WHO. https://www.euro.who.int/__data/assets/pdf_file/0004/129532/Ottawa_Charter.pdf

Teil B Bewegung: Prävalenzen, Wirkungen und Empfehlungen

Inhalt

Zusammenfassung

Susanne Tittlbach & Alexander Woll

Der gesundheitliche Nutzen von Bewegung und Sport ist unbestritten. Dieser Zusammenhang ist jedoch nicht pauschal – nicht „jeder" Sport und „jede" Bewegung kann und will für „jede Person" gesundheitlich positiv wirksam sein. Die Fragen, wie Bewegung auf unterschiedliche Gesundheitsfacetten wirkt und wie viel und welche Bewegung notwendig ist, um Gesundheit zu erhalten, stehen auch nach – oder besser trotz – jahrzehntelanger Forschung im Interesse der Sport- und Gesundheitswissenschaft.
Es geht um die Frage nach gesundheitsrelevanten Wirkungen, nach der Evidenz von Bewegung und Sport. Die Literatur hierzu ist rapide angewachsen. Waren es 1980 bis 1992 noch circa 10 000 Veröffentlichungen zum Forschungsfeld „Sport und körperliche Gesundheit", so sind es in den letzten zehn Jahren einige 100 000 wissenschaftliche Publikationen. Das Feld hat sich erweitert und inhaltlich ausdifferenziert. Es vergeht kein Tag, an dem nicht neue Aspekte zur Evidenz von Bewegung und Sport auf Aspekte der körperlichen oder psychosozialen Gesundheit publiziert werden.
Die Publikation nationaler Bewegungsempfehlungen für Deutschland – als Momentaufnahme des 2016 vorliegenden Forschungsstandes – zeigt auf, welche Bewegungsformen in welchem Umfang und für welche Bevölkerungsgruppen gesundheitlich am wirkungsvollsten sind und welche Maßnahmen und Strategien zur Bewegungsförderung auf Basis der bisherigen Evidenz am besten geeignet sind für entsprechende Interventionen. Deutlich wird, dass Sitzverhalten gesondert von Bewegung betrachtet werden muss.
In Teil B des Handbuchs geht es neben methodischen Fragen der Diagnostik von Bewegung insbesondere um die Frage nach Wirkungen von Bewegung und Sedentarität auf physische, psychische und soziale Gesundheit. Nach einer Diskussion des ökonomischen und sozialen Nutzens von bewegungsbezogener Gesundheitsförderung wird auf Bewegungsempfehlungen eingegangen, wie sie sich aktuell in nationalen und internationalen Dokumenten zur Gesundheitsförderung finden. Im Anschluss werden die aktuellen Prävalenzen von Bewegung und Sedentarität bei verschiedenen Bevölkerungsgruppen dargelegt. Das Monitoring dieser Prävalenzen bildet die Basis für die Entwicklung von Maßnahmen der Bewegungsförderung und wird häufig auch als Ziel- bzw. Evaluationskategorie zur Überprüfung nationaler Anstrengungen der Bewegungsförderung genutzt.

B1 Diagnostik zur Erfassung körperlichen Verhaltens – Ansätze und Anwendung

Birte von Haaren-Mack, Alexander Burchartz, Elke Opper & Alexander Woll

Körperliche Aktivität, sedentäres Verhalten, Aktivitätserfassung, körperliches Verhalten, Akzelerometrie

1 Theoretische Ansätze und Konzepte zur Erfassung von körperlichem Verhalten

Körperliches Verhalten umfasst die zentralen gesundheitsrelevanten Verhaltensweisen körperliche Aktivität, sedentäres Verhalten und Schlaf und stellte ein komplexes multidimensionales Konstrukt dar (Rosenberger et al., 2019), daher ist seine Erfassung mit Schwierigkeiten behaftet. Dementsprechend existiert auch nicht die eine Methode, mit der alle Domänen und Subkomponenten des körperlichen Verhaltens erfasst und abgebildet werden können.

Aus diesem Grund ist vor der Erfassung körperlichen Verhaltens zunächst die Zielgruppe und vor allem die Zielsetzung zu definieren, um das passende Erhebungsinstrument und eine adäquate Herangehensweise zu gewährleisten. So ist zum Beispiel Ausgangspunkt jeder Aktivitätserfassung die Frage: Wieso bzw. mit welchem Ziel wird das körperliche Bewegungsverhalten für welche Zielgruppe erfasst? Aus den Zielen und den entsprechenden Fragestellungen heraus wird die Entscheidung für das passende Erhebungsinstrument getroffen. Vor dem Hintergrund von Public Health wird Bewegungsverhalten aus epidemiologischer Sicht auf Populationsebene erfasst, um das habituelle Bewegungsverhalten möglichst vieler Menschen in Bezug auf nationale und internationale Aktivitätsempfehlungen (Chaput et al., 2020; Rütten & Pfeifer, 2017) zur Gesundheitsförderung zu analysieren, die in Bezug zu relevanten Risiko- und Gesundheitsfaktoren entwickelt wurden. In der Sporttherapie geht es hingegen eher um Fragen wie das Bewegungsverhalten einzelner Personen bzw. kleiner Gruppen mit einem spezifischen Krankheitsbild, z. B. Diabetikern, in einem eng definierten Zeitraum beeinflusst werden kann. Je nach wissenschaftlicher Perspektive findet die Erfassung körperlichen Verhaltens in unterschiedlichen Handlungsfeldern, Settings und Zielgruppen Anwendung. Die

Definition und die Systematisierung körperlichen Verhaltens sind neben den Zielen und der Fragestellung wesentlich für die Wahl des geeigneten Messverfahrens. Daher werden in diesem Kapitel neben den Begriffsdefinitionen auch Systematisierungsansätze körperlichen Verhaltens vorgestellt, die dabei helfen sollen, für die eigene Untersuchung die relevanten Aspekte des körperlichen Verhaltens zu berücksichtigen. Im Anschluss werden mögliche Fragestellungen vorgestellt, verschiedene Messverfahren erläutert und zukünftige Entwicklungen im Bereich der Erfassung körperlichen Verhaltens diskutiert.

1.1 Begriffe, Definitionen

Körperliche Aktivität (physical activity) bezeichnet jede körperliche Bewegung, die durch die Skelettmuskulatur ausgeführt wird und einen Energieverbrauch zur Folge hat (Caspersen, Powell & Christenson, 1985). Nach Caspersen et al. (1985) bezeichnet der englische Begriff *exercise* eine Subform körperlicher Aktivität, die geplant und strukturiert ist, sich wiederholt und die Verbesserung bzw. den Erhalt von mindestens einer Komponente körperlicher Leistungsfähigkeit bzw. Fitness zum Ziel hat.
Im deutschsprachigen Raum bezeichnet Rost körperliche Aktivität als „die Summe aller Prozesse, bei denen durch aktive Muskelkontraktionen Bewegungen hervorgerufen werden bzw. vermehrt Energie umgesetzt wird" (1997, S. 23 f.). Hierunter fällt zum einen unstrukturierte körperliche Aktivität, z. B. alltägliches Gehen, Treppensteigen, Putzen oder Gartenarbeit, die oft unbewusst und selbstverständlich im Tagesablauf geschieht. Zum anderen fällt darunter die strukturierte körperliche Aktivität, die zum Beispiel zielgerichtete Trainingsprogramme zur Verbesserung der körperlichen Fitness beinhaltet. Diese wird als sportliche Aktivität bezeichnet. Vor dem Hintergrund, dass sowohl körperliche Alltags- als auch Sportaktivitäten, die freiwillig und bewusst durchgeführt werden, zur Gesundheit beitragen können, wird im deutschsprachigen Raum analog zum englischen Begriff „physical activity" nach Caspersen et al. (1985) neben der körperlichen Aktivität auch oftmals der Begriff der körperlich-sportlichen Aktivität verwendet.
In den letzten Jahren hat neben der Erforschung des Einflusses von körperlicher Aktivität auf die Gesundheit ein zweiter Schwerpunkt, die Untersuchung des sedentären Verhaltens (sedentary behaviour) als Einflussfaktor, im Deutschen auch als sitzendes Verhalten oder sitzende Lebensweise (Buksch & Schlicht, 2014) bezeichnet, stark zugenommen (Giurgiu, Niermann, Ebner-Priemer & Kanning, 2020; Owen et al., 2011; Tremblay, Colley, Saunders, Healy & Owen, 2010). Sedentäres Verhalten

unterscheidet sich von körperlicher Aktivität vor allem dadurch, dass hierbei weniger Energie verbraucht wird und dass dieses ohne jegliche Fortbewegung abläuft. Körperliche Aktivität und sedentäres Verhalten bilden zusammen mit dem Schlaf als dritte Komponente das körperliche Verhalten (physical behaviour; Bussmann & van den Berg-Emons, 2013) über 24 Stunden des Tages ab. „Körperliches Verhalten“ als direkte Übersetzung ins Deutsche wird dem englischen Begriff „physical behaviour“ nicht ganz gerecht, da man in der deutschen Sprache damit nicht sofort die drei oben genannten Komponenten verbindet. Dennoch verwenden wir der Einfachheit halber und mangels Alternativen im weiteren Verlauf des Kapitels den Begriff des „körperlichen Verhaltens“ als Analogie für das englische „physical behavior“.

1.2 Systematisierungsansätze

Die einer sichtbaren Bewegung (= Ortsveränderung der menschlichen Körpermasse in Raum und Zeit) zugrundeliegenden „internen“ motorischen Steuerungs- und Funktionsprozesse können bei Sport-, Alltags- und Berufsbewegungen identisch sein. Erst durch den Kontext und Zweck bzw. das individuelle Erleben wird eine Bewegung zu einer Alltagsbewegung (z. B. zur Bahn rennen) oder zu einer Sportbewegung (z. B. 100-Meter-Lauf; Woll, 2004). In der epidemiologischen Forschung wird meist zwischen berufs-, haushalts- oder freizeitbezogener körperlicher Aktivität unterschieden (Ainsworth et al., 2000). Einen ausführlichen Ansatz, körperlich-sportliche Aktivität anhand von drei Facetten zu systematisieren und zu operationalisieren (siehe Abb. 1) hat Woll (2004) in Anlehnung an internationale Ansätze (vgl.

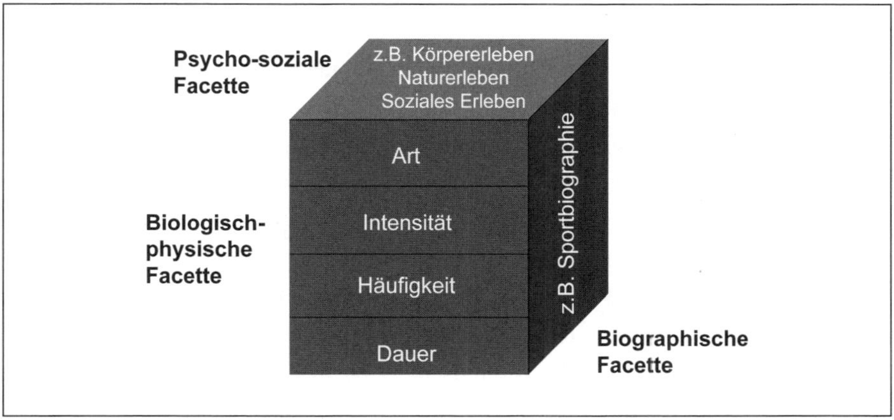

Abb. 1: Facetten der körperlich-sportlichen Aktivität (Woll et al., 1998)

z. B. Ainsworth et al., 1994; Bouchard & Shephard, 1994) veröffentlicht. Die biologisch-physische Facette von Aktivität beschreibt das aktuelle Ausmaß körperlich-sportlicher Aktivität hinsichtlich Art, Häufigkeit, Dauer und Intensität. Mithilfe dieser Angaben ist es möglich, den Energieverbrauch der körperlich-sportlichen Aktivität zu quantifizieren. Des Weiteren nennt Woll die biografische Facette, die die habituelle körperlich-sportliche Aktivität und ihre Stabilität und Schwankungen im Lebensverlauf beschreibt. Schließlich wird als eine weitere Facette noch das Setting beschrieben, in welchem die Aktivität ausgeübt wird (Schule, Sportverein, Freizeit und Alltag).
Während lange Zeit vor allem für sportliche Aktivitäten positive gesundheitliche Wirkungen angenommen und nachgewiesen wurden, wird seit der Jahrtausendwende vermehrt auch die Gesundheitswirkung körperlicher Alltagsaktivitäten in den Blick genommen. Neben einer Differenzierung in den verschiedenen Aktivitätskategorien erfolgte in den letzten Jahren auch eine differenziertere Betrachtung der körperlichen Inaktivität (z. B. ein unzureichendes Aktivitätslevel, um die aktuellen Empfehlungen für körperliche Aktivität zu erfüllen; Chaput et al., 2020) und insbesondere auch des sedentären Verhaltens. Dementsprechend wurde festgestellt, dass es möglich ist, dass Personen zwar einerseits die Aktivitätsempfehlungen, die zur Aufrechterhaltung der Gesundheit wichtig sind, erreichen, gleichzeitig aber durch ein ausgeprägtes sedentäres Verhalten (z. B. lange tägliche Sitzzeiten im Büro) ein unabhängiges Gesundheitsrisiko (z. B. für den Stoffwechsel) haben können (Biswas et al., 2015; Owen et al., 2010). Zusätzlich konnten Studien zeigen, dass Unterbrechungen langer Sitzzeiten durch Stehen oder langsames Gehen, also Aktivitäten leichter Intensität, positive Gesundheitswirkungen mit sich bringen (Rezende et al., 2016). Somit fanden diese Aspekte auch dahingehend Einzug in Systematisierungen und die Erfassung körperlicher Aktivität, dass die Erfassung von sedentärem Verhalten und leichten Intensitäten körperlicher Aktivität vermehrt in den Blick genommen wurden (Buksch & Schlicht, 2014; Owen et al., 2010).
Während der Systematisierungsansatz von Woll vor allem für die subjektive Erfassung körperlicher Aktivität mithilfe von Fragebögen genutzt wurde, berücksichtigt der multidimensionale Systematisierungsansatz von Gabriel und Kollegen (2012) bezüglich des körperlichen Verhaltens sowohl sedentäres Verhalten als auch körperliche Aktivität mit ihren Kontexten, die Charakteristik des Bewegungsverhaltens (Fortbewegung bei körperlicher Aktivität versus Entlastung der Muskulatur bei sedentärem Verhalten) und die physiologischen Auswirkungen auf den Körper (z. B. Energieumsatz). Die Autoren plädieren dafür, diese Aspekte bei der Wahl der Konstrukte bzw. der Erfassungsinstrumente zu berücksichtigen.

Über die vergangenen rund dreißig Jahre hat sich die Systematisierung der körperlichen Aktivität also kontinuierlich dahingehend weiterentwickelt, dass von einer ursprünglichen Erfassung einzelner Parameter, wie zum Beispiel Schritten oder Beschleunigungswerten, über eine parallele Erfassung von sedentärem Verhalten und körperlicher Aktivität heute eine integrative Betrachtung erfolgt. Mit dem Begriff des körperlichen Verhaltens als Überbegriff (physical behavior) können dementsprechend die drei Bereiche sedentäres Verhalten, körperliche Aktivität und Schlaf zusammengefasst werden. Diese Entwicklung ist die Folge jahrzehntelanger Forschung und einer kritischen Auseinandersetzung damit, inwiefern sedentäres Verhalten und körperliche Aktivität als Gesundheitsdeterminanten unabhängig bzw. in Abhängigkeit voneinander betrachtet werden müssen (Ekelund et al., 2019; Katzmarzyk et al., 2019; Koster et al., 2012; Stamatakis et al., 2019). Zusätzlich ist sie die Folge der verbesserten technischen Erfassungsmöglichkeiten von körperlicher Aktivität und sedentärem Verhalten und Schlaf, wodurch die Systematisierungen

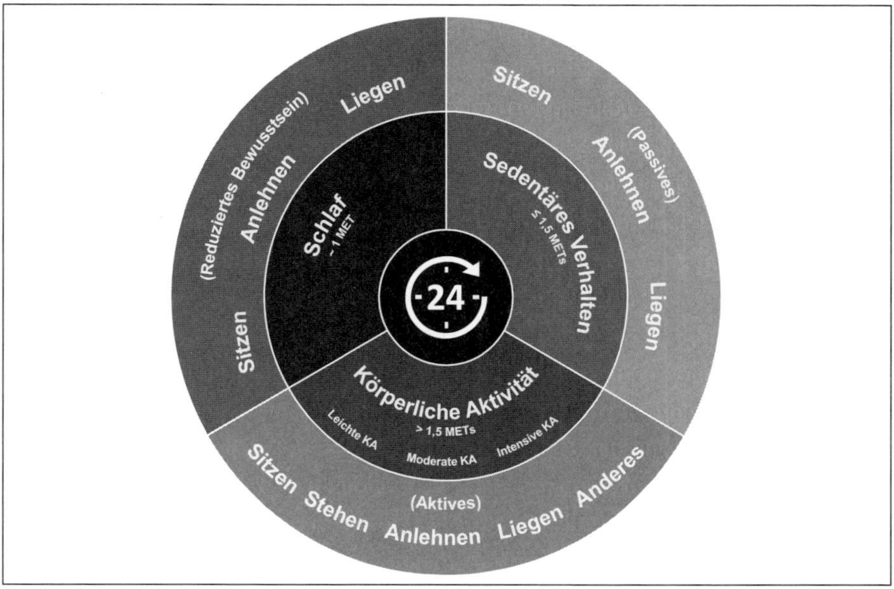

Abb. 2: 24-Stunden-Zyklus des körperlichen Verhaltens (modifiziert nach Tremblay et al., 2017). Der innere Ring repräsentiert die drei Verhaltenskategorien anhand des Energieverbrauchs. Der äußere Ring stellt jeweils mögliche Körperhaltungen für die drei Verhaltenskategorien dar. Der Anteil der jeweiligen Verhaltenskategorien an der Gesamtgrafik dient nur der Übersicht und repräsentiert nicht die tatsächliche Zeit, die jeden Tag mit diesen Verhaltensweisen verbracht werden sollte.

immer differenzierter möglich sind. So kann in Bezug auf sedentäres Verhalten heute zwischen Sitz-Zeit, Stehzeit, Körperposition und Schlaf differenziert werden. Da Schlaf, sedentäres Verhalten und körperliche Aktivität die Gesundheit maßgeblich beeinflussen, schlagen Tremblay und Kollegen (2017) das integrative Konzept des „24-Stunden-Zyklus des körperlichen Verhaltens (24 hour physical behavior cycle; siehe Abb. 2)" vor. Dieses sieht vor, die drei Verhaltensweisen gleichzeitig über einen Zeitraum von 24 Stunden zu erfassen und zu analysieren, um deren Einfluss auf die Gesundheit adäquat und unter Berücksichtigung der zeitlichen Abhängigkeiten abzubilden.

Das Konzept beinhaltet also sedentäres Verhalten, körperliche Aktivität und Schlaf, die anhand verschiedener Charakteristiken differenziert werden können. So ist Schlaf zum Beispiel durch ein reduziertes oder abwesendes Bewusstsein charakterisiert, während sedentäres Verhalten und körperliche Aktivität während der Wachzeit stattfinden (Tremblay et al., 2017). Eine weitere Ausdifferenzierung des Modells wurde durch das Prospective Physical Activity, Sitting, and Sleep consortium (ProPASS) entwickelt (Rosenberger et al., 2019), die die drei Verhaltensweisen jeweils anhand der biologischen Charakteristik, der Körperhaltung und der Intensität unterscheiden.

2 Ziele und Fragestellungen der Erfassung von körperlichem Verhalten

Da Bewegungsmangel heute noch immer oder sogar mehr denn je eines der wichtigsten Public-Health-Themen darstellt, ist die Messung körperlichen Verhaltens auf Populationsebene und die Untersuchung der Effektivität von Public-Health-Initiativen zur Bewegungsförderung von hoher Relevanz. Auf der Ebene großer epidemiologischer Studien ist zum Beispiel das Aktivitätslevel und die Prävalenz sedentären Verhaltens der Bevölkerung in Verbindung mit der Infrastruktur und Umweltfaktoren, sozioökonomischen Hintergründen, Motiven für körperliche Aktivität, aber auch den Zusammenhängen mit Gesundheitsparametern von Interesse (Woll et al., 2021). Zusätzlich ist das Erreichen bestehender Aktivitätsempfehlungen der Bevölkerung wichtig. In Interventionsstudien geht es vor allem um die Frage, inwieweit durch Initiativen bzw. Programme zur Bewegungsförderung das spezifische und gesamte Aktivitätsverhalten gesteigert werden kann, inwieweit sedentäres Verhalten reduziert werden kann und unter welchen Umständen die Veränderungen wie lange anhalten.

Die Betrachtung auf der individuellen Ebene ist vor allem für Dosis-Wirkungs-Beziehungen, Prävention und Therapie wichtig. Je nach wissenschaftlicher Perspektive sind dementsprechend vor allem Korrelate, Determinanten und Auswirkungen körperlicher Aktivität von Interesse. Hier sind zum Beispiel Fragestellungen zu nennen, die Zusammenhänge zwischen dem Ausmaß an körperlichem Verhalten und dem Risiko für die Entstehung bestimmter Erkrankungen, z. B. Herz-Kreislauf-Erkrankungen, Diabetes oder auch Übergewicht, untersuchen. Des Weiteren sind Fragestellungen zu den Zusammenhängen zwischen zeitlich eher stabilen (trait, z. B. self-efficacy) und zeitlich dynamischen Veränderungen unterliegenden (state, z. B. Intentionen) psychischen Konstrukten möglich. Darüber hinaus sind Fragestellungen zu sich verändernden (z. B. Kontext der aktuellen Aktivität) oder stabilen (z. B. Spielplatz am Wohnort) Umgebungseinflüssen in Verbindung mit dem Ausmaß an körperlichem Verhalten von Interesse. In den Dosis-Wirkungs-Studien wird untersucht, mit welchen Auswirkungen die aktuelle körperliche Aktivität hinsichtlich der Merkmale Intensität, Dauer und Frequenz assoziiert ist bzw. welche Auswirkungen sie hat.
In Abhängigkeit der Forschungsfragen und Ziele einer Studie ist vorab zu klären, welche Domänen und Aspekte des körperlichen Verhaltens für die eigene Untersuchung wichtig sind. Hier findet sich eine nützliche Übersicht bei Warren und Kollegen (2010). Dementsprechend lassen sich zum Beispiel für die körperliche Aktivität als Ergebniskonstrukte der Energieumsatz (Intensität x Dauer x Frequenz, z. B. Gesamtenergieumsatz/Tag), die Art der Aktivität, die absolvierte Zeit in Aktivitäten mit unterschiedlichen Intensitäten, Dauer und Frequenzen (moderate bis intensive Aktivität/Tag), bewegungsbasierte Variablen (Beschleunigung/Minute) bzw. ein Ranking bezüglich des Aktivitätsstatus (wenig, mittel, hoch aktiv) und der Dosis-Wirkungs-Beziehungen zwischen körperlicher Aktivität und Gesundheitsparametern angeben. Für den Bereich des sedentären Verhaltens sind Ergebniskonstrukte wie zum Beispiel die Anzahl der Episoden mit einer bestimmten Dauer an sedentärem Verhalten oder Unterbrechungen des sedentären Verhaltens relevant (Giurgiu et al., 2020). Bevor die Entscheidung für ein geeignetes Messverfahren dann basierend auf der Systematisierung, den sich daraus ergebenden Fragestellungen und Zielen sowie daraus abgeleiteten relevanten Konstrukten fällt, sind auch die vorhandenen Ressourcen, der Aufwand für die Zielgruppe (und deren Merkmale) und die Erfahrung in der Erfassungsmethode relevant. Abschließend ist auch die vorhandene Kapazität, die generierten Daten weiterzuverarbeiten und zu analysieren, wichtig.

3 Verfahren zur Erfassung körperlichen Verhaltens

Als Goldstandardverfahren zur Erfassung *körperlichen Verhaltens* werden Verfahren bezeichnet, die das Konstrukt, das von Interesse ist, direkt messen. Dementsprechend wird entweder direkt beobachtet oder die wichtigste Bezugsgröße bei der Erfassung körperlicher Aktivität, zum Beispiel der Energieumsatz, gemessen. Als Goldstandardverfahren sind hier die *Doubly-Labelled-Water* Methode, die indirekte Kalorimetrie und die Verhaltensbeobachtung zu nennen (von Haaren-Mack & Siegel, 2017). Da die Goldstandardverfahren technisch aufwändig und kostenintensiv sind, haben sich für den Einsatz im Feld eher die sogenannten indirekten Verfahren durchgesetzt (siehe Tab 1). Darunter werden die Verfahren verstanden, die das Bewegungsverhalten entweder erfragen (Fragebögen, Tagebücher) oder gerätegestützt beispielsweise mithilfe von Algorithmen über andere Messgrößen (z. B. Beschleunigung) den Energieumsatz schätzen und daher nur indirekt erfassen.

Vor dem Hintergrund von Bewegung und Public Health wurden insbesondere bei Studien auf Populationsebene lange Zeit vor allem Fragebögen eingesetzt, weil sich damit einfach und kostengünstig Aktivitätsdaten generieren lassen (Nigg et al., 2020). Einerseits lässt sich die körperliche Aktivität mithilfe von Fragebögen domänenspezifisch (z. B. Sport, aktiver Transport, Beruf) erfassen und ermöglicht damit einen guten Einblick in die Qualität von Bewegung. Andererseits ergeben sich für die retrospektive Erfassung mithilfe von Fragebögen zahlreiche Schwierigkeiten, die es zu berücksichtigen und einzuordnen gilt. Fragebögen sind generell gut geeignet, wenn es darum geht, Einstellungen und subjektive Repräsentationen (oder Reflektionen) von Verhalten und Erleben zu erheben, sie sind aber eben Selbstbeurteilungen und keine direkt gemessenen Verhaltensdaten. Retrospektive Auskünfte und globale Einschätzungen dazu, wie man sich im Allgemeinen, etwa in Bezug auf körperliche Aktivität, verhält, unterliegen komplizierten Rekonstruktionen, die von verschiedensten Aspekten (z. B. kognitiven Schemata, sozialen Stereotypen, formalen Antwort-Tendenzen und sozialer Erwünschtheit, Retrospektionseffekten, formalen Urteilsheuristiken) beeinflusst werden (vgl. Fahrenberg, Myrtek, Pawlik & Perrez, 2007). Neben Fragebögen werden im Bereich der Selbstbeurteilungen auch Tagebücher eingesetzt (Will & Woll, 2017). Auch hier gibt es problematische Aspekte, zumindest bei den Papier- und Bleistift-Verfahren, da die Forschung gezeigt hat, dass Studienteilnehmende die Tagebücher statt, wie gewünscht täglich, erst am Ende der Studie für die komplette Woche ausfüllen (Fahrenberg et al., 2007).

Aufgrund der Einschränkungen der Fragebogenmethodik bei der Erfassung des tatsächlich stattfindenden Aktivitätsverhaltens hat sich in den vergangenen Jahrzehnten in großen epidemiologischen Studien die gerätebasierte Erfassung mittels Aktivitätssensoren, vornehmlich Beschleunigungssensoren, die auch Akzelerometer genannt werden, als „Stand der Technik" durchgesetzt (Burchartz et al., 2020). Daneben sind für den Bereich der gerätebasierten Erfassung körperlicher Aktivität aber auch noch die Pedometrie (Schrittzahlmessung) und die Herzfrequenzmessung zu nennen. Bei der Pedometrie werden auf der Basis einfacher Beschleunigungsmesswerte Schritte als Rohdaten erfasst und elektronisch gezählt und gespeichert. Damit stellt die Pedometrie eine einfache und kostengünstige Möglichkeit zur Erfassung der Alltagsaktivität anhand von Schritten dar. Für spezifische Fragestellungen bezüglich der absolvierten Zeit in den Intensitätsbereichen oder der Energieumsatzbestimmung ist die Pedometrie zu ungenau und daher eher ungeeignet (von Haaren-Mack & Siegel, 2017).
Die Herzfrequenzmessung ermöglicht die Erfassung körperlichen Verhaltens, indem die physiologischen Konsequenzen der Aktivität anhand der Herzfrequenz gemessen werden können. Durch die Erfassung der veränderten Herztätigkeit bei körperlicher Aktivität ist sie ein gutes Maß für die Intensität von Bewegung. So spiegelt sich eine höhere Intensität in einer erhöhten Herzfrequenz und eine geringere Intensität in einer niedrigeren Herzfrequenz wider. Allerdings ist die Genauigkeit im Bereich der niedrigen Intensitäten geringer. Der Energieumsatz kann durch den linearen Zusammenhang von Herzfrequenz und Sauerstoffaufnahme ebenfalls ermittelt werden. Allerdings sind die Ergebnisse nur in Bezug auf den Gesamtenergieumsatz auf Gruppenebene aussagekräftig, wohingegen sie auf individueller Ebene aufgrund der vielen Einflussfaktoren auf die Herzfrequenz (Trainingszustand, Alter, Geschlecht, Medikamete, etc.) unzuverlässig sind (von Haaren-Mack, Bussmann & Ebener-Priemer, 2020; von Haaren-Mack & Siegel, 2017).
Im Folgenden wird die akzelerometerbasierte Erfassung (Akzelerometrie) von körperlichem Verhalten als „Stand der Technik" detaillierter beschrieben: Der Vorteil der Akzelerometrie besteht darin, dass durch sie über einen langen Zeitraum umfangreiche multidimensionalen Daten gesammelt werden können, die in Anlehnung an den 24-hour-cycle nach Tremblay und Kollegen (2017) von Interesse sind. Mit Hilfe der Akzelerometrie ist es möglich, sowohl die körperliche Aktivität in unterschiedlichen Intensitäten als auch differenziert sedentäres Verhalten und den Schlaf zu erfassen. Aus diesen Daten kann dann beispielsweise die Intensität, die Dauer und die Frequenz der Aktivität abgeleitet und darauf basierend der Energieumsatz geschätzt werden (Tremblay et al., 2017). Für unterschiedliche Anwendungsbereiche der akze-

lerometerbasierten Verhaltensmessung stehen heutzutage viele verschiedene Geräte, sogenannte Wearables zur Verfügung. Diese beruhen grundlegend auf Akzelerometern, welche entweder alleine oder zusammen mit zusätzlichen Sensoren wie Luftdrucksensoren zur Höhenmessung, Neigungsmesser zur Gelenkwinkelmessung oder Herzfrequenzsensoren zur besseren Erfassung der physiologischen Auswirkungen von Bewegungsverhalten (z. B. durch isometrische Muskelkontraktion wie Gewichtheben; Kozey et al., 2010) ein relativ objektives Bild körperlichen Verhaltens zeichnen (Burchartz et al., 2020). Dadurch können Erinnerungsverzerrungen und Ungenauigkeiten reduziert werden (Brenner & DeLamater, 2014; Nigg et al., 2012). In Abhängigkeit der Ziele bzw. Fragestellung ist das Anbringen an verschiedenen Körperstellen zu beachten, da verschiedene Trageposition unterschiedliche Vorteile bzw. Auswirkungen bei der Erfassung von bestimmten Aktivitäten und Szenarien haben, z. B. Handgelenk für Schlaf, Rücken bei Kleinkindern oder Alzheimerpatienten, Oberschenkel zur Erkennung von Körperpositionen, Hüfte für allgemeine Erfassung und Schritte (Kamada, Shiroma, Harris & Lee, 2016; LaMunion, Bassett, Toth & Crouter, 2017; Migueles et al., 2019). Für die Wissenschaft sind Wearables dann geeignet, wenn sie eine valide und reliable Messung der Konstrukte, die von Interesse sind, garantieren, und einen Zugang zu den Rohdaten ermöglichen. Viele dieser Geräte sind allerdings nicht ganz günstig, wohingegen alltagstaugliche „benutzerfreundliche" Wearables für wissenschaftliche Untersuchungen meist nicht geeignet sind, da man oft auf die Rohdaten nicht zugreifen kann oder der Hersteller eine nicht einsehbare Verarbeitung der Daten durchführt. Eine Einschränkung von Wearables ist, dass häufig die Art bzw. der Typ der Aktivität (Liegen, Sitzen, Stehen, Laufen, Rennen, Springen, Schwimmen etc.) nicht direkt erkannt wird und natürlich nur dann Aktivitäten erfasst werden, wenn die Wearables bzw. Sensoren tatsächlich getragen werden. Grundsätzlich ist die genaue Dokumentation der Geräteeinstellungen und Datenverarbeitungsmethoden für die Vergleichbarkeit und Reproduzierbarkeit mit anderen Studien unabdingbar (Bussmann & van den Berg-Emons, 2013).

Neben der Entscheidung für eine fragebogenbasierte Papier-Bleistift-Erfassung oder eine sensorbasierte Herangehensweise werden in den letzten Jahren für spezifische Fragestellungen auch zunehmend technikgestützte Selbstberichte und gerätegestützte Verfahren zur Erfassung körperlichen Verhaltens kombiniert. Dafür hat sich der Begriff des Ambulanten Assessments (auch ecological momentary assessment) etabliert (Fahrenberg et al., 2007). Generell umfasst das Ambulante Assessment eine Vielzahl an Methoden, die sowohl das Verhalten (z. B. körperliches Verhalten) als auch wiederholte bzw. kontinuierliche biologische, physiologische und psychologi-

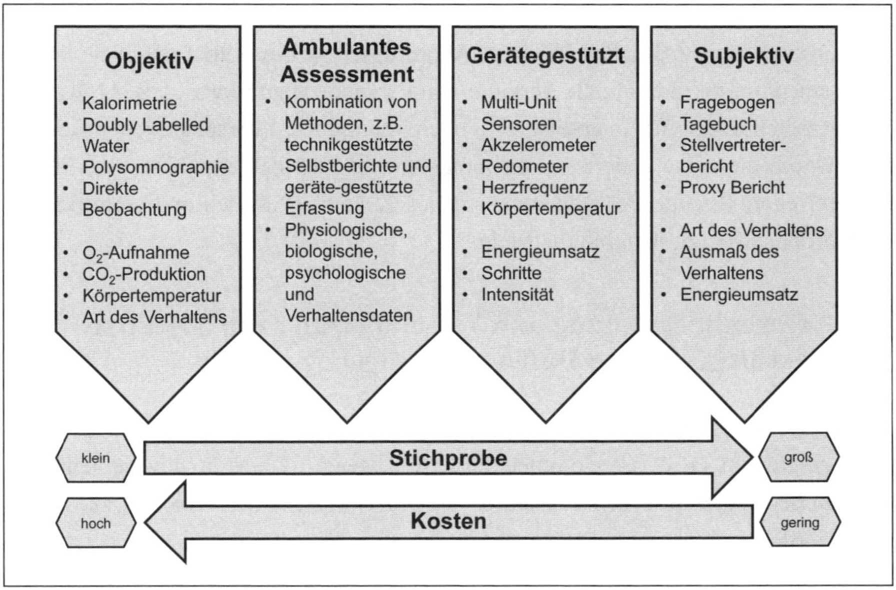

Abb. 3: Übersicht über Verfahren zur Erfassung körperlichen Verhaltens

sche Korrelate körperlichen Verhaltens im Alltag erfassen. Zusätzlich können Kontextinformationen (z. B. über Geolocation-Tracking) erhoben werden. In Bezug auf die Erfassung von körperlichem Verhalten können mithilfe von elektronischen Tagebüchern und Smartphones technikgestützt subjektive Abfragen zum Bewegungsverhalten, sedentären Verhalten und Schlaf umgesetzt werden und parallel die drei Verhaltensweisen mit Beschleunigungssensoren erfasst werden, um anschließend die Daten zu synchronisieren und in Bezug zu setzen. Hierbei wird meist eine deutlich reduzierte Anzahl an fragebogenbasierten Items zum körperlichen Verhalten in Bezug auf eine festgelegte zurückliegende Zeitspanne verwendet. Dies können zum Beispiel Abfragen zum Aktivitätsverhalten der letzten zwei Stunden sein, die per Smartphone über eine App abgefragt werden. Diese Herangehensweise ermöglicht eine Reduzierung retrospektiver Verzerrungen im Vergleich zu traditionellen Fragebögen. Sie eignet sich zum Beispiel dann, wenn körperliche Aktivität auf der individuellen Ebene in Verbindung mit Determinanten (Intentionen, Motivation) und Auswirkungen (z. B. Affekt, Stress) körperlichen Verhaltens untersucht wird, die in Bezug auf Umgebung und Zeit dynamischen Veränderungen unterliegen (Dunton, 2017). Aufgrund der vergleichsweise höheren Kosten im Vergleich zu Fragebogenerhebungen (siehe Abb. 2) und zu ausschließlich gerätegestützten Erhebungen sind die

Kosten für Untersuchungen mit Ambulantem Assessment derzeit noch höher und die Stichproben dementsprechend kleiner. Allerdings liegt die Stärke des Ambulanten Assessment darin, individuelle Verläufe von Personen abzubilden (z. B. Motivation zu körperlicher Aktivität in unterschiedlichen Situationen/unterschiedlichen Kontexten). Durch die dabei generierte sehr hohe Anzahl an Messzeitpunkten pro Person sind geringere Stichprobengrößen akzeptabel. Zukünftig werden in diesem Bereich auch größere Stichproben möglich sein.

4 Gegenüberstellung und Verschmelzung von objektiven gerätegestützten Daten und Fragebogendaten

Selbstberichtete fragebogenbasierte Daten und Daten, die aus gerätegestützter Erfassung resultieren (z. B. akzelerometerbasierte Daten), führen zu unterschiedlichen Ergebnissen (Adamo, Prince, Tricco & Connor-Gorber, 2009; Prince et al., 2008). Diese Diskrepanzen sind anhand von Studien zu sehen, die zeigen, dass bei gerätegestützter Aktivitätserfassung deutlich weniger Menschen die (inter-)nationalen Bewegungsempfehlungen erreichen als bei subjektiver Erfassung der Aktivität per Fragebögen (Pettee Gabriel, Morrow & Woolsey, 2012; Prince et al., 2008). Zahlreiche Studien haben bis heute Ergebnisse subjektiv und objektiv erfasster Aktivität gegenübergestellt (Burchartz et al., 2021; Prince et al., 2008). Darüber hinaus existieren viele Untersuchungen, in denen Fragebögen anhand von Akzelerometern bezüglich ihrer Kriteriumsvalidität überprüft wurden (Jekauc, Wagner, Kahlert & Woll, 2013). Als Gründe für die unterschiedlichen Ergebnisse der beiden Herangehensweisen geben Pettee Gabriel et al. (2012) unter anderem soziale Erwünschtheit und Verzerrungen aufgrund retrospektiver Erfassung (Missklassifizierung, Erinnerungsverzerrungen) an.
Anstatt als Konsequenz der Forschungsergebnisse Fragebögen aufgrund ihrer Einschränkungen grundsätzlich in Frage zu stellen, ist stattdessen zu beachten, dass gerätegestützte objektive Daten und fragebogenbasierte Daten auf unterschiedlichen Konzeptionen beruhen und dementsprechend unterschiedliche Aspekte körperlicher Aktivität (siehe hierzu auch den Abschnitt zu Systematisierungsansätzen) messen (von Haaren-Mack et al., 2020). Während Fragebögen sich gut eignen, um die körperliche Aktivität domänenspezifisch zu erfassen (Fahrenberg et al., 2007), können sie durch die oben genannten Verzerrungen den objektiv tatsächlich geleisteten Energieumsatz nicht adäquat wiedergeben. Dahingegen können gerätegestützte Erfassungsmethoden die Art der Aktivität nur sehr bedingt und die Domäne nicht wiedergeben. Letztlich ist es wichtig, in Abhängigkeit der eigenen Fragestellung bezüglich

des körperlichen Verhaltens zu entscheiden, welche Konzeption und dementsprechend welche Erfassungsmethode am besten geeignet ist.

Perspektiven

Die Erfassung von körperlichem Verhalten ist ein dynamisches Feld mit verschiedenen methodologischen Zugängen. Insbesondere technische Entwicklungen, die eine immer differenziertere Erhebung des Bewegungsverhaltens ermöglichen, treiben die Entwicklung voran (vgl. Nigg & Woll, 2020).
Je nach Fragestellung und der Differenzierungen im körperlichen Verhalten unterschiedlicher Zielgruppen (z. B. Senioren versus Kinder) besteht ein großes Spektrum an Möglichkeiten der Erfassung. Dabei weiten sich die Perspektiven im Hinblick auf die zwei zentralen Aspekte gesundheitsbezogener sportwissenschaftlicher Forschung. Dies ermöglicht zum einen eine genauere Erfassung der Einflussfaktoren, Veränderungsprozesse und zugrundeliegenden Mechanismen von körperlichem Verhalten und zum anderen erweitert es die Möglichkeiten der Analyse von Effekten des Bewegungsverhaltens auf verschiedene biopsychosoziale Aspekte von Gesundheit.
Neben diesem „Potenzial" der rasanten methodischen Entwicklung gilt es jedoch auch im Blick zu haben, dass die Veränderungen der Erhebung natürlich mit Einschränkungen der Vergleichbarkeit einhergehen.
Wenn es z. B. um Fragen der „historischen Veränderung" im Aktivitätsverhalten geht – sind Kinder heute aktiver oder weniger aktiv als vor zwanzig Jahren – dann bieten sich sicherlich standardisierte Erfassungsmethoden an, die tatsächlich einen direkten Vergleich ermöglichen. Die Probleme der Vergleichbarkeit bei der Erfassung von körperlichem Verhalten werden in großen epidemiologischen Studien, wie beispielsweise dem National Health and Nutrition Examination Survey (NHANES), deutlich. Hier erschweren schon Veränderungen zwischen den Kohorten, z. B. Trageposition Handgelenk versus Hüfte bei der Akzelerometrie, die Vergleichbarkeit der Ergebnisse. Die große Anzahl verschiedener Indikatoren für körperliches Verhalten machen Vergleiche zwischen Studien trotz guter Dokumentation zunehmend schwieriger, teilweise sogar unmöglich (Bai et al., 2016; Burchartz et al., 2020). Datapooling und einheitliche Neuanalyse von Rohdaten könnten Lösungsansätze sein, um die Inkonsistenzen bei den Verarbeitungskriterien zu überwinden, und wurden bereits erfolgreich bei Akzelerometerdaten angewandt.[8] Wenn es aber zum Beispiel um Fra-

[8] (http://www.mrc-epid.cam.ac.uk/research/studien/icad/)

gen der Beeinflussung von körperlicher Aktivität als Gesundheitsverhalten geht, dann bieten die technischen Entwicklungen immer bessere Möglichkeiten, um dieses Verhalten in unterschiedlichen Kontexten (z. B. im Verein, Betrieb, Kommune) immer individueller im Hinblick auf die Motivation in den spezifischen Situationen – auch in Echtzeit – zu unterstützten.

Die zukünftige Entwicklung wird dahingehen, dass gerätegestützte und subjektive Daten durch technologische Fortschritte verschmelzen. Die damit einhergehenden Herausforderungen werden sein, dieses Verschmelzen zu strukturieren bzw. die Datenquellen zu verbinden. Durch die Möglichkeit, immer größere Datenmengen zu erfassen und zu speichern, wird es zukünftig ohne künstliche Intelligenzen nicht mehr möglich sein, die großen Datenmengen zu untersuchen. Das vielversprechende Feld des Ambulanten Assessment (Trull & Ebner-Priemer, 2013) wird es uns dann aber auch dank künstlicher Intelligenz ermöglichen, kontextuelle Einflüsse (Umgebung, Situation, soziale Interaktion, etc.) bei der Untersuchung von körperlichem Verhalten direkt zu berücksichtigen. Dann kann die Kongruenz von gerätegestützter und subjektiver Wahrnehmung vor, während und nach der Bewegung direkt und individuell erfasst werden.

Spezifische Ausblicke auf die perspektivische Entwicklung der Erfassung von körperlichem Verhalten bieten die drei Konsensuspapiere des Internationalen Workshops des Center for the Assessment of Physical Activity (CAPA; Burchartz et al., 2020; Nigg et al., 2020; Nigg & Woll, 2020; Reichert et al., 2020).

Literatur

Adamo, K. B., Prince, S. A., Tricco, A. C., Connor-Gorber, S. & Tremblay, M. S. (2009). A comparison of indirect versus direct measures for assessing physical activity in the pediatric population: A systematic review. *International Journal Of Pediatric Obesity: IJPO: An Official Journal of the International Association for the Study of Obesity, 4*(1), 2–27. https://doi.org/10.1080/17477160802315010

Ainsworth, B. E., Haskell, W. L., Whitt, M. C., Irwin, M. L., Swartz, A. M., Strath, S. J. et al. (2000). Compendium of physical activities: An update of activity codes and MET intensities. *Medicine & Science in Sports & Exercise, 32*(9 Suppl), (498–504). https://doi.org/10.1097/00005768-200009001-00009

Ainsworth, B. E., Montoye, H. J. & Leon, A. S. (1994). Methods of assessing physical activity during leisure and work. In C. Bouchard, R. J. Shephard & T. Stephens (Hrsg.) *Physical activity, fitness, and health: International proceedings and con-*

sensus statement (S. 146–159). Human Kinetics Publishers. https://doi.org/10.1249/00005768-199401000-00024

Bai, J., Di, C., Xiao, L., Evenson, K. R., LaCroix, A. Z., Crainiceanu, C. M. et al. (2016). An activity index for raw accelerometry data and its comparison with other activity metrics. *PLoS ONE, 11*(8), e0160644. https://doi.org/10.1371/journal.pone.0160644

Biswas, A., Oh, P. I., Faulkner, G. E., Bajaj, R. R., Silver, M. A., Mitchell, M. S. et al. (2015). Sedentary time and its association with risk for disease incidence, mortality, and hospitalization in adults: A systematic review and meta-analysis. *Annals of Internal Medicine, 162*(2), 123–132. https://doi.org/10.7326/M14-1651

Bouchard, C. & Shephard, R. J. (1994). Physical activity, fitness, and health: The model and key concepts. In *Physical activity, fitness, and health: International proceedings and consensus statement* (S. 77–88). Human Kinetics Publishers. https://doi.org/10.1249/00005768-199401000-00024

Brenner, P. S. & DeLamater, J. D. (2014). Social desirability bias in self-reports of physical activity: Is an exercise identity the culprit? *Social Indicators Research, 117*(2), 489–504. https://doi.org/10.1007/s11205-013-0359-y

Buksch, J. & Schlicht, W. (2014). Sitzende Lebensweise als ein gesundheitlich riskantes Verhalten. *Deutsche Zeitschrift für Sportmedizin*, (01) 15–21. https://doi.org/10.5960/dzsm.2012.077

Burchartz, A., Anedda, B., Auerswald, T., Giurgiu, M., Hill, H., Ketelhut, S. et al. (2020). Assessing physical behavior through accelerometry – State of the science, best practices and future directions. *Psychology of Sport and Exercise, 49,* 101703. https://doi.org/10.1016/j.psychsport.2020.101703

Burchartz, A., Oriwol, D., Kolb, S., Schmidt, S. C. E., Wunsch, K., Manz, K. et al. (2021). Comparison of self-reported & device-based, measured physical activity among children in Germany. *BMC Public Health, 21*(1). https://doi.org/10.1186/s12889-021-11114-y

Bussmann, J. B. J. & van den Berg-Emons, R. J. G. (2013). To total amount of activity…. and beyond: Perspectives on measuring physical behavior. *Frontiers in Psychology, 4,* 463. https://doi.org/10.3389/fpsyg.2013.00463

Caspersen, C. J., Powell, K. E. & Christenson, G. M. (1985). Physical activity, exercise, and physical fitness: Definitions and distinctions for health-related research. *Public Health Reports, 100*(2), 126–131.

Chaput, J.-P., Willumsen, J., Bull, F. C., Chou, R., Ekelund, U., Firth, J. et al. (2020). 2020 WHO guidelines on physical activity and sedentary behaviour for children and adolescents aged 5–17 years: Summary of the evidence. *The International Journal of Behavioral Nutrition and Physical Activity, 17*(1), 141. https://doi.org/10.1186/s12966-020-01037-z

Dunton, G. F. (2017). Ecological momentary assessment in physical activity research. *Exercise and Sport Sciences Reviews, 45*(1), 48–54. https://doi.org/10.1249/JES.0000000000000092

Ekelund, U., Tarp, J., Steene-Johannessen, J., Hansen, B. H., Jefferis, B., Fagerland, M. W. et al. (2019). Dose-response associations between accelerometry measured physical activity and sedentary time and all cause mortality: Systematic review and harmonised meta-analysis. *British Medical Journal, 366,* l4570. https://doi.org/10.1136/bmj.l4570

Fahrenberg, J., Myrtek, M., Pawlik, K. & Perrez, M. (2007). Ambulantes Assessment – Verhalten im Alltagskontext erfassen. *Psychologische Rundschau, 58*(1), 12–23. https://doi.org/10.1026/0033-3042.58.1.12

Giurgiu, M., Niermann, C., Ebner-Priemer, U. W. & Kanning, M. (2020). Accuracy of sedentary behavior-triggered ecological momentary assessment for collecting contextual information: Development and feasibility study. *JMIR mHealth and uHealth, 8*(9), e17852. https://doi.org/10.2196/17852

Guthold, R., Stevens, G. A., Riley, L. M. & Bull, F. C. (2018). Worldwide trends in insufficient physical activity from 2001 to 2016: A pooled analysis of 358 population-based surveys with 1·9 million participants. *The Lancet Global Health, 6*(10), e1077-e1086. https://doi.org/10.1016/S2214-109X(18)30357-7

Haaren-Mack, B. von, Bussmann, J. B. J. & Ebner-Priemer, U. W. (2020). Physical Activity Monitoring. In K. Sweeny & M. L. Robbins (Hrsg.), *The Wiley Encyclopedia of Health Psychology* (Bd. 2, S. 447–457). Hoboken: Wiley.

Haaren-Mack, B. von & Siegel, N. (2017). Apparative Verfahren. In K. Bös (Hrsg.), *Handbuch Motorische Tests: Sportmotorische Tests, motorische Funktionstests, Fragebögen zur körperlich-sportlichen Aktivität und sportpsychologische Diagnoseverfahren* (3. Aufl., S. 628–672). Göttingen: Hogrefe.

Jekauc, D., Wagner, M. O., Kahlert, D. & Woll, A. (2013). Reliabilität und Validität des MoMo-Aktivitätsfragebogens für Jugendliche (MoMo-AFB). *Diagnostica, 59*(2), 100–111. https://doi.org/10.1026/0012-1924/a000083

Kamada, M., Shiroma, E. J., Harris, T. B. & Lee, I.-M. (2016). Comparison of physical activity assessed using hip- and wrist-worn accelerometers. *Gait & Posture, 44,* 23–28. https://doi.org/10.1016/j.gaitpost.2015.11.005

Katzmarzyk, P. T., Powell, K. E., Jakicic, J. M., Troiano, R. P., Piercy, K. & Tennant, B. (2019). Sedentary behavior and health: Update from the 2018 Physical Activity Guidelines Advisory Committee. *Medicine and Science in Sports and Exercise, 51*(6), 1227–1241. https://doi.org/10.1249/MSS.0000000000001935

Koster, A., Caserotti, P., Patel, K. V., Matthews, C. E., Berrigan, D., van Domelen, D. R. et al. (2012). Association of sedentary time with mortality independent of moderate to vigorous physical activity. *PLoS ONE, 7*(6), e37696. https://doi.org/10.1371/journal.pone.0037696

Kozey, S. L., Lyden, K., Howe, C. A., Staudenmayer, J. W. & Freedson, P. S. (2010). Accelerometer output and MET values of common physical activities. *Medicine and Science in Sports and Exercise, 42*(9), 1776–1784. https://doi.org/10.1249/MSS.0b013e3181d479f2

LaMunion, S. R., Bassett, D. R., Toth, L. P. & Crouter, S. E. (2017). The effect of body placement site on ActiGraph wGT3X-BT activity counts. *Biomedical Physics & Engineering Express, 3*(3), 35026. https://doi.org/10.1088/2057-1976/aa777c

Migueles, J. H., Cadenas-Sanchez, C., Rowlands, A. V., Henriksson, P., Shiroma, E. J., Acosta et al. (2019). Comparability of accelerometer signal aggregation metrics across placements and dominant wrist cut points for the assessment of physical activity in adults. *Scientific Reports, 9*(1), 18235. https://doi.org/10.1038/s41598-019-54267-y

Nigg, C. R., Fuchs, R., Gerber, M., Jekauc, D., Koch, T., Krell-Roesch, J. et al. (2020). Assessing physical activity through questionnaires – A consensus of best practices and future directions. *Psychology of Sport and Exercise, 50,* 101715. https://doi.org/10.1016/j.psychsport.2020.101715

Nigg, C. R., Jordan, P. J. & Atkins, A. (2012). Behavioral measurement in exercise psychology. In G. Tenenbaum, R. C. Eklund & A. Kamata (Hrsg.), *Measurement in sport and exercise psychology* (S. 455–464). Champaign: Human Kinetics.

Nigg, C. R. & Woll, A. (2020). Best practices and future research directions: Consensus from the 2 International Workshop of the Center for the Assessment of Physical Activity (CAPA). *Psychology of Sport and Exercise, 50,* 101734. https://doi.org/10.1016/j.psychsport.2020.101734

Owen, N., Healy, G. N., Matthews, C. E. & Dunstan, D. W. (2010). Too much sitting: The population health science of sedentary behavior. *Exercise and Sport Sciences Reviews, 38*(3), 105–113. https://doi.org/10.1097/JES.0b013e3181e373a2

Owen, N., Sugiyama, T., Eakin, E. E., Gardiner, P. A., Tremblay, M. S. & Sallis, J. F. (2011). Adults' sedentary behavior determinants and interventions. *American Journal of Preventive Medicine, 41*(2), 189–196. https://doi.org/10.1016/j.amepre.2011.05.013

Pettee Gabriel, K. K., Morrow, J. R. & Woolsey, A.-L. T. (2012). Framework for physical activity as a complex and multidimensional behavior. *Journal of Physical Activity & Health, 9*(Suppl 1), 11–8. https://doi.org/10.1123/jpah.9.s1.s11

Prince, S. A., Adamo, K. B., Hamel, M. E., Hardt, J., Connor-Gorber, S. & Tremblay, M. S. (2008). A comparison of direct versus self-report measures for assessing physical activity in adults: A systematic review. *The International Journal of Behavioral Nutrition and Physical Activity, 5,* 56. https://doi.org/10.1186/1479-5868-5-56

Reichert, M., Giurgiu, M., Koch, E., Wieland, L. M., Lautenbach, S., Neubauer, A. B. et al. (2020). Ambulatory assessment for physical activity research: State of the science, best practices and future directions. *Psychology of Sport and Exercise, 50*. https://doi.org/10.1016/j.psychsport.2020.101742

Rezende, L. F. M., Sá, T. H., Mielke, G. I., Viscondi, J. Y. K., Rey-López, J. P. & Garcia, L. M. T. (2016). All-cause mortality attributable to sitting time: Analysis of 54 countries worldwide. *American journal of preventive medicine, 51*(2), 253–263. https://doi.org/10.1016/j.amepre.2016.01.022

Rosenberger, M. E., Fulton, J. E., Buman, M. P., Troiano, R. P., Grandner, M. A., Buchner, D. M. et al. (2019). The 24-hour activity cycle: A new paradigm for physical activity. *Medicine and Science in Sports and Exercise, 51*(3), 454–464. https://doi.org/10.1249/MSS.0000000000001811

Rost, R. (Hrsg.). (1997). *Ernährung, Fitness und Sport*. Berlin: Ullstein Mosby.

Rütten, A. & Pfeifer, K. (Hrsg.). (2017). *Forschung und Praxis der Gesundheitsförderung: Sonderheft 3. Nationale Empfehlungen für Bewegung und Bewegungsförderung* (1. Aufl.). Köln: BzGA. https://service.bzga.de/pdf.php?id=136839b90f0197896479a5f650dc5daf

Schmidt, S. C. E., Will, N., Henn, A., Reimers, A. K. & Woll, A. (2016). *Der Motorik-Modul Aktivitätsfragebogen MoMo-AFB: Leitfaden zur Anwendung und Auswertung*. https://doi.org/10.5445/IR/1000062199

Stamatakis, E., Gale, J., Bauman, A. E., Ekelund, U., Hamer, M. & Ding, D. (2019). Sitting time, physical activity, and risk of mortality in adults. *Journal of the American College of Cardiology, 73*(16), 2062–2072. https://doi.org/10.1016/j.jacc.2019.02.031

Tremblay, M. S., Aubert, S., Barnes, J. D., Saunders, T. J., Carson, V., Latimer-Cheung, A. E. et al. (2017). Sedentary Behavior Research Network (SBRN) – Terminology Consensus Project process and outcome. *The International Journal of Behavioral Nutrition and Physical Activity, 14*(1), 75. https://doi.org/10.1186/s12966-017-0525-8

Tremblay, M. S., Colley, R. C., Saunders, T. J., Healy, G. N. & Owen, N. (2010). Physiological and health implications of a sedentary lifestyle. *Applied Physiology, Nutrition, and Metabolism, 35*(6), 725–740. https://doi.org/10.1139/H10-079

Trull, T. J. & Ebner-Priemer, U. W. (2013). Ambulatory assessment. *Annual Review of Clinical Psychology, 9,* 151–176. https://doi.org/10.1146/annurev-clinpsy-050212-185510

Warren, J. M., Ekelund, U., Besson, H., Mezzani, A., Geladas, N. & Vanhees, L. (2010). Assessment of physical activity—a review of methodologies with reference to epidemiological research: A report of the exercise physiology section of the European Association of Cardiovascular Prevention and Rehabilitation. *European Journal of Cardiovascular Prevention and Rehabilitation, 17*(2), 127–139. https://doi.org/10.1097/HJR.0b013e32832ed875

Will, N., Schmidt, S. C. E. & Woll, A. (2017). Fragebögen und Selbsteinschätzungsverfahren zur Erfassung von körperlich-sportlicher Aktivität. In K. Bös (Hrsg.), *Handbuch Motorische Tests: Sportmotorische Tests, motorische Funktionstests, Fragebögen zur körperlich-sportlichen Aktivität und sportpsychologische Diagnoseverfahren* (3. Aufl., 543 ff.). Göttingen: Hogrefe.

Woll, A., Bös, K., Gerhardt, M. & Schulze, A. (1998). Konzeptualisierung und Erfassung von körperlich-sportlicher Aktivität. In K. Bös & W. Brehm (Hrsg.), *Gesundheitssport* (S. 86). Schorndorf: Hofmann.

Woll, A. (2004). Diagnose körperlich-sportlicher Aktivität im Erwachsenenalter. *Zeitschrift für Sportpsychologie, 11*(2), 54–70. https://doi.org/10.1026/1612-5010.11.2.54

Woll, A., Klos, L., Burchartz, A., Hanssen-Doose, A., Niessner, C., Oriwol, D. et al. (2021). Cohort profile update: The Motorik-Modul (MoMo) Longitudinal Study – physical fitness and physical activity as determinants of health development in German children and adolescents. *International Journal of Epidemiology, 50(2), 393-394.* https://doi.org/10.1093/ije/dyaa281

B2 Von Goldstandards und anderen Evidenzen: Zur Evidenzbasierung komplexer Interventionen bewegungsbezogener Gesundheitsförderung und Prävention

Gorden Sudeck

Evidenzbasierte Medizin, Wirksamkeitsforschung, Implementationsforschung, komplexe Intervention, Kausalität

Einleitung

Wie gestalte ich ein körperliches Training so, dass Menschen davon mit hoher Gewissheit gesundheitlich profitieren? Welche Empfehlungen für körperliche Aktivität kann ich für bestimmte Bevölkerungsgruppen geben, so dass die Prävention von Krankheiten hoch wahrscheinlich ist und gesundheitliche Risiken minimal sind? Wie sollten Maßnahmen zur Bewegungsförderung konzipiert und umgesetzt werden, um sich ihrer Wirksamkeit möglichst gewiss zu sein?

Expert*innen der bewegungsbezogenen Gesundheitsförderung und Prävention stellen sich nicht selten diese oder ähnliche Fragen, für die die Wissenschaft mal mehr und mal weniger „gesicherte und beweiskräftige“ Erkenntnisse bereithält. Sofern vorhanden, gilt es, solche *wissenschaftliche Evidenz* im professionellen Handeln bestmöglich zu berücksichtigen und praktische Entscheidungen zur Konzeption, Planung und Realisation bewegungsbezogener Interventionen im Einklang mit der bestverfügbaren Evidenz vorzunehmen.

Für Bewegungsinterventionen, deren Wirksamkeit mit wissenschaftlichen Methoden geprüft wurde, kann in der Regel eine Empfehlung für ihren gezielten Einsatz und ihre Verbreitung ausgesprochen werden. Evidenzbasierung nimmt daher eine wichtige Rolle für die Legitimation bewegungsbezogener Interventionen ein und fördert ihre Integration in gesundheitliche Anwendungsfelder, indem z. B. der Einsatz von Ressourcen im Gesundheitswesen (z. B. personell, finanziell) als förderungswürdig erachtet wird. Die Nutzung wissenschaftlicher Evidenz kann zudem zur Vermeidung ineffizienter oder kontraproduktiver Maßnahmen beitragen (z. B. eine übermäßige Empfehlung körperlicher Schonung für Menschen mit chronischen Rückenschmerzen).

Wenngleich wissenschaftliche Evidenz auf Basis praxisrelevanter Forschung substanzielle Entscheidungshilfe bieten kann, haben Expert*innen immer zusätzlich die konkrete Anwendungssituation einschließlich der Adressat*innen und ihrer Präferenzen sowie spezifische Kontextbedingungen ins Kalkül zu ziehen (Raspe, 2007). Für begründete Entscheidungen in der Konzeption, Planung und Realisation bewegungsbezogener Interventionen spielt somit die individuelle professionelle Erfahrung eine wichtige Rolle, auf Basis derer die verfügbare wissenschaftliche Evidenz bestmöglich einfließt. Denn angesichts der Vielzahl empirischer Studien und Übersichtsarbeiten – die mittlerweile auch für den Bereich Sport, Bewegung und Gesundheit vorliegt –, ist es keineswegs trivial, wissenschaftliche Evidenz für die Urteilsbildung und begründetes professionelles Handeln zu nutzen.

Im Rahmen der Evidenzbasierten Medizin (EbM; z. B. Kunz, Ollenschläger, Raspe, Jonitz & Donner-Banzhoff, 2007; Oxman, Sackett & Guyatt, 1993) wurde darauf hingearbeitet, die Nutzbarmachung der bestverfügbaren Evidenz systematisch zu unterstützen. In diesem Beitrag werden zunächst Grundgedanken der EbM erläutert (Kap. 1.1), um ein Verständnis für die *Qualität von Evidenz* und darauf aufbauende Formulierungen von *Empfehlungen* zu stärken. Spezifisch wird hierfür auf die GRADE-Systematik (Grading of Recommendations, Assessment, Development and Evaluation; Guyatt et al., 2008; Schünemann, 2009a) eingegangen (Kap. 1.2). In diesem Handbuch spielen EbM-Prinzipien für die Beiträge über Gesundheitswirkungen von Bewegung (Kapitel B) und die Interventionen zur Bewegungsförderung (Kapitel D und E) eine wichtige Rolle. In diesen Zusammenhängen werden jedoch nicht selten auch Grenzen einer Übertragung von EbM-Prinzipien diskutiert (Elkeles, 2015; Rütten & Abu-Omar, 2003). In Kapitel 2 werden daher Entwicklungen skizziert, die sich mit einer stärkeren Ausrichtung auf *Real World Evidence* und *komplexe Interventionen* beziehen, welche in der Praxis der bewegungsbezogenen Gesundheitsförderung und Prävention eher die Regel als die Ausnahme sind. Eng damit verbunden sind Konzepte der *Implementationsforschung*, die ihren Fokus intensiver auf Fragen förderlicher und hinderlicher Bedingungen der Durchführung und Nachhaltigkeit von Interventionen unter den realen Bedingungen der Anwendungspraxis richten.

1 Grundgedanken der Evidenzbasierung

1.1 Grundprinzipien aus der Evidenzbasierten Medizin

EbM zielt auf eine möglichst einfache Nutzbarmachung der Vielzahl empirischer Studien für die Prävention und medizinische Therapie. Den Kern bilden studienübergreifende Bewertungssysteme, mit denen Zusammenfassungen von Studienergebnissen strukturiert und eine Einschätzung der Qualität vorliegender Evidenz erleichtert werden. Dies setzt klare handlungsleitende Fragen voraus (z. B. präventiver Nutzen einer Maßnahme; Risikofaktoren einer Erkrankung), für die unterschiedliche wissenschaftliche Zugänge prioritäre Bedeutung haben (Raspe, 2007). Für die Eingangsfragen dieses Beitrags stehen die Bewertung des gesundheitlichen Benefits von Bewegung (bei minimalen Risiken) oder die Bewertung der Wirksamkeit von Maßnahmen zur Bewegungsförderung im Vordergrund. Die Formulierung der Fragestellung orientiert sich häufig am PICO-Schema, mit dem die Population, die fokussierte Intervention und Vergleichsbedingung (Comparator) und das primäre Ergebniskriterium (Outcome) präzisiert werden (Schünemann, 2009b). Der wissenschaftliche Zugang vollzieht sich über Interventionsstudien und Anwendungsbeobachtungen, die Aussagen zulassen, welche Maßnahmen wirksam sind und sich in wissenschaftlichen Studien oder der Anwendungspraxis bewährt haben (Raspe, 2007).

Für diesen Zugang spielt die Frage nach der *Kausalität* eine zentrale Rolle: Kann Bewegung tatsächlich als verursachende Bedingung für einen Gesundheitsgewinn (bzw. Gesundheitsschaden) identifiziert werden? Können Veränderungen im Bewegungsverhalten einer Population ursächlich auf eine bestimmte Maßnahme oder ein Maßnahmenbündel zurückgeführt werden? Heutige EbM-Ansätze bauen auf frühen Arbeiten zur Formulierung von Kausalitätskriterien (z. B. Hill, 1965) auf, wobei nicht alle Kriterien erfüllt sein müssen, damit eine Kausalbeziehung wahrscheinlich ist (Schäfer, 2007):

- *Zeitliche Beziehung:* Ist die vermutete Ursache der Wirkung vorgeordnet?
- *Studienplan:* Basieren die Befunde auf überzeugenden Studiendesigns, so dass Alternativerklärungen ausgeschlossen werden können?
- *Konsistenz und Quantität der Befunde:* Liegen mehrere Studien vor und führen unterschiedliche Studien zu vergleichbaren Befunden?
- *Stärke der Assoziation:* Wie stark ist der Zusammenhang zwischen vermuteter Ursache und Wirkung?

- *Plausibilität:* Stimmt die Assoziation mit anderen Erkenntnissen überein? (z. B. Wirkmechanismen, plausible Wirkfaktoren)
- *Dosis-Wirkungs-Beziehung:* Ist die Wirkung bei erhöhter Exposition gegenüber der vermuteten Ursache höher?
- *Reversibilität:* Führt die Beseitigung der vermuteten Ursache zu einem Rückgang der Wirkungen?

Für Kausalitätsnachweise werden in der EbM randomisierte kontrollierte Studien (Randomized Controlled Trials, RCT) als *Goldstandard* der Wirksamkeitsforschung angesehen. Aufgrund des experimentellen Designs bieten sie das größte Potenzial zur Sicherung der internen Validität, d. h. Alternativerklärungen gegenüber einem ursächlichen Effekt von einer Intervention auf ein gesundheitliches Ergebniskriterium ausschließen zu können. Experimentelle Studien bieten hierfür die Vorteile, dass

(a) die unabhängige Variable (also die vermutete Ursache) standardisiert variiert wird, indem eine Bewegungsintervention einer Kontrollbedingung (z. B. ohne jene Bewegungsintervention) vergleichend gegenübergestellt wird und
(b) die Studienteilnehmenden den Versuchsbedingungen randomisiert zugeteilt werden, so dass sich per Zufall sowohl bekannte, aber auch unbekannte potenzielle Störfaktoren (z. B. Personenmerkmale) auf die Interventions- und Kontrollgruppe gleich verteilen und sich die Gruppen (zumindest theoretisch) nur in ihrer Exposition gegenüber der Intervention unterscheiden.

Dementsprechend spielt das Studiendesign für die Bewertung von Erkenntnissen zur Wirksamkeit von Interventionen in der EbM eine sehr gewichtige Rolle (Ryan et al., 2013). In klassischen Einstufungen des Evidenzniveaus (z. B. für das Oxford Centre for Evidence-Based Medicine; Ball & Phillips, 2001) stehen folglich systematische Übersichtsarbeiten randomisiert kontrollierter Studien an oberster Stelle. Dafür müssen sie allerdings homogene Ergebnisse hervorbringen, d. h. für diese Evidenzeinstufung wird zusätzlich das Kriterium der Konsistenz der Befunde einbezogen. Mit Blick auf die kausale Wirksamkeit einer Intervention liegt also idealerweise eine Metaanalyse vor, in der Interventionseffekte aus RCTs quantitativ zusammengefasst werden. Die über die verschiedenen Studien gepoolte *Stärke des Effekts* müsste hoch und das *Vertrauens-/Konfidenzintervall* für den geschätzten Effekt als eng einzustufen sein.
In der Hierarchisierung von Studiendesigns für Fragen der Wirksamkeit (Ryan et al., 2013) folgen weitere vergleichende Studiendesigns, die keine randomisierte Zuteilung zu den Untersuchungsgruppen realisieren (quasi-experimentelle Stu-

dien), oder lediglich einen Vorher-Nachher-Vergleich in einer Interventionsgruppe analysieren. Durch das Fehlen einer Randomisierung und/oder einer Kontrollbedingung können aber Alternativerklärungen für einen Interventionseffekt immer schwieriger ausgeschlossen werden. In der Hierarchie folgen Beobachtungsstudien in Form von Kohortenstudien oder Fall-Kontrollstudien, in denen sich die Gruppenzusammensetzung durch ihr „natürliches" Vorliegen in der Population ergeben (z. B. Erfüllen vs. Nicht-Erfüllen von Bewegungsempfehlungen) und Assoziationen zu einem gesundheitlichen Ergebniskriterium analysiert werden (Ryan et al., 2013; Schäfer, 2007).

Darüber hinaus kann die Planung und Umsetzung eines Studiendesigns erheblich variieren. Dadurch können sich Einbußen in der Studienqualität bzw. Limitationen für die Aussagekraft von Erkenntnissen ergeben, die mit Risiken für Ergebnisverzerrungen (risk of bias) einhergehen. Gleiches gilt für die Planung und Realisation von systematischen Übersichtsarbeiten und Metaanalysen für Wirksamkeitsstudien. Dadurch können Folgerungen aus Übersichtsarbeiten in ihrer Aussagekraft geschmälert und Limitationen für eine Ergebnissynthese verbunden sein. Tabelle 1 stellt einige Kriterien zur Qualitätsbewertung zusammen und gibt Hinweise auf die Guidelines,

Tab. 1: Stichworte zur Qualitätsbewertung von Wirksamkeitsstudien (RCTs) und systematischen Übersichtsarbeiten sowie Beispiele für Checklisten

	Randomisiert, kontrollierte Studien (RCTs)	**Systematische Übersichtsarbeiten**
Kriterien zur Qualitätsbewertung	• Einwandfreie Randomisierung • Verdeckte Zuordnung zu Untersuchungsbedingungen (concealed allocation) • Angabe zu Studienausfällen (drop outs) • Verblindung • Intention-to-treat Analyse	• Fokussierte Fragestellung • Definierte Einschlusskriterien für Studien • Umfassende Literatursuche • Qualitätsbeurteilung der Studien • Untersuchung auf Heterogenität der Studien
Checklisten zur Bewertung der Studien/Reviews	• CASP • PEDRO • SIGN	• AMSTER-2 • QUORUM
„Reporting Guidelines" für Studienautor*innen	• CONSORT • TiDIER	• PRISMA

Anmerkung: Referenzen für die genannten Reporting Guidelines stehen auf der Homepage www.equator-network.org zur Verfügung

die sowohl für den Bericht von Interventionsstudien bzw. systematischen Übersichtsarbeiten als auch für deren Qualitätsbewertung entwickelt wurden (für eine umfassende Zusammenstellung von Guidelines vgl. die Homepage des EQUATOR Network: equator-network.org).

1.2 Die GRADE-Systematik: Von der Qualität der Evidenz zu Empfehlungen

Die GRADE-Systematik wurde mit dem Ziel entwickelt, auf eine Vereinheitlichung der Kriterien zur Bewertung von Evidenz und der Ableitung von evidenzbasierten Empfehlungen hinzuwirken und eine bessere Kommunizierbarkeit für Wissenschaft und Praxis zu ermöglichen (Guyatt et al., 2008). Im Einklang mit einer mittlerweile breiten Akzeptanz in wissenschaftlichen und fachlichen Organisationen (Kunz et al., 2007) orientieren sich auch die WHO-Empfehlungen für gesundheitswirksame Bewegung (WHO, 2020) an der GRADE-Systematik.

GRADE unterscheidet grundlegend zwei Prozesse: (1) Die Bewertung der Qualität von Evidenz und (2) die Formulierung von starken oder bedingten Empfehlungen. Für die Bewertung der *Qualität von Evidenz* hat sich hierbei ein Verständnis durchgesetzt, das sich an dem Vertrauen in das Zutreffen eines empirisch ermittelten Interventionseffekts orientiert (Guyatt et al., 2011). Andersherum formuliert trifft die Evidenzqualität eine Aussage über die Unsicherheit, ob ein Interventionseffekt in zukünftigen Forschungsarbeiten auftrifft bzw. auf Anwendungssituationen übertragbar ist. Dabei erfolgte eine Einigung auf die vier Stufen der hohen, moderaten, niedrigen oder sehr niedrigen Qualität von Evidenz (vgl. Tab. 2).

Die Evidenzbewertung nach der GRADE-Systematik wird für jedes Ergebniskriterium zunächst separat vorgenommen (z. B. für den Bereich Rückenschmerzen: Schmerzreduktion, Funktionseinschränkungen, Muskelkraft, Lebensqualität). Das Studiendesign steht an erster Stelle und wird durch differenzierte Kriterien für die Herabstufung und Hochstufung von Qualität ergänzt (Guyatt, et al., 2011; Schünemann, 2009b). Anfänglich werden RCTs mit hoher Qualität und Beobachtungsstudien mit niedriger Qualität eingestuft. Es erfolgen dann Herabstufungen aufgrund von Mängeln im Studiendesign und der Studiendurchführung (s. o.: risk of bias), heterogener oder inkonsistenter Ergebnisse, fehlender Präzision (z. B. breite Vertrauensintervalle für Effektschätzungen aufgrund kleiner Stichproben), einer indirekten Evidenz (z. B. da nicht das primär interessierte Ergebniskriterium einbezogen wurde) oder aufgrund von einem Publikationsbias (d. h. einer hohen Wahrscheinlichkeit, dass negative Ergebnisse nicht publiziert wurden). Aufwertungen der Qualität kön-

Tab. 2: Interpretation der verschiedenen Qualitätsstufen von Evidenz (Schünemann, 2009a; Bull et al., 2020)

Evidenzqualität	Beschreibung
hoch	Es besteht hohes Vertrauen darin, dass der tatsächliche Effekt nah an der Effektschätzung liegt; es ist sehr unwahrscheinlich, dass weitere Forschung das Vertrauen in den geschätzten Effekt verändert.
moderat	Es besteht moderates Vertrauen in die Effektschätzung. Der wahre Effekt liegt wahrscheinlich nah bei der Effektschätzung, aber bei weiterer Forschung besteht die Möglichkeit, dass der Effekt substanziell abweicht.
niedrig	Das Vertrauen in den geschätzten Effekt ist eingeschränkt. Der tatsächliche Effekt kann sich erheblich von der Schätzung des Effekts unterscheiden. Weitere Forschung wird sich sehr wahrscheinlich auf unser Vertrauen in den geschätzten Effekt auswirken.
sehr niedrig	Der geschätzte Effekt ist mit sehr großer Unsicherheit behaftet. Es besteht sehr wenig Vertrauen in den geschätzten Effekt. Der wahre Effekt ist wahrscheinlich substanziell abweichend vom geschätzten Effekt.

nen bei großen Effekten bzw. einer hohen Stärke der Assoziation, auf Basis von Dosis-Wirkungs-Beziehungen oder aufgrund der Unwahrscheinlichkeit erfolgen, dass ein Effekt durch andere Merkmale (Confounder) erklärt werden kann.

Die *Formulierung von Empfehlungen* beruht im Kern auf der Bewertung und Abwägung der Qualität der Evidenz (über die verschiedenen Gesundheitsoutcomes hinweg), der Balance aus Nutzen und möglichem Schaden sowie antizipierten Werten und Präferenzen seitens relevanter Akteure (Schünemann 2009b; Kunz et al., 2007). So werden bereits in der Differenzierung von Ergebniskriterien im Vorfeld der Evidenzsynthese kritische (critical) und wichtige (important) Kriterien unterschieden und eine Priorisierung vorgenommen (für ein Beispiel vgl. die aktuellen WHO-Bewegungsempfehlungen; Bull et al., 2020). Doch auch wenn gesicherte Erkenntnisse über Gesundheitswirkungen körperlicher Aktivität für einen kritischen Gesundheitsparameter verfügbar sind, ist dies nicht gleichzusetzen mit einer unzweifelhaft starken Empfehlung für Bewegung. Beispielsweise könnte ein erhöhtes Bewegungsausmaß bei Menschen im höheren Alter mit einem erhöhten Sturzrisiko einhergehen; oder einer bestimmten Trainingsform (z. B. hochintensivem Intervalltraining) könnte eine hohe Aversion seitens zuvor körperlich Inaktiver entgegenstehen. Die Formulierung von Empfehlungen versucht die relevanten Abwägungen möglichst transparent zu machen, um daraufhin zwischen starken und bedingten Empfehlungen (für oder gegen eine Interventionsform) zu unterscheiden (vgl. Tab. 3). Darüber hinaus kann eine unzureichende Erkenntnislage resümiert werden, so dass keine Empfehlung (weder für noch gegen eine Intervention) ausgesprochen werden sollte.

Tab. 3: Interpretation der Stärke von Empfehlungen (Bull et al., 2020; Kunz et al., 2007)

Empfehlungsgrad	Beschreibung zur Interpretation
stark	Starke Empfehlungen kommunizieren die Botschaft, dass die Empfehlung auf dem Vertrauen basiert, dass die gewünschten Effekte bei Orientierung an der Empfehlung mögliche unerwünschte Konsequenzen überwiegen.
bedingt	Bedingte Empfehlungen werden ausgesprochen, wenn weniger Gewissheit bezüglich der Balance von Vorteilen und möglichen Nachteilen bei Umsetzung der Empfehlung besteht oder wenn die Empfehlungen nicht für alle Bevölkerungsgruppen anwendbar sind.

2 „Real World“ ist komplex! Weitere Perspektiven auf Evidenz und nützliche wissenschaftliche Erkenntnisse

Für die Übertragung von EbM-Prinzipien auf die Gesundheitsförderung und Prävention werden Einschränkungen diskutiert, die generelle Mängel der Übertragbarkeit von Erkenntnissen aus RCTs auf die Anwendungspraxis sowie eine problematische Umsetzbarkeit und Adäquatheit von RCTs für spezifische Fragestellungen betreffen. Dies hat zur stärkeren Thematisierung von pragmatischen Studiendesigns, der Komplexität von Interventionen sowie von Prozessevaluationen in Ergänzung zu Wirksamkeitsevaluationen geführt.

2.1 Zwischen streng experimentellen und pragmatischen Studiendesigns

RCTs als uneingeschränkten Goldstandard zur Bestimmung von Evidenz anzusehen, ist aufgrund der engen Verknüpfung mit naturwissenschaftlichen Experimenten umstritten (Elkeles, 2015). Ein allgemeiner Kritikpunkt betrifft die Frage, inwiefern die intern validen Erkenntnisse aus RCTs tatsächlich auf reale Praxisbedingungen übertragbar sind (ökologische Validität). RCTs nach EbM-Regeln verlangen etwa einen Fokus auf ein primäres Ergebniskriterium (wenngleich dieser Fokus in der Praxis nicht immer adäquat sein muss). Zudem werden Studienteilnehmende nicht selten sehr selektiv ausgewählt, um potenzielle personale Störgrößen zu minimieren (obwohl die

Anwendungsrealität deutlich heterogener ist). RCTs verlangen, dass die Intervention sehr standardisiert erfolgt, wobei Wirksamkeitsstudien nicht selten in enger Verbindung zu Interventionsentwickler*innen oder Forschungsgruppen durchgeführt werden (was für die breite Anwendungspraxis schlecht übertragbar ist). In der englischsprachigen Literatur werden Erkenntnisse aus RCTs daher mit dem Nachweis von *Efficacy*, d. h. der Wirksamkeit unter idealisierten Bedingungen in Verbindung gebracht. Demgegenüber beschreibt *Effectiveness* die Wirksamkeit unter realen Bedingungen der Praxis (Peters, 2013). Im idealen Fall liegen für eine Intervention sowohl Erkenntnisse zur Efficacy als auch zur Effectiveness vor (Moore et al., 2015).
Vor diesem Hintergrund haben sich Studiendesigns entwickelt, die als pragmatische RCTs bezeichnet werden. Je nach Forschungsfrage und Schwerpunktsetzung (zwischen Efficacy und Effectiveness) können begründete Anpassungen im Studiendesign vorgenommen werden, um die Balance zwischen interner und ökologischer Validität zu optimieren (Peters, 2013). Dabei können graduelle Unterschiede entlang diverser Studiencharakteristika vorgenommen werden, die auf einem Kontinuum zwischen streng experimentell und pragmatischer Zugangsweise verortet werden. Die PRECIS-Tools (Pragmatic-Explanatory Continuum Indicator Summary) unterstützen diesen Prozess zur Entscheidung über Designmerkmale in Abhängigkeit der Studienziele und beziehen z. B. Kriterien der Selektivität in der Stichprobenrekrutierung, der Flexibilität in der Interventionsrealisierung oder die Nähe des Interventionssettings zum Anwendungsalltag ein (Thorpe et al., 2009; Loudon et al., 2015).

2.2 Komplexe Interventionen und Konsequenzen für die Evaluation

EbM-Prinzipien mit Goldstandard einer streng experimentellen Prüfung lassen sich am besten auf Arzneimittel beziehen, da das Medikament in standardisierter Form vorliegt und z. B. alle Beteiligten gegenüber der Intervention durch eine Placebo-Bedingung verblindet werden können. Demgegenüber sind Maßnahmen der Gesundheitsförderung und Prävention selten anhand einer einzelnen Komponente (vergleichbar dem Wirkstoff in einer Tablette) definierbar. In Anbetracht der Komplexität des Gesundheitssystems und der Vielschichtigkeit von Maßnahmen in ihrer Anwendung unter realen Praxisbedingungen befassen sich Evaluationskonzepte (für die Gesundheitsförderung und Prävention bis zur Therapie und Rehabilitation) mittlerweile stärker mit den Besonderheiten *komplexer Interventionen*. Wichtige Bezugspunkte liefert das britische Medical Research Center (MRC; Craig et al., 2008), wonach „komplexe Interventionen […] aus mehreren Komponenten [bestehen], die teilweise interagieren und je nach Kontextbedingungen variieren können" (Farin, Möhler & Meyer, 2017, S. 84). Die Komplexität von Interventionen kann durch folgende Merkmale charakterisiert werden (Craig et al., 2008; Farin et al., 2017).

- Anzahl von Interaktionen zwischen Interventionskomponenten, die nicht nur lineare Wirkungsketten (z. B. Intervention – Wirkfaktor – Outcome), sondern auch reziproke oder nicht-lineare Wirkungswege beinhalten können;
- Anzahl und Variabilität von Ergebniskriterien (z. B. aufgrund eines biopsychosozialen Gesundheitsverständnisses);
- Anzahl der Gruppen- und Organisationsebenen, die durch die Intervention tangiert werden;
- Anzahl und Schwierigkeit erforderlicher Verhaltensweisen, die von den Durchführenden der Intervention (Interventionisten) und denen, die die Intervention erhalten, notwendig sind;
- Grad der Variabilität der Kontextbedingungen auf individueller, organisationaler oder auch geografischer Ebene, an die sich Interventionskomponenten flexibel anpassen müssen.

Eine optimale Intervention wäre folglich „keine, die überall gleich umgesetzt wird, sondern eine, die in der Lage ist, sich flexibel auf diese vorgegebenen Kontextbedingungen einzustellen (Farin et al., 2017, S. 85). Standardisierung komplexer Interventionen bezieht sich daher weniger auf formale Aspekte (z. B. eine bestimmte Trainingshäufigkeit und Abfolge von Aktivitätstypen), sondern vielmehr auf funktionale Aspekte, d. h. zielorientiert und adaptiv nach definierten Prinzipien zu handeln, was in Abhängigkeit der Kontextbedingungen in der konkreten Durchführung zu Variation führen kann (Hawe, Shiell & Riley, 2004). Für die Interventionsforschung ergibt sich die Herausforderung, über die Wirksamkeitsevaluation hinaus eine stärkere Berücksichtigung der Prozesse der Implementation von Interventionen vorzunehmen. Man spricht von *Prozessevaluationen*, die einerseits die Interpretation von Wirksamkeitsstudien bei komplexen Interventionen unterstützen und andererseits zusätzliche Erkenntnisse über eine erfolgreiche (adaptive) Umsetzung unter realen Praxisbedingungen sowie über erfolgsversprechende Strategien zur Implementierung und nachhaltigen Verbreitung von Maßnahmen liefern sollen. Letztere Fragestellungen bilden einen typischen Gegenstand der Implementationsforschung (Peters, 2013). Am Beispiel des Rahmenkonzepts für Prozessevaluationen komplexer Interventionen des britischen MRC (Moore et al., 2015; Skivington et al., 2021) verdeutlicht Tabelle 4 zentrale Aspekte und Fragestellungen der Prozessevaluation.

Tab. 4: Bereiche und Funktionen der Prozessevaluation komplexer Intervention nach dem MRC Framework und typische Fragestellungen

Aspekt	Beschreibung von Anforderungen	Typische Fragestellungen
Interventions-design	Möglichst präzise Beschreibung der Programmtheorie und plausible Annahmen zur Veränderung von Praxis (z. B. Theory of Change [De Silva et al., 2014])	Was sind die aktiven Programm-elemente (active ingredients) bzw. Kernkomponenten (core components) und wie hängen sie zusammen?
Implementa-tion	• Charakterisierung der Maßnahmen zur Sicherstellung der Programmumsetzung • Beschreibung der tatsächlichen Programmumsetzung • Beschreibung der Strategien zur Implementierung der Intervention in die realen Praxisbedingungen	• Welche Maßnahmen werden ergriffen, um die Umsetzung optimal vorzubereiten (z. B. Manualisierung, Schulung)? • In welchem Ausmaß gelingt die Umsetzung der Intervention wie geplant? [Fidelity] • Wie erfolgreich sind die Implementationsstrategien zur Erreichung der Zielgruppe? [Reach]
Mechanism of Impact	• Beschreibung und Erkunden relevanter Reaktionen von beteiligten Akteur*innen auf die Intervention (responsiveness) • Analyse von Wirkmechanismen der Intervention auf Basis der Programmtheorie • Beschreibung unerwarteter Effekte und Ereignisse	• Wie werden die Maßnahmen von Teilnehmenden akzeptiert und tatsächlich genutzt? [Acceptance] • Wie reagieren die Interventionisten auf die Intervention und was halten sie von ihr? [Acceptance, Appropriateness, Practicality] • Welche Interventionskomponenten bewähren sich zur Erklärung der Wirksamkeit? (Mediation) • Wodurch werden Interventionseffekte moderiert (Moderation, z. B. differenzielle Effekte in Subgruppen)
Kontext	Beschreibung und Erkunden relevanter Kontextbedingungen auf Ebene der Interventionisten, beteiligten Organisationen und des sozialen und politischen Umfelds	Welche förderlichen und hinderlichen Kontextbedingungen können für die Interventionsumsetzung identifiziert werden?

Anmerkung: Begriffe in eckigen Klammern beziehen sich auf typische Outcomes der Implementationsforschung (Peters, 2013).

Mit Blick auf Fragen der Wirksamkeit und Kausalitätsnachweise komplexer Intervention spielen weiterhin randomisierte kontrollierte Studien eine gewichtige Rolle. Diese müssen nun aber multizentrisch oder durch Cluster-Randomisierungen (d. h. Randomisierung von Gruppen, Einrichtungen, Regionen etc.) gekennzeichnet sein (Farin et al., 2017). Dies ist nicht selten mit einem erheblichen Ressourcenbedarf und logistischen Herausforderungen verbunden. Darüber hinaus verdeutlicht die Sammlung von Fragestellungen der Prozessevaluation (Tab. 4), dass jeweils eine spezifische Auswahl von Studiendesigns und forschungsmethodischer, häufig multimethodischer Zugänge, adäquat ist (i. d. R. durch Verbindungen quantitativer und qualitativer Forschung) (Moore et al., 2015; Peters, 2013).

Eine Voraussetzung für den Erkenntnisfortschritt ist in diesem Zusammenhang eine gründliche Beschreibung der geplanten und realisierten Intervention bzw. ihrer Prinzipien. Obwohl Interventionseffekte von der Qualität der Umsetzung von geplanten Maßnahmen (Intervention Fidelity) mitbestimmt werden (Durlak & DuPre, 2008), werden Beschreibungen von Maßnahmen teilweise noch unbefriedigend vorgenommen, so dass eine tiefergehende Interpretation des Geschehens kaum möglich ist. Für die Optimierung von Studienberichten liegen deshalb mittlerweile einige Guidelines für die Beschreibung von Interventionen (TIDieR; Hoffmann et al., 2014) oder Bewegungsinterventionen im Speziellen vor (CERT, Slade et al., 2016).

Ferner haben sich verschiedene Rahmenkonzepte der Implementationsforschung entwickelt, die eine systematische Analyse von förderlichen und hinderlichen Bedingungen einer Implementation und Dissemination von (innovativen) Maßnahmen ermöglichen sollen (z. B. CFIR, Damschroder et al., 2009; CICI; Pfadenhauer et al., 2017; RE-AIM, Glasgow et al., 2019). Auf dieser Basis sollen das Potenzial für einen erfolgreichen Transfer von Innovationen auf Grundlage wissenschaftlicher Erkenntnisse verbessert und Möglichkeiten zum Austausch zwischen Interventionisten, Stakeholdern und politischen Akteuren über Strategien zur Implementierung und Dissemination von Maßnahmen optimiert werden.

Fazit

Für die Erläuterung des Begriffs der Evidenzbasierung hat sich dieser Beitrag zunächst auf seinen EbM-Ursprung bezogen und damit auf Evidenzbasierung im engeren Sinne. Wie bereits erwähnt, wird dieses eng mit Grundprinzipien eines naturwissenschaftlichen Experiments verknüpfte Verständnis in seiner Bedeutung für die Gesundheitsförderung und Prävention stark hinterfragt (Elkeles, 2015). Idealtypische Aktivitäten in der Gesundheitsförderung, die z. B. ihre Maßnahmen erst gemeinsam mit Stakeholdern und Akteuren in der Lebenswelt partizipativ entwickeln oder eine intersektorale Zusammenarbeit bei politischen Aktivitäten forcieren (z. B. Titze et al., in diesem Band) erbringen erhebliche Schwierigkeiten (teils die Unmöglichkeit), sie *a priori* in das Korsett von klar definierten unabhängigen Variablen und primären Ergebniskriterium zu setzen (Elkeles, 2015). Der Evidenzbegriff in der Gesundheitsförderung müsse demnach weiter gefasst werden und Evidenz als „umfassendes, plausibles Wissen über die Wirksamkeit komplexer gesundheitsfördernder Aktivitäten in komplexen sozialen Systemen oder Lebenswelten“ begriffen werden (Noack, 2002, zit. n. Elkeles, 2015). Dies impliziert keineswegs eine Abkehr von der Bedeutung einer Evidenzbasierung in der Gesundheitsförderung. Neben Evidenz zur (kausalen) Wirksamkeit müssen aber valide und relevante Kenntnisse stehen, die es beispielsweise erlauben, die Kontextabhängigkeit von Maßnahmen, das Wertesystem in Lebenswelten und Settings, das Zusammenspiel von Interventionskomponenten oder die Dynamik der Kommunikation zwischen relevanten Akteuren und Stakeholdern angemessen für die Praxis der Gesundheitsförderung und der Prävention berücksichtigen zu können (Elkeles, 2015). In diesem Zuge wurden Begriffe wie evidenz-informiert oder evidenz-inspiriert (Michie & Abraham, 2004) in Ergänzung zu einer Evidenzbasierung i.e.S. thematisiert. Damit wird eine bestmögliche Orientierung an wissenschaftlichen Erkenntnissen sowohl theoretischer als auch empirischer Art (z. B. mit Blick auf Bedarf, Patho- und Salutogenese, Risikofaktoren, Verhaltensdeterminanten, Wirksamkeit ähnlicher Maßnahmen) sowie auch guten Praxisbeispielen ausgedrückt.

In der Konsequenz einer Relativierung von Evidenzbasierung i.e.S. finden sich in der Literatur verschiedene „Best-Practice“ oder „Good-Practice“-Ansätze, die Qualitätskriterien in der Gesundheitsförderung und Prävention weitergehend formulieren. Im Rahmen der Entwicklungen der Nationalen Empfehlungen für Bewegung und Bewegungsförderung sind in diesem Zusammenhang die Bestimmung von Qualitätskriterien für die Konzipierung, Implementierung und Evaluierung von Maßnahmen der Bewegungsförderung (Messing & Rütten, 2017) sowie die explizite Identifikation von Good-Practice-Beispielen der Bewegungsförderung zu nennen (Henn et al., 2017).

Die in Kapitel 3 skizzierten Weiterentwicklungen in Richtung komplexer Interventionen und der Implementationsforschung stellen wichtige „Brücken“ in der Vermittlung zwischen unterschiedlichen Positionen zur Evidenzbasierung dar. Sie bieten sowohl Anhaltspunkte zur bestmöglichen Klärung von Fragen zur kausalen Wirksamkeit komplexer Interventionen als auch für Fragen effektiver, nachhaltig umsetzbarer und möglichst breiten Bevölkerungsteilen zugänglicher Aktivitäten mit gesundheitsfördernden und präventiven Zielsetzungen. Ferner sind in diesem Zusammenhang gesundheitsökonomische Überlegungen relevant (z. B. Skivington et al., 2021), die die Wirtschaftlichkeit von Maßnahmen im Sinne einer verbesserten Kosten-Nutzen-Relation in den Blick nehmen. Wenngleich erste Erkenntnisse zur Kosteneffektivität von Maßnahmen der Bewegungsförderung bereits in den Nationalen Empfehlungen für Bewegung und Bewegungsförderung einbezogen wurden, ist dieser Forschungsbereich speziell für Bewegungsinterventionen aber noch stark ausbaufähig (Rütten et al., 2017).

Abschließend sei hervorgehoben, dass einerseits nicht zu früh „abgewunken" werden sollte, wenn es um die Möglichkeiten zur Realisierung vergleichender Studiendesigns für Fragen der Wirksamkeit geht. Andererseits ist eine dogmatische Orientierung an EbM-Prinzipien nicht zielführend für die Forschung und Praxis der Gesundheitsförderung und Prävention. Je nach Gegenstand und Charakteristik der Aktivitäten sowie den spezifischen Fragestellungen bedarf es einer fruchtbaren Mischung aus Zugangsweisen und (wissenschaftlichen) Methoden. Für das professionelle Handeln ist die Orientierung an der bestverfügbaren Evidenz ein wesentliches Element, was je nach Erkenntnislage, Problemstellung und Kontext des professionellen Handelns (von Forschung über Anwendungspraxis bis Politik) unterschiedlich ausgelegt werden kann und muss.

Literatur

Ball, C. M. & Phillips, R. S. (2001). *Evidence-based on-call.* Edinburgh: Churchill Livingstone.

Bull, F. C., Al-Ansari, S. S., Biddle, S., Borodulin, K., Buman, M. P., Cardon, G. Carty, C., Chaput, J. – P., Chastin, S., Chou, R., Dempsey, C. P., DiPietro, L., Ekelund, U., Firth, J., Friedenreich, C. M., Garcia, L., Gichu, M., Jago, R., Katzmarzyk, P. T., Lambert, E., Leitzmann, M., Milton, K., Ortega, F. B., Ranasinghe, C., Stamatakis, E., Tiedemann, A., Troiano, R. P., van der Ploeg, H. P., Wari, V. & Willimsen, J. F. (2020). World Health Organization 2020 guidelines on physical activity and sedentary behaviour. *British Journal of Sports Medicine, 54,* 1451–1462. https://doi.org/10.1136/bjsports-2020-102955

Craig, P., Dieppe, P., Macintyre, S., Michie, S., Nazareth, I. & Petticrew, M. (2008). Developing and evaluating complex interventions: The new medical research council guidance. *British Medical Journal, 337,* 1655. https://doi.org/10.1136/bmj.a1655

Damschroder, L., Aron, D. C., Keith, R.E., Kirsh, S.R., Alexander, J.A. & Lowery, J.C. (2009). Fostering implementation of health services research findings into practice: A consolidated framework for advancing implementation science. *Implementation Science, 4*(50). https://doi.org/10.1186/1748-5908-4-50

De Silva, M. J., Breuer, E., Lee, L., Asher, L., Chowdhary, N., Lund, C. & Patel, V. (2014). Theory of Change: A theory-driven approach to enhance the Medical Research Council's framework for complex interventions. *Trials, 15,* 267. https://doi.org/10.1186/1745-6215-15-267

Durlak, J. A. & DuPre, E. P. (2008). Implementation matters: A review of research on the influence of implementation on program outcomes and the factors affecting implementation. *American Journal of Community Psychology, 41,* 327–350. https://doi.org/10.1007/s10464-008-9165-0

Elkeles, T. (2015). Evidenzbasierte Gesundheitsförderung. In Bundeszentrale für gesundheitliche Aufklärung (BZgA), *Leitbegriffe Gesundheitsförderung*. Köln: BZgA. https://doi.org/10.17623/BZGA:224-i017-1.0

Farin, E., Möhler, R. & Meyer, G. (2017). Doppelte Komplexität: komplexe Interventionen in komplexen Kontxten. In H. Pfaff, E. A. M. Neugebauer, G. Glaeske & M. Schrappe (Hrsg.), *Lehrbuch Versorgungsforschung. Systematik – Methodik – Anwendung* (S. 84–88). Stuttgart: Schattauer.

Glasgow, R. E., Harden, S. M., Gaglio, B., Rabin, B., Smith, M. L., Porter, G, & Ory, M. G., Estabrooks, P. A., (2019). RE-AIM planning and evaluation framework: Adapting to new science and practice with a 20-year review. *Frontiers in Public Health, 7,* 64. https://doi.org/10.3389/fpubh.2019.00064

Guyatt, G. H., Oxman, A., Gunn, E., Kunz, R., Falck-Ytter, Y., Alonso-Coello, P. & Schünemann, H. J. (2008). GRADE: An emerging consensus on rating quality of evidence and strength of recommendations. *British Medical Journal, 336.* https://doi.org/10.1136/bmj.39489.470347.AD

Guyatt, G. H., Oxman, A., Akl, E. A., Kunz, R., Vist, G., Brozek, J., Norris, S., Falck-Ytter, Y., Glasziou, P., deBeer, H., Jaeschke, R., Rind, D., Meerpohl, J., Dahm P. & Schünemann, H. J. (2011). GRADE guidelines: 1. Introduction – GRADE evidence profiles and summary of findings tables. *Journal of Clinical Epidemiology, 64,* 383–394. https://doi.org/10.1016/j.jclinepi.2010.04.026

Hawe, P., Shiell, A. & Riley, T (2004). Complex interventions: How "out of control" can a randomized controlled trial be? *British Medical Journal, 328,* 1561–1563. https://doi.org/10.1136/bmj.328.7455.1561

Henn, A., Karger, C., Wöhlken, K., Meier, D., Ungerer-Röhrich, U., Graf, C. & Woll, A. (2017). Identifikation von Beispielen guter Praxis der Bewegungsförderung – Methoden, Fallstricke und ausgewählte Ergebnisse. *Gesundheitswesen, 79* (Suppl. 1), S. 66–72.

Hill, A. B. (1965). The environment and disease: association or causation? *Proceedings of the Royal Society of Medicine, 58,* 295–300.

Hoffmann, T. C., Glasziou, P. P., Boutron, I., Milne, R., Perera, R., Moher, D., Altman, D. G., Barbour, V., Macdonald, H., Johnston, M., Lamb, S. E., Dixon-Woods, M., McCulloch, P., Wyatt, J. C., Chan, A. W. & Michie, S.(2014). Better reporting of interventions: Template for intervention description and replication (TIDieR) checklist and guide. *British Medical Journal, 348,* g1687. https://doi.org/10.1136/bmj.g1687

Kunz, R., Lelgemann, M., Guyatt, G., Antes, G., Falck-Ytter, Y. &Schünemann, H. (2007). Von der Evidenz zur Empfehlung. In R. Kunz, G. Ollenschläger, H. Raspe, G. Jonitz & N. Donner-Banzhoff (Hrsg.), *Lehrbuch Evidenzbasierte Medizin in Klinik und Praxis* (2. Aufl., S. 231–248). Köln: Deutscher Ärzte-Verlag.

Kunz, R., Ollenschläger, G., Raspe, H., Jonitz, G. & Donner-Banzhoff, N. (Hrsg.) (2007). *Lehrbuch Evidenzbasierte Medizin in Klinik und Praxis* (2. Aufl.). Köln: Deutscher Ärzte-Verlag.

Loudon, K., Treweek, S., Sullivan, F., Donnan, P., Thorpe, K. E. & Zwarenstein, M. (2015). The PRECIS-2 tool: Designing trials that are fit for purpose. *British Medical Journal, 350,* h2147. https://doi.org/10.1136/bmj.h2147

Messing, S. & Rütten, A. (2017). Qualitätskriterien für die Konzipierung, Implementierung und Evaluation von Interventionen zur Bewegungsförderung: Ergebnisse eines State-of-the-Art Reviews. *Gesundheitswesen, 79*(Suppl. 1), 60–65. https://doi.org/10.1055/s-0042-123378

Michie, S. & Abraham, C. (2004). Interventions to change health behaviours: Evidence-based or evidence-inspired? *Psychology & Health, 19,* 29–49. https://doi.org/10.1080/0887044031000141199

Moore, G. F., Audrey, S., Barker, M., Bond, L., Bonell, C., Hardeman, W., Moore, L., O'Cathain, A., Tinati, T.,Wight D. & Baird, J. (2015). Process evaluation of complex interventions: Medical Research Council guidance. *British Medical Journal, 350.* https://doi.org/10.1136/bmj.h1258

Oxman, A. D., Sackett, D. L. & Guyatt, G. H. for the Evidence-based Medicine Working Group (1993). Users' guides to the medical literature, I: How to get started. *JAMA, 270,* 2093–2095.

Peters, D. h., Adam, T., Alonge, O., Agyepong, I. A. & Tran, N. (2013). Implementation research: What it is and how to do it. *British Medical Journal, 347.* http://dx.doi.org/10.1136/bmj.f6753

Pfadenhauer, L. M., Gerhardus, A., Mozygemba, K., Lysdahl, K. B., Booth, A., Hofmann, B., Wahlster, P., Polus, S., Burns, J., Brereton, L. & Rehfuess, E. (2017). Making sense of complexity in context and implementation: The Context and Implementation of Complex Interventions (CICI) framework. *Implementation Science 12,* 21. https://doi.org/10.1186/s13012-017-0552-5

Raspe, H. (2007). Theorie, Geschichte und Ethik der Evidenzbasierten Medizin (EbM). In R. Kunz, G. Ollenschläger, H. Raspe, G. Jonitz & N. Donner-Banzhoff (Hrsg.), *Lehrbuch Evidenzbasierte Medizin in Klinik und Praxis* (2. Aufl., S. 15–30). Köln: Deutscher Ärzte-Verlag.

Ryan, R., Hill, S., Broclain, D., Horey, D., Oliver, S. & Prictor, M. (2013). *Cochrane Consumers and Communication Review Group. Study design guide. June 2013.* http://cccrg.cochrane.org/author-resources [abgerufen am 10. Januar 2022].

Rütten, A. & Abu-Omar, K. (2003). Prävention durch Bewegung. *Zeitschrift für Gesundheitswissenschaften, 11,* 229–246.

Rütten, A., Abu-Omar, K., Burlacu, I., Schätzlein, V. & Suhrcke, M. (2017). Sind Präventionsmaßnahmen zur Bewegungsförderung kosteneffektiv? Ein systematischer Review von Überblicksarbeiten. *Gesundheitswesen, 79*(Suppl. 1), 51–59.

Schünemann, H. J. (2009a). Integrative Beurteilung der Evidenz im Gesundheitswesen: das GRADE System. *Zeitschrift für Evidenz, Fortbildung und Qualität im Gesundheitswesen, 103,* 261–268.

Schünemann, H. J. (2009b). GRADE: Von der Evidenz zur Empfehlung. Beschreibung des Systems und Lösungsbeitrag zur Übertragbarkeit von Studienergebnissen. *Zeitschrift für Evidenz, Fortbildung und Qualität im Gesundheitswesen, 103,* 391–400. https://doi.org/10.1016/j.zefq.2009.05.023

Schäfer, T. (2007). Kritische Bewertung von Studien zur Ätiologie. In R. Kunz, G. Ollenschläger, H. Raspe, G. Jonitz & N. Donner-Banzhoff (Hrsg.), *Lehrbuch Evidenzbasierte Medizin in Klinik und Praxis* (2. Aufl., S. 101–114). Köln: Deutscher Ärzte-Verlag.

Skivington, K., Matthews, L., Simpson, S. A., Craig, P., Baird, J., Blazeby, J. M., Boyd, K. A., Craig, N., French, D. P., McIntosh, E., Petticrew, M., Rycroft-Malone, J., White, M. & Moore, L. (2021). A new framework for developing and evaluating complex interventions: Update of Medical Research Council guidance. *British Medical Journal, 374.* https://doi.org/10.1136/bmj.n2061

Slade, S. C., Dionne, C. E., Underwood, M., Buchbinder, R., Beck, B., Bennell, K., Brosseau, L., Costa, L., Cramp, F., Cup, E., Feehan, L., Ferreira, M., Forbes, S., Glasziou, P., Habets, B., Harris, S., Hay-Smith, J., Hillier, S., Hinman, R., Holland, A., Hondras, M., Kelly, G., Kent, P., Lauret, G. J., Long, A., Maher, C., Morso, L., Osteras, N., Peterson, T., Quinlivan, R., Rees, K., Regnaux, J. P., Rietberg, M., Saunders, D., Skoetz, N., Sogaard, K., Takken, T., van Tulder, M., Voet, N., Ward, L. & White, C. (2016). Consensus on Exercise Reporting Template (CERT). *Modified Delphi Study. Physical Therapy, 96*(10), 1514–1524. https://doi.org/10.2522/ptj.20150668

Thorpe, K. E., Zwarenstein, M., Oxman, A. D., Treweek, S., Furberg, C. D., Altman, D. G., Tunis, S., Bergel, E., Harvey, I., Magid, D. J. & Chalkidou, K. (2009). A pragmatic-explanatory contiunuum indicator summary (PRECIS): A tool to help trial designers. *Journal of Clinical Epidemiology, 62,* 464–475. https://doi.org/10.1016/j.jclinepi.2008.12.011

World Health Organization (2020). *WHO guidelines on physical activity and sedentary behaviour.* Genf: WHO.https://www.who.int/publications/i/item/9789240015128

B3 Wirkungen auf physische Gesundheit und Wohlbefinden

Christine Joisten, Klaus Pfeifer & Lutz Vogt

Bewegungsempfehlungen, nicht-übertragbare Erkrankungen, Mortalität, Morbidität, Myokine

Einleitung

Der gesundheitliche Nutzen von körperlicher Aktivität bzw. der Reduktion von Bewegungsmangel (z. B. vermeidbare Sitzzeit) ist besonders im Kontext nicht übertragbarer Erkrankungen (international ist die Bezeichnung non-communicable diseases gebräuchlich, abgekürzt NCD) in jeder Altersgruppe unbestritten (Bull et al., 2020). Regelmäßige körperliche Aktivität verbessert dabei zentrale kardiale, aber auch Stoffwechselprozesse und den metabolischen Phänotyp in verschiedenen Geweben und Organsystemen. Dabei scheinen neben vielen anderen bekannten Mechanismen wie Ökonomisierung der Herzarbeit oder Einfluss auf das Immunsystem sogenannte Myokine wesentliche Mediatoren für die muskuläre Adaptation, verbesserte Stoffwechsellage sowie im Sinne des sogenannten Cross-Talk für die Kommunikation mit anderen Organen/Geweben sein. Diese Myokine werden von der kontrahierenden Muskulatur freigesetzt. Der Begriff Myokin wurde 2003 aus dem griechischen „mys" für Muskel bzw. „kinesis" für Bewegung von Pedersen et al. (2003) abgeleitet. Es handelt sich – ähnlich wie bei den Adipokinen – um Zytokine, Chemokine, Peptide, die den Ganzkörperstoffwechsel auf autokrine, parakrine oder endokrine Weise regulieren (So, Kim, Kim & Song, 2014). Einerseits haben muskelfasergesteuerte Myokine positive autokrine und parakrine Wirkungen auf die Proliferation von Satellitenzellen und die Muskelhypertrophie (Li et al., 2019), die über eine Rückkopplungsschleife die Anpassung des Muskels an das Training regulieren. Darüber hinaus kommunizieren Myokine über ihre endokrine Funktion mit anderen Geweben bzw. Organen (Huh, 2018). So regulieren Myokine auch Blutdruck und Herzfunktion, die systemische Glukosehomöostase und den Fettstoffwechsel, steigern die Insulinsensitivität, regen das sogenannte „Browning" des weißen Fettgewebes an, verbessern die Gehirnfunktion, das Immunsystem, stimulieren die Osteoblastendifferenzierung und reduzieren oxidativen Stress (Chen, Wang, You & Shan, 2021). Mit anderen Worten – es gibt kaum ein Organsystem, das nicht in diese Prozesse involviert ist. Zu den bekanntesten Myokinen zählen das Interleukin 6 (IL-6), IL-7, der brain derived neurotrophic factor (BDNF), Myostatin und der leukämiehemmende Faktor (LIF), die im Wesentlichen den Muskelumbau und die Hypertrophie induzieren. Neben IL-6 sind IL-15, Irisin und β-Aminoisobuttersäure (BAIBA) an der Stimulierung der Oxidation freier Fettsäuren (FFA) und der Lipolyse beteiligt und induzieren damit die Umwandlung von weißen in braune Fettzellen („Browning“), die im Wesentlichen nicht die Energiespeicherung, sondern die Thermogenese des Körpers unterstützen. Somit soll dies Adipositas und Diabetes entgegenwirken (Atakan, Kosar, Güzel, Tin & Yan, 2021). Andere Myokine sind wiederum an der Knochenbildung und -reparatur sowie der Revaskularisierung von Blutgefäßen beteiligt. Das Zusammenspiel mit anderen Organen/Geweben wird über Rezeptoren vermittelt, deren Verteilung in den jeweiligen Körperzellen je nach Art und Funktion der Myokine variiert. Die weitere vertiefte Aufklärung dieser Zusammenhänge und des gesundheitlichen Nutzens von Bewegung ist eine wichtige Aufgabe zukünftiger sportmedizinischer bzw. sportwissenschaftlicher Forschung.

1 Bewegung im Kindes- und Jugendalter

Kaum eine Altersgruppe profitiert so grundlegend von Bewegung, Spiel und Sport wie Kinder und Jugendliche. So wird (mehr) Bewegung als Grundlage für eine gesunde ganzheitliche, körperliche, kognitive und psychosoziale Entwicklung gesehen (Longmuir, Colley, Wherley & Tremblay, 2014; s. Tab. 1).

Wie viel Bewegung dafür aber tatsächlich erforderlich ist, wird immer noch diskutiert. Zumeist werden Mindestempfehlungen ausgesprochen, z. B. die von der WHO geforderten 60 Minuten pro Tag mit zumindest moderater Intensität (Graf et al., 2017). Die allgemein gängigen Bewegungsempfehlungen basieren im Wesentlichen auf epidemiologischen Untersuchungen, Expertenmeinungen, der Recherche und Bewertung aller bis zum Erstellungszeitpunkt erschienenen internationalen Empfehlungen sowie systematischen Reviews (s. Tab. 2). Zunehmend wird die Zusammensetzung des Bewegungsverhaltens während eines ganzen Tages, körperliche Aktivitäten, sitzende Tätigkeiten, Schlaf, und der Zusammenhang mit Gesundheitsindikatoren adressiert. So zeigt eine aktuelle Meta-Analyse, dass Kinder und Jugendliche im Schulalter, die alle Empfehlungen der 24-Stunden-Bewegungsrichtlinien erfül-

Tab. 1: Positive Auswirkungen von regelmäßiger Bewegung (aus Kriemler und Schmidt in 4. Kinder- und Jugendsportbericht 2020)

Krankheit	**Positive Auswirkungen**
Alle chronischen Krankheiten	• Mehr Fitness, Kraft, bessere Koordination, raschere Erholung • Stabilere Psyche, weniger Depression, Angst, Stressabbau • Bessere Sozialisation, Integration
Asthma	Weniger häufige und schwere Bronchokonstriktion
Zystische Fibrose	Sekretmobilisation, bessere Ausdauer, stärkere respiratorische Muskulatur
Arterielle Hypertonie	Reduzierter Blutdruck
Dyslipidämie	Tiefere Blutfette
Diabetes	Bessere Kontrolle des Blutzuckers
Anorexia nervosa	Mittel zur Verhaltensänderung
Adipositas	Reduktion des Körperfetts, erhöhte Insulinsensitivität
Zerebralparese	Bessere Motorik, Verbesserung der Kontrakturen, Gewichtsstabilisierung
Chronische Schmerzen	Schmerzreduktion
Juvenile Arthritis	Verbesserte Beweglichkeit der Gelenke, mehr Kraft
Muskuläre Dystrophie	Bessere Motorik, Training der funktionierenden Muskulatur, Gewichtskontrolle
Hämophilie	Mobilisation, verbesserter Bewegungsumfang
Geistige Retardierung	Verbesserte Psyche, Sozialisation

len, im Allgemeinen seltener adipös sind/werden sowie eine bessere geistige, soziale, emotionale und kardiometabolische Gesundheit, höhere Fitness, bessere wahrgenommene Gesundheit und kognitive Entwicklung aufweisen als diejenigen, die die Empfehlungen nicht innerhalb von 24 Stunden erfüllen (Rollo, Antsygina & Tremblay, 2020).

Tab. 2: Bewegungsempfehlungen modifiziert nach Graf et al., 2017 bzw. Graf et al., 2014

Altersgruppe	Empfehlung
Säuglinge und Kleinkinder	Säuglinge und Kleinkinder sollten so wenig wie möglich in ihrem natürlichen Bewegungsdrang gehindert werden und sich so viel wie möglich bewegen; auf sichere Umgebungsbedingungen ist zu achten.
Kindergartenkinder (4 bis 6 Jahre)	Für Kindergartenkinder soll eine angeleitete und nichtangeleitete Bewegungszeit von 180 min/Tag und mehr erreicht werden.
Grundschulkinder (6 bis 11 Jahre)	Für Kinder ab dem Grundschulalter soll eine tägliche Bewegungszeit von 90 min und mehr mit moderater bis intensiver Intensität erreicht werden. 60 min davon können durch Alltagsaktivitäten, z. B. Schulweg, jedoch mindestens 12000 Schritte/Tag absolviert werden.
Jugendliche (12 bis 18 Jahre)	Für Jugendliche soll eine tägliche Bewegungszeit von 90 min und mehr mit moderater bis intensiver Intensität erreicht werden. 60 min davon können durch Alltagsaktivitäten, z. B. mindestens 12000 Schritte/Tag absolviert werden.
Spezifische Aspekte	Besonderheiten, aber auch Neigungen, Bedürfnisse und mögliche Barrieren der jeweiligen Zielgruppe, z. B. Alter, Geschlecht, soziokulturelle Faktoren, sollen berücksichtigt werden. Allgemein soll eine Förderung der motorischen Leistungsfähigkeit alters- und geschlechtsangepasst durchgeführt werden. Ab dem Grundschulalter soll zur Verbesserung von Kraft und Ausdauer an 2 bis 3 Tagen pro Woche eine intensive Beanspruchung der großen Muskelgruppen erfolgen, jeweils unter Berücksichtigung des individuellen Entwicklungsstandes. „Bewegungsarme" Kinder und Jugendliche sollten schrittweise an das Ziel herangeführt werden, z. B. durch zunächst 30 min Bewegung an 1 bis 2 Tagen pro Woche. Anschließend werden zeitlicher Umfang, dann die Intensität gesteigert.
Sitzende Tätigkeiten in der Freizeit/ Bildschirmmedien	Vermeidbare Sitzzeiten sollten auf ein Minimum reduziert werden. Neben (motorisiertem) Transport, z. B. in Babyschale oder Kindersitz, oder unnötig im Haus verbrachten Zeiten, betrifft dies insbesondere die Reduktion des Bildschirmmedienkonsums auf ein Minimum.
Säuglinge und Kleinkinder	0 min/Tag
Kindergartenkinder	möglichst wenig, maximal 30 min/Tag
Grundschulkinder	möglichst wenig, maximal 60 min/Tag
Jugendliche	möglichst wenig, max. 120 min/Tag

2 Bewegung im Erwachsenenalter und Senium

2.1 Wirkungen körperlicher Aktivität bei Erwachsenen

Erwachsene, typischerweise ist damit die Altersgruppe der 18- bis 65-Jährigen gemeint, erzielen durch regelmäßige körperliche Aktivität bedeutsame Gesundheitswirkungen wie beispielsweise reduzierte Risiken für zahlreiche kardiometabolische, orthopädische und onkologische Erkrankungen. Der größte Gesundheitsnutzen entsteht, wenn Personen, die gänzlich inaktiv waren, zumindest geringfügig aktiv werden; in anderen Worten, jede zusätzliche körperliche Aktivität, auch unterhalb der Mindestempfehlungen, ist mit einer Reduktion des Sterblichkeits- und Erkrankungsrisikos verbunden.

Studien mit hoher Evidenz liefern Belege für die zahlreichen Facetten des generellen gesundheitlichen Nutzens körperlicher Aktivität. Die Reduktion der Gesamtsterblichkeit im Vergleich von aktiven vs. inaktiven Personen liegt Studien zufolge bei etwa 30 % (Warburton & Bredin, 2017). Die relative Risikoreduktion, eine kardiovaskuläre Erkrankung zu entwickeln, wird mit 20 bis 30 % beziffert (Visseren et al., 2021). Kardiometabolische Biomarker (LDL-Reduktion, Blutdrucksenkung) können durch drei bis vier ca. 40-minütige aerobe Bewegungseinheiten pro Woche mit sowohl moderater als auch hoher Intensität positiv beeinflusst werden (Arnett et al., 2019).

Im Hinblick auf verschiedene Tumorarten stellt die American Cancer Society (Rock et al., 2020) fest, dass körperliche Aktivität das Karzinomrisiko substantiell senken kann. Durchschnittliche Risikominderungen für Kolonkarzinome von 17 bis 24 % und Mammakarzinome von 20 bis 40 % werden berichtet (Jurdana, 2021). Eine Senkung des Brustkrebsrisikos wurde insbesondere für Frauen nach der Menopause und körperlicher Aktivität mit höherer Intensität nachgewiesen. Im Falle von Lungen-, Pankreas-, Prostata- und Ovarium-, Nieren- und Magenkrebs gilt die Datenlage bislang als weniger gesichert.

Das Diabetesrisiko wird durch Lebensstilinterventionen, die Ernährungsumstellung und Kalorienreduktion beinhalten, um 35 bis 50 % vermindert (Hemmingsen et al., 2017). Zusätzlich können Ausdauertraining, High-Impact-Belastungen und Krafttraining im Bereich von Lendenwirbelsäule und Oberschenkelhals nachweislich zur Erhöhung der Knochenmineraldichte führen und im Sinne der Knochengesundheit zur Osteoporoseprävention beitragen. Insbesondere bei Inaktiven und bei Personen mit ungünstigerem psychosozialem Funktionsstatus (lower levels of psychosocial

functioning) kann regelmäßige Bewegung darüber hinaus dem Auftreten von Depression entgegenwirken (Saran, Mazur & Łukasiewicz, 2021).
Im Vergleich zum Thema Gewichtsreduktion bei Übergewichtigen bzw. Adipösen (Bellicha et al., 2021) hat die Prävention von Gewichtszunahmen bis dato weniger Aufmerksamkeit erhalten. Zur Adipositasprävention wird ein wöchentlicher Umfang von besser 300 Minuten mindestens moderater aerober Aktivität empfohlen (Johnson, Sultana, Brown, Bauman & Gill, 2021). Dabei werden die Gesundheitsgewinne, die körperliche Aktivität auch ohne Gewichtsreduktion mit sich bringt, betont.
Die erzielbaren Gesundheitseffekte werden von Umfang, Dauer und Intensität körperlicher Aktivität beeinflusst. Dieser Dosis-Wirkung-Zusammenhang zwischen Bewegung und gesundheitlichem Nutzen ist kurvilinear und es besteht keine untere Grenze, die unbedingt überschritten werden muss, um gesundheitlichen Nutzen zu erzielen. Entsprechend geht bereits eine relativ kleine Erhöhung der körperlichen Aktivität mit deutlichen Verbesserungen im Gesundheits- und Fitnesszustand bei Anfangs unfitten Personen einher. Auch schon Bewegung mit einem Umfang von ca. der Hälfte der Empfehlungen ist mit eindeutig niedrigerem frühzeitigem Sterberisiko assoziiert. Höhere Umfänge (> 150 Minuten pro Woche) bringen zusätzliche Gewinne, die allerdings relativ gesehen niedriger ausfallen, die Kurve des Dosis-Wirkung-Zusammenhangs flacht oberhalb eines bestimmten Umfanges ab. Die genaue Festlegung dieses Umfanges ist nach aktueller Datenlage nicht möglich (Bull et al., 2020).
Insgesamt scheint der Umfang an körperlicher Aktivität eine wichtigere Rolle zu spielen als spezielle Bewegungsformen, wie z. B. Radfahren oder Schwimmen. Kontraindizierte Umfänge und/oder Intensitäten sind nicht beschrieben.
Im Allgemeinen wird körperliche Aktivität mit moderater bis hoher Intensität empfohlen. Es liegen aber auch Hinweise vor, dass bei gleichem Energieverbrauch körperliche Aktivität mit hoher Intensität das Risiko kardiovaskulärer Erkrankungen und frühzeitigen Todes deutlicher senkt, als körperliche Aktivität mit mittlerer Intensität. Bei anderen Endpunkten ist die „Überlegenheit" von hoher Intensität nicht zweifelsfrei nachgewiesen. Gerade das Ersetzen von Sitzzeiten durch leichte körperliche Aktivität kann gesundheitswirksam sein. Aktuelle Studien zur Unterbrechung langen Sitzens durch leichte körperliche Aktivität unterstreichen die Bedeutung von Muskelkontraktionen in metabolischen Prozessen (Bull et al., 2020).
Prinzipiell sollten Umfang und Intensität körperlicher Aktivität graduell gesteigert werden, bis das gesetzte Ziel erreicht ist. Körperliche Aktivität unterhalb der respiratorischen Schwelle ist mit weniger negativen affektiven Effekten assoziiert. Entsprechend ist zu erwarten, dass körperliche Aktivität unterhalb dieser Schwelle zu einer

größeren Adhärenz führt. Auch Bewegungseinheiten, die kürzer als 10 Minuten dauern, sind sinnvoll, da sie einen Einstieg in einen aktiven Lebensstil begünstigen können. Diese Empfehlung ist konsistent mit dem Verständnis, dass auch Bewegung unterhalb des empfohlenen Umfangs von 150 Minuten gesundheitswirksam sein kann (Piercy et al., 2018; Bull et al., 2020).
Im Zusammenhang mit der Aufnahme bzw. Steigerung körperlicher Aktivität werden Risiken kardialer Ereignisse diskutiert. Diese sind bei aktiven und fitten Personen niedriger als bei inaktiven und unfitten, sowohl in Ruhe als auch unter Belastung. Durch Aufklärung über Symptome und Warnsignale bzw. angemessene Reaktionen darauf sowie Vorsichtsmaßnahmen, wie z. B. langsame Steigerung des Umfanges und der Intensität der Aktivität, Regenerations- und Erholungsphasen, korrekte Ausführung der Bewegung und angemessene Ausrüstung, können Risiken niedrig gehalten werden (Bull et al., 2020). Schwangere und Frauen in der Postpartum-Phase sollten mit kleinen Umfängen körperlicher Aktivität beginnen und deren Frequenz, Intensität und Umfang graduell steigern. Körperliche Aktivität stellt für Menschen mit Behinderung kein zusätzliches Risiko dar (Bull et al., 2020). Die Konsultation von Gesundheits- und/oder Bewegungsexperten kann bei der Auswahl geeigneter Möglichkeiten und Umfänge helfen. Zusammenfassend lässt sich feststellen, dass der Nutzen körperlicher Aktivität die Risiken in allen Fällen bei weitem übersteigt.

2.2 Wirkungen körperlicher Aktivität bei älteren Erwachsenen

Zur Gruppe der „älteren Erwachsenen" werden hauptsächlich gesunde, selbstständig lebende Personen in der Altersgruppe ab 65 Jahre gezählt. Wenngleich der biologische Prozess der Alterung durch körperliche Aktivität nicht aufgehalten wird, kann durch regelmäßige Bewegung der physiologische Abbau verlangsamt und die Lebenserwartung in guter Gesundheit erhöht werden. Ältere Erwachsene erzielen durch regelmäßige körperliche Aktivität bedeutsame Gesundheitswirkungen und sollten, wenn möglich, in gleichem Maße körperlich aktiv sein wie Erwachsene im Erwerbsalter. Ältere, bei denen gesundheitliche Beeinträchtigungen, chronische Erkrankungen oder Mobilitätseinschränkungen dies nicht erlauben, sollten so viel Aktivität ausüben wie möglich (Piercy et al., 2018; Bull et al., 2020). Auch in dieser Altersgruppe entsteht die größte Risikominderung, wenn bislang inaktive Personen zumindest geringfügig aktiv werden. Allerdings können gebrechliche Ältere und Ältere mit z. B. Beeinträchtigung der Sinneswahrnehmung oder verlangsamter Reaktionsfähigkeit ein erhöhtes Verletzungsrisiko aufweisen. Niedrigintensive aerobe

Ausdaueraktivitäten, niedrigintensives Krafttraining sowie Sitzgymnastik werden auch für gebrechliche Ältere empfohlen (Pogrmilovic et al., 2020). Im Fokus stehen insgesamt die Bereiche Selbstständigkeit und kognitive Funktionen.

Im Bereich der Prävention liegt die stärkste Evidenz für gesundheitliche Gewinne bei nachfolgenden Endpunkten vor: Gesamtmortalität, kardiovaskuläre Mortalität, krebsbedingte Mortalität, Stürze, Schlaganfall, Herzkreislauferkrankungen, Brustkrebs und Darmkrebs. In der Therapie ist die Evidenz am stärksten für die Endpunkte: kardiovaskuläre Erkrankungen, Schlaganfall, Osteoarthritis, Adipositas, Diabetes Typ 2 und Depression (Bull et al., 2020). Bewegungsempfehlungen betonen auch, dass körperliche Aktivität auch ohne Gewichtsreduktion mit Gesundheitsgewinnen einhergeht (Piercy et al., 2018).

Weil gezieltes körperliches Training das Sturzrisiko senken kann, werden Gleichgewichtsübungen für alle älteren Personen empfohlen. Multimodale Bewegungsprogramme mit Elementen aus mindestens zwei Bereichen (Kraft, Balance, Flexibilität oder Ausdauer) sowie Tai-Chi mindern wirksam das Risiko von Stürzen. Höhere Trainingsumfänge scheinen vorteilhaft. Eine andauernde Risikoreduktion ist bei kontinuierlichem Training wahrscheinlich. Basierend auf aktuellen Ergebnissen gilt Krafttraining als hochwirksame Strategie um die Auswirkungen von Sarkopenie und Gebrechlichkeit zu verzögern und abzuschwächen (Talar et al., 2021). Erhalt oder Zunahme an Muskelmasse und Kraft senken durch eine verbesserte Gangkinematik und Mobilität zusätzlich das Sturzrisiko.

Die Einflüsse auf die körperliche Funktionsfähigkeit und das Verrichten von Aktivitäten des täglichen Lebens scheinen von der Spezifität des Trainings abhängig. Die deutlichsten Adaptationen sind zu erwarten, wenn das Trainingsprogramm die spezifischen Anforderungen der Aktivitäten des täglichen Lebens möglichst nachahmt. Gerade bei der Altersgruppe 70 bis 75 Jahre und darüber kann ein an Empfehlungen orientierter Bewegungsumfang funktionelle Einbußen verhindern (O'Brien et al., 2018). Die Risikoreduktion beträgt je nach Endpunkt 30 % bis 50 %. Die aktuelle Datenlage spricht dafür, dass insbesondere höhere Aktivitätsumfänge günstig sind.

Regelmäßige körperliche Aktivität mindert das Risiko kognitiven Abbaus. Einzelne Trainingseinheiten führen zu kurzfristigen Gedächtnis-, Aufmerksamkeits-, und Reaktionszeitverbesserungen. Regelmäßige Aktivität verbessert besonders exekutive Funktionen. Kombiniertes Ausdauer- und Krafttraining verbessert einige, aber nicht alle, kognitiven Funktionen inaktiver Älterer (Bull et al., 2020). Ansätze, die körperliches und kognitives Training kombinieren, scheinen besonders wirksam (Gavelin et al., 2021).

Körperliche Aktivität ist ebenfalls mit Verbesserungen von mentaler Gesundheit, Wohlbefinden und einzelnen Domänen der Lebensqualität assoziiert (Izquierdo et al., 2021). Moderate Intensitäten scheinen das Wohlbefinden effektiver zu verbessern als körperliche Aktivität mit leichter oder hoher Intensität, wobei ein Mindestumfang von zwei Trainingseinheiten je 45 Minuten pro Woche notwendig erscheint, um das Wohlbefinden zu steigern. Darüber hinaus werden die Schlafqualität günstig beeinflusst und die Vitalität gefördert (Dolezal, Neufeld, Boland, Martin & Cooper, 2017).
Bei bestimmten geriatrischen Endpunkten, wie z. B. Sarkopenie kann hohe Intensität sinnvoller sein. Die Kombination von Bewegung mit moderater und hoher Intensität ist eine Möglichkeit, wie Ältere den empfohlenen Bewegungsumfang erreichen können. Mit hoher Intensität sollten sich nur jene Älteren bewegen, die körperliche Aktivität gewohnt sind (Elboim-Gabyzon, Buxbaum & Klein, 2021). Grundsätzlich wird älteren Personen empfohlen, die mit Sitzen verbrachte Zeit einzuschränken und nach Möglichkeit immer wieder zu unterbrechen (Piercy et al., 2018; Bull et al., 2020).

3 Bewegung im Kontext chronischer Erkrankungen

3.1 Wirkungen körperlicher Aktivität bei Menschen mit nicht-übertragbaren chronischen Erkrankungen

Die zunehmende Prävalenz von NCD führt zu einer gesellschaftlich hohen ökonomischen Belastung und zu hoher individueller Krankheitslast mit Einschränkungen der Lebensqualität bei Milliarden Menschen weltweit (WHO, 2011; Kohl et al., 2012). Die Folgen von NCD für individuelle Aktivitäten und (gesellschaftliche) Teilhabe werden in der International Classification of Functioning, Disability and Health (ICF) der Weltgesundheitsorganisation (WHO, 2001) beschrieben. Regelmäßige körperliche Aktivität und die systematische Nutzung körperlichen Trainings werden zunehmend als evidenzbasierte Maßnahmen empfohlen, um den genannten Einschränkungen entgegenzuwirken.
Menschen mit NCD fällt es besonders schwer, die Empfehlungen für Bewegung zu erfüllen, wobei für sie dieselben Empfehlungen wie für gesunde Erwachsene gelten (vgl. Kapitel B5 zu Bewegungsempfehlungen für verschiedene Adressat*innengruppen). Sudeck et al. (2021) zeigten auf der Basis nationaler Survey-Daten, dass die körperliche Aktivität von Menschen mit typischen NCD noch einmal deutlich geringer ist als jene gesunder Erwachsener (siehe Kapitel E8 zu Settings und Adressaten für bewegungsbezogene Gesundheitsförderung: Gesundheitsversorgung). Dieser

Bewegungsmangel verhindert dabei die potenziell positiven Wirkungen von körperlicher Aktivität gegenüber Folgen der NCD und hat zudem ungünstige Wirkungen auf den Krankheitsverlauf (Booth et al., 2017).

Pedersen und Saltin (2006) fassten die Wirksamkeit körperlichen Trainings (exercise) bei chronischen Erkrankungen zusammen. Tabelle 3 zeigt die damals einbezogenen chronischen Erkrankungen und den jeweils mit Evidenzbewertungen unterlegten Erkenntnisstand zur Wirksamkeit des körperlichen Trainings auf die Krankheitsentstehung (Pathogenese), die Symptomatik, die körperliche Funktionsfähigkeit und die Lebensqualität. Zu den aufgelisteten Erkrankungen gehören auch jene, die in Deutschland zu den NCD mit der höchsten Krankheitslast zählen (Plass et al., 2014) und die wiederum bei der Entwicklung der nationalen Empfehlungen für Bewegung für Menschen mit NCD zugrunde gelegt wurden (Pfeifer & Geidl, 2017). In der Zwischenzeit ist eine Vielzahl weiterer Untersuchungen erschienen, in denen positive Effekte von Bewegung bei einer noch größeren Anzahl chronischer Krankheiten berichtet werden. Entsprechend veröffentlichten Pedersen und Saltin 2015 eine erweiterte Fassung ihrer Übersichtsarbeit mit einem Bericht zu Wirksamkeit und Wirkmechanismen von Bewegung als Therapie bei 26 chronischen Erkrankungen. Dazu gehören zusätzlich zu den Nennungen in Tabelle 3 folgende Erkrankungen bzw. Störungen: Angststörungen, Stress, Schizophrenie, Demenz, Morbus Parkinson, Multiple Sklerose, Metabolisches Syndrom, polyzystisches Ovar Syndrom, Diabetes Mellitus Typ 1, Schlaganfall, zystische Fibrose, Osteoporose, Rückenschmerzen.

Pasanen, Tolvanen, Heinonen und Kujala (2017) analysierten vorhandene Meta-Analysen zur Wirkung bewegungstherapeutischer Maßnahmen auf die körperliche Funktionsfähigkeit. Sie schlossen 85 Meta-Analysen mit 22 unterschiedlichen chronischen Erkrankungen in ihre Übersicht ein. Dabei wurde deutlich, dass die, abhängig von Erkrankung und Trainingsziel unterschiedlichen, Trainingsmaßnahmen bei einer Vielzahl von Outcomevariablen der körperlichen Funktionsfähigkeit zu signifikanten Verbesserungen führten. Dabei wurden in 19 % der Studien starke Effekte, in 37 % mittlere Effekte und in 44 % kleine Effekte erzielt.

Die genannten Übersichtsarbeiten beschreiben eher proximale, also direkte interventionsnahe Wirkungen körperlichen Trainings auf Körperfunktionen und -strukturen. Die Steigerung der körperlichen Funktionsfähigkeit hat darüber hinaus auch für weitere eher distalere Outcomes Bedeutung. Dazu gehört, dass die motorischen Anforderungen im täglichen Leben (z. B. beim Treppensteigen oder beim Bewegen von Lasten) durch die verbesserte funktionelle Kapazität besser bewältigt werden können. So ergeben sich weitere positive Auswirkung auf die Lebensqualität und, je

Tab. 3: Wirksamkeitsnachweise für Bewegungstherapie (aus Pedersen & Saltin, 2006)

	Pathogenese	**Symptome**	**Körperfunktion**	**Lebensqualität**
Typ-2-Diabetes	++	++	++	++
Hypertonie	++	++	++	++
Dyslipoproteinämie	++	++	++	++
Adipositas	++	++	++	++
COPD	?	++	++	++
KHK	++	++	++	++
Herzinsuffizienz	++	++	++	++
Claud. Intermittens	++	++	++	++
Arthrose	?	++	++	++
Rheum. Arthritis	?	+-	++	+
Osteoporose	?	++	++	++
Krebs	±	+	+	+
Depression	±	++	++	++
Asthma	?	±	++	+

++ = starke Evidenz (viele Studien mit hoher Qualität)

\+ = moderate Evidenz (mindestens eine hochqualitative Studie oder mehrere mit mittlerer Qualität und homogenem Ergebnis)

± = begrenzte Evidenz (mindestens eine Studie mittlerer Qualität)

? = bisher kein wissenschaftlicher Nachweis

nach Schwere der Erkrankung oder Alter der Betroffenen, auf die Hilfsbedürftigkeit und die Möglichkeit, selbstständig zu leben.

Die verschiedenen Effekte können entsprechend den trainings- und bewegungswissenschaftlichen Gesetzmäßigkeiten dann nachhaltig gesichert werden, wenn die jeweiligen Organsysteme regelmäßig mit adäquater Intensität beansprucht werden. Daher ist als weiteres distales Outcome die Bindung an selbstregulierte körperliche Aktivität von besonderer Bedeutung. Bewegungstherapeutische Interventionen sollten also nicht nur die körperliche Funktionsfähigkeit, sondern im Sinne verhaltensbeeinflussender Maßnahmen auch motivational-volitionale Determinanten bzw. insgesamt die bewegungsbezogene Gesundheitskompetenz (Carl, Sudeck & Pfeifer, 2020; Sudeck & Pfeifer, 2016) ansteuern. Hinsichtlich eines solchen integrativen Vorgehens zur Verknüpfung biomedizinisch-funktioneller und kompetenz- bzw. verhaltensorientierter Interventionsziele besteht in der Bewegungsversorgung von Menschen mit NCD noch deutliches Entwicklungspotenzial, wie aktuelle Studien zeigen (Geidl,

Sudeck, Wais & Pfeifer, 2021; Rethorn, Covington, Cook & Bezner, 2021; vgl. Kapitel B5 zu Bewegungsempfehlungen für verschiedene Adressatengruppen).
Die hohe Relevanz von regelmäßig ausgeübter körperlicher Aktivität wird hinsichtlich des Zusammenhangs zum Sterberisiko auch für Menschen mit NCD deutlich. Jüngere Untersuchungen zeigen auch für Menschen mit NCD, dass die nach der Diagnosestellung betriebene körperliche Aktivität zu einer deutlichen Senkung des Mortalitätsrisikos beitragen kann. Geidl et al. (2020) zeigten in einer Meta-Analyse verschiedener Kohortenstudien eine Risikoreduktion von 4 % bei Diabetes Mellitus Typ 2, 12 % bei ischämischen Herzerkrankungen, 22 % bei Brustkrebs und 30 % bei chronisch obstruktiver Lungenerkrankung (COPD), siehe Abbildung 1. Dabei wurden, auch für Erwachsene mit ausgewählten NCD, folgende Dosis-Wirkungs-Beziehungen bestätigt: (1) Es gibt keinen Schwellenwert für den positiven Effekt von körperlicher Aktivität, d. h. bereits wenig Bewegung führt zu Effekten. (2) Die stärksten Risikoreduktionen treten bei Erwachsenen mit wenig körperlicher Aktivität im Ver-

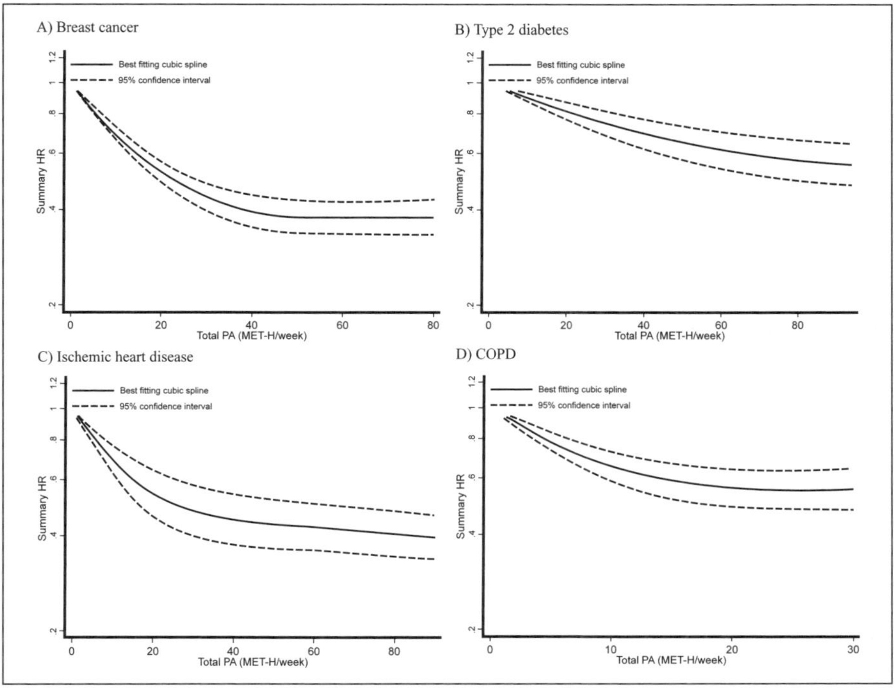

Abb. 1: Dosis-Wirkungsbeziehungen zwischen körperlicher Aktivität nach der Diagnosestellung und Mortalitätsrisiko bei Brustkrebs, Diabetes Mellitus Typ 2, ischämischer Herzerkrankung und COPD (aus Geidl et al., 2020, S. 13)

gleich zu körperlich Inaktiven auf, und (3) wurden keine negativen Auswirkungen auf die Sterblichkeit bei hohen Umfängen an körperlicher Aktivität festgestellt.
Für die grundlegende Wirksamkeit körperlicher Aktivität gibt es angesichts der vorliegenden Übersichtsarbeiten gute Belege. Darüber hinaus bedarf es an verschiedenen Stellen aber zusätzlicher wissenschaftlicher Evidenz. Dies betrifft z. B. die Frage, welche spezifischen Wirkungen bei unterschiedlichen oder mehrfach vorliegenden Erkrankungen (Multimorbidität) mit unterschiedlichen Übungs- und Trainingsmethoden erzielt werden können, oder welche Dosis-Wirkungsbeziehungen dabei berücksichtigt werden müssen. Die bisherigen Übersichtsarbeiten bieten eine gute Grundlage, um spezifische Bewegungsprogramme bei unterschiedlichen chronischen Erkrankungen zu entwickeln und hinsichtlich ihrer spezifischen Wirkungen zu testen. Zusätzlich zur funktionellen Kapazität sind dabei insbesondere Fragen zur Akzeptanz der Trainingsmaßnahmen und zur Bindung an körperliche Aktivität und regelmäßiges Training von Bedeutung.

Zusammenfassung und Diskussion

In allen Altersgruppen lassen sich durch körperliche Aktivität umfassendste gesundheitliche Gewinne erzielen. Bewegung, Spiel und Sport gelten als Grundlage für eine gesunde körperliche, kognitive und psychosoziale Entwicklung von Kindern und Jugendlichen. Gerade eine ausgewogene Tagesbalance von körperlicher Aktivität, sedentärem Verhalten und Schlaf scheint für einen größtmöglichen Gesundheitsnutzen bedeutsam (Ross et al., 2020).
Der Zusammenhang zwischen Bewegung und gesundheitlichem Nutzen scheint bei Erwachsenen und älteren Erwachsenen sowie bei Menschen mit NCD ähnlich und wird von Umfang, Dauer und Intensität körperlicher Aktivität beeinflusst. Eine untere Grenze, die unbedingt überschritten werden muss, um gesundheitlichen Nutzen zu erzielen, existiert nicht. Älteren Personen mit bestehenden Erkrankungen und Inaktiven wird aber empfohlen, vor der Aufnahme eines Trainings einen Gesundheitsexperten zu konsultieren.

Literatur

Arnett, D., Blumenthal, R., Albert, M., Buroker, A., Goldberger, Z., Hahn, E. et al. (2019) ACC/AHA guideline on the primary prevention of cardiovascular disease: A report of the american college of cardiology/american heart association task force on clinical practice guidelines. *Circulation, 140*(11), 596–646. https://doi.org/10.1161/CIR.0000000000000678

Atakan, M. M., Koşar, Ş. N., Güzel, Y., Tin, H. T. & Yan, X. (2021). The role of exercise, diet, and cytokines in preventing obesity and improving adipose tissue. *Nutrients, 13*(5), 1459. https://doi.org/10.3390/nu13051459

Bellicha, A., van Baak, M., Battista, F., Beaulieu, K., Blundell, J., Busetto, L. et al. (2021). Effect of exercise training on weight loss, body composition changes, and weight maintenance in adults with overweight or obesity: An overview of 12 systematic reviews and 149 studies. *Obesity Reviews, 22*(Suppl 4), e13256. https://doi.org/10.1111/obr.13256

Bull, F. C., Al-Ansari, S. S., Biddle, S., Borodulin, K., Buman, M. P., Cardon, G. Carty, C., Chaput, J. – P., Chastin, S., Chou, R., Dempsey, C. P., DiPietro, L., Ekelund, U., Firth, J., Friedenreich, C. M., Garcia, L., Gichu, M., Jago, R., Katzmarzyk, P. T., Lambert, E., Leitzmann, M., Milton, K., Ortega, F. B., Ranasinghe, C., Stamatakis, E., Tiedemann, A., Troiano, R. P., van der Ploeg, H. P. & Wari, V., (2020). World Health Organization 2020 guidelines on physical activity and sedentary behaviour. *British Journal of Sports Medicine, 54*(24), 1451–1462. https://doi.org/10.1136/bjsports-2020-102955

Booth, F. W., Roberts, C. K., Thyfault, J. P., Ruegsegger, G. N. & Toedebusch, R. G. (2017). Role of inactivity in chronic diseases: Evolutionary insight and pathophysiological mechanisms. *Physiological Reviews 97,* 1351–1402. https://doi.org/10.1152/physrev.00019.2016

Carl, J., Sudeck, G. & Pfeifer, K. (2020). Competencies for a healthy physically active lifestyle – Reflections on the model of physical activity-related health competence (PAHCO). *Journal of Physical Activity & Health 17*(7), 688–697. https://doi.org/10.1123/jpah.2019-0442

Chen, W., Wang, L., You, W. & Shan, T. (2021). Myokines mediate the cross talk between skeletal muscle and other organs. *Journal of Cellular Physiology, 236* (4), 2393–2412. https://doi.org/10.1002/jcp.30033

Dolezal, B., Neufeld, E., Boland, D., Martin, J. & Cooper, C. (2017). Interrelationship between sleep and exercise: A systematic review. *Advances in Preventive Medicine,* 1364387. https://doi.org/10.1155/2017/1364387

Elboim-Gabyzon, M., Buxbaum, R. & Klein, R. (2021). The effects of high-intensity interval training (hiit) on fall risk factors in healthy older adults: A systematic review. *International Journal of Environmental Research and Public Health, 18* (22), 11809. https://doi.org/10.3390/ijerph182211809

Gavelin, H., Dong, C., Minkov, R., Bahar-Fuchs, A., Ellis, K., Lautenschlager, N. et al. (2021). Combined physical and cognitive training for older adults with and without cognitive impairment: A systematic review and network meta-analysis of randomized controlled trials. *Ageing Research Review, 66,* 101232. https://doi.org/10.1016/j.arr.2020.101232

Geidl, W., Schlesinger, S., Mino, E., Miranda, L. & Pfeifer, K. (2020). Dose-response relationship between physical activity and mortality in adults with noncommunicable diseases: A systematic review and meta-analysis of cohort studies. *International Journal of Behavioral Nutrition and Physical Activity, 17,*109. https://doi.org/10.1186/s12966-020-01007-5

Geidl, E., Sudeck, G. Wais, J. & Pfeifer, K. (2021). Bewegungsförderliche Bewegungstherapie in der medizinischen Rehabilitation: Konsequenzen der bundesweiten Bestandsaufnahme für die Qualitätsentwicklung. *Die Rehabilitation.* https://doi.org/10.1055/a-1693-8380

Graf, C., Ferrari, N., Beneke, R., Bloch, W., Eiser, S., Koch, B. et al. (2017). Empfehlungen für körperliche Aktivität und Inaktivität von Kindern und Jugendlichen – Methodisches Vorgehen, Datenbasis und Begründung. *Gesundheitswesen, 79*(1), 11–19. https://doi.org/10.1055/s-0042-123701

Graf, C., Beneke, R., Bloch, W., Bucksch, J., Dordel, S., Eiser, S. et al. (2014). Recommendations for promoting physical activity for children and adolescents in Germany. A consensus statement. *Obesity Facts, 7*(3), 178–190. https://doi.org/10.1159/000362485

Faigenbaum, A. D. & Myer, G. D. (2012). Exercise deficit disorder in youth: play now or pay later. *Current Sports Medicine Reports, 11*(4), 196–200.https://doi.org/10.1249/JSR.0b013e31825da961

Hemmingsen, B., Gimenez-Perez, G., Mauricio, D., Roqué I Figuls, M., Metzendorf, M. et al. (2017). Diet, physical activity or both for prevention or delay of type 2 diabetes mellitus and its associated complications in people at increased risk of developing type 2 diabetes mellitus. *Cochrane Database Syst Rev. 12*(12), CD003054. https://doi.org/10.1002/14651858.CD003054.pub4

Huh, J. Y. (2018). The role of exercise-induced myokines in regulating metabolism. *Archives of Pharmacal Research, 41*(1), 14–29. https://doi.org/10.1007/s12272-017-0994-y

Izquierdo, M., Merchant, R., Morley, J., Anker, S., Aprahamian, I., Arai, H. et al. (2021). International exercise recommendations in older adults (icfsr): Expert consensus guidelines. *The Journal of Nutrition, Health & Aging, 25*(7), 824–853. https://doi.org/10.1007/s12603-021-1665-8

Johnson, N., Sultana, R., Brown, W., Bauman, A. & Gill T. (2021). Physical activity in the management of obesity in adults: A position statement from Exercise and Sport Science Australia. *Journal of Science and Medicine in Sport, 24*(12), 1245–1254. Epub: 31. Juli 2021. https://doi.org/10.1016/j.jsams.2021.07.009

Jurdana, M. (2021). Physical activity and cancer risk. Actual knowledge and possible biological mechanisms. *Radiol Oncol, 55*(1), 7–17. https://doi.org/10.2478/raon-2020-0063

Kohl, H. W., Craig, C. L., Lambert, E. V., Inoue, S., Alkandari, J. R., Leetongin, G. et al. (2012). The pandemic of physical inactivity: Global action for public health. *Lancet, 380,* 294–305. https://doi.org/10.1016/S0140-6736(12)60898-8

Breuer, C., Graf, C. & Schmidt, W. (Hrsg.) (2020). *Vierter Kinder- und Jugendsportbericht.* Schorndorf: Hofmann.

Li, H., Chen, Q., Li, C., Zhong, R., Zhao, Y., Zhang, Q. et al. (2019). Muscle-secreted granulocyte colony-stimulating factor functions as metabolic niche factor ameliorating loss of muscle stem cells in aged mice. *EMBO Journal, 38*(24), e102154. https://doi.org/10.15252/embj.2019102154

Longmuir, P. E., Colley, R. C., Wherley, V. a. & Tremblay, M. S. (2014). Canadian Society for Exercise Physiology position stand: Benefit and risk for promoting childhood physical activity. *Appl Physiol Nutr Metab, 39*(11), 1271–1279. https://doi.org/10.1139/apnm-2014-0074

O'Brien, M., Robinson, S., Frayne, R., Mekary, S., Fowles, J. & Kimmerly, D. (2018). Achieving Canadian physical activity guidelines is associated with better vascular function independent of aerobic fitness and sedentary time in older adults. *Appl Physiol Nutr Metab. 43*(10), 1003–1009. https://doi.org/10.1139/apnm-2018-0033

Pasanen, T., Tolvanen, S., Heinonen, A. & Kujala, U. M. (2017). Exercise therapy for functional capacity in chronic diseases: An overview of meta-analyses of randomised controlled trials. *British Journal of Sports Medicine, 51,* 1459–1465. http://dx.doi.org/10.1136/bjsports-2016-097132

Pedersen, B. K., Steensberg, A., Fischer, C., Keller, C., Keller, P., Plomgaard, P. et al. (2003). Searching for the exercise factor: Is IL-6 a candidate? *Journal of Muscle Research and Cell Motility, 24*(2–3), 113–119. https://doi.org/10.1023/A:1026070911202

Pedersen, B. K. & Saltin, B. (2006). Evidence for prescribing exercise as therapy in chronic disease. *Scandinavian Journal of Medicine and Science in Sports, 16* (Suppl. 1), 3–63

Pedersen B. K. & Saltin, B. (2015). Exercise as medicine—evidence for prescribing exercise as therapy in 26 different chronic diseases. *Scandinavian Journal of Medicine and Science in Sports, 25*(Suppl. 3), 1–72. https://doi.org/10.1111/sms.12581

Pfeifer, K. & Geidl, W. (2017). Bewegungsempfehlungen für Erwachsene mit einer chronischen Erkrankung – Methodisches Vorgehen, Datenbasis und Begründung. *Gesundheitswesen, 79*(S 01), 29–35. https://doi.org/10.1055/s-0042-123699

Piercy, K., Troiano, R., Ballard, R., Carlson, S., Fulton, J., Galuska, D. et al. (2018). The Physical Activity Guidelines for Americans. *JAMA. 320*(19), 2020–2028. https://doi.org/10.1001/jama.2018.14854

Plass, D., Vos, T., Hornberg, C. Scheidt-Nave, C., Zeeb, H. & Krämer, A. (2014). Trends in disease burden in Germany: Results, implications and limitations of the Global Burden of Disease study. *Deutsches Ärzteblatt international, 111,* 629–638. https://doi.org/10.3238/arztebl.2014.0629

Pogrmilovic, B., Varela, A., Pratt, M., Milton, K., Bauman, A., Biddle, S. et al. (2020). National physical activity and sedentary behaviour policies in 76 countries: Availability, comprehensiveness, implementation, and effectiveness. *Int J Behav Nutr Phys Act, 17*(1), 116. https://doi.org/10.1186/s12966-020-01022-6

Rethorn, Z. D., Covington, J. K., Cook, C. E. & Bezner, J. R. (2021). Physical therapists' knowledge, skills, beliefs, and organizations impact physical activity promotion: A systematic review and meta-analysis. *Physical Therapy, pzab291.* https://doi.org/10.1093/ptj/pzab291

Rock, C., Thomson, C., Gansler, T., Gapstur, S., McCullough, M et al. (2020). American Cancer Society guideline for diet and physical activity for cancer prevention. *CA: A Cancer Journal for Clinicians, 70*(4), 245–271. https://doi.org/10.3322/caac.21591

Rollo, S., Antsygina, O. & Tremblay, M.S. (2020). The whole day matters: Understanding 24-hour movement guideline adherence and relationships with health indicators across the lifespan. *Journal of Sport and Health Science, 9*(6), 493–510. https://doi.org/10.1016/j.jshs.2020.07.004

Ross, R., Chaput, J., Giangregorio, L., Janssen, I., Saunders, T., Kho, M. et al. (2020). Canadian 24-Hour Movement Guidelines for Adults aged 18–64 years and Adults aged 65 years or older: An integration of physical activity, sedentary behaviour, and sleep. *Appl Physiol Nutr Metab, 45*(10) (Suppl. 2), 57–102. https://doi.org/10.1139/apnm-2020-0467

Saran, T., Mazur, A. & Łukasiewicz, J. (2021). The significance of physical activity in the prevention of depressive disorders. *Psychiatria Polska, 55*(5), 1025–1046. https://doi.org/10.12740/PP/OnlineFirst/118054

So, B., Kim, H. J., Kim, J. & Song, W. (2014). Exercise-induced myokines in health and metabolic diseases. *Integrative Medicine Research, 3*(4), 172–179. https://doi.org/10.1016/j.imr.2014.09.007

Sudeck, G., Geidl, W., Abu-Omar, K., Finger, J. D., Krauß, I. & Pfeifer, K. (2021). Do adults with non-communicable diseases meet the German physical activity recommendations? *German Journal of Exercise and Sport Research, 51,* 183–193. https://doi.org/10.1007/s12662-021-00711-z

Sudeck, G. & Pfeifer, K. (2016). Physical activity-related health competence as an integrative objective in exercise therapy and health sports – conception and validation of a short questionnaire. *Sportwissenschaft, 46,* 74–87 https://doi.org/10.1007/s12662-016-0405-4

Talar, K., Hernández-Belmonte, A., Vetrovsky, T., Steffl, M., Kałamacka, E. & Courel-Ibáñez, J. (2021). Benefits of resistance training in early and late stages of frailty and sarcopenia: A systematic review and meta-analysis of randomized controlled studies. *Journal of Clinical Medicine, 10*(8), 1630. https://doi.org/10.3390/jcm10081630

Visseren, F., Mach, F., Smulders, Y., Carballo, D., Koskinas, K., Bäck, M. et al. (2021). ESC Guidelines on cardiovascular disease prevention in clinical practice. *European Heart Journal, 42,* 3227–3337. https://doi.org/10.1093/eurheartj/ehab484

Warburton, D. E. R. & Bredin, S. S. D. (2017). Health benefits of physical activity: A systematic review of current systematic reviews. *Current Opinion in Cardiology, 32,* 541–556. https://doi.org/10.1097/HCO.0000000000000437

World Health Organization. (2001). *The International Classification of Functioning, Disability and Health (ICF).* Genf: WHO http://www.who.int/classifications/icf/en/

WHO (2011). *World Report on Disability 2011.* Genf: WHO. https://apps.who.int/iris/handle/10665/44575

B3 Wirkungen auf psychische Gesundheit und Wohlbefinden

Iris Pahmeier, Jens Kleinert, Gorden Sudeck & Kathrin Wunsch

Psychische Ressourcen, psychische Erkrankungen, Wohlbefinden, Stresserleben, biopsychische Erklärungsansätze

Einleitung

Psychische Gesundheit und Wohlbefinden gelten inzwischen als bedeutende patientenberichtete Gesundheitsindikatoren in Medizin und Epidemiologie und sind auch im Rahmen von Gesundheitsförderung und Prävention relevante Konstrukte. Vor dem Hintergrund einer Zunahme psychischer Störungen und Beeinträchtigungen, verstärkt durch die aktuelle pandemische Erfahrung, werden auch Maßnahmen zur Vorbeugung und Behandlung bedeutsamer.

Bereits seit Beginn der 1990er-Jahre dokumentieren zahlreiche Reviews und Meta-Analysen aus der Sportwissenschaft (u. a. Schlicht, 1995; Wagner & Brehm, 2008; Reed & Buck, 2009) einen positiven Zusammenhang von sportlicher Aktivität und psychischer respektive seelischer Gesundheit und Krankheit. Im aktuellen Report des nordamerikanischen Physical Activity Guidelines Advisory Commitee (PAGAC, 2018) wird ein deutlicher Erkenntnisgewinn für die psychologische Erforschung von Gesundheitswirkungen seit 2008 ersichtlich. Es lassen sich zwei Wirkrichtungen regelmäßiger Ausübung körperlich-sportlicher Aktivität aufzeigen: der Aufbau oder die Stabilisation emotionaler und kognitiver psychischer Parameter einerseits und die Verbesserung negativer emotionaler und psychischer Zustände oder Krankheitsbilder andererseits. Im Sinne der Salutogenese entspricht die erste Wirkrichtung einer Ressourcenstärkung (Kap. 1), während hinsichtlich der zweiten im Sinne der Prävention von einer Risiko- und Krankheitsminderung ausgegangen wird (Kap. 2; Belz, Chermette, Raven & Kleinert, 2020).

1 Wirkungen und Effekte aus ressourcenorientierter Perspektive

Zentrales Anliegen von individuumzentrierten Maßnahmen zur Gesundheitsförderung und Prävention ist es, in allen Lebenswelten Ressourcen zu stärken und Resilienz aufzubauen. Bereits in seinem Salutogenesemodell führt Aaron Antonovsky (1997) eine ganze Reihe von psychischen Parametern auf, die als Widerstandsquellen gegenüber Belastungen und Stressoren zu verstehen sind und dadurch zur Gesunderhaltung beitragen.

1.1 Selbst und Persönlichkeit

Persönlichkeitsbildendes bzw. entwickelndes Potenzial wird für eine systematische Bewegungs- und Sportaktivität seit Jahrzehnten postuliert. Mit der Fokussierung auf kognitive Ansätze und einer Entwicklungsperspektive zu Beginn der 2000er-Jahre richtet sich das Forschungsinteresse auf das plastischere Konstrukt des Selbstkonzeptes. Als mentales Modell eigener Fähigkeiten und Eigenschaften definiert, erscheint es einerseits leichter beeinflussbar durch sportliche Aktivitäten und andererseits bei positiv-realistischer Ausprägung als eine zentrale Gesundheitsressource und damit unabdingbar für eine gesunde Persönlichkeitsentwicklung (Conzelmann & Schmidt, 2020).
Der Forschungsstand resümiert für gesunde Erwachsene, dass körperlich-sportliche Aktivität unabhängig vom Alter der untersuchten Population zu einer Positivierung des globalen Selbst *(globales Selbstkonzept, globaler Selbstwert)* sowie spezifisch der physischen Dimension des Selbst nach einer sportlichen Intervention führt (kleine bis mittlere meta-analytische Effekte; McAuley, Elavsky, Motl & Konopack, 2005). Vorteilhaft ist dabei die Verbesserung der körperlichen Fitness, denn diese Variable moderiert als einzige die Stärke des Effekts. Für Kinder und Jugendliche stellt sich die Forschungslage zunächst unabhängig vom Handlungsfeld auf der Basis von Metaanalysen als heterogen dar. Im Mittel zeigt sich unabhängig von der Art der Aktivität (aerob oder anaerob) und Häufigkeit ein kleiner bis mittlerer positiver Effekt körperlich-sportlicher Aktivität auf das globale Selbstkonzept (Spruik, Assink, van Vugt, van der Put & Stams, 2016). Die Wirkungen sind stärker und deutlicher bei Kindern und Jugendlichen in klinischen Settings und mit Verhaltensauffälligkeiten aber auch deutlicher als für Erwachsene. Insbesondere das physische Selbstkonzept wird bei jüngeren Untersuchungsgruppen deutlicher und vor allem stärker beim Betreiben

anaerober Sportarten beeinflusst (Reel et al., 2007). Trainingsform und -dosis haben keinen Einfluss auf das globale Selbst oder auf die physische Dimension bzw. den *physischen Selbstwert* (Marsh & Redmayne, 1994; zsfd. Hänsel, 2012), wohl aber das Setting, in dem sportliche Aktivität ausgeführt wird. So zeigt eine Meta-Analyse, dass Selbstkonzept- und Selbstwertsteigerungen stärker in den Settings Schule und Verein, also unter verstärkt kontrollierten Interventionsbedingungen, erreicht werden als in anderen Sport- und Bewegungssettings (Liu, Wu & Ming, 2015).

1.2 Subjektives Wohlbefinden

Das Konzept des Wohlbefindens charakterisiert in zentraler Weise die subjektive Dimension der individuellen Gesundheit. Wohlbefinden umfasst angenehme und unangenehme subjektive Empfindungen sowie Bewertungen des eigenen Daseins (Lischetzke & Eid, 2005), die sich im Einklang mit einem biopsychosozialen Gesundheitsverständnis auf psychische, körperliche und soziale Aspekte beziehen lassen (für das soziale Wohlbefinden vgl. genauer Kap. B3 Wirkungen auf soziales Wohlbefinden). Dabei werden kognitiv-evaluative Komponenten und affektive Komponenten differenziert (Diener, 2006): Erstere betreffen allgemeine und bereichsspezifische Bewertungen des eigenen Lebens oder der eigenen Person, wie die Lebenszufriedenheit (als Element psychischen Wohlbefindens) oder die Körperzufriedenheit (als Element des physischen Wohlbefindens; Diener, Suh, Lucas & Smith, 1999). Affektive Komponenten stehen in enger Verbindung mit subjektiven Erlebenskategorien von Emotionen. Psychisches Wohlbefinden geht hier einher mit dem Vorliegen positiver Affekte (z. B. Freude, Glück) und der Abwesenheit negativer Affekte (z. B. Traurigkeit, Ärger, Niedergeschlagenheit). Zudem kann psychisches Wohlbefinden im Grad einer positiven Aktiviertheit (z. B. Vitalität vs. Energielosigkeit) und einer negativen Aktiviertheit (z. B. sich angespannt vs. entspannt fühlen) unterschiedlich ausgeprägt sein. Im Bereich des physischen Wohlbefindens stehen positive körperbezogene Empfindungen im Vordergrund (z. B. positives Körpergefühl, wahrgenommene Fitness), wobei auch körperliche Beschwerden als Aspekt physischen Missbefindens berücksichtigt werden (Sudeck & Thiel, 2020).

Wirkungen körperlich-sportlicher Aktivität können demnach sehr spezifisch mit Blick auf inhaltliche Facetten des Wohlbefindens als auch anhand globaler Indikatoren des Wohlbefindens (i. d. R. als Aggregat ausgewählter Befindenselemente) bemessen werden. Zusätzlich wird in der Forschung zwischen Wirkungen auf aktuelles, momentanes Befinden (*state*-Aspekt) und habituelles Befinden (*trait-like-*

Aspekt) unterschieden (z. B. Lischetzke & Eid, 2005). Angesichts dieser Differenzierungen sind pauschale Aussagen zur positiven Wirksamkeit körperlich-sportlicher Aktivität auf „das" Wohlbefinden eher mit Vorsicht zu genießen. Vielmehr hängen die Effekte in der Regel davon ab, welcher Merkmalsbereich mit welchem Zeitbezug bei welchen Personengruppen untersucht wird und welche Aktivitätsformen mit welchen Belastungsparametern analysiert werden (Schlicht, 1995). Vor diesem Hintergrund kann der Forschungsstand in diesem Beitrag nur knapp skizziert werden (vgl. ausführlicher z. B. Sudeck & Thiel, 2020; Wagner & Brehm, 2008).

Meta-Analysen zeigen im Mittel sowohl für das *aktuelle psychische Befinden* (d. h. bei einzelnen Sporteinheiten; Reed & Ones, 2006) als auch für das *habituelle psychische Befinden* (d. h. nach mehrwöchigen Sportprogrammen; z. B. Reed & Buck, 2009; Bücker, Simacek, Ingwersen, Terwiel & Simonsmeier, 2020) relativ konsistent positive Wirkungen körperlich-sportlicher Aktivitäten. Dies trifft auch für körperliche Aktivitäten im Alltag zu (Liao, Shonkoff & Dunton, 2015). Während aktuelles Befinden im Mittel mit moderaten bis hohen Effektstärken positiv beeinflusst wird, fallen habituelle Effekte in der Regel – bei kleinen bis mittleren Effektstärken – etwas geringer aus. Zudem zeigen sich sehr konsistente Wirkungen auf positiven Affekt und Aktivierung, während die Befundlage für die Reduktion negativer Affekte und dem Abbau negativer Aktivierung (z. B. Anspannung, Unruhe) – in nicht-klinischen Populationen – weniger eindeutig ist (Bücker et al., 2021; Liao et al., 2015). Darüberhinaus wird verstärkt auf interindividuelle Unterschiede in den Wirkungen auf das psychische Befinden hingewiesen, da insbesondere bei weniger bewegungsaffinen Personen sowie während der Aktivität negative Veränderungen beobachtet werden (z. B. Petruzzello, Ekkekakis & Hall, 2006).

Wenig eindeutig zeigt sich die Studienlage für die *Lebenszufriedenheit.* Während frühere Meta-Analysen eine eher inkonsistente Befundlage für mehrwöchige Aktivitätsprogramme bei älteren Erwachsenen ergaben (Netz, Wu, Becker & Tenenbaum, 2005; Rejeski & Mihalko, 2001), kommt eine aktuelle Meta-Analyse zu dem Schluss, dass für die Lebenszufriedenheit von gesunden Erwachsenen im Mittel positive Wirkungen mit kleinen bis mittleren Effektstärken zu beobachten sind (Bücker et al., 2021).

Für den Bereich des *physischen Wohlbefindens* liegen Studien zum Einfluss von körperlich-sportlicher Aktivität auf die Körper(un)zufriedenheit und positive Körperwahrnehmungen vor (vgl. auch 1.1). Eine Meta-Analyse von Campbell und Hausenblas (2009) folgerte bei globaler Betrachtung über 57 Interventionsstudien einen kleinen positiven Effekt von Aktivitätsprogrammen. Größere Effekte waren im

Erwachsenenalter, bei Menschen mit Übergewicht und bei höherer wöchentlicher Frequenz wahrscheinlicher. Ferner konnten auch für spezifische Gesundheitssportprogramme in Deutschland (z. B. Fit-und-Gesundheit-Programm; Brehm, Wagner, Sygusch, Schönung & Hahn, 2005) positive Wirkungen auf das physische Befinden nachgewiesen werden, wobei dies auch die Reduktion körperlicher Beschwerden einschloss (Pahmeier, 2012).

1.3 Kognitive Funktionsfähigkeit

Aktuelle Empfehlungen für gesundheitswirksame Bewegung stützen sich vermehrt auf die Evidenz für positive Wirkungen körperlicher Aktivität auf kognitive Funktionen. Im Update 2020 der WHO-Bewegungsempfehlungen (WHO, 2020) wird von substanziellen Verbesserungen der Befundlage für die Verbesserungen kognitiver Funktionen über die Lebensspanne gesprochen, die nun über die Evidenz für die Reduktion des Risikos eines kognitiven Abbaus im höheren Erwachsenenalter hinaus geht. Für die aktuellen US-amerikanischen Bewegungsempfehlungen wurde beispielsweise eine Ergebniskategorie „Brain health“ kreiert (PAGAC, 2018). Darin wird – neben dem reduzierten Risiko für demenzielle Erkrankungen (Panza et al., 2018) – auf die zuverlässige Evidenz für verbesserte kognitive Funktionen durch körperliches Training unterschiedlicher Art (Ausdauer, Kräftigung oder Kombinationen) sowie nach einzelnen Ausdauereinheiten verwiesen.
Wenngleich dieser Erkenntnisfortschritt in seiner Fundierung von wissenschaftlich basierten Bewegungsempfehlungen bemerkenswert ist, so ist hervorzuheben, dass es sich um einen vergleichsweise jungen Forschungsbereich handelt. Dadurch ergeben sich bei differenzierter Betrachtung teils noch unterschiedliche Folgerungen aus Übersichtsarbeiten und es verbleiben noch viele offene Fragen z. B. mit Blick darauf, welche Aktivitäten mit welcher Dosis (v. a. ob akute Effekte einmaliger Aktivitäten oder Effekte regelmäßiger Aktivität betrachtet werden) für welche spezifischen Facetten der kognitiven Funktionsfähigkeit bei welchen Personengruppen konsistent und am effektivsten zu Verbesserung führen können (Pesce, Ballester & Benzing, 2021). So mehren sich Meta-Analysen und systematische Übersichtsarbeiten in diesem Forschungsbereich, die die Befundlage in der Regel für spezifische Altersgruppen zusammenfassen, um die Besonderheiten der kognitiven Entwicklungsphasen (z. B. natürliches Wachstum im Kindes- und Jugendalter sowie Degeneration im höheren Alter) sowie die spezifischen Anforderungen kognitiver Leistungsfähigkeit (z. B. im akademischen Kontext oder zur Alltagsbewältigung) adäquat zu berücksich-

tigen. Ein Schwerpunkt der Forschung richtet sich auf exekutive Funktionen (v. a. Arbeitsgedächtnis, Inhibitionsfähigkeit und kognitive Flexibilität; z. B. Miyake et al., 2000), die als höhere kognitive Fähigkeiten für die kognitive Kontrolle zielgerichteter Handlungen essenziell sind und einen wichtigen Prädiktor für die Funktionsfähigkeit in akademischen Kontexten darstellen (Pascual, Munoz & Robres, 2019).

Für *Kinder und Jugendliche* liegen verschiedene Übersichtsarbeiten vor, die positive Zusammenhänge zwischen körperlicher Aktivität, physischer Fitness und kognitiven Funktionen resümieren (z. B. Sibley & Etnier, 2003; Donnelly et al., 2016). Andere Übersichtsarbeiten folgern zurückhaltender mit Blick auf Wirkungen körperlich-sportlicher Aktivität auf kognitive Funktionen und akademische Leistung (Gunnell et al., 2019; Singh et al., 2019). Eine aktuelle Übersicht über 19 experimentelle Studien zur Wirkung mehrwöchiger Aktivitätsprogramme auf exekutive Funktionen bekräftigt insbesondere positive Wirkungen auf die Inhibitionsfähigkeit, wobei es sich im Mittel um kleine Effekte handelt (Xue, Yang & Huang, 2019).

Für *(ältere) Erwachsene* wurden Effekte regelmäßiger Aktivitätsprogramme auf kognitive Funktionen, die in randomisierten kontrollierten Studien ermittelt wurden, erstmals von Colcombe und Kramer (2003) systematisch zusammengefasst. Es zeigten sich moderate Wirkungen auf eine große Bandbreite kognitiver Funktionen, wobei exekutive Funktionen am stärksten profitierten. Dies traf sowohl auf Ausdaueraktivitäten als auch auf Kombinationen von Ausdauer- und Kräftigungsaktivitäten zu. Eine aktuellere Meta-Analyse von Northey, Cherbuin, Pumpa, Smee und Rattray (2018) fasste die Ergebnisse von 36 Studien zusammen, die mehrwöchige Aktivitätsprogramme in randomisiert kontrollierten Studien prüften. Es zeigte sich im Mittel ein kleiner bis mittlerer Effekt auf kognitive Funktionen, wobei sich positive Effekte für verschiedene Aktivitätstypen aufzeigen ließen (Ausdauertraining, Kräftigung, Mehrkomponenten-Training, Tai Chi).

Zusammenfassend ergibt die Befundlage also einige substanzielle Hinweise für positive Wirkungen von strukturierten, regelmäßigen Aktivitätsprogrammen auf kognitive Funktionen in verschiedenen Altersgruppen. Gleichwohl sind angesichts der teils auch inkonsistenten Studienergebnisse pauschale Aussagen zu vermeiden und weitere hochwertige Forschungsarbeiten insbesondere zur Klärung der kausalen Wirkpfade erforderlich. Neben der Annahme, dass primär die kardiovaskuläre Fitness und quantitative Belastungsparameter für die potenziellen Wirkungen verantwortlich sind, werden zunehmend qualitative Aktivitätscharakteristika im Sinne koordinativer Anforderungen und kognitiver Anforderungen in die Forschungsarbeiten einbezogen (Pesce, 2012; Vazou, Pesce, Lakes & Smiley-Oyen, 2019).

2 Wirkungen und Effekte in der Prävention und Behandlung von psychischen und stressbezogenen Störungen

Mit Zunahme der Bedeutung sporttherapeutischer Maßnahmen in Kliniken und Rehabilitation hat sich die Forschungslage auch aus einer psychopathogenetischen Perspektive für eine Reihe von Gesundheitsstörungen verbessert. Insgesamt zeigt sich, dass bei den meisten Menschen mit psychischen Erkrankungen niedrige Aktivitätsumfänge sowie bewegungsarmes Verhalten vorliegen (Firth, Siddiqi, Koyanagi & Stubbs, 2019). Der Effekt von Sport und körperlicher Aktivität für die Prävention und Therapie verschiedener psychischer Erkrankungen ist unterschiedlich stark, vor allem aber gut für die Depression erforscht.

2.1 Prävention und Therapie psychischer Erkrankungen

Für die *Prävention von Depressionen* durch körperlich-sportliche Aktivität sprechen moderate, teils starke Zusammenhänge von Aktivität und Depression bzw. depressiver Symptomatik, die in mehreren Übersichtsarbeiten belegt werden (Mammen & Faulkner, 2013). Unklar bleibt jedoch bislang, in welcher Dosis körperlich-sportliche Aktivität durchgeführt werden muss, um entsprechende Effekte auszulösen. In Hinsicht auf *therapeutische Wirkungen* oder die Minderung depressiver Symptome liegen eine Reihe von Übersichtsarbeiten als auch ein Review of Reviews vor (Daley, 2008). Insgesamt lassen sich mittlere bis hohe Effektstärken zum Einfluss von Sport und Bewegung auf depressive Symptome berichten (Daley, 2008; Rethorst, Wipfli & Landers, 2009), die teils sogar vergleichbar mit psychotherapeutischer oder pharmakologischer Behandlung sind (Cooney et al., 2013).

Für den Bereich der *Angststörungen* (z. B. generalisierte Angst oder Phobien) geben Längsschnitt- bzw. prospektive Studien Hinweise auf *präventive Wirkungen* von Sport und Bewegung (Petzold, Bendau & Ströhle, 2020). Körperlich-sportlich Aktive entwickeln auffallend weniger häufig entsprechende Symptome oder Krankheitsbilder. Auch für die *Rehabilitation von Angststörungen* zeigen sich einzelne positive Befunde, aber insgesamt ist die Forschungslage auf Basis der vorliegenden systematischen Reviews und Meta-Analysen hier inkonsistent (Stonerock, Hoffman, Smith & Blumenthal, 2015; Stubbs et al., 2017).

Auf das Krankheitsbild *Schizophrenie* haben Sport und Bewegung sowohl präventive als auch therapeutische Wirkungen. Eine vorbeugende Wirkung körperlich-sportlicher Aktivität belegen einzelne prospektive Studien, die insgesamt zeigen, dass bei körperlich-sportlich Aktiven Schizophrenie seltener entsteht (vgl. Meta-Analyse von Brokmeier et al., 2020). Auch für die Therapie der Schizophrenie liegt Evidenz vor. Der Einsatz von Sport- und Bewegungstherapie mindert nachweislich krankheitstypische Symptome (z. B. starke Erregung, kognitive Störungen) und unterstützt die sonstige Therapie (vgl. Meta-Analyse von Firth, Cotter, Elliott, French & Yung, 2015).

Zur Wirkung von körperlich-sportlicher Aktivität auf *Burnout* liegen insgesamt vergleichsweise wenige Forschungsarbeiten vor. Am ehesten lassen sich durch Übersichtsarbeiten präventive Wirkungen belegen (Kleinert, Raven & Sulprizio, 2020; Naczenski, de Vries, van Hooff & Kompier, 2017), wobei Effekte auf die Erschöpfungssymptomatik am stärksten sind. Demgegenüber gibt es für die Wirkungen von Sport- und Bewegungstherapie keine klare Evidenz (Ochentel, Humphrey & Pfeifer, 2018).

Forschung in Bezug auf die Behandlung von *Persönlichkeitsstörungen* mittels körperlich-sportlicher Aktivität ist kaum vorhanden. Dies liegt vermutlich auch an der großen Bandbreite dieser Gruppe von Erkrankungen. Lediglich für Borderline-Patienten hat sich die körperbezogene Intervention als wirksam erwiesen. Bei manchen Komorditäten (z. B. Essstörungen oder Traumata) scheint Bewegung sogar kontraindiziert (Pantel, Oertel-Knöchel & Banzer, 2017).

Viele der zuvor zitierten Übersichtsarbeiten und Meta-Analysen zeigen unterschiedliche *Moderatoreffekte*. Zusammenfassend beeinflussen neben dem Design der Studie (z. B. die Art der Kontrollgruppe) insbesondere die Intensität körperlich-sportlicher Aktivität die Effekte. Höhere Intensitäten sind zumeist erfolgsversprechender als niedrigere. Inwieweit hierbei psychische Effekte durch physiologische Trainingseffekte moderiert werden ist bislang unklar. Auch die Art des Trainings beeinflusst die Wirkung. Kombinationen aus Ausdauer- und Krafttraining scheinen vorteilhaft zu sein (Rethorst et al., 2009). Moderierende Einflüsse des Alters, des Geschlechts oder der Organisationsform des Trainings (z. B. Gruppe vs. Einzeltraining) zeigen sich nur in wenigen Studien.

2.2 Stresserleben und -regulation

Mittlerweile gilt Stress als einer der bedeutendsten Risikofaktoren für die Gesundheit und erhielt von der Weltgesundheitsorganisation den Status der „Health Epidemic of the 21st Century“. Zahlreiche epidemiologische Studien bestätigen, dass vor allem psychosozialer und länger anhaltender Stress eng mit den führenden Todesursachen wie Erkrankungen des Herz-Kreislauf-Systems, Krebs und Lungenkrankheiten verknüpft ist (Russ et al., 2012) und dabei einen wichtigen Risikofaktor für die Verschlechterung bestehender Erkrankungen und Mortalität darstellt. Neben diesen „verschlimmernden" Effekten gibt es auch Evidenz dafür, dass Stress selbst Krankheiten bedingen kann. Gut belegt sind hier ursächliche Zusammenhänge bei grippalen Infekten, Schlafstörungen, Magengeschwüren, chronischen Schmerzen und depressiven Symptomen (Cohen, Tyrrell & Smith, 1991; Hall et al., 2000; Sapolsky, 2004).

Die TK-Stressstudie (2021) zeigt, dass 58 % der Befragten auf Sport zum Stressabbau setzten. Wissenschaftliche Evidenz findet dieses Verhalten in einer Vielzahl von Studien, die regelmäßiger körperlich-sportlicher Aktivität eine protektive Wirkung gegenüber stressbedingten Erkrankungen und gegenüber der Verschlimmerung und Entwicklung einer Vielzahl chronischer Erkrankungen zuschreiben (vgl. Blair, Kohl, Gordon, Paffenbarger, 1992; zsfd. Gerber & Pühse, 2009). Sportlich Aktive sind demnach insgesamt weniger anfällig für Stress, d. h. unter Stressbelastung erleben sie weniger gesundheitliche Probleme und Einschränkungen im Wohlbefinden (Salmon, 2001). Dieser Effekt ist in verschiedenen Settings zu beobachten. Nur wenige Studien befassen sich bereits mit der wechselseitigen Beziehung von Stress, körperlich-sportlicher Aktivität und mentaler Gesundheit. Eine dieser Studien (Wunsch, Meier, Ueberholz, Strahler & Kasten, 2019) untersuchte bei Kindern und Jugendlichen, wie sich die kognitive Leistungsfähigkeit in einer psychosozialen Stresssituation in Abhängigkeit der habituellen körperlich-sportlichen Aktivität verhält. Die Daten belegen den positiven Einfluss regelmäßiger Aktivität auf die Arbeitsgedächtnisleistung in Stresssituationen. Bei Studierenden ließ sich ein ähnlicher Effekt beobachten (Wunsch, Fiedler, Bachert & Woll, 2021). Aktuell müssen diese Ergebnisse jedoch als vorläufig betrachtet werden, da bislang nur wenige Studien mögliche Wechselwirkungen aller drei Faktoren (körperlich-sportliche Aktivität, Stress und Gesundheitsindikatoren) untersuchten. Detaillierte Aussagen zu Wirkweisen sind daraus noch kaum ableitbar.

3 Übergreifende Betrachtungen zur Erklärung von Wirkungen und Effekten

Erklärungsansätze zu den psychischen Wirkungen körperlich-sportlicher Aktivität werden seit Beginn der 1990er-Jahre traditionell in physiologische, psychologische und interaktive oder gemischte Modellansätze und Hypothesen differenziert

(Schlicht, 1995; Sudeck & Thiel, 2020; Wagner & Brehm, 2008). Mit der Verfeinerung und Ausdifferenzierung diagnostischer Erhebungsverfahren (in Sportmedizin und Neurowissenschaft) setzt sich zunehmend die Erkenntnis durch, dass für die Erklärung von Wirkungen auf mentale und kognitive Gesundheit multimodale Kausalketten und Einflussfaktoren verantwortlich zu machen sind. Diese beinhalten (neuro)biologische und (neuro)physiologische Mechanismen, die um psychische, psychosoziale und verhaltensbezogene Mechanismen zu erweitern sind (vgl. für eine grafische Veranschaulichung z. B. ein Modell von Lubans et al., 2016). Durch die Entwicklung neuer Forschungsmethoden in der Psychobiologie und Neurowissenschaft festigen sich die Erkenntnisse, dass physiologische Veränderungen mit psychologischen Veränderungen assoziiert sind. So lassen sich beispielsweise angstreduzierende Wirkungen auf Veränderungen der Alpha-, Theta- und Delta-Aktivitäten im Gehirn erklären, die jeweils bei sportlichem Training erhöht werden (Petruzzello et al., 2006). Körperlich-sportliche Aktivität senkt bei moderater Belastung den Kortisolspiegel und wirkt dadurch einer Hyperaktivität der Hypothalamus-Hypophysen-Nebennierenrinden-Achse entgegen, die bei akuten Depressionen zu beobachten ist (Nabkasorn et al., 2006). Damit wird deutlich, dass sich physiologische Prozesse und psychologische Mechanismen überschneiden, in Wechselwirkung zueinanderstehen und zunehmend direkte Anknüpfungspunkte zwischen Theorien bestehen (z. B. zwischen der neurowissenschaftlichen Hypofrontalitätshypothese und der psychologischen Ablenkungshypothese). In neueren Ansätzen, beispielsweise in der Hypofrontalitätshypothese (Dietrich, 2006) oder der Dual-Mode-Theorie (Ekkekakis & Acevedo, 2006) werden solche Wechselwirkungen herausgearbeitet. Parallel zu dieser Entwicklung werden auch primär psychologische Erklärungsansätze weiter ausdifferenziert. Mit Blick auf die Förderung des Selbstkonzepts liegt beispielsweise mit dem Exercise-and-Self-Esteem-Modell (EXSEM) ein theoretischer Ansatz vor, der positive Auswirkungen sportpsychologisch über die Wirkschleifen physische Selbstwirksamkeit, physische Kompetenz und physische Akzeptanz begründet (Sonstroem & Morgan, 1989). Weiterführende und aktuellere Theorien gehen ferner von einer wechselseitigen Wirkung (z. B. das reciprocal-effect-model) zwischen Aktivität/sportlicher Leistung und Selbstkonzept aus (Tietjens & Dreiskämper, 2020).

Neben den eher übergreifenden Theorien sind eigenständige und differenzierte Modelle zum Wirkungszusammenhang von körperlich-sportlicher Aktivität für einige der im Beitrag beschriebenen Belastungs- und Störungsbilder entwickelt worden. So etwa das komplexe Modell von Fuchs und Klaperski (2012) zu den stressre-

gulativen Wirkweisen der körperlich-sportlichen Aktivität basierend auf der transaktionalen Stresstheorie. Hier führt die kognitive Bewertung von Anforderungen (primäre Bewertung) und Ressourcen (sekundäre Bewertung) zu einer Stressreaktion auf physiologischer, affektiver, kognitiver und behavioraler Ebene. Je nach Intensität und Dauer dieser Stressreaktionen können sich unterschiedliche gesundheitliche Konsequenzen ergeben (Dimsdale, 2008; Hamer, Taylor & Steptoe, 2006).
Ein sportspezifischer Mechanismus, der die stresspuffernde Wirkung körperlich-sportlicher Aktivität und Fitness erklären könnte, wird etwa im Rahmen der sogenannten Cross-Stressor Adaptations-Hypothese beschrieben (Sothmann, 2006). Sie besagt, dass die durch einen Sportreiz hervorgerufene psychobiologische Stressreaktion zu Anpassungen führt, die nicht nur eine Habituation der Reaktion auf zukünftige sportliche Belastungen bedingen (Trainingseffekt), sondern auch bei sportfremden, heterotypen Stressoren – wie beispielsweise dem psychosozialen Stress – eine Minderung der Stressreaktion zur Folge haben (für einen Überblick zur empirischen Bewährung vgl. Gerber, 2017).

Fazit und Perspektiven

Die Aussagekraft postulierter Wirkmechanismen, ihrer Komplexität und ihres Zusammenwirkens ist grundsätzlich abhängig von dem zu erklärenden Befindens-, Gesundheits- und Krankheitsphänomen. Ein solches Erkenntnisgeflecht ist jedoch unter dem Postulat der praktischen Anwendung (Programme, Maßnahmen, Interventionen) zur Beeinflussung psychischen Befindens und psychischer Erkrankungen von hoher Bedeutung (Sudeck & Seelig, 2019). Sportmediziner haben sich in den letzten Jahrzehnten in diesem Zusammenhang unter dem Thema der dose-response-Debatte mit der Frage „Wieviel Energie ist notwendig, um gesundheitliche Effekte zu erzielen" beschäftigt und erforschen standardisierte und gut messbare Kraft- und Ausdauerinterventionen unter kontrollierten Bedingungen, d. h. durch objektive Steuerung der Belastungsnormativa (Füzeki, 2017). Aus einer psychologischen Sicht greifen solche Interventionen und Designs zu kurz und müssen um die Erforschung konkreter sportspezifischer und bewegungstherapeutischer Inhalte (u. a. Sportarten, -formen; Arten der Bewegungspsychotherapie) aber auch die psycho-sozialen Anforderungen und pädagogisch-didaktischen Prinzipien als Wirkmechanismen erweitert werden. Ein Vorgehen, dass insbesondere im Rahmen bewegungsorientierter Interventionen zur kognitiven Gesundheitsförderung sowie psychischen Gesundheitsförderung zunehmend an Bedeutung gewinnt (Millman, Terhune, Hunter & Orgs, 2020).

Literatur

Antonovsky, A. (1997). *Salutogenese. Zur Entmystifizierung der Gesundheit.* Tübingen: DGVT.

Belz, J., Chermette, C., Raven, H. & Kleinert, J. (2020). Körperliche Aktivität, Sport und psychische Gesundheit: Ressourcen stärken und Erkrankungen vermeiden. In V. Scherenberg & J. Pundt (Hrsg.), *Psychische Gesundheit wirksam stärken – aber wie?* (S. 283–309). Bremen: APOLLON University Press.

Blair, S. N., Kohl, H. W., Gordon, N. F. & Paffenbarger Jr. R. S. (1992). How much physical activity is good for health? *Annual Review of Public Health, 13*(1), 99–126. https://doi.org/10.1146/annurev.pu.13.050192.000531

Brehm, W., Wagner, P., Sygusch, R., Schönung, A. & Hahn, U. (2005). Health promotion by means of health sport – a framework and a controlled intervention study with sedentary adults. *Scandinavian Journal of Medicine & Science in Sports, 15,* 13–20. https://doi.org/10.1111/j.1600-0838.2003.00369.x

Brokmeier, L. L., Firth, J., Vancampfort, D., Smith, L., Deenik, J. & Rosenbaum, S. et al. (2020). Does physical activity reduce the risk of psychosis? A systematic review and meta-analysis of prospective studies. *Psychiatry Research, 284,* 112675.

Bücker, S., Simacek, T., Ingwersen, B., Terwiel, S. & Simonsmeier, B. A. (2021). Physical activity and subjective well-being in healthy individuals: A meta-analytic review. *Health Psychology Review, 15*(4), 574–592. https://doi.org/10.1080/17437199.2020.1760728

Campbell, A. & Hausenblas, H. A. (2009). Effects of exercise interventions on body image: A meta-analysis. *Journal of Health Psychology, 14,* 780–793. https://doi.org/10.1177/1359105309338977

Cohen, S., Tyrrell, D. A. & Smith, A. P. (1991). Psychological stress and susceptibility to the common cold. *The New England Journal of Medicine, 325*(9), 606–612. https://doi.org/10.1056/NEJM199108293250903

Colcombe, S. & Kramer, A. F. (2003). Fitness effects on the cognitive functions of older adults: A meta-analytic study. *Psychological Science, 14,* 125–130. https://doi.org/ 10.1111/1467-9280.t01-1-01430

Conn, V.S. (2010). Depressive symptom outcomes of physical activity interventions. Meta-analysis findings. *Annals of Behavioral Medicine, 39*(2). https://doi.org/10.1007/s12160-010-9172-x

Cooney, G. M., Dwan, K., Greig, C. A., Lawlor, D. A., Rimer, J. & Waugh, F. R. et al. (2013). Exercise for depression. *The Cochrane database of systematic reviews, 12*(9), CD004366. https://doi.org/10.1002/14651858.CD004366.pub6

Conzelmann, A. & Schmidt, M. (2020). Persönlichkeitsentwicklung durch Sport. In J. Schüler, M. Wegner & H. Plessner (Hrsg.). *Sportpsychologie. Grundlagen und Anwendungen* (S. 337–354). Berlin, Heidelberg: Springer.

Daley, A. J. (2008). Exercise and depression. A review of reviews. *Journal of Clinical Psychology in Medical Settings, 15,* 140–147. https://doi.org/10.1007/s10880-008-9105-z

Diener, E. (2006) Guidelines for National Indicators of Subjective Well-Being and Ill-Being. *Applied Research Quality Life, 1,* 151–157. https://doi.org/10.1007/s11482-006-9007-x

Diener, E., Suh, E. M., Lucas, R. E. & Smith, H. L. (1999). Subjective well-being: three decades of progress. *Psychological Bulletin, 125,* 276–302. https://doi.org/10.1037/0033-2909.125.2.276

Dietrich, A. (2006). Transient hypofrontality as a mechanism for the psychological effects of exercise. *Psychiatry Research, 145,* 79–83. https://doi.org/10.1016/j.psychres.2005.07.033

Dimsdale, J. (2008). Psychological stress and cardiovascular disease. *Journal of the American College of Cardiology, 51,* 1237–1246. https://doi.org/10.1016/j.jacc.2007.12.024

Donnelly, J. E., Hillman, C. H., Castelli, D., Etnier, J. L., Lee, S. & Tomporowski, P. et al. (2016). Physical activity, fitness, cognitive function, and academic achievement in children: A systematic review. *Medicine & Science in Sport & Exercise, 48,* 1197–1222. https://doi.org/10.1249/MSS.0000000000000901

Ekkekakis, P. & Acevedo, E.O. (2006) Affective responses to acute exercise: Toward a psychobiological dose-response model. In E. O. Acevedo & P. Ekkekakis (Hrsg.). *Psychobiology of Physical Activity* (S. 91–109). Champaign: Human Kinetics.

Ekkekakis, P, Vazou, S., Bixby, W. R. & Georgiadis, E. (2016). The mysterious case of the public health guideline that is (almost) entirely ignored: Call for a research agenda on the causes of the extreme avoidance of physical activity in obesity. *Obesity Review, 17,* 313–329. https://doi.org/10.1111/obr.12369

Firth, J., Cotter, J., Elliott, R., French, P. & Yung, A. R. (2015). A systematic review and meta-analysis of exercise interventions in schizophrenia patients. *Psychological Medicine, 45*(7), 1343–1361. https://doi.org/10.1017/S0033291714003110

Firth, J., Siddiqi, N., Koyanagi, A., Siskind, D., Rosenbaum, S., Galletly, C. et al. (2019). The Lancet Psychiatry Commission: A blueprint for protecting physical health in people with mental illness. *The Lancet Psychiatry, 6*(8), 675–712. https://doi.org/10.1016/S2215-0366(19)30132-4

Fuchs, R. & Klaperski, S. (2012). Sportliche Aktivität und Stressregulation. In R. Fuchs & W. Schlicht (Hrsg.), *Seelische Gesundheit und sportliche Aktivität* (S. 100–121). Göttingen: Hogrefe.

Füzeki, E. (2017). Bewegung mit leichter Intensität und Gesundheit. In W. Banzer (Hrsg.), *Körperliche Aktivität und Gesundheit* (S. 85–91). Berlin, Heidelberg: Springer.

Gerber, M. (2017). Physiologische Wirkmechanismen des Sports unter Stress. In R. Fuchs & M. Gerber (Hrsg.), *Handbuch Stressregulation und Sport*. Berlin: Springer, 251–273.

Gerber, M. & Pühse, U. (2009). Do exercise and fitness protect against stress-induced health complaints? A review of the literature. *Scandinavian Journal of Public Health, 37*(8), 801–819. https://doi.org/10.1177/1403494809350522

Gunnell, K. E., Poitras, V. J., LeBlanc, A., Schibli, K., Barbeau, K. & Hedayati, N. et al. (2019). Physical activity and brain structure, brain function, and cognition in children and youth: A systematic review of randomized controlled trials. *Mental Health and Physical Activity, 16,* 105–127. https://doi.org/10.1016/j.mhpa.2018.11.002

Hänsel, F. (2012). Sportliche Aktivität und Selbstkonzept. In R. Fuchs & W. Schlicht (Hrsg.), *Seelische Gesundheit und sportliche Aktivität* (S.142–163). Göttingen: Hogrefe.

Hall, M., Buysse, D. J., Nowell, P. D., Nofzinger, E. A., Houck, P., Reynolds III, C. F., et al. (2000). Symptoms of stress and depression as correlates of sleep in primary insomnia. *Psychosomatic Medicine, 62*(2), 227–230. https://doi.org/10.1097/00006842-200003000-00014

Hamer, M., Taylor, A. & Steptoe, A. (2006). The effect of acute aerobic exercise on stress related blood pressure responses: A systematic review. *Biological Psychology, 71,* 183–190. https://doi.org/10.1016/j.biopsycho.2005.04.004

Kleinert, J., Raven, H. & Sulprizio, M. (2020). Burnout und Sport. In E. Emrich, M. Krüger & A. Güllich (Hrsg.), *Sport in Kultur und Gesellschaft. Handbuch Sport und Sportwissenschaft* (S. 1–27). Berlin, Heidelberg: Springer.

Liao, Y., Shonkoff, E. T. & Dunton, G. F. (2015). The acute relationships between affect, physical feeling states, and physical activity in daily life: A review of current evidence. *Frontiers in Psychology, 6,* 1975. https://doi.org/10.3389/fpsyg.2015.01975

Lischetzke, T. & Eid, M. (2005). Wohlbefinden. In H. Weber & T. Rammsayer (Hrsg.), *Handbuch der Persönlichkeitspsychologie und Differentiellen Psychologie* (S. 413–422). Göttingen: Hogrefe.

Liu, M., Wu, L. & Ming, O. (2015). How does physical activity intervention improve self-esteem and self-concept in children and adolescents? Evidence from a meta-analysis. *PLoS One, 10*(8), e0134804. https://doi.org/10.1371/journal.pone.0134804

Lubans, D., Richards, J., Hillman, C., Faulkner, G., Beauchamp, M. & Nilsson, M. et al. (2016). Physical activity for cognitive and mental health in youth: A systematic review of mechanisms. *Pediatrics, 138*(3), 1–13. https://doi.org/10.1542/peds.2016-1642

Mammen, G. & Faulkner, G. (2013). Physical activity and the prevention of depression: A systematic review of prospective studies. *American Journal of Preventive Medicine, 45,* 649–657. https://doi.org/10.1016/j.amepre.2013.08.001

Marsh, H. & Redmayne, R. (1994). A multidimensional physical self-concept and its relations to multiple components of physical fitness. *Journal of Sports and Exercise Psychology, 16,* 43–55. https://doi.org/10.1123/jsep.16.1.43

McAuley, E., Elavsky, S., Motl, R.W. & Konopack, J.F. (2005). Physical activity, self-efficacy, and self-esteem: longitudinal relationships in older adults. *The Journals of Gerontology: Series B Psychological Sciences and Social Sciences, 60*(5), 268–275. https://doi.org/10.1093/geronb/60.5.P268

Millman, L. S. M., Terhune, D. B., Hunter, E. C. M. & Orgs, G. (2020). Towards a neurocognitive approach to dance movement therapy for mental health: A systematic review. *Clinical Psychology & Psychotherapy, 28, 1–15.* https://doi.org/10.1002/cpp.2490

Miyake A., Friedman N. P., Emerson M. J., Witzki A. H., Howerter A. & Wager T. D. (2000). The unity and diversity of executive functions and their contributions to complex "frontal lobe" tasks: A latent variable analysis. *Cognitive Psychology, 41,* 49–100. https://doi.org/10.1006/cogp.1999.0734

Nabkasorn, C., Miyai, N., Sootmongkol, A., Junprasert, S., Yamamoto, H. & Arita, M. et al. (2006). Effects of physical exercise on depression, neuroendocrine stress hormones and physiological fitness in adolescent females with depressive symptoms. *European Journal of Public Health, 16,* 179–184. https://doi.org/10.1093/eurpub/cki159

Naczenski, L. M., de Vries, J. D., van Hooff, M. L. M. & Kompier, M. A. J. (2017). Systematic review of the association between physical activity and burnout. *Journal of Occupational Health, 59,* 477–494. https://doi.org/10.1539/joh.17-0050-RA

Netz, Y., Wu, M-J., Becker, B. J. & Tenenbaum, G. (2005). Physical activity and psychological well-being in advanced age: A meta-analysis of intervention studies. *Psychology & Aging, 20,* 272–284. https://doi.org/10.1037/0882-7974.20.2.272

Northey, J. N., Cherbuin, N., Pumpa, K. L., Smee, D. J. & Rattray, B. (2018). Exercise interventions for cognitive function in adults older than 50: A systematic review with meta-analysis. *British Journal of Sports Medicine, 52,* 154–160. http://dx.doi.org/10.1136/bjsports-2016-096587

Ochentel, O., Humphrey, C. & Pfeifer, K. (2018). Efficacy of exercise therapy in persons with burnout. A systematic review and meta-analysis. *Journal of Sports Science and Medicine, 17,* 475–484.

Pahmeier, I. (2012). Sportliche Aktivität und psychosomatische Beschwerden. In R. Fuchs & W. Schlicht (Hrsg.), *Sportliche Aktivität und seelische Gesundheit* (S. 79–99). Göttingen: Hogrefe.

Pantel, J., Oertel-Knöchel, V. & Banzer, W. (2017). Bewegung und psychische Gesundheit. In W. Banzer (Hrsg.), *Körperliche Aktivität und Gesundheit* (S. 319–340). Berlin, Heidelberg: Springer.

Panza, G. A., Taylor, B. A., MacDonald, H. V., Johnson, B. T., Zaleski, A. L. & Livingston, J. et al. (2018). Can exercise improve cognitive symptoms of Alzheimer's Disease? *Journal of the American Geriatric Society, 66,* 487–495. https://doi.org/10.1111/jgs.15241

Pascual, A., C., Munoz, N. M. & Robres, A. Q. (2019). The relationship between executive functions and academic performance in primary education: Review and meta-analysis. *Frontiers in Psychology, 10,* 1582. https://doi.org/10.3389/fpsyg.2019.01582

Pesce, C. (2012). Shifting the focus from quantitative to qualitative exercise characteristics in exercise and cognition research. *Journal of Sport and Exercise Psychology, 34,* 766–786. https://doi.org/10.1123/jsep.34.6.766

Pesce, C., Ballester, R. & Benzing, V. (2021). Giving physical activity and cognition research „some soul': Focus on children and adolescents. *European Journal of Human Movement, 47,* 1–7. https://doi.org/10.21134/eurjhm.2021.47.1

Petruzzello, S., Ekkekakis, P. & Hall, E. (2006). Physical activity, affect, and electroencephalogram studies. In E. Acevedo & P. Ekkekakis (Hrsg.), *Psychobiology of physical activity* (S. 111–128). Champaign, IL: Human Kinetics.

Petzold, M. B., Bendau, A. & Ströhle, A. (2020). Körperliche Aktivität in der Prävention und Behandlung von Angsterkrankungen. *Psychotherapeut, 65*(3), 135–142. https://doi.org/10.1007/s00278-020-00414-0

Physical Activity Guidelines Advisory Committee (2018). *Physical Activity Guidelines Advisory Committee Scientific Report.* Washington, DC: U.S. Department of Health and Human Services. https://health.gov/sites/default/files/2019-09/PAG_Advisory_Committee_Report.pdf

Reed, J. & Buck, S. (2009). The effect of regular aerobic exercise on positive activated affect: A meta-analysis. *Psychology of Sport and Exercise, 10,* 581–594. https://doi.org/10.1016/j.psychsport.2009.05.009

Reed, J. & Ones, D. S. (2006). The effect of acute aerobic exercise on positive activated affect: A meta-analysis. *Psychology of Sport and Exercise, 7,* 477–514. https://doi.org/10.1016/j.psychsport.2005.11.003

Rejeski, W. J. & Mihalko, S. L. (2001). Physical activity and quality of life in older adults. Jou*rnal of Gerontology: Serie A, 56*(Special Issue 2), 23–35. https://doi.org/10.1207/s15324796abm3101_14

Reel, J. J., Greenleaf, C., Baker, W. K., Aragon, S., Bishop, D. & Cachaper, C. et al. (2007). Relations of body concerns and exercise behavior: A meta-analysis. *Psychological Reports, 101*(3), 927–942. https://doi.org/10.2466/pr0.101.3.927-942

Rethorst, C. D., Wipfli, B. M. & Landers, D. M. (2009). The antidepressive effects of exercise. A meta-analysis of randomized trials. *Sports Medicine, 39*(6), 491–511. https://doi.org/10.2165/00007256-200939060-00004

Rimmele, U., Seiler, R., Marti, B., Wirtz, P. H., Ehlert, U. & Heinrichs, M. (2009). The level of physical activity affects adrenal and cardiovascular reactivity to psychosocial stress. *Psychoneuroendocrinology, 34*(2), 190–198.

Rimmele, U., Zellweger, B. C., Marti, B., Seiler, R., Mohiyeddini, C. & Ehlert, U. et al. (2007). Trained men show lower cortisol, heart rate and psychological responses to psychosocial stress compared with untrained men. *Psychoneuroendocrinology, 32*(6), 627–635. https://doi.org/10.1016/j.psyneuen.2007.04.005

Russ, T. C., Stamatakis, E., Hamer, M., Starr, J. M., Kivimäki, M. & Batty, G. D. (2012). Association between psychological distress and mortality: Individual participant pooled analysis of 10 prospective cohort studies. *British Medical Journal, 345,* e4933. https://doi.org/10.1136/bmj.e4933

Salmon, P. (2001). Effects of physical exercise on anxiety, depression, and sensitivity to stress: A unifying theory. *Clinical Psychology Review, 21*(1), 33–61.

Sapolsky, R. M. (2004). Why zebras don't get ulcers: The acclaimed guide to stress, stress-related diseases, and coping – now revised and updated (3. Aufl.). New York: Holt Paperbacks.

Schlicht, W. (1995). *Wohlbefinden und Gesundheit durch Sport.* Schorndorf: Hofmann.

Shavelson, R. J., Hubner, J. J. & Stanton G. C. (1976). Self-concept: Validation of construct interpretations. *Review of Educational Research, 46,* 407–441. https://doi.org/10.2307/1170010

Sibley, B. A. & Etnier, J. L. (2003). The relationship between physical activity and cognition in children: A meta-analysis. *Pediatric Exercise Science, 15,* 234–56. https://doi.org/10.1515/ijsl.2000.143.183

Singh, A. S., Saliasi, E., van den Berg, V., Uijtdewillingen, L., Groot, R. H. M. & Jolles, J. et al. (2019). Effects of physical activity interventions on cognitive and academic performance in children and adolescents: A novel combination of a systematic review and recommendations from an expert panel. *British Journal of Sports Medicine, 53,* 640–647. http://dx.doi.org/10.1136/bjsports-2017-098136

Sothmann, M. (2006). The cross-stressor adaptation hypothesis and exercise training. In E. O. Acevedo & P. Ekkekakis (Hrsg.), *Psychobiology of Physical Activity* (S. 149–160). Champaign: Human Kinetics.

Sonstroem, R. & Morgan, W. P. (1989). Exercise and self-esteem: Rationale and model. *Medicine and Science in Sports and Exercise, 21,* 329–337.

Spruik, A., Assink, M., van Vugt, E., van der Put, C. & Stams, G. J. (2016). The effects of physical activity interventions on psychosocial outcomes in adolescents: A meta-analytic review. *Clinical Psychology Review, 45,* 56–71. https://doi.org/10.1016/j.cpr.2016.03.006

Stonerock, G. L., Hoffman, B. M., Smith, P. J. & Blumenthal, J. A. (2015). Exercise as treatment for anxiety: Systematic review and analysis. *Annals of Behavioral Medicine, 49*(4), 542–556. https://doi.org/10.1007/s12160-014-9685-9

Stubbs, B., Vancampfort, D., Rosenbaum, S., Firth, J., Cosco, T. & Veronese, N. et al. (2017) An examination of the anxiolytic effects of exercise for people with anxiety and stressrelated disorders: A meta-analysis. *Psychiatry Research, 249,* 102–108. https://doi.org/10.1016/j.psychres.2016.12.020

Sudeck, G. & Seelig, H. (2019). Die Perspektive Gesundheit in der Arbeitsgemeinschaft für Sportpsychologie (asp). *Zeitschrift für Sportpsychologie, 26*(2), 71–80. https://doi.org/10.1026/1612-5010/a000258

Sudeck, G. & Thiel, A. (2020). Sport, Wohlbefinden und psychische Gesundheit. In J. Schüler, M. Wegner & H. Plessner (Hrsg.), *Sportpsychologie* (S. 551–579). Berlin: Springer.

Tietjens, M. & Dreiskämper, D. (2020). Selbstbezogenes Wissen im Kontext von Sport und physischer Aktivität: Das physische Selbstkonzept (PSK). In J. Munzert, M. Raab & B. Strauß (Hrsg.), *Sportpsychologie. Ein Lehrbuch* (S. 271–295). Stuttgart: Kohlhammer.

Techniker Krankenkasse (2021). *TK-Stressstudie 2021*. https://www.tk.de/resource/blob/2118106/626a9a9c255b5ece9da170a5f2cf5647/stressstudie-2021-pdf-zum-download-data.pdf

Vazou, S., Pesce, C., Lakes, K. & Smiley-Oyen, A. (2019). More than one road leads to Rome: A narrative review and meta-analysis of physical activity intervention effects on cognition in youth. *International Journal of Sport and Exercise Psychology, 17,* 153–178. https://doi.org/10.1080/1612197X.2016.1223423

Wagner, P. & Brehm, W. (2008). Körperlich-sportliche Aktivität und Gesundheit. In J. Beckmann & M. Kellmann (Hrsg.), *Enzyklopädie der Psychologie. Band D/V/2: Anwendungen der Sportpsychologie* (S. 543–608). Göttingen: Hogrefe.

World Health Organization (2020). *WHO guidelines on physical activity and sedentary behaviour.* Genf: WHO. https://www.who.int/publications/i/item/9789240015128

Wunsch, K., Fiedler, J., Bachert, P. & Woll, A. (2021). The tridirectional relationship among physical activity, stress, and academic performance in university students: A systematic review and meta-analysis. *International Journal of Environmental Research and Public Health, 18*(2), 739. https://doi.org/10.3390/ijerph18020739

Wunsch, K., Meier, M., Ueberholz, L., Strahler, J. & Kasten, N. (2019). Acute psychosocial stress and working memory performance: The potential of physical activity to modulate cognitive functions in children. *BMC Pediatrics, 19*(1), 1–15. https://doi.org/10.1186/s12887-019-1637-x

Xue, Y., Yang, Y. & Huang, T. (2019). Effects of chronic exercise interventions on executive function among children and adolescents: A systematic review with meta-analysis. *British Journal of Sports Medicine, 53*(22), 1397–1404. http://dx.doi.org/10.1136/bjsports-2018-099825

B3 Wirkungen auf soziales Wohlbefinden

Julia Schmid & Gorden Sudeck

Soziale Unterstützung, soziale Beziehungen, Einsamkeit, soziale Funktionsfähigkeit, Gruppenkohäsion

Einleitung

In der (Gesundheits-)Praxis und Wissenschaft wird immer wieder postuliert, dass Bewegung und Sport soziale Beziehungen fördern und wichtige Quellen für soziale Unterstützung darstellen (z. B. Diener et al., 2018). Dementsprechend wird körperlicher Aktivität beispielsweise auch das Potenzial zugesprochen, das relativ weit verbreitete Einsamkeitserleben zu reduzieren (Eyerund & Orth, 2019). Umso erstaunlicher ist, dass sich vergleichsweise wenige Forschungsarbeiten explizit mit der Wirkung von körperlicher Aktivität auf das soziale Wohlbefinden auseinandersetzen (Buecker, Simacek, Ingwersen, Terwiel & Simonsmeier, 2021). Das Thema nimmt auch in Enzyklopädien, Lehr- und Handbüchern typischerweise relativ wenig Raum ein (z. B. Anshel, Petrie, Steinfeldt, Labbé & Petruzzello, 2019).
Dieser Beitrag soll darum einen Überblick geben, welche Evidenzen zum Einfluss von Bewegung und Sport auf das soziale Wohlbefinden mittlerweile bestehen (Kap. 2) und welche Wirkmechanismen hierbei eine Rolle spielen können (Kap 3). Die Zielsetzung des Beitrags verlangt jedoch zunächst eine Klärung, was soziales Wohlbefinden genau ist und wie es von anderen Begriffen abzugrenzen ist (Kap. 1).

1 Die Facetten des sozialen Wohlbefindens

Das soziale Wohlbefinden ist konzeptionell nah an dem Begriff der sozialen Gesundheit. Unter Letzterer wird primär das „Funktionieren“ in sozial relevanten Kontexten, wie etwa in der Schule, im Beruf oder in der Familie verstanden (Thiel, Seiberth & Mayer, 2013). Es geht also z. B. um die Frage, ob eine Person fähig ist, die Aufgaben und Erwartungen als Schüler*in, als Berufstätige*r oder als Elternteil zu erfüllen. In der Lebensqualitätsforschung spricht man deshalb auch von der sozialen Funktionsfähigkeit. Im Unterschied zur sozialen Gesundheit fokussiert das soziale Wohlbefinden stärker subjektive Empfindungen und Bewertungen. Analog zum psychischen Wohlbefinden kann beim sozialen Wohlbefinden zwischen einer affektiven und einer kognitiv-evaluativen Komponente differenziert werden (Lehnert, Sudeck & Conzelmann, 2012; Sudeck & Schmid, 2012; Sudeck & Thiel, 2020). Die affektive Komponente umfasst die Empfindungen sozialer Beziehungen wie z. B. das Gefühl, von anderen akzeptiert zu werden (soziale Akzeptanz), das Gefühl, gemocht oder geliebt zu werden (affektive Zuwendung) oder das Gefühl, sich zu einem Netzwerk zugehörig zu fühlen (Zugehörigkeitsgefühl; vgl. Abb. 1). Zur affektiven Komponente des sozialen Wohlbefindens bzw. Missbefindens gehören jedoch auch Erfahrungen der Einsamkeit oder Vernachlässigung. Die evaluative Komponente umfasst die Zufriedenheit mit sozialen Beziehungen allgemein oder in spezifischen Lebensbereichen wie etwa im Beruf oder in der Familie. Weiter gehört dazu die Beurteilung der Qualität und Verfügbarkeit der sozialen Unterstützung (Sudeck & Schmid, 2012).

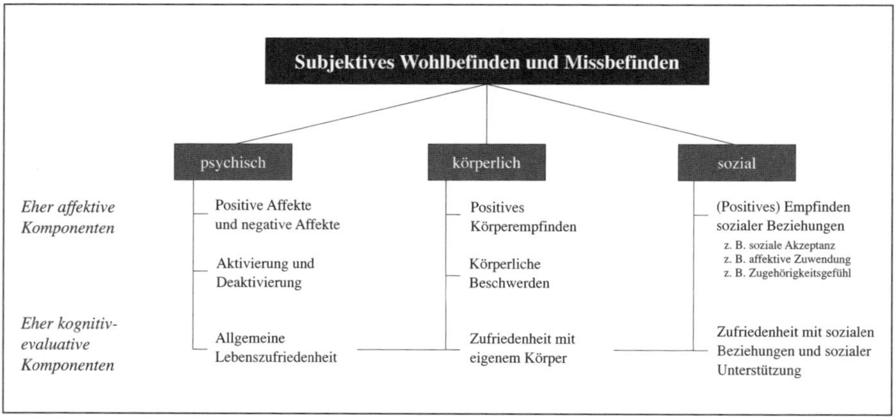

Abb. 1: Überblick über die Domänen des subjektiven Wohlbefindens (in Anlehnung an Lehnert et al., 2012; Sudeck & Thiel, 2020)

Wenngleich sich die oben erwähnten Facetten des sozialen Wohlbefindens konzeptionell differenzieren lassen, können sie sich gegenseitig beeinflussen. Dies liegt daran, dass sich die Empfindungen und Beurteilungen prinzipiell auf dieselben Erfahrungen der sozialen Integration beziehen. Es lassen sich aber auch Konstellationen denken, in denen die affektive und kognitiv-evaluative Komponente des sozialen Wohlbefindens weitgehend unabhängig voneinander sind. Beispielsweise kann sich ein Mitglied in einer Sportgruppe akzeptiert fühlen, dies muss aber nicht zwangsläufig mit einer Zufriedenheit mit der sozialen Unterstützung einhergehen.

2 Zur Wirkung von körperlicher Aktivität

Nachfolgend wird der empirische Forschungsstand zur Wirkung von körperlicher Aktivität auf das soziale Wohlbefinden skizziert, wobei Meta-Analysen und Reviews fokussiert werden.

2.1 Effekte körperlicher Aktivität auf das soziale Wohlbefinden bei Gesunden

Die Meta-Analyse von Buecker et al. (2021) fasst die Ergebnisse von 157 Studien zusammen, die die Wirkungen von Bewegung oder Sport auf das subjektive Wohlbefinden von Gesunden analysierten. 51 % der integrierten Arbeiten waren korrelative Längsschnittstudien, 17 % waren quasi-experimentelle Studien und 28 % waren experimentelle Studien. Insgesamt flossen die Daten von über 500 000 Personen zwischen 5 und 83 Jahren (M = 50.09 Jahre, SD = 20.89) in die Berechnungen ein. Buecker et al. (2021) verfolgten das Ziel, die Effekte von körperlicher Aktivität differenziert für die verschiedenen Domänen des Wohlbefindens zu betrachten. Die Meta-Analyse bietet folglich eine der wenigen Möglichkeiten, die Wirkung auf das soziale Wohlbefinden in Relation zum psychischen Wohlbefinden (d. h. kognitiv-evaluative Komponente: Lebenszufriedenheit; affektive Komponente: positiver und negativer Affekt) zu analysieren.
Abbildung 2 fasst die Ergebnisse für die ausgewählten Domänen sowie für einen Gesamtindikator des Wohlbefindens zusammen. Abgetragen sind die standardisierten Mittelwertdifferenzen d, die einen Vergleich zwischen Experimentalgruppen (mit körperlicher Aktivität) und Kontrollgruppen ermöglichen. Es zeigt sich ein kleiner, positiver Effekt von Bewegung und Sport auf das soziale Wohlbefinden (d = 0.32, basierend auf 17 Studien). Der Effekt ist ähnlich groß wie jener auf die kognitiv-evaluative Komponente des psychischen Wohlbefindens (d = 0.35, basierend auf 128 Studien). Deutlich höher ist jedoch die Wirkung körperlicher Aktivität auf den positiven Affekt (wie z. B. Enthusiasmus, Freude; d = 0.53, basierend auf 34 Studien). Buecker et al. (2021) haben darüber hinaus untersucht, inwiefern sich gruppenbasierte Aktivitäten (z. B. Vereinstraining) gegenüber individuellen Aktivitäten (z. B. Heimtraining) hinsichtlich ihrer Wirkung auf den Gesamtindikator des Wohlbefindens unterscheiden. Im Gegensatz zu einer früheren Meta-Analyse von Gillison, Skevington, Sato, Standage und Evangelidou (2009), in welcher noch ein Vorteil für gruppenbasierte Aktivitäten gefunden wurde, zeigte sich bei Buecker et al. (2021)

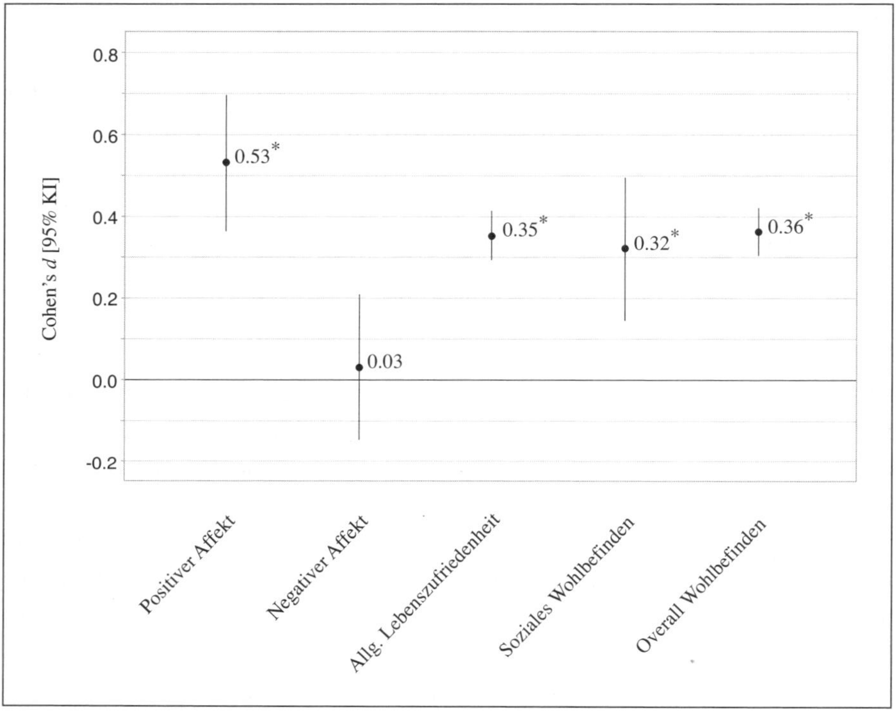

*Abb. 2: Effektstärken für die Wirkungen von körperlicher Aktivität auf das psychische Wohlbefinden (positiver Affekt, negativer Affekt, Lebenszufriedenheit), das soziale Wohlbefinden sowie auf den overall Wohlbefindens-Index bei Gesunden (eigene Darstellung nach Buecker et al., 2021; * $p < .05$; KI = Konfidenzintervall)*

kein Unterschied (d = 0.37 vs. 0.39). Hervorzuheben ist jedoch, dass bei solchen Auswertungen von Gesamtindikatoren mögliche Effekt-Differenzen auf das psychische, soziale (und körperliche) Wohlbefinden unentdeckt bleiben.

2.2 Effekte körperlicher Aktivität auf das soziale Wohlbefinden und die soziale Gesundheit von älteren Erwachsenen

Im Unterschied zu Buecker et al. (2021) analysierten Shvedko, Whittaker, Thompson und Greig (2018) in ihrer Meta-Analyse ausschließlich die Wirkung körperlicher Aktivität auf soziale Aspekte von Wohlbefinden und Gesundheit (d. h. soziales Netzwerk, soziale Unterstützung und soziale Funktionsfähigkeit). Weiter fokussierten sie Personen im Alter von ≥ 60 Jahren. Diese Eingrenzung begründen die Forschenden

u. a. mit der Beobachtung, dass sich diese Altersgruppe besonders häufig einsam fühlt (Eyerund & Orth, 2019). Sie haben aufgrund ihres Ausstiegs aus dem Berufsleben oft ein erhöhtes Bedürfnis nach sinnstiftenden sozialen Kontakten. Shvedko et al. (2018) erweiterten die Erkenntnisse eines früheren systematischen Reviews von Pels and Kleinert (2016), in dem ausschließlich randomisiert kontrollierte Studien in die Meta-Analyse einflossen. Die insgesamt 38 Studien lieferten Daten von über 5000 Personen.

Shvedko et al. (2018) konnten entgegen den Erwartungen keinen signifikanten Effekt der körperlichen Aktivität auf die selbstberichtete Größe des sozialen Netzwerks ($d = -0.05$, basierend auf 9 Studien) und die soziale Unterstützung nachweisen (d = -0.00, basierend auf 4 Studien). Eine kleine, positive Wirkung körperlicher Aktivität zeigte sich hingegen bei der sozialen Funktionsfähigkeit ($d = 0.30$, 95 % Konfidenzintervall [KI] von 0.12–0.49, basierend auf 22 Studien). Eine weiterführende Subgruppenanalyse verdeutlichte zudem, dass sich gruppenbasierte Aktivitäten ($d = 0.34$, 95 % KI von 0.10–0.59), aber nicht individuelle Aktivitäten ($d = 0.21$, 95 % KI von –0.15–0.56) oder gemischte Formen ($d = 0.25$, 95 % KI von –0.15–0.65) signifikant positiv auf die soziale Funktionsfähigkeit auswirkten.

Bei einer kritischen Schlussbetrachtung der Befunde von Shvedko et al. (2018) ist einschränkend festzuhalten, dass die integrierten Interventionsstudien mehrheitlich auf die Verbesserung der körperlichen Fitness und Funktionsfähigkeit ausgerichtet waren und Effekte auf das soziale Wohlbefinden eher „beiläufig" mituntersucht wurden. Gerade aufgrund der aktuellen, teilweise noch unklaren Befundlage scheint ein genauerer Blick auf potenzielle Wirkmechanismen körperlicher Aktivität angezeigt.

3 Mögliche Wirkmechanismen körperlicher Aktivität

Wie könnten Bewegung und Sport nun zu einem höheren sozialen Wohlbefinden führen? Abbildung 3 greift mögliche Wirkmechanismen auf. Dabei liegt es zunächst nahe, körperliche Aktivitäten genauer zu spezifizieren. Denn wie bereits vorangehend aufgegriffen, dürften deren Effekte davon abhängen, ob sie a) in einem Gruppen-Kontext ausgeführt und b) so inszeniert werden, dass sie unmittelbar sozial integrativ sind.

Ein erster möglicher Erklärungsansatz ist, dass durch die gemeinsame körperliche Aktivität die Personen eine spezifische soziale Identität entwickeln und sich sozial zueinander hingezogen fühlen (Burke, Carron & Shapcott, 2008; Henry, Arrow & Carini, 1999). Diese Gefühle der *sozialen Identifikation und Kohäsion in der Sport-*

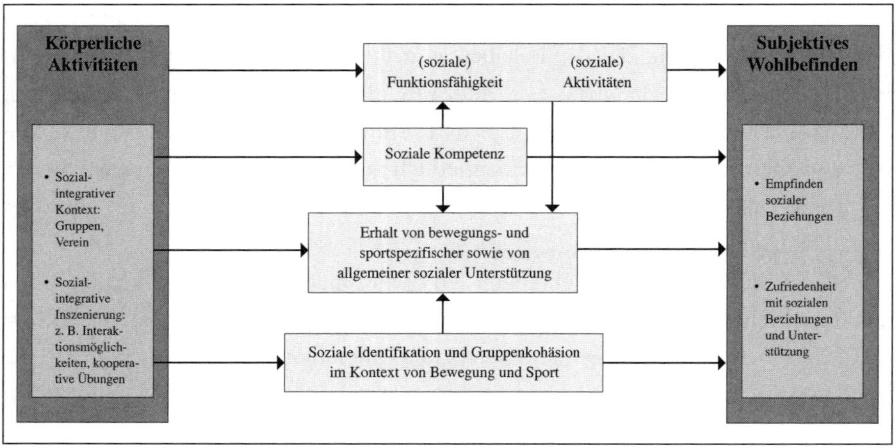

Abb. 3: Mögliche Wirkpfade von körperlicher Aktivität auf das soziale Wohlbefinden (in Anlehnung an Sudeck & Schmid, 2012)

gruppe könnten sich positiv auf das soziale Wohlbefinden, wie etwa das generelle Gefühl der Zugehörigkeit oder die affektive Zuwendung eines Individuums, auswirken (Buecker et al., 2021; Pels & Kleinert, 2016).

Ein zweiter hypothetischer Wirkpfad verläuft über die Steigerung der *bewegungs- und sportbezogenen sowie der allgemeinen sozialen Unterstützung*. Gruppenbasierte Aktivitäten können dazu führen, dass eine Person neue Bekanntschaften macht, die auch über die Aktivitäten der Sportgruppe hinaus von Bedeutung sind (Niedermeier, Herzog, Kopp-Wilfling, Burtscher & Kopp, 2019; Sheridan, Coffee & Lavallee 2014). Sie könnten soziale Unterstützung in Problemsituationen des Alltags bereitstellen (z. B. Arbeiten erledigen, guten Rat anbieten, Mut zusprechen) und sich so positiv auf das individuelle soziale Wohlbefinden auswirken (Haugen, Säfvenbom & Ommundsen, 2013; Shvedko et al., 2018).

Ein dritter möglicher Erklärungsansatz bezieht sich auf die *soziale Kompetenz*. So wird vermutet, dass bei entsprechender Inszenierung der körperlichen Aktivität Personen ihre Fähigkeit zur Kommunikation, Perspektivenübernahme und Empathie verbessern können, was dazu führt, dass soziale Beziehungen einfacher aufgebaut und gepflegt werden und dass dadurch wiederum die soziale Unterstützung und das soziale Wohlbefinden gesteigert werden können (Haugen et al., 2013; Shvedko et al., 2018).

Schließlich könnte ein Wirkpfad über die *Steigerung der (sozialen) Funktionsfähigkeit* verlaufen. Dieser Erklärungsansatz setzt keinen spezifischen sozialen Kontext bzw. keine spezifische Gestaltung körperlicher Aktivität voraus, sondern gilt generell für Bewegung und Sport. Körperliche Aktivitäten können die Fitness sowie die körperliche und psychische Gesundheit einer Person verbessern. Dies wiederum ermöglicht, dass soziale Aktivitäten (wieder) vermehrt durchgeführt werden, die aufgrund von Beeinträchtigungen zeitweise gemieden wurden (z. B. der Besuch des Kollegen im Nachbardorf, der durch eine verbesserte Mobilität wieder angegangen wird).

Fazit und Forschungsperspektiven

Der dargestellte Forschungsstand zum Einfluss körperlicher Aktivität auf das soziale Wohlbefinden führt zunächst zu einem eher unbefriedigenden Fazit. Im Vergleich zu anderen Bereichen des Wohlbefindens liegen aktuell noch eher wenige experimentelle Studien vor. Wenn das soziale Wohlbefinden in Forschungsarbeiten betrachtet wird, dann mehrheitlich als sekundärer Endpunkt (Shvedko et al., 2018). Gleichwohl lassen sich folgende drei Punkte festhalten:

- Es gibt empirische Hinweise, dass sich Bewegung und Sport positiv auf das soziale Wohlbefinden auswirken, wobei von einem kleinen Effekt auszugehen ist (Buecker et al., 2021; Gillison et al., 2009; Pels & Kleinert, 2016; Shvedko et al., 2018). Insgesamt ist die Evidenzlage jedoch noch eher gering.
- Bei der Bewertung der meta-analytischen Befunde ist einschränkend festzuhalten, dass die in Kapitel 2 beschriebenen Facetten des sozialen Wohlbefindens in ihrer Breite bislang selten bis nie untersucht wurden. Die Operationalisierung des Konstrukts erfolgt überwiegend anhand der sozialen Funktionsfähigkeit, welche konzeptionell eher der sozialen Gesundheit zuzuordnen ist. Die soziale Funktionsfähigkeit wird mehrheitlich mit einer Subskala des Lebensqualitäts-Fragebogens SF-36 (Shvedko et al., 2018) erhoben, welche lediglich zwei Items enthält und insbesondere bei gesunden Menschen für Deckeneffekte anfällig ist. Die Aussagekraft der Effekte körperlicher Aktivität auf das soziale Wohlbefinden ist dadurch sicherlich eingeschränkt. Für substantiellere Analysen, die dem sozialen Zielbereich des Wohlbefindens einen größeren Stellenwert einräumen, wären mehrdimensionale Messinstrumente für das soziale Wohlbefinden nötig (vgl. z. B. Keyes, 1998).
- Mögliche Wirkmechanismen wurden in der bisherigen Forschung wenig beachtet. Zwar konnten Shvedko et al. (2018) aufzeigen, dass gruppenbasierte Aktivitäten einen kleinen Vorteil gegenüber individuellen Trainings aufweisen, wenn es um Effekte auf die soziale Funktionsfähigkeit geht. Die in Abbildung 3 aufgegrif-

fenen Wirkpfade von körperlicher Aktivität auf das soziale Wohlbefinden wurden jedoch nur vereinzelt empirisch untersucht. Bislang konnte in korrelativen Studien eine vermittelnde Rolle der sozialen Kompetenz bei Jugendlichen (Haugen et al., 2013) und der sozialen Unterstützung bei älteren Erwachsenen (Niedermeier et al., 2019) nachgewiesen werden. Experimentelle Studien, welche kausale Schlüsse zulassen, fehlen bis dato jedoch.

Die bisherigen Ausführungen machen deutlich, dass noch zahlreiche Fragen zum sozialen Wirkpotenzial körperlicher Aktivität offen sind. *Erstens,* ist zukünftig zu klären, in welchem sozialen Kontext körperliche Aktivitäten wie inszeniert werden müssen, damit sie optimal auf das soziale Wohlbefinden wirken. Denn zu vermuten ist, dass z. B. soziale Unterstützung nicht per se bei Bewegungs- und Sportprogrammen gegeben ist, sondern spezifisch durch die Kursleitung angeregt werden muss (Pels & Kleinert, 2016). Je zielgerichteter eine Intervention, desto größer ist die Chance auf praktisch relevante Effekte. Exemplarische Ansätze finden sich für die Förderung der sozialen Unterstützung und der Sozialkompetenz im Sportverein und in der Schule (Magnaguagno, Schmidt, Valkanover, Sygusch & Conzelmann, 2016; Sygusch, 2007). *Zweitens* sollte sich die Forschung zukünftig verstärkt darum bemühen, das soziale Wohlbefinden konzeptionell zu schärfen. Wenn es keinen Konsens über die Struktur und Definition des Konstrukts gibt, wird ein Forschungsüberblick erheblich erschwert. Aktuell fällt v. a. eine gewisse Überschneidung zwischen abhängiger Variable und möglichen Mediatoren auf. So wird häufig die soziale Funktionsfähigkeit als Teil des sozialen Wohlbefindens, aber gleichzeitig auch als vermittelnde Größe spezifiziert (Shvedko et al., 2018). Weiter gibt es eine inhaltliche Nähe zwischen affektiven Komponenten des sozialen Wohlbefindens (z. B. affektive Zuwendung, Zugehörigkeitsgefühl) und der sozialen Identifikation mit der Sportgruppe als möglichem Mediator. *Drittens* scheint es schließlich wichtig, zukünftig die Länge der Bewegungs- und Sportinterventionen genauer zu betrachten. Bei der Meta-Analyse von Shvedko et al. (2018) variierte diese zwischen sechs Wochen und einem Jahr. Es ist anzunehmen, dass eine Interventionsdauer von mehreren Monaten notwendig ist, damit Programmteilnehmende nicht nur flüchtige Bekanntschaften, sondern sinnstiftende, auf Vertrauen basierende Beziehungen aufbauen können. Diese Vermutung wird gestützt durch längsschnittliche Beobachtungsstudien, die aufzeigen, dass eine Steigerung körperlicher Aktivität häufig mit einer Steigerung der sozialen Funktionsfähigkeit einhergeht (z. B. Wolin, Glynn, Colditz, Lee & Kawachi, 2007).

Literatur

Anshel, M. H., Petrie, T. A., Steinfeldt, J. A., Labbé, E. & Petruzzello, S. J. (Hrsg.). (2019). *APA handbooks in psychology. Apa handbook of sport and exercise psychology*. American Psychological Association.

Buecker, S., Simacek, T., Ingwersen, B., Terwiel, S. & Simonsmeier, B. A. (2020). Physical activity and subjective well-being in healthy individuals: A meta-analytic review. *Health Psychology Review, 15*(4), 574–592. https://doi.org/10.1080/17437199.2020.1760728

Burke, S. M., Carron, A. V. & Shapcott, K. (2008). Cohesion in exercise groups: An overview. International *Review of Sport and Exercise Psychology, 1*(2), 107–123. https://doi.org/10.1080/17509840802227065

Diener, E., Biswas-Diener, R. & Personal Well-Being Committee (2018). Social well-being: Research and policy recommendations. In J. F. Helliwell, R. Layard & J. Sachs (Hrsg.), *Global Happiness Policy Report* (S. 129–159). Global Happiness Council.

Eyerund, T. & Orth, A. K. (6. Juni 2019). *Einsamkeit in Deutschland: Aktuelle Entwicklungen und soziodemografische Zusammenhänge* (IW-Report 22/2019). Köln.

Gillison, F. B., Skevington, S. M., Sato, A., Standage, M. & Evangelidou, S. (2009). The effects of exercise interventions on quality of life in clinical and healthy populations; a meta-analysis. *Social Science & Medicine, 68*(9), 1700–1710. https://doi.org/10.1016/j.socscimed.2009.02.028

Haugen, T., Säfvenbom, R. & Ommundsen, Y. (2013). Sport participation and loneliness in adolescents: The mediating role of perceived social competence. *Current Psychology, 32*(2), 203–216. https://doi.org/10.1007/s12144-013-9174-5

Henry, K. B., Arrow, H. & Carini, B. (1999). A tripartite model of group identification. *Small Group Research, 30*(5), 558–581. https://doi.org/10.1177/104649649903000504

Keyes, C. L. M. (1998). Social well-being. *Social Psychology Quarterly, 61*(2), 121. https://doi.org/10.2307/2787065

Lehnert, K., Sudeck, G. & Conzelmann, A. (2012). Subjective well-being and exercise in the second half of life: A critical review of theoretical approaches. *European Review of Aging and Physical Activity, 9*, 87–102. https://doi.org/10.1007/s11556-012-0095-3

Magnaguagno, L., Schmidt, M., Valkanover, S., Sygusch, R. & Conzelmann, A. (2016). Programm- und Outputevaluation einer Intervention zur Förderung des sozialen Selbstkonzepts im Sportunterricht. *Zeitschrift Für Sportpsychologie, 23*(2), 56–65. https://doi.org/10.1026/1612-5010/a000163

Niedermeier, M., Herzog, S., Kopp-Wilfling, P., Burtscher, M. & Kopp, M. (2019). Is the effect of physical activity on quality of life in older adults mediated by social support? *Gerontology, 65*(4), 375–382. https://doi.org/10.1159/000496103

Pels, F. & Kleinert, J. (2016). Loneliness and physical activity: A systematic review. *International Review of Sport and Exercise Psychology, 9*(1), 231–260. https://doi.org/10.1080/1750984X.2016.1177849

Sheridan, D., Coffee, P. & Lavallee, D. (2014). A systematic review of social support in youth sport. *International Review of Sport and Exercise Psychology, 7*(1), 198–228. https://doi.org/10.1080/1750984X.2014.931999

Shvedko, A., Whittaker, A. C., Thompson, J. L. & Greig, C. A. (2018). Physical activity interventions for treatment of social isolation, loneliness or low social support in older adults: A systematic review and meta-analysis of randomised controlled trials. *Psychology of Sport and Exercise, 34,* 128–137. https://doi.org/10.1016/j.psychsport.2017.10.003

Sudeck, G. & Schmid, J. (2012). Sportaktivität und soziales Wohlbefinden. In R. Fuchs & W. M. Schlicht (Hrsg.), *Seelische Gesundheit und sportliche Aktivität* (S. 56–77). Göttingen: Hogrefe.

Sudeck, G. & Thiel, A. (2020). Sport, Wohlbefinden und psychische Gesundheit. In J. Schüler, M. Wegner & H. Plessner (Hrsg.), *Sportpsychologie: Grundlagen und Anwendung* (1. Aufl., S. 551–579). Berlin: Springer.

Sygusch, R. (2007). *Psychosoziale Ressourcen im Sport.* Schorndorf: Hofmann.

Thiel, A., Seiberth, K. & Mayer, J. (2013). *Sportsoziologie: Ein Lehrbuch in 13 Lektionen.* Aachen: Meyer & Meyer.

Wolin, K. Y., Glynn, R. J., Colditz, G. A., Lee, I.-M. & Kawachi, I. (2007). Long-term physical activity patterns and health-related quality of life in U.S. women. *American Journal of Preventive Medicine, 32*(6), 490–499. https://doi.org/10.1016/j.amepre.2007.02.014

B4 Ökonomischer und sozialer Nutzen von bewegungsbezogener Gesundheitsförderung

Sören Dallmeyer

Ökonomie der Gesundheitsförderung, Soziologie der Gesundheitsförderung, Kosten-Nutzen-Analysen, Mikro- & Makroebene, ökonomische Potenziale

Einleitung

Folgt man dem Verständnis von Public Health als öffentliche Gesundheitspflege, ist es für öffentliche Institutionen von besonderem Interesse, dass eine präzise Bewertung von Aufwendungen und Erträgen geplanter Maßnahmen zur Gesundheitsförderung durchgeführt wird. Diese Gegenüberstellung im Sinne eines Kosten-Nutzen-Verhältnisses kann dann im Anschluss als Entscheidungskriterium für eine möglichst effiziente öffentliche Gesundheitsförderung dienen.
Die Kosten lassen sich dabei zwar relativ leicht bestimmen, die Ermittlung des Nutzens erweist sich jedoch häufig als deutlich schwieriger. Zwar ist bei der bewegungsbezogenen Förderung die Effektivität hinsichtlich positiver gesundheitlicher Effekte ausgiebig in der bisherigen Literatur dokumentiert (z. B. Abu-Omar et al., 2017), allerdings liegt der Fokus von Kosten-Nutzen-Analysen häufig auf ökonomischen und sozialen Nutzwerten.
Daher soll in diesem Kapitel zunächst geprüft werden, inwiefern die Effekte von bewegungsbezogener Gesundheitsförderung ökonomische und soziale Relevanz aufweisen und wie diese in Kosten-Nutzen-Analysen Berücksichtigung finden. Dafür wird zunächst der Forschungsstand hinsichtlich der ökonomischen und sozialen Potenziale bewegungsbezogener Gesundheitsförderung beschrieben. Im Anschluss werden dann Studien, die diese Effekte in einem Kosten-Nutzen-Verhältnis analysiert haben, präsentiert.

1 Das ökonomische Potenzial bewegungsbezogener Gesundheitsförderung

Ökonomische Potenziale bewegungsbezogener Gesundheitsförderung lassen sich primär im Bereich der Einsparungen gesundheitsbezogener Kosten identifizieren.

Dabei kann zwischen einer Mikro- und Makroebene unterschieden werden. Bei der mikroökonomischen Perspektive werden die bewegungsbezogenen Gesundheitseffekte mit Kosten auf der individuellen Ebene in Verbindung gesetzt. Die Makroebene betrachtet hingegen die aggregierten Auswirkungen auf Gesundheitssysteme und Volkswirtschaften insgesamt.

1.1 Mikroebene

Auf der Mikroebene wird mit der Hilfe von individuellen Daten die Beziehung zwischen Bewegungsverhalten und Gesundheitskosten untersucht. Der erste Forschungsstrang verwendet hierfür große, repräsentative Datensätze von Bevölkerungsbefragungen. Diese ermöglichen mit Hilfe ökonometrischer Verfahren eine Analyse der Beziehung zwischen körperlicher Bewegung und den auftretenden Gesundheitskosten. Das individuelle Bewegungsverhalten kann dabei entweder subjektiv über Befragungsdaten oder objektiv durch die Erfassung von Akzelerometriedaten gemessen werden. Die Gesundheitskosten basieren entsprechend auf subjektiven Angaben oder administrativ geführten Daten, beispielsweise durch Krankenkassen.
Die Studienergebnisse auf Mikroebene zeigen überwiegend, dass körperliche Aktivität die Gesundheitskosten signifikant reduziert. Die geschätzten jährlichen Einsparungen variieren dabei zwischen 11,7 % (Min & Min, 2016) und 29,9 % (Carlson, Fulton, Pratt, Yang & Adams, 2015). Allgemein ist allerdings zu berücksichtigen, dass sich ein Vergleich mikroökonomischer Studien als schwierig erweist, da die Ergebnisse stark vom Kontext (z. B. Gesundheitssystem) und den erfassten Kosten abhängen.
Ein zweiter Forschungsstrang untersucht zudem den Einfluss spezifischer bewegungsbezogener Interventionen auf Gesundheitskosten. Zu den untersuchten Interventionen zählen beispielsweise lokale Programme zur Förderung eines körperlich aktiveren Lebensstils oder Interventionen am Arbeitsplatz. Das Studiendesign basiert dabei häufig auf kleineren Gruppen und dem Vergleich zwischen einer Interventions- und einer Kontrollgruppe. Die errechneten Einsparungen fallen im Vergleich zu den Studien, die sich mit dem Einfluss des allgemeinen Bewegungsverhaltens auf Populationsebene beschäftigen, etwas größer aus (z. B. Towne et al., 2018). Außerdem deuten Ergebnisse darauf hin, dass die größten Einsparungspotenziale einer Veränderung des Bewegungsverhaltens für körperlich weitestgehend inaktive Personen auftreten (z. B. Dallmeyer, Wicker & Breuer, 2017). Häufig ist jedoch unklar, inwiefern

sich die Ergebnisse der Interventionsstudien auf die Populationsebene transferieren lassen. Hinzu kommt, dass es keine Studien gibt, die die Beziehung zwischen politischen Interventionen bewegungsbezogener Gesundheitsförderung und Gesundheitskosten untersuchen.

Einen weiteren Ansatz zur Bestimmung ökonomischer Potenziale liefert die Literatur durch die Ermittlung der Zahlungsbereitschaft für die positiven Effekte körperlicher Aktivität. Dabei werden die Effekte von Bewegung für die gemessene geistige Gesundheit über die Kompensation-Variations-Methode monetarisiert. Eine Studie von Orlowski und Wicker (2018) hat hier beispielsweise ermittelt, dass wöchentliche körperliche Aktivität einen monetären Wert zwischen 577 € und 1662 € aufweist.

1.2 Makroebene

Bei der Erfassung der ökonomischen Potenziale auf der Makroebene liegt der Fokus primär auf der ökonomischen Belastung, die aufgrund von mangelnder Bewegung für das Gesundheitswesen entsteht. Dafür werden häufig mit Hilfe der komparativen Risikomethode die resultierenden Gesamtkosten für eine Volkswirtschaft bestimmt. Bei der komparativen Risikomethode wird der Anteil an Krankheiten und den damit verbundenen Kosten ermittelt, der aufgrund eines Risikofaktors (z. B. mangelnde Bewegung) verursacht wird. Berücksichtigt werden dabei nur direkte Gesundheitskosten, d. h. Kosten, die unmittelbar mit der Erkrankung in Verbindung stehen (z. B. Behandlungen, Medikamente und Krankenhausaufenthalte).

Pratt, Norris, Lobelo, Roux und Wang (2014) fanden in ihrer Übersichtsstudie, dass der Anteil der jährlichen Gesundheitskosten, die auf körperliche Inaktivität zurückzuführen ist, zwischen 1,0 % und 2,6 % variiert. Dabei wurden Studien aus Großbritannien, Kanada, Niederlande, Schweiz und den USA miteinander verglichen. Zu den am häufigsten untersuchten Krankheitsbildern zählen Diabetes, kardiovaskulare Erkrankungen und Krebserkrankungen.

Darüber hinaus kann die komparative Risikomethode dazu verwendet werden, zukünftige ökonomische Potenziale für das Gesundheitswesen zu prognostizieren. Auf Basis von Prognosen zur demographischen Entwicklung zeigen Dallmeyer et al. (2017) beispielsweise, dass eine Erhöhung der körperlichen Aktivität in der Bevölkerung dabei helfen kann, die Kosten für das Gesundheitssystem aufgrund einer alternden Bevölkerung signifikant zu reduzieren.

1.3 Weitere ökonomische Potenziale

Neben den geschilderten ökonomischen Potenzialen im Gesundheitsbereich sind positive Begleiterscheinungen für Volkswirtschaften insgesamt sowie auf dem Arbeitsmarkt zu berücksichtigen.
Zusätzlich zu den im vorherigen Abschnitt beschriebenen direkten Kosten werden in der Literatur auch indirekte Kosten der Volkswirtschaft (z. B. durch Produktivitätsverlust) bestimmt. Einen häufig verwendeten Ansatz stellt dabei die Humankapitalmethode dar (z. B. Pike & Grosse, 2018). Diese Methode beruht auf der Annahme, dass Personen, die von Morbidität und Mortalität betroffen waren, ohne diese Krankheit hätten weiterleben können. Somit hätte ihre Arbeitskraft der Volkswirtshaft weiterhin zur Verfügung gestanden, was letzten Endes eine Erhöhung der volkswirtschaftlichen Produktivität zur Folge gehabt hätte. Die monetäre Bewertung dieses Verlustes der ermittelten Erwerbstätigenjahre erfolgt dabei über den Lohn für die jeweilige Arbeit. Ding et al. (2016) schätzen in einer weltweiten Studie von 142 Ländern die jährlichen Produktivitätsverluste, die mit mangelnder Bewegung in Verbindung stehen, auf 13,7 Milliarden US-Dollar. Insgesamt deutet die Studienlage daraufhin, dass die indirekten Kosten die direkten Kosten teilweise sogar übersteigen.
Außerdem haben Studien auf individueller Ebene gezeigt, dass körperliche Aktivität langfristig zu höherem Einkommen von Arbeitnehmer*innen führt (Lechner, 2009). Allerdings sind diese positiven Effekte abhängig von sozio-demographischen Faktoren und der Art der körperlichen Aktivität bzw. Sportart, die ausgeübt wird. In bisherigen Studien wurden primär die positiven gesundheitlichen Effekte der körperlichen Aktivität als Auslöser der höheren Einkommen genannt. Allerdings sind auch soziale Netzwerke und die damit verbundenen Vorteile als mögliche Erklärung zu nennen.

2 Das soziale Potenzial der bewegungsbezogenen Gesundheitsförderung

Zusätzlich zu den ökonomischen Auswirkungen besitzt bewegungsbezogene Gesundheitsförderung auch das Potenzial für positive soziale Effekte. Studien haben gezeigt, dass körperliche Aktivität und insbesondere Sportpartizipation häufig zu einem erhöhten Sozialkapital führen. Sozialkapital beschreibt in diesem Kontext das Vertrauen, die Normen und die Netzwerke, welche die Effizienz einer Gesellschaft durch Erleichterung koordinierten Handelns erhöhen (Putnam, 2000). Der Forschungsstand kann dabei in vier unterschiedlichen Dimensionen unterteilt werden (Pawlowski & Schüttoff, 2019). Die erste Dimension beschreibt persönliche Beziehungen. Studien zeigen, dass die Teilnahme an bewegungsbezogenen Angeboten positiven Einfluss auf zwischenmenschliche Beziehungen besitzt. Beispielsweise erhöht die Teilnahme an solchen Angeboten die Anzahl an Freunden sowie die Teilnahmeregelmäßigkeit an sozialen Treffen (Becker & Häring, 2012). Die zweite und dritte Dimension beschreibt die Unterstützung durch ein soziales Netzwerk sowie ziviles Engagement. Schüttoff et al. (2018) finden in ihrer Arbeit, dass regelmäßige Sportpartizipation nicht nur die Wahrscheinlichkeit erhöht, Freund*innen zu helfen, sondern auch ziviles Engagement zu zeigen und sich politisch oder ehrenamtlich einzubringen. Die letzte Dimension beschreibt gesellschaftliches Vertrauen und soziale Normen. Di Bartolomeo und Papa (2019) zeigten mit Hilfe eines experimentellen Ansatzes, dass körperliche Aktivität einen direkten Effekt auf das Vertrauen von Individuen besitzt.

Insgesamt lässt der Forschungsstand erkennen, dass für die Realisierung der oben genannten sozialen Potenziale häufig Sportvereine eine wichtige Rolle einnehmen (Schüttoff et al., 2018). Außerdem deuten die Ergebnisse darauf hin, dass insbesondere bei Bewegungsangeboten im Teamsport-Kontext Potenziale solcher sozialen Effekte liegen.

Zusätzlich zu den positiven individuellen Effekten gibt es auf der gesellschaftlichen Betrachtungsebene kollektive Effekte. So konnten Biernat, Nałęcz, Skrok und Majcherek (2020) in einer Studie in Polen zeigen, dass die positiven Effekte von Sportpartizipation auf Sozialkapital auch auf einer aggregierten, regionalen Ebene zu beobachten sind. Weitere Effekte basieren häufig auf Mechanismen, die mit Veränderungen des Sozialkapitals zu erklären sind. Beispielsweise fand Caruso (2011) einen negativen Effekt des Grades der Sportpartizipation in einer Region auf die Anzahl an Verbrechen. Darüber hinaus beschreibt Spaaij (2009) in seiner Studie, wie Sportpartizipation die soziale Kohäsion in einer Region durch die Integration marginalisierter Gruppen erhöhen kann.

3 Kosten-Nutzen-Verhältnis der bewegungsbezogenen Gesundheitsförderung

Die vorherigen Abschnitte haben die ökonomischen und sozialen Potenziale bewegungsbezogener Gesundheitsförderung klar herausgestellt. Im nächsten Schritt stellt sich nun die Frage, inwiefern diese Ergebnisse im Sinne einer Kosten-Nutzen-Analyse als Entscheidungsgrundlage für politische Akteure verwendet werden können.

Im gesundheitsökonomischen Kontext stellt die Kosten-Nutzen-Analyse ein wichtiges Instrument der ökonomischen Evaluation dar. Ähnlich wie die Kosten-Effektivitäts- und Kosten-Nutzwert-Analyse, stellt sie einen Aufwand dem gemessenen Ertrag gegenüber. Die Kosten-Nutzen-Analyse ist jedoch die einzige Evaluationsmethode, bei der sowohl der Aufwand als auch der Ertrag monetarisiert verwendet wird.

Im Kontext bewegungsbezogener Gesundheitsförderung und einer Gegenüberstellung von Investitionen und einer Reduzierung von Gesundheitskosten hat sich die bisherige Forschung hauptsächlich auf einzelne Interventionen und Programme konzentriert. Dabei wurden Kosten-Nutzen-Analysen für Investitionen in Infrastruktur (z. B. Transport und Grünflächen; Wang et al., 2005), Programme zur Bewegungsförderung an Arbeitsplätzen (Proper et al., 2004) und Strategien zur Förderung eines aktiveren Lebensstils (Benmarhnia, Dionne, Tchouaket, Fansi & Brousselle, 2017) durchgeführt. Das berechnete Kosten-Nutzen-Verhältnis in den Studien zeigt eindeutig, dass der Nutzen die Kosten übersteigt, sodass sich aus gesundheitsökonomischer Sicht ein Großteil der Investitionen rentieren würde.

Zudem wurde das Kosten-Nutzen-Verhältnis öffentlicher Ausgaben der Bewegungsförderung in den letzten Jahren vermehrt mit Hilfe der Social-Return-on-Investment (SROI)-Analyse untersucht. Das Ziel einer solchen SROI-Analyse ist es, im ersten Schritt den gesamtgesellschaftlichen Nutzen zu bestimmen, diesen anschließend zu monetarisieren und ihn letzten Endes den angefallenen Kosten gegenüberzustellen. So haben Davies, Taylor, Ramchandani und Christy (2019) eine umfassende Studie für England durchgeführt, bei der folgende profitierende Bereiche öffentlicher Sportinvestitionen identifiziert wurden: Gesundheitseffekte, Reduzierung von Verbrechen, verbesserte Bildung und Humankapital, erhöhtes subjektives Wohlbefinden und verbesserte Humanressourcen. Auf Basis von Primärdaten und der existierenden Literatur wurden zunächst die Effekte bestimmt und anschließend monetarisiert. Insgesamt ergab die Studie, dass für jedes Investment von 1 £ ein Nutzen von 1,91 £ erzeugt wurde.

Gosselin, Boccanfuso und Laberge (2020) verglichen in einer Übersichtsarbeit 17 Studien mit SROI-Analysen von spezifischen Maßnahmen zur Bewegungsförderung. Die Autor*innen kamen zu dem Schluss, dass zwar bei allen untersuchten Interventionen der Nutzen die Kosten für die Gesellschaft überstieg, jedoch das Verhältnis von 1:1,7 bis 1:124 zwischen den Studien erheblich variierte.

Fazit

Die Evidenz hinsichtlich der ökonomischen und sozialen Potenziale bewegungsbezogener Gesundheitsförderung ist eindeutig. Dadurch ergibt sich klar die hohe gesellschaftliche Relevanz gesundheitsbezogener Gesundheitsförderung. Bei den ökonomischen Effekten ist es notwendig, nicht nur Einsparungen im Gesundheitsbereich zu berücksichtigen, sondern das Betrachtungsfeld auch um volkswirtschaftliche Effekte, beispielsweise im Arbeitsmarkt, zu erweitern. Die sozialen Effekte lassen sich am besten anhand des Sozialkapital-Konstrukts beschreiben. Auch hier ist es notwendig, zwischen individuellen sowie kollektiven Effekten zu differenzieren.

Für eine effektive Politikberatung im Sinne des Public-Health-Ansatzes stellen Kosten-Nutzen-Analysen hilfreiche Evaluationsinstrumente dar. Bei bewegungsbezogener Förderung handelt es sich hier jedoch noch um ein recht junges Forschungsfeld, so dass die bisherigen Studien häufig nur regionale Aussagekraft aufweisen und eine Generalisierung nur schwer möglich ist. Weitere Studien, die insbesondere den direkten Einfluss von bewegungsbezogener Gesundheitsförderung auf Populationsebene untersuchen, sind daher notwendig.

Literatur

Abu-Omar, K., Rütten, A., Burlacu, I., Schätzlein, V., Messing, S. & Suhrcke, M. (2017). The cost-effectiveness of physical activity interventions: A systematic review of reviews. *Preventive Medicine Reports, 8,* 72–78. https://doi.org/10.1016/j.pmedr.2017.08.006

Di Bartolomeo, G. & Papa, S. (2019). The effects of physical activity on social interactions: The case of trust and trustworthiness. *Journal of Sports Economics, 20*(1), 50–71. https://doi.org/10.1177/1527002517717

Becker, S. & Häring, A. (2012). Soziale Integration durch Sport? *Sportwissenschaft, 42*(4), 261–270.

Benmarhnia, T., Dionne, P. A., Tchouaket, É., Fansi, A. K. & Brousselle, A. (2017). Investing in a healthy lifestyle strategy: Is it worth it? *International Journal of Public Health, 62*(1), 3–13. https://doi.org/10.1007/s00038-016-0884-y

Biernat, E., Nałęcz, H., Skrok, Ł. & Majcherek, D. (2020). Do sports clubs contribute to the accumulation of regional social capital? *International Journal of Environmental Research and Public Health, 17*(14), 5257. https://doi.org/10.3390/ijerph17145257

Carlson, S. A., Fulton, J. E., Pratt, M., Yang, Z. & Adams, E. K. (2015). Inadequate physical activity and health care expenditures in the United States. *Progress in Cardiovascular Diseases, 57*(4), 315–323. https://doi.org/10.1016/j.pcad.2014.08.002

Caruso, R. (2011). Crime and sport participation: Evidence from Italian regions over the period 1997–2003. *The Journal of Socio-Economics, 40*(5), 455–463. https://doi.org/10.1016/j.socec.2010.09.003

Dallmeyer, S., Wicker, P. & Breuer, C. (2017). How an aging society affects the economic costs of inactivity in Germany: Empirical evidence and projections. *European Review of Aging and Physical Activity, 14*(18), 1–9. https://doi.org/10.1186/s11556-017-0187-1

Davies, L. E., Taylor, P., Ramchandani, G. & Christy, E. (2019). Social return on investment (SROI) in sport: A model for measuring the value of participation in England. *International Journal of Sport Policy and Politics, 11*(4), 585–605. https://doi.org/10.1080/19406940.2019.1596967

Ding, D., Lawson, K. D., Kolbe-Alexander, T. L., Finkelstein, E. A., Katzmarzyk, P. T., Van Mechelen, W. & Pratt, M., Lancet Physical Activity Series 2 Executive Committee (2016). The economic burden of physical inactivity: A global analysis of major non-communicable diseases. *The Lancet, 388*(10051), 1311–1324. https://doi.org/10.1016/S0140-6736(16)30383-X

Gosselin, V., Boccanfuso, D. & Laberge, S. (2020). Social return on investment (SROI) method to evaluate physical activity and sport interventions: A systematic review. *International Journal of Behavioral Nutrition and Physical Activity, 17*(26), 1–11. https://doi.org/10.1186/s12966-020-00931-w

Lechner, M. (2009). Long-run labour market and health effects of individual sports activities. *Journal of Health Economics, 28*(4), 839–854. https://doi.org/10.1016/j.jhealeco.2009.05.003

Min, J. Y. & Min, K. B. (2016). Excess medical care costs associated with physical inactivity among Korean adults: Retrospective cohort study. *International Journal of Environmental Research and Public Health, 13*(1), 1–8. https://doi.org/10.3390/ijerph13010136

Orlowski, J. & Wicker, P. (2018). Putting a price tag on healthy behavior: The monetary value of sports participation to individuals. *Applied Research in Quality of Life, 13*(2), 479–499. https://doi.org/10.1007/s11482-017-9536-5

Pawlowski, T. & Schüttoff, U. (2019). Sport and Social Capital formation. In P. Downward et al. (Hrsg.) *The SAGE Handbook of Sports Economics* (S. 54–63). Thousand Oaks: Sage.

Pike, J., Grosse, S.D. (2018) Friction cost estimates of productivity costs in cost-of-illness studies in comparison with human capital estimates: A review. *Applied Health Economics and Health Policy, 16,* 765–778. https://doi.org/10.1007/s40258-018-0416-4

Pratt, M., Norris, J., Lobelo, F., Roux, L. & Wang, G. (2014). The cost of physical inactivity: Moving into the 21st century. *British Journal of Sports Medicine, 48*(3), 171–173. http://dx.doi.org/10.1136/bjsports-2012-091810

Proper, K. I., De Bruyne, M. C., Hildebrandt, V. H., Van Der Beek, A. J., Meerding, W. J. & Van Mechelen, W. (2004). Costs, benefits and effectiveness of worksite physical activity counseling from the employer's perspective. *Scandinavian Journal of Work, Environment & Health, 30*(1) 36–46. https://doi.org/10.5271/sjweh.763

Putnam, R. D. (2000). *Bowling alone: The collapse and revival of American community*. New York: Simon and Schuster.

Schüttoff, U., Pawlowski, T., Downward, P. & Lechner, M. (2018). Sports participation and social capital formation during adolescence. *Social Science Quarterly, 99*(2), 683–698.

Spaaij, R. (2009). The glue that holds the community together? Sport and sustainability in rural Australia. *Sport in Society, 12*(9), 1132–1146. https://doi.org/10.1080/17430430903137787

Towne Jr, S. D., Li, Y., Lee, S., Smith, M. L., Han, G., Quinn, C., Du, Y., Benden, M. & Ory, M. G. (2018). Physical activity and associated medical cost savings among at-risk older adults participating a community-based health & wellness program. *PLoS one, 13*(6), 1–19. https://doi.org/10.1371/journal.pone.0198239

Wang, G., Macera, C. A., Scudder-Soucie, B., Schmid, T., Pratt, M. & Buchner, D. (2005). A cost-benefit analysis of physical activity using bike/pedestrian trails. *Health Promotion Practice, 6*(2), 174–179. https://doi.org/10.1177/1524839903260687

B5 Bewegungsempfehlungen für verschiedene Adressatengruppen

Wolfgang Geidl, Klaus Pfeifer & Karim Abu-Omar

Bewegungsempfehlungen, Kinder und Jugendliche, Erwachsene und
ältere Erwachsene, Erwachsene mit nichtübertragbaren Krankheiten

Einleitung

Bewegungsempfehlungen gelten als ein wichtiger Eckpfeiler der verschiedenen internationalen Anstrengungen zur Bewegungsförderung. In ihnen werden die Art sowie die Intensität, die Dauer und das Volumen der körperlichen Aktivität für verschiedene Bevölkerungsgruppen spezifiziert, die diese mindestens ausüben sollen, um einen gesundheitlichen Nutzen zu erzielen.
Der Beitrag wird in einem ersten Teil die historische Genese von Bewegungsempfehlungen skizzieren. Der zweite Teil stellt die nationalen Bewegungsempfehlungen für verschiedene Zielgruppen dar. Im dritten Teil wird eine kurze Bestandsaufnahme vorgenommen, um sich der Frage zu nähern, wie sich Bewegungsempfehlungen in Zukunft weiter entwickeln werden.

1 Die Entwicklung der Bewegungsempfehlungen

Die Entwicklung der ersten Empfehlungen ist ausführlich von Blair, La Monte und Nichaman (2004) beschrieben worden. Erste Bewegungsempfehlungen wurden in den Jahren 1975 und 1978 vom American College of Sports Medicine (ACSM) veröffentlicht. Diese Empfehlungen bezogen sich auf das Konzept der sportlichen Aktivität und zielten in erster Linie auf die Steigerung der körperlichen Fitness ab. In ihnen wurde gesunden Erwachsenen empfohlen an drei bis fünf Tagen in der Woche mit einer Intensität von ca. 60 bis 90 % der maximalen Herzfrequenz jeweils für 15 bis 60 Minuten sportlichen Aktivitäten wie z. B. Schwimmen, Joggen oder Radfahren nachzugehen.
Mit dem zunehmenden Bewusstsein, dass körperlich inaktive Lebensstile entscheidend zu der ansteigenden Krankheitslast im Bereich nichtübertragbarer Erkrankun-

gen beitragen (Lee et al., 2012), wurden die Bewegungsempfehlungen Ende des 20. Jahrhunderts weiterentwickelt. Dabei hat eine Erweiterung der Empfehlungen stattgefunden, die nun zum einen nicht mehr nur auf sportliche Aktivität fokussieren, sondern weitere körperliche Aktivität im Alltag (Beruf, Transport, Freizeit) berücksichtigen. Zum anderen schließen sie zusätzlich zu den Fitnesseffekten insbesondere auch Gesundheitseffekte im Hinblick auf die Prävention nichtübertragbarer Erkrankungen ein. Die von den Centers for Disease Control and Prevention (CDC) in den USA gemeinsam mit dem ACSM herausgegebenen Empfehlungen von Pate et al. (1995) thematisierten zum ersten Mal die Wirkungen von gesundheitsförderlicher körperlicher Aktivität (health-enhancing physical activity), die neben dem Sport auch im Kontext der Berufs-, der Hausarbeit oder als Teil des Transports (Radfahren, zu Fuß gehen) stattfinden kann. Mit diesen erweiterten Empfehlungen sollte im Sinne eines Public-Health-Ansatzes auch die Akzeptanz der Bewegungsempfehlungen in der Breite gesteigert werden. Als gesundheitsförderliche Mindestdosis wurden 30 Minuten moderat-intensive körperliche Aktivität an den meisten Tagen der Woche festgelegt. Personen, die diese Mindestempfehlungen bereits erfüllen, wurde empfohlen, mehr und/oder intensivere körperliche Aktivitäten durchzuführen, um weitere gesundheitliche Vorteile zu erzielen. In der Folge wurden sehr ähnliche Empfehlungen von weiteren Institutionen bzw. medizinischen Fachgesellschaften, z. B. dem Surgeon General of the United States oder den National Institutes for Health, und im Jahr 2010 dann erstmalig auch von der Weltgesundheitsorganisation (WHO, 2010) veröffentlicht.

Im Kern sind diese Empfehlungen bis heute kaum verändert worden und immer noch gültig. Allerdings sind über die letzten 25 Jahre immer mehr Empfehlungen für weitere Altersgruppen (z. B. Kinder, Kleinkinder, ältere Menschen) und für Menschen mit speziellen gesundheitlichen Voraussetzungen (z. B. Schwangere, Menschen mit Vorerkrankungen) veröffentlicht worden (vgl. z. B. Gelius et al., 2020). Gleichzeitig sind in den letzten Jahren in den Empfehlungen neben dem Bereich der körperlichen Aktivität auch der Schlaf, die Bildschirmzeiten (z. B. Ross & Tremblay, 2020) und die Reduktion von Sitz- und Ruhezeiten (Sedentary Behaviour Guidelines, z. B. WHO, 2020) thematisiert worden. Diese Ausweitung der Empfehlungen auf immer mehr Zielgruppen und auf weitere bewegungsbezogene Verhaltensweisen ist auch als „Verflüssigung" der Bewegungsempfehlungen bezeichnet worden (Abu-Omar, Gelius & Messing, 2019).

Heute verfügen eine Vielzahl von Nationen über „eigene" Bewegungsempfehlungen. So konnten z. B. in der Europäischen Union im Jahr 2019 in 23 von 28 Mitgliedsstaaten eigene Bewegungsempfehlungen identifiziert werden (Gelius et al., 2020). Das nächste Kapitel fokussiert die für Deutschland entwickelten Bewegungsempfehlungen.

2 Bewegungsempfehlungen

2016 wurden erstmals „Nationale Empfehlungen für Bewegung und Bewegungsförderung" für Deutschland veröffentlicht (Rütten & Pfeifer 2016; Pfeifer & Rütten, 2017). Die folgende Tabelle gibt einen Überblick der nationalen Bewegungsempfehlungen für unterschiedliche Zielgruppen.

Tab. 1: Nationale Empfehlungen für Bewegung

Zielgruppe Kinder und Jugendliche 0 – 17 Jahre
Säuglinge und Kleinkinder (0 bis 3 Jahre) sollten sich so viel wie möglich bewegen und so wenig wie möglich in ihrem natürlichen Bewegungsdrang gehindert werden; dabei ist auf sichere Umgebungsbedingungen zu achten. Kindergartenkinder (4 bis 6 Jahre) sollten insgesamt eine Bewegungszeit von 180 Minuten/Tag erreichen. Grundschulkinder (6 bis 11 Jahre) sowie Jugendliche (12 bis 17 Jahre) sollten eine tägliche Bewegungszeit von 90 Minuten und mehr in moderater bis hoher Intensität erreichen. Spezifische Aspekte • Ab dem Grundschulalter soll zur Verbesserung von Kraft und Ausdauer an zwei bis drei Tagen pro Woche eine höherintensive Beanspruchung der großen Muskelgruppen erfolgen. • Besonderheiten, aber auch Neigungen, Bedürfnisse und mögliche Barrieren der jeweiligen Zielgruppe sollen berücksichtigt werden, z. B. Alter, Geschlecht, soziokulturelle Faktoren. • Bewegungsarme Kinder und Jugendliche sollten schrittweise an das Ziel herangeführt werden, z. B. durch zunächst 30 Minuten Bewegung an ein bis zwei Tagen pro Woche. Anschließend wird der zeitliche Umfang, dann die Intensität gesteigert. Sitzende Tätigkeiten und Nutzung von Bildschirmmedien (Fernseher, Computer/Tablet, Smartphone etc.) Vermeidbare Sitzzeiten sollten auf ein Minimum reduziert werden.
Erwachsene und ältere Erwachsene
Alle Erwachsenen (18+) sollten regelmäßig körperlich aktiv sein. Sie können dadurch bedeutsame Gesundheitswirkungen erzielen. • Der größte gesundheitliche Nutzen entsteht bereits dann, wenn Personen, die gänzlich körperlich inaktiv waren, in geringem Umfang aktiv werden. Das heißt, jede zusätzliche Bewegung ist mit gesundheitlichem Nutzen verbunden. Jeder auch noch so kleine Schritt weg vom Bewegungsmangel ist wichtig und fördert die Gesundheit.

Um die Gesundheit zu erhalten und umfassend zu fördern, gelten folgende Mindestempfehlungen:

- Erwachsene sollten möglichst mindestens 150 Minuten/Woche ausdauerorientierte Bewegung mit moderater Intensität durchführen (z. B. 5 x 30 Minuten/Woche), oder
- mindestens 75 Minuten/Woche ausdauerorientierte Bewegung mit höherer Intensität durchführen, oder
- ausdauerorientierte Bewegung in entsprechenden Kombinationen beider Intensitäten durchführen
- und dabei die Gesamtaktivität in mindestens 10-minütigen einzelnen Einheiten verteilt über Tag und Woche sammeln (z. B. mindestens 3 x 10 Minuten/Tag an fünf Tagen einer Woche).
- Erwachsene sollten zusätzlich muskelkräftigende körperliche Aktivitäten an mindestens zwei Tagen pro Woche durchführen.
- Erwachsene sollten lange, ununterbrochene Sitzphasen meiden und nach Möglichkeit das Sitzen regelmäßig mit körperlicher Aktivität unterbrechen.
- Erwachsene können weitere Gesundheitseffekte erzielen, wenn sie den Umfang und/ oder die Intensität der Bewegung über die Mindestempfehlungen hinaus weiter steigern.

Zusätzliche Empfehlungen nur für ältere Erwachsene:

- Ältere Erwachsene mit Mobilitätseinschränkungen sollten an mindestens drei Tagen der Woche Gleichgewichtsübungen zur Sturzprävention durchführen.
- Ältere Erwachsene, die aufgrund gesundheitlicher Einschränkungen nicht entsprechend den Empfehlungen körperlich aktiv sein können, sollten sich so viel bewegen, wie es ihre aktuelle gesundheitliche Situation zulässt.

Erwachsene (18–64 Jahre) mit nichtübertragbaren Krankheiten

Die meisten Erwachsenen mit nichtübertragbaren Krankheiten können und sollten möglichst die Bewegungsempfehlungen für Erwachsene ohne nichtübertragbare Krankheiten einhalten (siehe oben).

Zusätzliche Empfehlungen für Erwachsene mit einer nichtübertragbaren Erkrankung

- Erwachsene mit nichtübertragbaren Krankheiten sollten in Phasen, in denen sie nicht in dem Maße körperlich aktiv sein können, wie es die Empfehlungen für gesunde Erwachsene nahelegen – z. B. aufgrund von Krankheitsschwere, Symptomatik oder körperlicher Funktionsfähigkeit –, so aktiv sein, wie es ihre momentane Situation zulässt.

Um die Sicherheit und Effektivität körperlicher Aktivität zu erhöhen, sollten Erwachsene mit nichtübertragbaren Krankheiten

- beim Einstieg in einen körperlich aktiven Lebensstil bzw. in ein körperliches Trainingsprogramm, eine (sport-)medizinische Eingangsuntersuchung durchführen lassen,
- gemeinsam mit einer Ärztin oder einem Arzt entscheiden, ob die selbstständige Durchführung körperlicher Aktivitäten sicher und angemessen ist oder zu Beginn eher eine professionelle Betreuung durch Personen aus Bewegungsfachberufen angebracht ist,
- gemeinsam mit einer Person aus einem Bewegungsfachberuf die Dosis (Bewegungsart, Trainingsintensität, -dauer und -frequenz) an körperlicher Aktivität individuell anpassen,
- in Phasen der Krankheitsprogression, mangelnder Krankheitskontrolle oder Verschlechterung des Gesundheitszustandes den professionellen Rat von Personen aus Gesundheitsfachberufen einholen, da z. B. veränderte körperliche Aktivitäten oder sogar eine Aktivitätspause notwendig sein können.

Für Erwachsene, ältere Erwachsene und Erwachsene mit einer nichtübertragbaren Erkrankung stimmen die Nationalen Bewegungsempfehlungen mit denen der WHO (2020) in hohem Maße überein. Der größte Unterschied tritt bei der Zielgruppe der Kinder und Jugendlichen auf. Hier unterscheidet die WHO nicht nach Alterskategorien und empfiehlt insgesamt weniger körperliche Aktivität als die nationalen Empfehlungen.

3 Ausblick

3.1 Wofür gibt es Bewegungsempfehlungen?

Die Frage nach der Rolle der Bewegungsempfehlungen in der Bewegungsförderung ist nur auf den ersten Blick leicht zu beantworten. Dienen Bewegungsempfehlungen dazu, die Bevölkerung zu informieren, wie viel sich Menschen mindestens bewegen sollten? Oder geht es darum, Entscheidungsträger*innen und Multiplikator*innen (z. B. Ärzt*innen, Lehrer*innen) über diese zu informieren? Oder geht es – als dritte Frage – darum, durch die Entwicklung von (nationalen) Bewegungsempfehlungen eine Themensetzung zu betreiben und so die Politikentwicklung für Maßnahmen zur Bewegungsförderung zu unterstützen? Würde man nur die erste Frage bejahen, erscheinen Bewegungsempfehlungen ein wenig geeignetes Instrument zu sein. So hat eine kanadische Studie ermittelt, dass nur ein sehr geringer Anteil der Bevölkerung die aktuellen Bewegungsempfehlungen wiedergeben kann, trotz recht umfangreicher „Aufklärungskampagnen" (LeBlanc, Berry & Deshpande, 2015). Häufig würden Expert*innen aus dem Feld der Bewegungsförderung wohl die zweite Frage bejahen, seltener die dritte Frage. Insofern mag eine diplomatische Antwort sein, dass Bewegungsempfehlungen ihre Daseinsberechtigung darin haben, Bevölkerung und Multiplikator*innen über ein gesundes Maß an Bewegung zu informieren und gleichzeitig die Politikentwicklung im Bereich der Bewegungsförderung zu unterstützen. Entsprechend beinhalten die „Nationalen Empfehlungen für Bewegung und Bewegungsförderung" für Deutschland (Rütten & Pfeifer 2016; Pfeifer & Rütten, 2017) beide Bereiche.

3.2 Wie werden die Bewegungsempfehlungen der Zukunft aussehen?

Aufgrund der derzeitigen Forschung im Themenfeld Bewegung und Gesundheit sind drei zentrale inhaltliche Weiterentwicklungen der Bewegungsempfehlungen denkbar:

1. Das moderne biopsychosoziale Gesundheitsverständnis wird zu einer weiteren Ausdifferenzierung der gesundheitsbezogenen Zielsetzungen von Bewegungsempfehlungen beitragen. Neben gesteigerter Fitness und Prävention werden Bewegungsempfehlungen in Zukunft wohl auch auf psychosoziale Ziele ausgerichtet sein. Zu nennen sind hier beispielsweise ein glücklicheres Leben, mehr Freunde haben oder neue Menschen kennenlernen (vgl. participaction.com).

2. Bislang fokussieren Bewegungsempfehlungen zumeist auf einen relativ kleinen Ausschnitt des gesamten Tages. Aktuelle Entwicklungen haben diesen Fokus bereits verschoben und betrachten körperliche Aktivität mit unterschiedlichen Intensitäten als gesundheitsförderliche Verhaltensweise über den gesamten Tag (Ross & Tremblay, 2020). Dieser Trend wird sich womöglich verstärken.

3. Die Formulierung von quantitativen Mindestdosen an körperlicher Aktivität (‚Machen Sie mindestens 150 Minuten pro Woche“) wird in zukünftigen Bewegungsempfehlungen weniger Platz einnehmen. Auch deutlich geringere Dosen an körperlicher Aktivität können bedeutsame Gesundheitswirkungen hervorrufen (Warburton & Bredin, 2016). Entsprechend finden sich in aktuellen Bewegungsempfehlungen teils jetzt schon Zusatzformulierungen, wie „Jeder Schritt weg von körperlicher Inaktivität ist wichtig und fördert die Gesundheit“ (Geidl, Abu-Omar, Weege, Messing & Pfeifer, 2020) oder „Doing some physical activity is better than doing none.“ (WHO, 2020).

3.3 Welche drängenden Fragen stellen sich anhand der vorhandenen Vielfalt an Bewegungsempfehlungen?

Neben der inhaltlichen Weiterentwicklung der Bewegungsempfehlungen werden sich in Zukunft auch vermehrt Fragen nach dem „wie“ dieser Weiterentwicklung stellen. So ist es bisher nicht beantwortet, ob es international eine einheitliche Methodik bei der Erstellung von Bewegungsempfehlungen geben sollte. Dies hängt auch eng mit der Frage zusammen, ob internationale Empfehlungen von der WHO in Zukunft nationale Empfehlungen „ablösen“ sollten, um so zu einer Vereinheitlichung beizutragen. Darüber hinaus werden in Zukunft voraussichtlich Bewegungsempfehlungen enger mit konkreten Empfehlungen zur Bewegungsförderung verbunden werden. Die deutschen Empfehlungen sind bezogen auf diesen Aspekt ein gutes Beispiel.

Literatur

Abu-Omar, K., Gelius, P. & Messing, S. (2019). The evolution of physical activity promotion. Are we entering a liquid age? *Global Health Promotion, 27*(4), 15–23. https://doi.org/10.1177/1757975919882381

ACSM (1975). *Guidelines for graded exercise testing and exercise prescription.* Philadelphia, PA: Lea & Febiger.

ACSM (1978). American College of Sports Medicine position statement on the recommended quantity and quality of exercise for developing and maintaining fitness in healthy adults. *Medicine and Science in Sports, 10,* 7–10.

Blair, S. N., LaMonte, M. J. & Nichaman, M. Z. (2004). The evolution of physical activity recommendations: how much is enough? *American Journal of Clinical Nutrition, 79,* 913–920. https://doi.org/10.1093/ajcn/79.5.913S

Geidl, W., Abu-Omar, K., Weege, M., Messing, S. & Pfeifer, K. (2020). German recommendations for physical activity and physical activity promotion in adults with noncommunicable diseases. *The International Journal of Behavioral Nutrition and Physical Activity, 17*(1), 12. https://doi.org/10.1186/s12966-020-0919-x

Gelius, P., Tcymbal, A., Abu-Omar, K., Mendes, R., Tribuzi Morais, S., Whiting, S. & Breda, J. (2020). Status and contents of physical activity recommendations in European Union countries: A systematic comparative analysis. *British Medical Journal Open, 10* (2), e034045. http://dx.doi.org/10.1136/bmjopen-2019-034045

LeBlanc, A., Berry T. & Deshpande S. (2015). Knowledge and awareness of Canadian Physical Activity and Sedentary Behaviour Guidelines: A synthesis of existing evidence. *Applied Physiology, Nutrition, and Metabolism, 40*(7), 716–24. https://doi.org/10.1139/apnm-2014-0464

Lee, I., Shiroma, E. J., Lobelo, F., Puska, P., Blair, S. N. & Katzmarzyk, P. T. (2012). Effect of physical inactivity on major non-communicable diseases worldwide: An analysis of burden of disease and life expectancy. *Lancet, 380,* 219–29. https://doi.org/10.1016/S0140-6736(12)61031-9

Pate, R. R., Pratt, M., Blair, S., Haskell, W. L., Macera, C. L. & Bouchard, C. (1995). Physical activity and public health. A recommendation from the Centers for Disease Control and Prevention and the American College of Sports Medicine. *Journal of the American Medical Association, 273,* 402–407. https://doi.org/10.1001/jama.1995.03520290054029

Pfeifer, K. & Rütten, A. (2017). Nationale Empfehlungen für Bewegung und Bewegungsförderung. *Das Gesundheitswesen, 79,* 2–3. http://dx.doi. org/10.1055/s-0042-123346

Ross, R. & Tremblay, M.S. (2020). Introduction to the Canadian 24-Hour Movement Guidelines for adults aged 18-64 years and adults aged 65 years or older: An integration of physical activity, sedentary behavior, and sleep. *Applied Physiology, Nutrition, and Metabolism, 45,* v-xi. https://doi.org/10.1139/ampm-2020-0843. PMID: 33054330

Rütten, A. & Pfeifer K. (Hrsg.). (2016). *Nationale Empfehlungen für Bewegung und Bewegungsförderung*. https://www.sport.fau.de/files/2016/05/Nationale-Empfehlungen-für-Bewegung-und-Bewegungsförderung-2016.pdf

Warburton, D. E. & Bredin, S. S. (2016). Reflections on physical activity and health: What should we recommend? *Canadian Journal of Cardiology, 32*(4), 495–504. https://doi.org/10.1016/j.cjca.2016.01.024

World Health Organization (2010). *Global Recommendations on Physical Activity for Health*. Genf: WHO. https://www.who.int/publications/i/item/9789241599979

World Health Organization (2020). *WHO Guidelines on Physical Activity and Sedentary Behaviour*. Genf: WHO. https://www.who.int/publications/i/item/9789240015128

B6 Prävalenzen von Bewegung und Sedentarität bei ausgewählten Subpopulationen

Sascha W. Hoffmann, Claudia Niessner*, Alexander Woll & Susanne Tittlbach*

* geteilte Erstautorenschaft

Prävalenz, Bewegung, Sedentarität, Kinder und Jugendliche, Erwachsene

1 Bewegung und sedentäres Verhalten und deren Wirkung auf die Gesundheit

Bewegungsmangel, sedentäres Verhalten sowie hoher Medienkonsum sind Verhaltensweisen, die das Leben in den verschiedenen Lebenswelten *(Settings)* in den letzten Jahren zunehmend prägen (Colley et al., 2011; Kohl et al., 2012; Stamatakis et al., 2019). Ein Übermaß an sedentärem Verhalten[9] wird an verschiedensten Stellen in der Literatur als ein eigenständiger Risikofaktor für eine erhöhte Sterblichkeit im Allgemeinen und im Speziellen für bestimmte chronische Erkrankungen wie z. B. Herz-Kreislauf-Erkrankungen, Depression angesehen (Biswas et al., 2015; van der Ploeg, Chey, Korda, Banks & Bauman, 2012). Ein ausreichend hohes Maß an Bewegung hingegen gilt als Schutzfaktor der Gesundheit sowohl im Kindes- als auch im Erwachsenenalter (siehe Kapitel B3). Damit Bewegung gesundheitsförderliche Potenziale entfalten kann, müssen Mindestumfänge an Bewegung erreicht werden. Über die Jahre gibt es Anpassungen der verschiedenen internationalen und nationalen Empfehlungen bezüglich dieser Mindestumfänge (siehe Kap. B5).

Für Deutschland beschreiben die derzeit gültigen und umfangreichen Nationalen Empfehlungen für Bewegung (Rütten & Pfeifer, 2016), dass mindestens 150 Minuten pro Woche moderate bis intensive Bewegungszeit sowie an mindestens zwei Tagen pro Woche muskelkräftigende Aktivitäten bei Erwachsenen erreicht werden sollten. Kinder und Jugendliche sollten eine tägliche Bewegungszeit von 90 Minuten (60 Minuten lt. internationaler Empfehlung, WHO, 2020/2010) und mehr in modera-

[9] Sedentäres Verhalten ist charakterisiert durch körperliche Inaktivität bzw. Verhaltensweisen mit langen Sitzperioden und einem Energieverbrauch von weniger als 1,5 MET.

ter bis hoher Intensität erreichen, zusätzlich an ca. drei Tagen pro Woche eine angemessene Beanspruchung der großen Muskelgruppen erzielen (s. Kap. B5).
Evidenz-basierte Empfehlungen zum Sitzverhalten sind derzeit aufgrund des recht neuen Forschungszweigs für Deutschland bei Erwachsenen noch nicht verfügbar. Für Kinder existieren erste übergeordnete Empfehlungen zu sitzenden Tätigkeiten und Nutzung von Bildschirmmedien (s. Kap. B5 und Abschnitt 2.3.1). Insgesamt wird von Expert*innen empfohlen, die mit Sitzen verbrachte Zeit einzuschränken und möglichst mit Bewegungszeit zu unterbrechen (Rütten & Pfeifer, 2016).
Für zielgerichtete Interventionen der Bewegungsförderung und Sitzvermeidung ist die Kenntnis der Prävalenzen zu Bewegung und Sedentarität sowohl der Gesamtbevölkerung als auch spezifisch für Subpopulationen eines verstärkten Bedarfs unabdingbar. Politische und gesellschaftliche Akteure sind auf diese verlässlichen Daten als Grundlage für Entscheidungen angewiesen.
Der vorliegende Beitrag trägt den aktuellen Kenntnisstand[10] und Quellen zum Bewegungs- und sedentären Verhalten in der Lebensspanne zusammen.

2 Prävalenzen von Bewegung und sedentären Verhaltens

2.1 Prävalenzen von Bewegung und sedentären Verhaltens international

Fundierte Informationen zu Prävalenzen von Bewegung und sedentären Verhaltens, finden sich sowohl mit Bezug auf Kinder als auch auf Erwachsene in einer Vielzahl an internationalen Studien; aussagekräftige Zusammenstellungen dieser Studien finden sich auf Internetseiten von z. B. Gesundheitsorganisationen. Aktuelle Informationen sind z. B. bei dem European Network for the Promotion of Health-Enhancing Physical Activity der WHO und dem Sedentary Behavior Research Network zu finden.
Zusätzlich zu den genannten Organisationen geben systematische Übersichtsarbeiten und gepoolte Datenanalysen einen Überblick über Prävalenzen (Guthold, Stevens, Riley & Bull, 2020). Forschungen zu globalen Trends der Bewegung im Rahmen einer gepoolten Analyse von 298 bevölkerungsbezogenen Erhebungen mit 1.6 Millionen Teilnehmer*innen zeigen auf, dass weltweit im Jahr 2016 lediglich 19 % der Schüler*innen im Alter von 11 bis 17 Jahren (m = 22 %, w = 15 %) ausreichend körperlich aktiv sind. Die Prävalenz zur Erfüllung der WHO-Guidelines 2001 und 2016

[10] Eine valide Erfassung von Bewegung und sedentären Verhaltens ist Voraussetzung für die Identifikation von Prävalenzen und vulnerablen Subpopulationen (s. Kap. B1).

geht bei den Jungen nicht weiter zurück (20 % im Jahr 2001), und auch bei den Mädchen gibt es keine signifikante Veränderung (15 % im Jahr 2001). Laut der Health Behavior in School-aged Children-Studie (HBSC) 2017/2018 erreicht einer von fünf Jugendlichen (19 %) die aktuelle Empfehlung von 60 Minuten Bewegungszeit pro Tag. Die Prävalenz ist bei Jungen höher als bei Mädchen (23 % bzw. 16 %). Der Unterschied zwischen den Geschlechtern nimmt mit dem Alter zu (Inchley et al., 2018).
Für Erwachsene (18 Jahre und älter) analysieren Guthold, Stevens, Riley und Bull (2018) Daten aus 358 Erhebungen in 168 Ländern mit 1.9 Millionen Teilnehmenden (96 % der Weltbevölkerung). Die globale altersstandardisierte Prävalenz ausreichender körperlicher Bewegungszeit (ausdauerorientierte Anteile) liegt 2016 bei 72 % (m = 77 % vs. w = 67 %) mit einem Unterschied zwischen den Geschlechtern von mehr als 10 Prozentpunkten, hierbei sind Männer aktiver. Zwischen 2001 und 2016 sind die Werte für ausreichendes Bewegungsverhalten stabil (71 % im Jahr 2001).
International existiert eine Vielzahl an Einzelstudien, welche einen Überblick zu Bewegung – mit einem Schwerpunkt auf dem ausdauerorientierten Anteil der Bewegungsempfehlungen – und sedentärem Verhalten geben (López-Valenciano et al., 2020; Patterson et al., 2018; Stamatakis et al., 2019; Yang et al., 2019). Daten aus den USA zeigen beispielsweise, dass Amerikaner*innen ca. 55 % bzw. 7,7 Stunden pro Tag ihrer Wachzeit sedentär verbringen (Matthews et al., 2008). Eine kanadische Studie kam zu dem Ergebnis, dass sich Erwachsene sogar bis zu 10 Stunden pro Tag sedentär verhalten (Colley et al., 2011). Die Empfehlung neben mindestens 150 Minuten Aktivität/Tag – und mindestens zwei Mal/Woche auch eine angemessene Beanspruchung der großen Muskelgruppen zu erzielen – rückt erst in den letzten Jahren in den Public-Health-Fokus. Epidemiologische Bevölkerungsstudien machen deutlich, dass die Prävalenz der Erfüllung der Kraftempfehlung in Ländern, wie z. B. USA und Vereinigtes Königreich, bei ca. 20 % der Erwachsenen liegt (Bennie, de Cocker, Teychenne, Brown & Biddle, 2019).

2.2 Prävalenzen von Bewegung und sedentären Verhaltens in Deutschland

Die vorliegenden Prävalenzen bei Kindern, Jugendlichen sowie Erwachsenen basieren überwiegend auf Ergebnissen größerer bevölkerungsbasierter Befragungen unter der Anwendung von Selbstangaben in Fragebögen und/oder standardisierten Interviews. Ergebnisse aus Akzelerometer-Studien basieren auf deutlich niedrigeren Fallzahlen und sind aufgrund des erhöhten apparativen und finanziellen Aufwands weniger vorhanden. Es zeigen sich zum Teil deutliche Unterschiede in den Ergebnissen zwischen den verschiedenen Erhebungsmethoden. Angaben zur Bewegung aus Selbstangabe-Fragebögen produzieren in der Regel höhere Prävalenzen im Vergleich zu Daten, die mittels Akzelerometern erhoben werden. Umgekehrt ist dies bei Ergebnissen zu sedentären Verhaltensweisen (Burchartz et al., 2021; Fiedler, Eckert, Burchartz, Woll & Wunsch 2021). Im vorliegenden Beitrag werden für das Bewegungsverhalten überwiegend Fragebogendaten berichtet.

2.2.1 Prävalenzen von Bewegung bei Kindern und Jugendlichen

Daten aus groß angelegten Studien zum Bewegungsverhalten von Kindern und Jugendlichen in Deutschland liefern in den letzten zehn Jahren zum einen die HBSC-Studie im Rahmen einer Erhebung aus dem Jahr 2017/2018 (geschichtete Klumpenstichprobe) (Moor et al., 2020) und die AOK-Familien-Studie 2018 (Elternfragebogen) (Sanders, Ochmann, Marschall, Schiffhorst & Albrecht, 2018). Für Deutschland werden seit 2003 repräsentative Daten zur Bewegung in verschiedenen Settings im Rahmen der nationalen Motorik-Modul-(MoMo-)Studie (Woll et al., 2021) als Vertiefungsmodul der Studie zur Gesundheit von Kindern und Jugendlichen in Deutschland (KiGGS) systematisch mit Fragebogen und Akzelerometern erfasst (Finger, Varnaccia, Borrmann, Lange & Mensink, 2018).

Übersichtsarbeiten, welche den Forschungsstand zum Bewegungsverhalten der letzten zehn Jahre von Kindern und Jugendlichen in Deutschland aufgearbeitet haben, existieren von Burrmann & Mutz (2017) sowie Mutz (2020) und Demetriou et al. (2019).

In den genannten Studien und Übersichtsarbeiten wird als Maß für die Bewegung auf die Bewegungsempfehlungen der WHO (WHO, 2010) zurückgegriffen (siehe Kap. B5).[11]

Im Rahmen der MoMo-Studie zeigen die mittels Fragebogen seit 2003 für Deutschland repräsentativ erhobenen Daten von 4- bis 17-Jährigen eine leichte Zunahme des organisierten Sporttreibens im Kindes- und Jugendalter. Das Sporttreiben in der Freizeit nimmt hingegen seit 2003 kontinuierlich ab – von 82,6 Minuten pro Woche in der Basiserhebung auf 48,5 Minuten pro Woche zum vierten Messzeitpunkt (2018–2020; vor der COVID-19-Pandemie; Tabelle 1).

Die Empfehlung der WHO (WHO, 2010) erreichen seit 2003 immer weniger Kinder und Jugendliche in Deutschland. Waren es 2003–2006 noch 25 %, sind es zum vierten Messzeitpunkt (2018–2020) nur noch ca. 18 % (Schmidt et al., 2021). Diese Entwick-

[11] Zu beachten gilt hierbei, dass diese im Jahr 2020 überarbeitet wurden und nun eine andere Operationalisierung erfahren (WHO, 2020).

Tab. 1: Historische Veränderung der Prävalenzen für Bewegung bei Kindern und Jugendlichen (4–17 Jahre) in der MoMo-Studie im Jahresvergleich vor der Corona-Pandemie (modifiziert nach Schmidt et al., 2021)

Jahre (Datenbasis)	**Alter: 4–17 Jahre**			
	2003–2006 (MoMo Base*) N = 4.528	**2009–2012 (MoMo Welle 1*) N = 3.994**	**2014–2017 (MoMo Welle 2*) N = 3.708**	**2018-2020 (MoMo Welle 3*) N = 2.841**
Einhaltung der Empfehlungen zur Bewegungszeit in moderater bis hoher Intensität[a]	25 %	17 %	17 %	18 %
Organisierter Sport (Schule & Verein)	23,0 ± 19,4 min/Tag	27,0 ± 21,6 min/Tag	27,5 ± 22,4 min/Tag	27,3 ± 22,3 min/Tag
Sport in der Freizeit	11,8 ± 19,4 min/Tag 82,6 ± 137,6 min/Woche	9,1 ± 17,1 min/Tag 64,0± 119,8 min/Woche	7,5 ± 17,4 min/Tag 52,2 ± 121,7 min/Woche	6,9 ± 14,7 min/Tag 48,5 ± 103,0 min/Woche
Einhaltung der Empfehlungen zur Muskelkräftigung[b]	–[c]	–[c]	–[c]	–[c]

* Daten zur Bewegungszeit in moderater bis hoher Intensität sind gewichtet (repräsentativ für 4- bis 17-Jährige in Deutschland); angegeben sind Mittelwert ± Standardabweichung.

a nach WHO (2010): 60 Minuten moderate Aktivität

b nach WHO (2020)

c keine Daten für Deutschland verfügbar.

lung stimmt mit den Daten der internationalen HBSC-Studie aus dem Jahr 2017/2018 überein, in der 19 % die Empfehlungen der WHO erreichen.

Die Fragebogen-Daten der MoMo-Studie verdeutlichen, dass Mädchen prozentual weniger häufig die Bewegungsempfehlungen erfüllen als Jungen (s. Schmidt et al., 2021). Auch die in den Jahren 2014–2018 (dritter Erhebungszeitpunkt der MoMo-Studie) für Deutschland mittels Akzelerometern gewonnenen Daten zur Bewegung von Kindern und Jugendlichen (Burchartz et al., 2021b) zeigen, dass sich Mädchen im Durchschnitt mit moderater bis anstrengender Intensität mehr als 10 Minuten pro Tag weniger als Jungen bewegen.

Einflussfaktoren auf die Prävalenzraten von Bewegung und vulnerable Gruppen

Studien zum Bewegungsverhalten von Kindern und Jugendlichen zeigen einen starken sozialen Gradienten (Manz et al., 2014; Sudeck & Buksch, 2020). Ergebnisse der *MoMo-Studie* belegen, dass Kinder mit einem höheren elterlichen Sozialstatus, Kinder, die in Gegenden mit vielen Möglichkeiten zur körperlichen Betätigung leben, und Kinder, die von ihrer Familie und Gleichaltrigen unterstützt werden, sich mehr bewegen als Kinder ohne diese Merkmale (Rittsteiger et al., 2021). Schmidt, Schneider, Reimers, Niessner und Woll (2019) identifizieren für 6- bis 17-Jährige in Deutschland mehrere persönliche, soziale und umweltbezogene Prädiktoren für Bewegung. Peer-Modeling und das körperliche Selbstkonzept stellen sich für beide Geschlechter als die stärksten Korrelate von Bewegung heraus.

Insbesondere während der COVID-19-Pandemie zeigt sich ein starker Zusammenhang zwischen der „baulichen Umwelt" und dem Bewegungsverhalten (s. auch Kap. D2). Schmidt et al. (2021) zeigen bedeutsame Einflüsse auf das Bewegungsverhalten der Gemeindegröße zu Gunsten von Stadtvierteln in Städten und Gemeinden mit weniger als 100.000 Einwohnern und zugunsten von Haushalten mit weniger als sechs Parteien. Spielen im Freien, Spazierengehen, Radfahren sowie Gartenarbeit nehmen deutlich mehr zu unter Jugendlichen, die in diesen Umgebungen leben.

Zusammenfassend zeigen die hier genannten Studien zum Bewegungsverhalten in Deutschland, dass sich nur etwa 20 % der Mädchen und Jungen mindestens 60 Minuten pro Tag mindestens moderat bewegen. Die Prozentsätze der Mädchen und Jungen, die die WHO-Empfehlungen erfüllen, variieren leicht, je nach Studienpopulation und Art der Messung. Die Einhaltung der Empfehlungen ist bei älteren im Vergleich zu jüngeren Altersgruppen und bei Mädchen im Vergleich zu Jungen geringer (Demetriou et al., 2019).

2.2.2 Prävalenzen von Bewegung bei Erwachsenen

Seit 2008 sind im Rahmen der Gesundheitsberichterstattung des Robert Koch-Instituts (RKI) von repräsentativen Stichproben Vergleichsdaten zur Selbsteinschätzung der Bewegungszeit und -art bei Erwachsenen in Deutschland verfügbar. Die Ergebnisse der ersten Welle der Studie zur Gesundheit Erwachsener in Deutschland (DEGS1; 2008–2011) mit 7.988 Personen (18–79 Jahre) zeigen, dass 25 % der Männer und 15 % der Frauen mindestens 2,5 Stunden pro Woche aktiv sind und damit die damals gültigen Bewegungsempfehlungen erfüllen (Krug et al., 2013).

Neuere Daten zur Bewegung bei Erwachsenen in Deutschland zeigen Ergebnisse der GEDA-Studie 2014/2015-EHIS (Gesundheit in Deutschland aktuell) des RKI, die

auch eine Möglichkeit zum europäischen Vergleich durch die Integration des Europäischen Gesundheitsfragebogens (European Health Interview Survey – EHIS) bietet (Lange et al., 2017). Mithilfe von GEDA 2014/2015-EHIS wird auf Basis von Selbstangaben von 22.959 Personen (über 18 Jahre) die Einhaltung von Bewegungsempfehlungen (Rütten & Pfeifer, 2016; WHO, 2010) ermittelt. Demnach erreichen 43 % der Frauen und 48 % der Männer die Bewegungsempfehlungen zur Ausdaueraktivität (MVPA) von mindestens 2,5 Stunden pro Woche aerober körperlicher Bewegungszeit. Bei den Männern ist die Prävalenz bei den Jüngeren (18 bis 29 Jahre) mit 57 % am höchsten, bei den Frauen ist hingegen die Prävalenz bei der Altersgruppe zwischen 45 und 64 Jahren mit 48 % am höchsten.
Auch hinsichtlich der Einhaltung der Empfehlungen zu Aktivitäten zur Muskelkräftigung (MSE) zeigt sich, dass Männer mit einer Prävalenz von 31 % aktiver sind als Frauen mit 28 %. Beide Empfehlungen zusammen – MVPA und MSE – halten 21 % der Frauen und 25 % der Männer ein (Finger, Mensink, Gert, Lange & Manz, 2017b; Tab. 2).

Einflussfaktoren auf die Prävalenzraten von Bewegung und vulnerable Gruppen

Eine differenzierte Analyse der GEDA-Daten von Bennie, deCocker und Tittlbach (2021) hinsichtlich sozioökonomischer Aspekte verdeutlicht in Bezug auf die Erfül-

Tab. 2: Historische Veränderung der Prävalenzen für Bewegung bei Erwachsenen im Jahresvergleich (Krug et al., 2013; Lange et al., 2017; Richter et al., 2021)

Jahre (Datenbasis)	**18–79 Jahre**	**> 18 Jahre**	
	2008–2011 (DEGS1) N = 7.988	**2014/2015 (GEDA*) N = 22.959**	**2019/2020 (GEDA) N = 22.646**
Einhaltung der Empfehlungen von MVPA[a, b]	20 %	45 %	48 %
Einhaltung der Empfehlungen von MSE[b]	–[c]	29 %	–[c]
Einhaltung beider Empfehlungen von MVPA und MSE[b]	–[c]	23 %	–[c]

* Angaben in Prozent; durch Rundungen summieren sich die Werte nicht immer auf 100 Prozent.
a nach WHO (2010)
b nach Rütten & Pfeiffer (2016)
c Daten wurden nicht erhoben oder waren bei Manuskripterstellung noch nicht verfügbar.

lung beider Empfehlungen, dass diese eher (a) von Männern im Vergleich zu Frauen, (b) von der jüngsten Altersgruppe (18–29 Jahren) im Vergleich zu Älteren und (c) von Personen eines hohen im Vergleich zu einem mittleren oder niedrigen Sozialstatus erreicht werden. Übergewichtige/adipöse Personen, Arbeitslose oder Personen mit Migrationshintergrund erreichen die Empfehlungen weniger als die jeweilige Vergleichsgruppe (Bennie et al., 2021).

Dass die Einhaltung der MVPA-Empfehlungen am höchsten in der Altersgruppe der 18- bis 29-Jährigen ist, stellt eine weitere Studie aus dem Jahr 2012 heraus. Die Daten dieser deutschlandweiten Querschnittsstudie (2.248 Erwachsene älter als 18 Jahre) zur arbeits-, transport- und freizeitbezogenen MVPA berichten leicht höhere Prävalenzraten als die repräsentativen RKI-Studien. Die Prävalenz zur Einhaltung der Bewegungsempfehlungen liegt demnach bei 53 % (54 % Männer, 52 % Frauen), mit einem höchsten Anteil bei den 18- bis 29-Jährigen (57 %) im Vergleich zu 30- bis 45-Jährigen (51 %) und 46- bis 65-Jährigen (52 %). Die Autor*innen berichten darüber hinaus von einer positiven Assoziation zwischen übergewichtigen sowie adipösen Personen und MVPA, und erklären dies aufgrund einer hohen arbeitsbezogenen MVPA. Je höher die Einwohnerzahl am Wohnort und das Bildungsniveau, desto höhere transportbezogene Bewegung wird erfasst. Je höher das Bildungsniveau, desto höher ist die körperliche Bewegung in der Freizeit (Wallmann-Sperlich & Froboese, 2014).

Hinsichtlich sozioökonomischer Aspekte zeigt GEDA 2014/2015-EHIS, dass Männer, Jüngere und Personen eines niedrigen Bildungsstandes sich am meisten arbeitsbezogen bewegen. So geben Männer fünfmal (15 %) so häufig wie Frauen (3 %) an, vorwiegend schwere körperliche Arbeit zu verrichten, insbesondere jüngere Männer der unteren und mittleren Bildungsgruppe. Vergleichbares zeigt sich bei den Frauen: Je höher der Bildungsstand, desto häufiger wird vorwiegend im Sitzen oder Stehen gearbeitet (Finger et al., 2017a).

Die Daten von GEDA 2014/2015-EHIS als auch GEDA 2019/2020-EHIS lassen erkennen, dass Bildungsstand und Geschlecht wesentliche Einflussfaktoren von Bewegung in allen Altersgruppen sind. Je höher der Bildungsstand, desto höher ist der Anteil der Erwachsenen, die beide Bewegungsempfehlungen erreichen – bei Männern und Frauen (Finger et al., 2017b; Richter et al., 2021). Weitere Auswertungen verdeutlichen darüber hinaus, dass die Wahrscheinlichkeit, eine der beiden oder beide Bewegungsempfehlungen zu erreichen, verringert ist, je niedriger der Sozialstatus ist und das eigene subjektive Gesundheitsempfinden eingeschätzt wird. Dies kann auch für übergewichtige und adipöse Personen aufgezeigt werden (Bennie et al., 2021).

Zusammenfassend verdeutlichen die neuesten Ergebnisse zur Einhaltung der Bewegungsempfehlungen bei Erwachsenen in Deutschland, dass 45 % der Frauen und 51 % der Männer die Empfehlungen zur Ausdaueraktivität erfüllen. Der Anteil derjenigen Personen, die die Empfehlungen zur Ausdaueraktivität erfüllen, ist in der Altersgruppe der 18- bis 29-Jährigen am höchsten. Im Allgemeinen halten Männer deutlich häufiger die Empfehlungen zur Ausdaueraktivität ein als Frauen (Richter et al., 2021). Daten zur Einhaltung der Empfehlungen von MSE liegen zum Anfertigungszeitpunkt dieses Beitrags noch nicht vor.

2.3 Prävalenzen sedentären Verhaltens Deutschland

2.3.1 Prävalenzen sedentären Verhaltens bei Kindern und Jugendlichen

Seit 2020 greifen die WHO-Empfehlungen sedentäres Verhalten auf, allerdings wird die Evidenz für Kinder und Jugendliche als unzureichend eingestuft, um zu einer Festlegung von konkreten Zeitlimits für sedentäres Verhalten zu gelangen (WHO, 2020). Die deutschen Bewegungsempfehlungen geben konkrete Empfehlungen zur Bildschirmzeit (Rütten & Pfeifer, 2016). Als maximale Zeitdauer für Bildschirmmediennutzung werden höchstens 30 Min. pro Tag im Kindergartenalter und höchstens 60 Min. pro Tag im Grundschulalter festgelegt (Graf et al., 2014). Für ältere Kinder und das Jugendalter werden meist maximal zwei Stunden Bildschirmmedienzeit in der Freizeit angegeben (Tremblay et al., 2011).

Die Datenlage zu Prävalenzen von sedentärem Verhalten in Deutschland ist uneinheitlich und unzureichend, dies liegt vor allem in der unterschiedlichen Operationalisierung von sedentärem Verhalten. Als Expositionsvariablen werden häufig der Fernsehkonsum oder die Bildschirmzeit in der Freizeit und selten die gesamte sitzende Zeit (z. B. mittels technischer Unterstützung wie den Akzelerometern) gemessen. Nichtsdestotrotz werden chronisch hohe Sitzzeiten bzw. sedentäres Verhalten auch in der Population von Kindern und Jugendlichen festgestellt.

Große bevölkerungsbezogene Datenerhebungen liegen im Rahmen der KIGGS-Studie (Manz et al., 2014), der MoMo-Studie (Schmidt et al., 2021), der IDEFICS-Studie (Konstabel et al., 2014), der HBSC-Studie (Bucksch et al., 2014) sowie der KIM- und JIM-Studie vor (Medienpädagogischer Forschungsverbund Südwest, 2018b, 2018a).

Die durchschnittliche Zeit, in der Kinder und Jugendliche digitale Medien für Freizeitaktivitäten nutzen (Selbstangaben zu TV- oder Videokonsum sowie Computer-

und Internetnutzung pro Tag), beträgt vor der Pandemie 131 Minuten pro Tag (MoMo-Welle 3, N = 1.876, 4- bis 17-Jährige). Prozentual bedeutet dies, dass vor der Pandemie 38 % der Kinder und Jugendlichen in ihrer Freizeit über zwei Stunden täglich mit Bildschirmmedien verbringen (Schmidt et al., 2021).

Wagner und Wulff (2020) geben im Vierten Deutschen Kinder- und Jugendsportbericht auf Basis der Ergebnisse der KIGGS-, KIM- und JIM-Studie einen aktuellen Überblick über die Nutzung digitaler Medien in Deutschland. Die KIM- und die JIM-Studie lassen erkennen, dass bei 11- bis 17-Jährigen digitale Medien täglich ein bis fünf Stunden konsumiert werden und dass Mediennutzung sich nach Geschlecht und Alter unterscheidet. Jungen nutzen den PC und das Internet mehr als Mädchen. Bei 14- bis 17-Jährigen verwenden etwas mehr als 50 % über fünf Stunden pro Tag Bildschirmmedien (Medienpädagogischer Forschungsverbund Südwest, 2018a). Die 6- bis 13-Jährigen konsumieren häufig TV, mit zunehmendem Alter nimmt die Nutzung internetfähiger Medien zu (Medienpädagogischer Forschungsverbund Südwest, 2018b).

Die Studien von Smith et al. (2016) und Huber und Köppel (2017) erfassen Akzelerometerdaten zu Sitzzeiten (insgesamt). Smith et al. (2016) zeigen, dass Kinder und Jugendliche etwa zwei Drittel ihrer wachen Zeit in einer sitzenden Position verbringen. Huber und Köppel (2017) berichten für Kinder und Jugendliche in Deutschland, Luxemburg und Österreich im Alter von 4 bis 20 Jahren mittlere Sitzzeiten von 10,58 Stunden pro Werk- und 7,52 Stunden pro Wochenendtag. Dies entspricht 71 % der Wachzeit an Werktagen bzw. 54 % Wachzeit an Wochenendtagen. Schulbezogene Sitzzeiten sind dabei dominant (Huber & Köppel, 2017).

Einflussfaktoren auf die Prävalenzraten sedentären Verhaltens und vulnerable Gruppen

Sedentäres Verhalten in Form von Bildschirmmedien-Nutzung steht bei Kindern und Jugendlichen im Zusammenhang mit einem niedrigen sozialen Status, allerdings sind die Zusammenhänge nicht so eindeutig wie für das Bewegungsverhalten und unterscheiden sich nach Art der Mediennutzung. Bucksch et al. (2014) zeigen zum Beispiel, dass Jungen und Mädchen aus wohlhabenderen Familien einen geringeren Fernsehkonsum, aber eine höhere PC-Nutzung aufweisen. Ergebnisse der KIM-Studie 2018 verdeutlichen, dass sich die geschätzte tägliche Nutzungsdauer verschiedener Medien (TV, Internet, Handy, etc.) in Abhängigkeit des Bildungshintergrunds des Haupterziehers unterscheidet (Medienpädagogischer Forschungsverbund Südwest, 2018b). Die Nutzungszeiten der Kinder sind umso geringer, je höher die for-

male Bildung der Eltern ausfällt (ausgenommen das Lesen von Büchern). Manz et al. (2014) können im Rahmen der KIGGS-Studie (Welle 1) kein erhöhtes Risiko für körperliche Inaktivität in Abhängigkeit des Sozialstatus feststellen.
Schmidt et al. (2021) zeigen in einer aktuellen Studie, dass sich während der COVID-19-Pandemie die Nutzung von Bildschirmmedien in der Freizeit signifikant zwischen den sozialen Statusgruppen unterscheidet. Nur 20 % der Kinder aus Familien mit niedrigem Sozialstatus erfüllen die Richtlinien zur Medienzeitnutzung während des ersten Lockdowns, verglichen mit 29 % aus Familien mit mittlerem Sozialstatus und 38 % aus Familien mit hohem Sozialstatus.
Zusammenfassend zeigt sich, dass etwa 80 % der Kinder und Jugendlichen mehr als zwei Stunden pro Tag mit sitzenden Verhaltensweisen verbringen (Demetriou et al., 2019; Bucksch et al., 2014; Konstabel et al., 2014). Prävalenzdaten zum sedentären Verhalten werden erst seit wenigen Jahren erfasst, sodass ein Trendbericht noch nicht möglich ist.

2.3.2 Prävalenzen sedentären Verhaltens bei Erwachsenen

Auch bei Erwachsenen wird erst in den letzten beiden Jahrzehnten der Fokus auf sedentäres Verhalten gelegt und deren Erfassung in Studien aufgenommen. Daten der Eurobarometer-Staaten aus den Jahren 2005 und 2013 weisen für Erwachsene in Deutschland im Mittel 5,6 bzw. 5,0 sitzende Stunden pro Tag aus. Die höchste Prävalenz von Sitzzeiten (15 %) liegt dabei im Bereich 3,5 bis 4,5 Stunden pro Tag. Die Befragten antworten länderübergreifend im Median eine Sitzzeit von 5 Stunden pro Tag (Interquartilsspanne: 3 bis 7 Stunden), welche im Median von 3 Stunden pro Tag in Portugal bis zu 6 Stunden pro Tag in Dänemark und den Niederlanden reicht. Es zeigen sich insgesamt niedrigere Sitzzeiten in den südlichen Ländern und hohe Prävalenzen täglicher Sitzzeiten von mehr als 7,5 Stunden in den nördlicheren Staaten. In Deutschland sitzen 19 % der Befragten mehr als 7,5 Stunden pro Tag. Junge Erwachsene und insbesondere Studierende im Alter zwischen 18 und 24 Jahren weisen die höchste Prävalenz (20,6 %) täglicher Sitzzeiten von mehr als 7,5 Stunden auf (Bennie et al., 2013; Loyen et al., 2016).
Hohe Sitz-Prävalenzen von Studierenden werden auch in anderen Studien berichtet. Eine Analyse zweier bayerischer Universitäten (Convenient-Sample) zeigt, dass die Studierenden im Mittel 34,3 Stunden pro Woche sitzen; unter anderem in Lehrveranstaltungen (17 Stunden) und in der Bibliothek (9,8 Stunden). Demnach wird viel und lange im universitären Kontext gesessen: Frauen tendenziell länger als Männer und jüngere Studierende länger als ältere Studierende (Helten et al., 2020). Vergleichbare

Daten von durchschnittlichen täglichen Sitzzeiten von im Mittel 5,3 Stunden pro Tag präsentierte ebenfalls eine weitere für Deutschland repräsentative Telefonbefragung von 2.000 Erwachsenen (ab 18 Jahren) (Wallmann-Sperlich, Bucksch, Hansen, Schatz & Froboese, 2013). In diesem Personenkollektiv sitzen im Median Männer eine Stunde pro Tag länger als Frauen. Bei den Frauen sind bei der Altersgruppe 18 bis 29 Jahre die höchsten Sitzzeiten zu beobachten. Frauen und Männer mit hoher Bewegungszeit berichten niedrigere Sitzzeiten im Vergleich zu Probanden mit niedrigen oder moderaten Bewegungszeiten.

Einflussfaktoren auf die Prävalenzraten sedentären Verhaltens und vulnerable Gruppen

Die Ergebnisse der beiden Eurobarometer-Studien zeigen, dass die stärksten Korrelate für berichtete hohe Sitzzeiten eine niedrige Bewegungszeit, ein schlechter Gesundheitszustand sowie hohe und regelmäßige sitzende Tätigkeiten sind. Weitere Einflussfaktoren sind das männliche Geschlecht sowie ein hoher Sozialstatus. Insgesamt wird deutlich, dass ein hoher Sozialstatus und hoher Bildungsstand positive Determinanten für das Bewegungsverhalten sind, dieser Einfluss sich beim Sitzverhalten jedoch umdreht. Personen mit einem Risiko für hohe Sitzzeiten sind insbesondere Personen im Altersbereich von 15 bis 24 Jahren, mit niedriger Bewegungszeit und hohem Sozialstatus.

Die berichteten Einflussfaktoren für langanhaltende Sitzzeiten über sechs Stunden pro Tag sind das männliche Geschlecht und hier insbesondere die 18- bis 29-Jährigen, diejenigen mit hohem Bildungsniveau sowie Personen mit niedrigem Bewegungslevel. Ein hohes Bewegungslevel führt darüber hinaus zu einer Reduktion der Sitzzeiten bei beiden Geschlechtern (Wallmann-Sperlich et al., 2013).

In GEDA 2014/2015-EHIS wird mittels Selbstangaben auch die Prävalenz arbeitsbezogener sedentärer Verhaltensweisen erhoben. Etwa die Hälfte der Frauen (48 %) und Männer (47 %) im Alter von 18 bis 64 Jahren geben an, ihre Arbeit vorwiegend im Sitzen oder Stehen zu verbringen. Insbesondere Frauen im Alter von 18 bis 29 Jahren haben mit 56 % die höchste arbeitsbezogene sedentäre Tätigkeit. Der größte Anteil bei den Männern findet sich mit 50 % in der Altersgruppe der 30- bis 44-Jährigen. Männer der oberen Bildungsgruppe und aus allen Altersgruppen geben im Vergleich zu denjenigen aus der unteren Bildungsgruppe mehr als doppelt so häufig an, während der Arbeit vorwiegend sitzend oder stehend und somit sedentär zu sein. Der Studienhöchstwert von 80 % überwiegend sitzender oder stehender Aktivität wird bei den 30- bis 44-jährigen Männern der oberen Bildungsgruppe erreicht. Personen der

oberen Bildungsgruppe, die während ihrer Arbeit häufig körperlich inaktiv sind, treiben in ihrer Freizeit jedoch vermehrt Sport und gleichen damit teilweise ihre Bewegungsdefizite aus. Ein Ausgleich täglicher Sitzzeiten ist vor dem Hintergrund eines lebenslangen gesunden Lebensstils von hoher Relevanz. Der Zusammenhang zwischen dem Bewegungs- und Sitzverhalten auf die Gesamtmortalität wird in aktuellen Studien verdeutlicht. Ein Ausgleich hoher täglicher Sitzzeiten von bspw. mehr als 8 Stunden pro Tag und der damit verbundenen Reduktion der Gesamtsterblichkeit kann durch ein sehr hohes Aktivitätsniveau in der Freizeit von mehr als einer Stunde pro Tag moderater bis intensiver Bewegungszeit kompensiert werden. Dies wird häufig jedoch nicht erreicht. Möglichkeiten zur Reduktion des Sterblichkeitsrisikos sind außerdem die Steigerung der moderaten bis intensiven Bewegungszeit auf mehr als 5 Minuten pro Tag, eine Reduzierung der täglichen Sitzzeiten auf weniger als 8 Stunden pro Tag sowie eine Kombination aus gesteigerter Bewegungszeit und Reduzierung der eigenen Sitzzeiten. Eine Reduzierung des Sterblichkeitsrisikos von einem hohen Niveau auf ein niedriges bis mittleres Niveau kann bereits erreicht werden, sobald die tägliche Bewegungszeit auf über 5 Minuten ansteigt und gleichzeitig die Sitzzeiten auf unter 4 Stunden pro Tag reduziert werden (Dunstan, Dogra, Carter & Owen, 2021; Ekelund et al., 2016).
In den wenigen Akzelerometerstudien werden Alter, Geschlecht, BMI, Bildungsstatus sowie das Vorhandensein körperlicher Morbiditäten als Einflussfaktoren auf Bewegung und sedentäres Verhalten ausfindig gemacht (Giné-Garriga et al., 2020; Leitzmann et al., 2020; Luzak et al., 2017).
Zusammenfassend zeigen die Prävalenzdaten zum sedentären Verhalten in Deutschland, dass Erwachsene im Mittel etwa 5 Stunden pro Tag im Sitzen verbringen. Fast 20 % der Befragten sitzen mehr als 7,5 Stunden pro Tag, davon sind insbesondere junge Erwachsene im Alter zwischen 18 und 24 Jahren betroffen. Eine hohe arbeitsbezogene sedentäre Tätigkeit ist vorherrschend bei Männern im Alter von 30 bis 44 Jahren und mit einem hohen Bildungsgrad.

Perspektiven und Ausblick

Die Ergebnisse der systematischen Gesundheitsberichterstattung in Deutschland sind die wesentliche Grundlage zur Formulierung von Aussagen und Handlungsempfehlungen zur Gesundheits- und Bewegungsförderung in Deutschland.
Die Empfehlungen der WHO erreichen seit 2003 immer weniger Kinder und Jugendliche in Deutschland, aktuell sind es im Mittel weniger als ein Fünftel. Die Prävalen-

zen zur Bewegung unterscheiden sich in Abhängigkeit von Alter und Geschlecht und sozialen Einflussfaktoren. Vor allem auch die Erfassungsart (subjektiv vs. gerätegestützt) führt zu unterschiedlichen Prävalenzen.
Die aktuellen Prävalenzen von Bewegung bei Erwachsenen in Deutschland zeigen, dass derzeit weniger als die Hälfte der Frauen und Männer die Bewegungsempfehlungen zur Ausdaueraktivität erreichen, im Gegensatz zu den Kindern und Jugendlichen steigen die Prävalenzen zur Einhaltung bei den Erwachsenen die letzten Jahre an. Die Einhaltung der Empfehlungen von MSE erreichen knapp ein Drittel und die Einhaltung beider Empfehlungen von MVPA und MSE erreichen fast ein Viertel der Erwachsenen in Deutschland. Einflussfaktoren sind neben Alter und Geschlecht auch der Sozialstatus.
Sedentäres Verhalten ist in der ganzen Welt weit verbreitet. Zusammenfassend zeigen die Studien, dass die Mehrheit der Kinder und Jugendlichen mehr als zwei Stunden pro Tag sitzend vor dem Bildschirm verbringen. Ein großer Anteil der Wachzeit wird sitzend verbracht, vor allem schulbezogene Sitzzeiten sind dabei dominant. Die Ergebnisse der verschiedenen Studien zu sedentärem Verhalten variieren stark nach Alter, Geschlecht und Messinstrument sowie der Operationalisierung des erfassten Verhaltens. Studien, welche Prävalenzen zu sedentärem Verhalten bei Kindern und Jugendlichen in Deutschland berichten, sind unzureichend vorhanden.
Erwachsene verbringen mehr als die Hälfte eines Wochentags im Sitzen. Ein Großteil der sedentären Tätigkeit findet in der Lebenswelt „Arbeit" statt. Arbeitsbezogene Bewegungszeit findet bei in etwa der Hälfte der Menschen im Alter von 18 bis 64 Jahren in Deutschland vorwiegend im Sitzen oder Stehen statt. Besonders betroffen sind insbesondere Männer der oberen Bildungsgruppe im Alter von 30 bis 44 Jahren sowie junge Studierende im Alter zwischen 18 und 24 Jahren, die besonders häufig hohe tägliche Sitzzeiten aufweisen. Ein Ausgleich hoher täglicher Sitzzeiten ist nur durch ein sehr hohes Bewegungsniveau möglich.
Aktuelle Prävalenzdaten zum Bewegungs- und sedentärem Verhalten zeigen, dass Maßnahmen zur Eindämmung der COVID-19-Pandemie im Jahr 2020 einen Einfluss auf gesundheitsrelevante Verhaltensweisen der Bevölkerung zur Folge haben, die noch nicht vollumfänglich beschrieben und absehbar sind. Vor dem Hintergrund, dass das Ausmaß des Mangels an Bewegung und hohe Sitzzeiten sowohl bei Erwachsenen als auch bei Kindern und Jugendlichen bereits vor der Pandemie groß war, sind die beschriebenen Prävalenzen zu Bewegung und sedentärem Verhalten als umso besorgniserregender einzustufen. Weitere Analysen der Datenlage in Deutschland und ein methodisch hochwertiges Tracking der Auswirkungen der COVID-19-

Pandemie hinsichtlich der Entwicklung von körperlich-sportlichen Bewegungszeiten, sedentären Verhaltens, Fitness und Gesundheit, vor allem innerhalb vulnerabler Gruppen, sind wünschenswert, um frühzeitig potenzielle negative Folgen auf die Gesundheit einzuschätzen und durch geeignete Interventionen abzuschwächen (Schmidt et al., 2021).

Literatur

Bennie, J. A., Chau, J. Y., van der Ploeg, H. P., Stamatakis, E., Do, A. & Bauman, A. (2013). The prevalence and correlates of sitting in European adults – a comparison of 32 Eurobarometer-participating countries. *Int J Behav Nutr Phys Act, 10,* 107. https://doi.org/10.1186/1479-5868-10-107

Bennie, J. A., de Cocker, K., Teychenne, M. J., Brown, W. J. & Biddle, S. J. H. (2019). The epidemiology of aerobic physical activity and muscle-strengthening activity guideline adherence among 383,928 U.S. adults. *Int J Behav Nutr Phys Act, 16*(1), 34. https://doi.org/10.1186/s12966-019-0797-2

Bennie, J. A., de Cocker, K. & Tittlbach, S. (2021). The epidemiology of muscle-strengthening and aerobic physical activity guideline adherence among 24,016 German adults. *Scandinavian Journal of Medicine and Science in Sports,* 1096–1104. https://doi.org/10.1111/sms.13922

Biswas, A., Oh, P. I., Faulkner, G. E., Bajaj, R. R., Silver, M. A., Mitchell, M. S. & Alter, D. A. (2015). Sedentary time and its association with risk for disease incidence, mortality, and hospitalization in adults: A systematic review and meta-analysis. *Ann Intern Med, 162*(2), 123–132. https://doi.org/10.7326/M14-1651

Bucksch, J., Inchley, J., Hamrik, Z., Finne, E. & Kolip, P. (2014). Trends in television time, non-gaming PC use and moderate-to-vigorous physical activity among German adolescents 2002–2010. *BMC Public Health, 14*(1), 351. https://doi.org/10.1186/1471-2458-14-351

Burchartz, A., Oriwol, D., Kolb, S., Schmidt, S. C. E., Wunsch, K., Manz, K., Niessner, C. & Woll, A. (2021a). Comparison of self-reported & device-based, measured physical activity among children in Germany. *BMC Public Health, 21*(1). https://doi.org/10.1186/s12889-021-11114-y

Burchartz, A., Oriwol, D., Kolb, S., Schmidt, S. C. E., Wunsch, K., Manz, K., Niessner, C. & Woll, A. (2021b). Comparison of self-reported & device-based, measured physical activity among children in Germany. *BMC Public Health, 21*(1), 1081. https://doi.org/10.1186/s12889-021-11114-y

Burrmann, U. & Mutz, M. (2017). Sport- und Bewegungsaktivitäten von Jugendlichen in Deutschland. Ein aktueller Überblick im Spannungsfeld von „Versportung“ und „Bewegungsmangel“. *Diskurs Kindheits- und Jugendforschung, 12*(4), 5–6. https://doi.org/10.3224/diskurs.v12i4.01

Colley, R. C., Garriguet, D., Janssen, I., Craig, C. L., Clarke, J. & Tremblay, M. S. (2011). Physical activity of Canadian adults: Accelerometer results from the 2007 to 2009 Canadian Health Measures Survey. *Health Rep, 22*(1), 7–14. https://www.ncbi.nlm.nih.gov/pubmed/21510585

Demetriou, Y., Bucksch, J., Hebestreit, A., Schlund, A., Niessner, C., Schmidt, S. C. E., Finger, J. D., Mutz, M., Völker, K., Vogt, L., Woll, A. & Reimers, A. K. (2019). Germany's 2018 report card on physical activity for children and youth. *German Journal of Exercise and Sport Research, 49*(2), 113–126. https://doi.org/10.1007/s12662-019-00578-1

Dunstan, D. W., Dogra, S., Carter, S. E. & Owen, N. (2021). Sit less and move more for cardiovascular health: emerging insights and opportunities. *Nature Reviews Cardiology, 18*(9). 637–648. https://doi.org/10.1038/s41569-021-00547-y

Ekelund, U., Steene-Johannessen, J., Brown, W. J., Fagerland, M. W., Owen, N., Powell, K. E., Bauman, A., Lee, I. M., Lancet Physical Activity Series 2 Executive, C. & Lancet Sedentary Behaviour Working, G. (2016). Does physical activity attenuate, or even eliminate, the detrimental association of sitting time with mortality? A harmonised meta-analysis of data from more than 1 million men and women. *Lancet, 388*(10051), 1302–1310. https://doi.org/10.1016/S0140-6736(16)30370-1

Fiedler, J., Eckert, T., Burchartz, A., Woll, A. & Wunsch, K. (2021). Comparison of self-reported and device-based measured physical activity using measures of stability, reliability, and validity in adults and children. *Sensors, 21*(8). https://doi.org/10.3390/s21082672

Finger, J. D., Mensink, G. B. M., Lange, C. & Manz, K. (2017a). Arbeitsbezogene körperliche Aktivität bei Erwachsenen in Deutschland. *Journal of Health Monitoring, 2(2),* 29–36. https://doi.org/10.17886/RKI-GBE-2017-026

Finger, J. D., Mensink, G. B. M., Lange, C. & Manz, K. (2017b). Gesundheitsfördernde körperliche Aktivität in der Freizeit bei Erwachsenen in Deutschland. *Journal of Health Monitoring, 2*(2), 37–44. https://doi.org/10.17886/RKI-GBE-2017-027

Finger, J. D., Varnaccia, G., Borrmann, A., Lange, C. & Mensink, G. (2018). Körperliche Aktivität von Kindern und Jugendlichen in Deutschland – Querschnittergebnisse aus KiGGS Welle 2 und Trends (Bd. 3, Nr. 1). *Robert Koch-Institut, Epidemiologie und Gesundheitsberichterstattung.* https://doi.org/10.17886/RKI-GBE-2018-006

Giné-Garriga, M., Sansano-Nadal, O., Tully, M. A., Caserotti, P., Coll-Planas, L., Rothenbacher, D., Dallmeier, D., Denkinger, M., Wilson, J. J., Martin-Borràs, C., Skjødt, M., Ferri, K., Farche, A. C., McIntosh, E., Blackburn, N. E., Salvà, A., Roqué-I-Figuls, M. & Newman, A. (2020). Accelerometer-measured sedentary and physical activity time and their correlates in european older adults: The SITLESS Study. *Journals of Gerontology – Series A Biological Sciences and Medical Sciences, 75*(9), 1754–1762. https://doi.org/10.1093/gerona/glaa016

Graf, C., Beneke, R., Bloch, W., Bucksch, J., Dordel, S., Eiser, S., Ferrari, N., Koch, B., Krug, S., Lawrenz, W., Manz, K., Naul, R., Oberhoffer, R., Quilling, E., Schulz, H., Stemper, T., Stibbe, G., Tokarski, W., Völker, K. & Woll, A. (2014). Recommendations for promoting physical activity for children and adolescents in Germany. A consensus statement. *Obesity Facts, 7*(3), 178–190. https://doi.org/10.1159/000362485

Guthold, R., Stevens, G. A., Riley, L. M. & Bull, F. C. (2018). Worldwide trends in insufficient physical activity from 2001 to 2016: A pooled analysis of 358 population-based surveys with 1·9 million participants. *The Lancet Global Health, 6*(10), e1077–e1086. https://doi.org/10.1016/S2214-109X(18)30357-7

Guthold, R., Stevens, G. A., Riley, L. M. & Bull, F. C. (2020). Global trends in insufficient physical activity among adolescents: A pooled analysis of 298 population-based surveys with 1·6 million participants. *The Lancet Child and Adolescent Health, 4*(1), 23–35. https://doi.org/10.1016/S2352-4642(19)30323-2

Helten, J., Hoffmann, S. W., Sommogy v., J., Loss, J., Germelmann, C.-C. & Tittlbach, S. (2020). Smart Moving: Bewegungs- und Sitzverhalten von Studierenden. In B. Wollesen, C. Meixner, J. Gräf, I. Pahmeier, L. Vogt & A. Woll (Hrsg.), *Interdisziplinäre Forschung und Gesundheitsförderung in Lebenswelten: Bewegung fördern, vernetzen, nachhaltig gestalten* (S. 80–85). Hamburg: Feldhaus, Edition Czwalina.

Huber, G. & Köppel, M. (2017). Analysis of sedentary times of children and adolescents between 4 and 20 years. *Deutsche Zeitschrift für Sportmedizin, 68,* 101–106. https://doi.org/10.5960/dzsm.2017.278

Inchley, J., Currie, D., Budisavljevic, S., Torsheim, T., Jåstad, A., Cosma, A., Kelly, C., Arnarsson, A. & Samdal, O. (2018). *Spotlight on adolescent health and well-being. Findings from the 2017/2018 Health Behaviour in School-aged Children*

(HBSC) survey in Europe and Canada. In International Report (Bd. 1). Kopenhagen: WHO Regional Office for Europe

Kohl, H. W., Craig, C. L., Lambert, E. v, Inoue, S., Alkandari, J. R., Leetongin, G. & Kahlmeier, S. (2012). The pandemic of physical inactivity: Global action for public health. *Lancet, 380*(9838), 294–305. https://doi.org/10.1016/S0140-6736(12)60898-8

Konstabel, K., Veidebaum, T., Verbestel, V., Moreno, L. A., Bammann, K., Tornaritis, M., Eiben, G., Molnár, D., Siani, A., Sprengeler, O., Wirsik, N., Ahrens, W. & Pitsiladis, Y. (2014). Objectively measured physical activity in European children: The IDEFICS study. *International Journal of Obesity, 38*(S2), 135–143. https://doi.org/10.1038/ijo.2014.144

Krug, S., Jordan, S., Mensink, G. B. M., Müters, S., Finger, J. & Lampert, T. (2013). Körperliche Aktivität: Ergebnisse der Studie zur Gesundheit Erwachsener in Deutschland (DEGS1). *Bundesgesundheitsblatt – Gesundheitsforschung – Gesundheitsschutz, 56*(5–6), 765–771. https://doi.org/10.1007/s00103-012-1661-6

Lange, C., Finger, J. D., Allen, J., Born, S., Hoebel, J., Kuhnert, R., Muters, S., Thelen, J., Schmich, P., Varga, M., von der Lippe, E., Wetzstein, M. & Ziese, T. (2017). Implementation of the European Health Interview Survey (EHIS) into the German health update (GEDA). *Arch Public Health, 75,* 40. https://doi.org/10.1186/s13690-017-0208-6

Leitzmann, M., Gastell, S., Hillreiner, A., Herbolsheimer, F., Baumeister, S. E., Bohn, B., Brandes, M., Greiser, H., Jaeschke, L., Jochem, C., Kluttig, A., Krist, L., Michels, K. B., Pischon, T., Schmermund, A., Sprengeler, O., Zschocke, J., Ahrens, W., Baurecht, H., Becher, H., Berger, K., Brenner, H., Castell, S., Fischer, B., Franzke, C.-W., Fricke., Hoffmann, W., Holleczek, B., Kaaks, R., Kalinowski, S., Keil, T., Kemmling, Y., Kuß, O., Legath, N., Lieb, W., Linseisen, J., Löffler, M., Mikolajczyk, R., Obi, N., Peters, A., Ratjen, I., Schikowski, T., Schulze, M. B., Stang, A., Thierry, S., Völzke, H., Wirkner, K. & Steindorf, K. (2020). Physical activity in the German National Cohort (NAKO): Use of multiple assessment tools and initial results. *Bundesgesundheitsblatt – Gesundheitsforschung – Gesundheitsschutz, 63*(3), 301–311. https://doi.org/10.1007/s00103-020-03099-7

López-Valenciano, A., Mayo, X., Liguori, G., Copeland, R. J., Lamb, M. & Jimenez, A. (2020). Changes in sedentary behaviour in European Union adults between 2002 and 2017. *BMC Public Health, 20*(1), 1–10. https://doi.org/10.1186/s12889-020-09293-1

Loyen, A., van der Ploeg, H. P., Bauman, A., Brug, J. & Lakerveld, J. (2016). European sitting championship: Prevalence and correlates of self-reported sitting time in the 28 European Union member states. *PLoS One, 11*(3), e0149320. https://doi.org/10.1371/journal.pone.0149320

Luzak, A., Heier, M., Thorand, B., Laxy, M., Nowak, D., Peters, A. & Schulz, H. (2017). Physical activity levels, duration pattern and adherence to WHO recommendations in German adults. *PLoS ONE, 12*(2). https://doi.org/10.1371/journal.pone.0172503

Manz, K., Schlack, R., Poethko-Müller, C., Mensink, G., Finger, J. & Lampert, T. (2014). Körperlich-sportliche Aktivität und Nutzung elektronischer Medien im Kindes- und Jugendalter. *Bundesgesundheitsblatt – Gesundheitsforschung – Gesundheitsschutz, 57*(7), 840–848. https://doi.org/10.1007/s00103-014-1986-4

Matthews, C. E., Chen, K. Y., Freedson, P. S., Buchowski, M. S., Beech, B. M., Pate, R. R. & Troiano, R. P. (2008). Amount of time spent in sedentary behaviors in the United States, 2003–2004. *American Journal of Epidemiology, 167*(7), 875–881. https://doi.org/10.1093/aje/kwm390

Medienpädagogischer Forschungsverbund Südwest. (2018a). *JIM-Studie 2018 – Jugend, Information, Medien. Basisuntersuchung zum Medienumgang 12- bis 19-Jähriger in Deutschland.* https://www.mpfs.de/fileadmin/files/Studien/JIM/2018/Studie/JIM2018_Gesamt.pdf

Medienpädagogischer Forschungsverbund Südwest. (2018b). *KIM-Studie 2018 – Kindheit, Internet, Medien. Basisuntersuchung zum Medienumgang 6- bis 13-Jähriger in Deutschland.* https://www.mpfs.de/fileadmin/files/Studien/KIM/2018/KIM-Studie_2018_web.pdf

Moor, I., Winter, K., Bilz, L., Bucksch, J., Finne, E., John, N., Kolip, P., Paulsen, L., Ravens-Sieberer, U., Schlattmann, M., Sudeck, G., Brindley, C., Kaman, A. & Richter, M. (2020). The 2017/18 Health Behaviour in School-aged Children (HBSC) study – Methodology of the World Health Organization's child and adolescent health study. *Journal of Health Monitoring, 3(5),* 88–102. http://dx.doi.org/10.25646/6904

Mutz, M. (2020). Sport- und Bewegungsaktivitäten von Kindern und Jugendlichen in Deutschland – ein Update des Forschungsstands. In C. Breuer, C. Joisten & W. Schmidt (Hrsg.), *Vierter Deutscher Kinder- und Jugendsportbericht. Gesundheit, Leistung und Gesellschaft* (S. 39–50). Schorndorf: Hofmann.

Patterson, R., McNamara, E., Tainio, M., de Sá, T. H., Smith, A. D., Sharp, S. J., Edwards, P., Woodcock, J., Brage, S. & Wijndaele, K. (2018). Sedentary behaviour and risk of all-cause, cardiovascular and cancer mortality, and incident type 2 diabetes: A systematic review and dose response meta-analysis. *European Journal of Epidemiology, 33*(9), 811–829. https://doi.org/10.1007/s10654-018-0380-1

Richter, A., Schienkiewitz, A., Starker, A., Krug, S., Domanska, O., Kuhnert, R., Loss, J. & Mensink, G. B. M. (2021). Gesundheitsfördernde Verhaltensweisen bei Erwachsenen in Deutschland – Ergebnisse der Studie GEDA 2019 / 2020-EHIS. *Journal of Health Monitoring,* 6(3), 28–48. https://doi.org/10.25646/8460

Rittsteiger, L., Hinz, T., Oriwol, D., Wäsche, H., Santos-Hövener, C. & Woll, A. (2021). Sports participation of children and adolescents in Germany: Disentangling the influence of parental socioeconomic status. *BMC Public Health, 21*(1), 1446. https://doi.org/10.1186/s12889-021-11284-9

Rütten, A. & Pfeifer, K. (2016). *National recommendations for physical activity and physical activity promotion.* Erlangen-Nürnberg: FAU University Press. Nationale-Empfehlungen-für-Bewegung-und-Bewegungsförderung-2016.pdf

Sanders, M., Ochmann, R., Marschall, J., Schiffhorst, G. & Albrecht, M. (2018). *AOK Familienstudie 2018.* https://www.aok-bv.de/imperia/md/aokbv/hintergrund/dossier/praevention/aok_familienstudie_wb.pdf

Schmidt, S., Burchartz, A., Kolb, S., Niessner, C., Oriwol, D., Hanssen-Doose, A., Worth, A. & Woll, A. (2021). *Zur Situation der körperlichsportlichen Aktivität von Kindern und Jugendlichen während der COVID-19 Pandemie in Deutschland: Die Motorik-Modul Studie (MoMo)* (Nr. 165; KIT Scientific Working Papers, 165). Karlsruhe: KIT.

Schmidt, S. C. E., Burchartz, A., Kolb, S., Niessner, C., Oriwol, D. & Woll, A. (2021). Influence of socioeconomic variables on physical activity and screen time of children and adolescents during the COVID19 lockdown in Germany: The MoMo study. *German Journal of Exercise and Sport Research.* https://doi.org/10.1007/s12662-021-00783-x

Schmidt, S., Schneider, J., Reimers, A., Niessner, C. & Woll, A. (2019). Exploratory determined correlates of physical activity in children and adolescents: The MoMo Study. *International Journal of Environmental Research and Public Health, 16*(3), 415. https://doi.org/10.3390/ijerph16030415

Smith, M. P., Berdel, D., Nowak, D., Heinrich, J. & Schulz, H. (2016). Physical activity levels and domains assessed by accelerometry in german adolescents from GINIplus and LISAplus. *PLoS ONE, 11*(3), e0152217. https://doi.org/10.1371/journal.pone.0152217

Stamatakis, E., Ekelund, U., Ding, D., Hamer, M., Bauman, A. E. & Lee, I. M. (2019). Is the time right for quantitative public health guidelines on sitting? A narrative review of sedentary behaviour research paradigms and findings. *British Journal of Sports Medicine, 53*(6), 377–382. https://doi.org/10.1136/bjsports-2018-099131

Sudeck, G. & Buksch, J. (2020). Studie Health Behaviour in School-aged Children – Faktenblatt „Sportliche Aktivität bei Kindern und Jugendlichen". *Journal of Health Monitoring, 5*(3).

Tremblay, M. S., LeBlanc, A. G., Janssen, I., Kho, M. E., Hicks, A., Murumets, K., Colley, R. C. & Duggan, M. (2011). Canadian Sedentary Behaviour Guidelines for Children and Youth. *Applied Physiology, Nutrition, and Metabolism, 36*(1), 59–64. https://doi.org/10.1139/H11-012

van der Ploeg, H. P., Chey, T., Korda, R. J., Banks, E. & Bauman, A. (2012). Sitting time and all-cause mortality risk in 222,497 Australian adults. *Archives of Internal Medicine, 172*(6), 494–500. https://doi.org/10.1001/archinternmed.2011.2174

Wagner, P. & Wulff, H. (2020). Digitalisierung und körperliche Aktivität- Risiken und Nutzen digitaler Medien für Bewegung und Gesundheit. In C. Breuer, C. Graf & W. Schmidt (Hrsg.), *Vierter Deutscher Kinder-und Jugendsportbericht. Gesundheit, Leistung und Gesellschaft* (S. 64–75). Schorndorf: Hofmann.

Wallmann-Sperlich, B., Bucksch, J., Hansen, S., Schantz, P. & Froboese, I. (2013). Sitting time in Germany: An analysis of socio-demographic and environmental correlates. *BMC Public Health, 13*(1). https://doi.org/10.1186/1471-2458-13-196

Wallmann-Sperlich, B. & Froboese, I. (2014). Physical activity during work, transport and leisure in Germany — Prevalence and socio-demographic. *PLoS ONE, 9*(11). https://doi.org/10.1371/journal.pone.0112333

World Health Organization. (2010). *Global Recommendations on Physical Activity for Health*. Genf: WHO.

World Health Organization. (2020). *WHO Guidelines on physical activity and sedentary behaviour*. Genf: WHO. https://www.who.int/publications/i/item/9789241599979

Woll, A., Klos, L., Burchartz, A., Hanssen-Doose, A., Niessner, C., Oriwol, D., Schmidt, S. C. E., Bös, K. & Worth, A. (2021). Cohort profile update: The Motorik-Modul (MoMo) Longitudinal Study—physical fitness and physical activity as determinants of health development in German children and adolescents. *International Journal of Epidemiology, 50*(2), 393–394. https://doi.org/10.1093/ije/dyaa281

Yang, L., Cao, C., Kantor, E. D., Nguyen, L. H., Zheng, X., Park, Y., Giovannucci, E. L., Matthews, C. E., Colditz, G. A. & Cao, Y. (2019). Trends in sedentary behavior among the U.S. population, 2001–2016. *JAMA, 321*(16), 1587–1597. https://doi.org/10.1001/jama.2019.3636

Teil C Akteure und relevante Perspektiven in der bewegungsbezogenen Gesundheitsförderung

Inhalt

Zusammenfassung

Alexander Woll, Susanne Tittlbach

Das Feld der bewegungsbezogenen Gesundheitsförderung hat auf nationaler und internationaler Ebene in den letzten Jahren eine dynamische Entwicklung genommen. Diese Entwicklung spiegelt sich ebenso auf der Ebene der thematisch involvierten Institutionen und Akteure wider. Es ist ein regelrechtes „Dickicht" von Sektoren, Institutionen und Akteure entstanden, die sich direkt oder indirekt mit der Bewegungsförderung auseinandersetzen.

Die Beiträge im Teil C beleuchten dieses „Dickicht" aus verschiedenen Perspektiven. So geht es um unterschiedliche „Sektoren der bewegungsbezogenen Gesundheitsförderung" und damit werden die Politikfelder in den Blick genommen, die einen Einfluss auf das Bewegungsverhalten der Bevölkerung haben. Ausgewählte Fragestellungen des Beitrags sind: Welche Sektoren bzw. Politikfelder leisten einen Beitrag zur bewegungsbezogenen Gesundheitsförderung? Wie sehen Interventionen in diesen Feldern aus? Was sind Stärken und Schwächen der verschiedenen Sektoren? Als relevante „Sektoren" zur Erreichung der Bewegungsförderungsziele werden u. a. die Politikfelder Verkehr, Sicherheit, Raumplanung, Forschung, Bildung, Gesundheit und Finanzen betrachtet. Bewegungsbezogene Gesundheitsförderung bezieht „horizontal" verschiedene Sektoren mit ein – ist quasi ein Querschnittsthema unterschiedlicher Politikbereiche. Neben der horizontalen Differenzierung ist als weitere Dimension die „vertikale" Gliederung der verschiedenen Sektoren und Akteure zu unterscheiden. Hier wird neben der internationalen Ebene auch die nationale, regionale und lokale Ebene in Deutschland unter die Lupe genommen.

Meilensteine der politischen Entwicklungen sind in den Jahren 2016 bis 2018 auf internationaler Ebene sicherlich die europäischen und globalen Aktionspläne der Weltgesundheitsorganisation (WHO), die zum ersten Mal den Stellenwert der Bewegungsförderung innerhalb der internationalen Anstrengungen zu Krankheitsprävention und Gesundheitsförderung deutlich machen und die Bedeutung der sektorübergreifenden Betrachtung des Themas herausheben. Auf nationaler Ebene in Deutschland sind die nationalen Empfehlungen für Bewegung und Bewegungsförderung ein Schlüsseldokument.

Auf internationaler Ebene spielt die WHO als globaler, gesundheitspolitischer Akteur eine Schlüsselrolle. Darüber hinaus unterstützt die EU-Kommission in Europa Entwicklungen im Bereich „Bewegung, Sport und Gesundheit“. Gleichzeitig wird deutlich, dass die „Polypill Bewegung“ auch in den verschiedensten internationalen, wissenschaftlichen Fachgesellschaften verankert ist. Dabei reicht das Spektrum u. a. von der Sportwissenschaft, Ernährungswissenschaft, Public Health bis hin zu umweltwissenschaftlichen Fachgesellschaften. Durchaus kritisch fällt der Blick auf die Rolle der Sportwissenschaft in der Weiterentwicklung dieses internationalen Forschungsfeldes aus.

Der Fokus auf die nationale Situation der Akteure der Bewegungsförderung zeigt ein besonders fragmentiertes Bild der Strukturen und Akteure, die leicht unüberschaubar wird. Die Autor*innen berichten, dass aufgrund der föderalen Struktur der Bundesrepublik von einer hohen zweistelligen Anzahl von Ministerien auf Bundes- und Landesebene auszugehen ist, die bei den Themen Sport, Bewegung und Gesundheit involviert sind. Eine historisch gewachsene, sehr wichtige Rolle in diesem Netzwerk spielt der organisierte Sport, der sich ebenfalls auf den verschiedenen Ebenen (Bund, Land, Region) untergliedert. Im Beitrag werden die wichtigsten Akteure und deren Rollen analysiert. Dabei wird insgesamt die große wissenschaftliche Herausforderung deutlich, die verschiedenen Kompetenzen und Beziehungen zwischen Akteuren, Sektoren und Ebenen in Deutschland zu überblicken.

C1 Internationale Akteure der Bewegungsförderung

Peter Gelius & Karim Abu-Omar

Bewegungsförderung, Politik, International, Organisationen

Einleitung

Das Feld der Bewegungsförderung hat auf internationaler Ebene in den letzten Jahren eine rasante Entwicklung genommen. Mit den europäischen und globalen Aktionsplänen der WHO (2016 a, b; 2018) sind politische Schlüsseldokumente entstanden, die zum ersten Mal den Stellenwert der Bewegungsförderung innerhalb der internationalen Anstrengungen zur Krankheitsprävention und Gesundheitsförderung herausheben. Beide Dokumente sind als Meilensteine in einer längeren Entwicklung zu sehen, in der sich das Feld der Bewegungsförderung emanzipiert hat und nun eine gewisse Eigenständigkeit, insbesondere gegenüber den Ernährungswissenschaften, erlangt hat. Ziel dieses Beitrages ist es, kurz zu skizzieren, wie das Feld der internationalen Bewegungsförderung „gewachsen" ist. Anschließend sollen einige der wichtigsten Akteure beschrieben werden.

1 Entwicklungslinien des internationalen Feldes der Bewegungsförderung

Die Bewegungsförderung hat sich erst in den letzten Jahren als eigenes Feld konstituiert und ist im Vergleich zu anderen Public-Health-Bereichen, wie gesunde Ernährung oder Rauchprävention, vergleichsweise jung. Zugleich gibt es aber schon seit längerer Zeit verschiedene Anstrengungen zur Bewegungsförderung durch internationale Akteure. Betrachtet man die letzten Jahrzehnte, so lassen sich – stark vereinfacht – drei Zeitalter unterscheiden: das Fitness-Zeitalter, das HEPA (Health-Enhancing Physical Activity)-Zeitalter sowie das „flüssige" Zeitalter (benannt im Rückgriff auf Zygmunt Baumans Gesellschaftstheorie, vgl. Abu-Omar, Gelius & Messing, 2019).

Im Fitnesszeitalter (bis ca. 1995) waren es maßgeblich nationale Akteure (wie z. B. verschiedene, weiter unten beschriebene US-amerikanische Institutionen), die in

Fitnesstraining und Sport eine Möglichkeit der Prävention zunehmender chronischer Erkrankungen sahen. Zu dieser Zeit gab es noch sehr wenige internationale, koordinierte Anstrengungen zur Bewegungsförderung. Im anschließenden HEPA-Zeitalter (bis ca. 2010) wurde die gesundheitsförderliche Wirkung jeder Art von körperlicher Aktivität auch außerhalb von Fitness und Sport über entsprechende wissenschaftliche Studien nachgewiesen. Dies führte zu einem vermehrten Engagement internationaler Akteure in der Bewegungsförderung, die aber häufig dem Bereich gesunde Ernährung entstammten. Dokumente, wie z. B. die WHO Global Strategy on Diet, Physical Activity, and Health (WHO, 2004), behandelten dadurch sowohl das Thema Ernährung als auch Bewegung. Eher praktische Gründe haben für diese Vermischung gesprochen. Denn im Vergleich zu anderen großen Public-Health-Teilbereichen (u. a. ansteckende Erkrankungen, Rauchen, Alkoholmissbrauch) war Ernährung derjenige mit der größten Passfähigkeit zur Bewegungsförderung.

Das „flüssige" Zeitalter der Bewegungsförderung scheint mit den in jüngerer Zeit verabschiedeten globalen Aktionsplänen (WHO, 2016a; 2018) und Bewegungsempfehlungen (z. B. WHO, 2020) angebrochen. Es ist dadurch gekennzeichnet, dass mit der WHO eine starke internationale Instanz die Bewegungsförderung als ein eigenständiges Themenfeld der Gesundheitsförderung definiert hat, wodurch diese Dokumente eine globale Wirkungsmacht entfalten. Gleichzeitig sickert das Thema aber auch immer mehr in andere Public-Health-Teilbereiche ein. Zu nennen sind hier z. B. (a) Anstrengungen zur Bewegungsförderung durch aktiven Transport (zu Fuß gehen, Radfahren), (b) Maßnahmen zur Bewegungsförderung als Teil der gesundheitlichen Versorgung durch „Bewegung auf Rezept"-Programme und (c) die im globalen Aktionsplan der WHO (2020) formulierten Empfehlungen für öffentliche und frei zugängliche Bewegungsprogramme (z. B. in Parks). Diese Strategien führen unintendiert zu einer Verästelung der Bewegungsförderung in immer mehr gesellschaftliche Teilbereiche, die dann auch entsprechende Abstimmungsprozesse mit den verschiedenen politischen Sektoren (Verkehr/Transport, Gesundheit, Grünflächen) nach sich zieht.

2 Zentrale international wirkende Akteure der Bewegungsförderung

Aktuell gibt es eine Vielzahl von Akteuren, die in der internationalen Bewegungsförderung von Bedeutung sind. Eine exemplarische Übersicht (die jedoch keineswegs Anspruch auf Vollständigkeit erhebt) findet sich in Tabelle 1.

Tab. 1: Ausgewählte internationale Akteure der Bewegungsförderung

Ebene/Sektor	Zentrale Akteure	Beispiele für Aktivitäten
Wissenschaftliche Akteure		
National	ACSM, CESP	Leitlinien zum Bewegungsverhalten
International	*Sport:* ISPAH *Public Health:* IUHPE	Leitlinien zur Bewegungsförderung, Fachtagungen
Nationale Organisationen mit internationalem Wirkkreis		
Ministerien	*Irland:* Ministry of Health	Aktionspläne
Behörden der Gesundheitsförderung	*Kanada:* Public Health Canada. *UK:* NICE	Disseminierung von Bewegungsempfehlungen, Forschung
Internationale Organisationen		
Global: Vereinte Nationen (UN)	Generalversammlung der Vereinten Nationen	Übergeordnete politische Erklärungen
	WHO World Health Assembly	Strategien der Gesundheitsförderung
	WHO Hauptquartier Genf	Führungsrolle bei der Umsetzung globaler Bewegungsförderung
	Weitere UN-Sonderorganisationen	UNESCO
Regional: WHO-Regionalbüro für Europa (EURO)	Regionalkomitee	Rahmenkonzepte
	Sekretariat Kopenhagen	Strategische Dokumente, Erfassung von Bewegungsverhalten, Politik-Monitoring, Netzwerke
	Sonderbüro Bonn	Umwelt und Gesundheit
Regional: Europäische Union (EU)	Rat der EU	Bewegungsempfehlungen, strategische Dokumente
	Europäische Kommission	Richtungsvorgaben (z. B. Weißbuch Sport)
	Generaldirektion Bildung, Jugend, Sport und Kultur (DG EAC)	Netzwerk Bewegungsförderung (EU Physical Activity Focal Point-Netzwerk)
	Weitere Generaldirektionen mit Bewegungsbezug	Gesundheit und Lebensmittelsicherheit (DG SANTE), Forschung und Innovation (DG RTD), Mobilität und Verkehr (DG MOVE)
	Organisationen des Spitzensports, z. B. IOC, FIFA, UEFA	Kampagnen zur Bewegungsförderung, Teilnahme an Konsultationsprozessen
	Organisationen des Breitensports, z. B. TAFISA	Vernetzung nationaler Breitensportorganisationen

2.1 Wissenschaftliche Akteure

Wissenschaftliche Vereinigungen aus den Bereichen Bewegung, Sport und Public Health prägen die Bewegungsförderung durch ihre Fachtagungen und Positionspapiere. Das American College of Sports Medicine (ACSM) hatte als nationaler Fachverband maßgeblichen Anteil an der Konstitutierung des Feldes, u. a. mit seinen erstmals 1975 erschienenen Guidelines for Exercise Testing and Prescription sowie mit dem Paradigmenwechsel von „Exercise“ zu „Physical Activity“ (Bayles & Swank, 2018). Ähnlich einflussreich sind die Bewegungsrichtlinien der Canadian Society for Exercise Physiology (CSEP), die für verschiedene Altersgruppen veröffentlicht wurden und erstmals Bewegung, sitzendes Verhalten und Schlaf in einem 24-Stunden-Zeitraum betrachten (CSEP, 2022).
Zu den bedeutenden internationalen Fachgesellschaften zählt die International Society for Physical Activity and Health (ISPAH), deren Positionspapier Eight Investments that work for physical activity (ISPAH, 2020) zur Integration von besonders evidenzbasierten Interventionen in nationale Politiken aufruft. Die ISPAH ist damit zu einer wichtigen Anwältin für die Stärkung des Politikfeldes Bewegung geworden. Die International Society of Behavioral Nutrition and Physical Activity (ISBNPA) integriert Bewegung und Ernährung und begründet dies u. a. mit der engen Verflechtung der beiden Verhaltensweisen (ISBNPA, 2022). Generell ist anzumerken, dass sowohl ISPAH als auch ISBNPA mit dem Paradigma „physical activity“ arbeiten und damit eher eine Nähe zur Public Health aufweisen als zur Sportwissenschaft.

2.2 Nationale Akteure mit internationalem Wirkkreis

In vielen Ländern ist eine große Zahl nationaler bzw. staatlicher Akteure an der Bewegungsförderung beteiligt. Für Deutschland sind einige der wichtigsten Organisationen und Institutionen in Kapitel C2 dieses Handbuchs aufgelistet. Während deren Einfluss oft auf den eigenen nationalen Kontext beschränkt bleibt, gibt es eine Reihe von Einrichtungen, die international stark wahrgenommen werden. Dies scheint v. a. für Länder der Fall zu sein, die eine überdurchschnittlich produktive Forschungslandschaft im Bereich Bewegungsförderung besitzen und ihre Leitlinien auf Englisch veröffentlichen, wodurch sie global besser rezipiert werden.
Zunächst sind hier das US-amerikanische Gesundheitsministerium (z. B. mit seinen Physical Activity Guidelines for Americans (DHH, 2018)) und verschiedene seiner nachgeordneten Behörden zu nennen: die Centers for Disease Control and Preven-

tion (CDC, etwa äquivalent zur Bundeszentrale für gesundheitliche Aufklärung BZgA), die für biomedizinische Forschung zuständigen National Institutes of Health (NIH, ähnlich dem Robert-Koch-Institut RKI), das Beratergremium President's Council on Sports, Fitness and Nutrition (u. a. mit seinem von 1966 bis 2018 laufenden Fitnesswettbewerb The President's Challenge; President's Council 2022) sowie das Büro des Surgeon General der USA, dessen Bericht Physical Activity and Health sowohl national als auch international Aufmerksamkeit für das Thema Bewegungsförderung erzeugte (DHH, 1996).
Weitere Beispiele für solche sehr sichtbaren nationalen Institutionen finden sich in Kanada (Public Health Canada, Canadian Institutes of Health Research), Großbritannien (Public Health England, National Institute for Health and Care Excellence), Australien (z. B. NSWHealth und VicHealth) oder Irland (Gesundheitsministerium mit dem Aktionsplan Get Ireland Active, 2016).

2.3 Internationale Akteure

Vereinte Nationen und Weltgesundheitsorganisation WHO

Spätestens seit Beginn des oben beschriebenen „HEPA-Zeitalters" spielen internationale Organisationen eine zentrale Rolle in der Bewegungsförderung, u. a. die Vereinten Nationen (UN) und ihre Sonderorganisationen. Das UN-Hauptquartier und die Generalversammlung der Mitgliedsstaaten treffen immer wieder Entscheidungen von übergeordneter strategischer Bedeutung. Dazu zählen z. B. die Politische Erklärung der Tagung der Generalversammlung auf hoher Ebene über die Prävention und Bekämpfung nichtübertragbarer Krankheiten (UN, 2011), in der sich die Mitgliedsstaaten zu verstärkten Bemühungen in diesem Bereich verpflichteten, sowie die 17 Ziele für Nachhaltige Entwicklung (UN, 2015), von denen mehrere mit der Bewegungsförderung zusammenhängen (z. B. Gesundheit, nachhaltige Städte und Siedlungen, Schutz von Landökosystemen).
Verschiedene Sonderorganisationen der UN befassen sich eher punktuell mit der Bewegungsförderung. So hat der vom UN-Menschenrechtsrat bestellte Sonderberichterstatter für das Recht auf Gesundheit festgestellt, dass Staaten durch die Menschenrechte zur Verringerung des Bewegungsmangels verpflichtet sind (UN, 2016, vgl. dazu das Kap. A3 in diesem Band). Die UNESCO hat in ihrer Internationalen Charta für Leibeserziehung, körperliche Aktivität und Sport (UNESCO, 2015) Sport als ein grundlegendes Recht für alle Menschen definiert.

Am umfassendsten sind jedoch die Aktivitäten der Weltgesundheitsorganisation WHO. Strategische Entscheidungen trifft hier die Vertretung der 194 Mitgliedsstaaten (World Health Assembly), die beispielsweise die o. g. politische Erklärung der UN-Generalversammlung eines Global Action Plan for the Prevention and Control of Noncommunicable Diseases 2013–2020 (WHO, 2013a) konkretisiert hat.

Für die konkrete Umsetzung solcher Ziele ist das WHO-Hauptquartier in Genf zuständig. Die Physical Activity Unit in der Abteilung Gesundheitsförderung verantwortet u. a. die Globalen Bewegungsempfehlungen (WHO, 2020). Die Abteilung hat zudem die Global Strategy on Diet, Physiacl Activity and Health (WHO, 2004) und den Global Action Plan on Physical Activity 2018–2030 (GAPPA) mit 20 Aktionsfeldern (WHO, 2018) verfasst.

Neben dem Hauptquartier verfügt die WHO über sechs regionale Organisationen (Afrika, Östliches Mittelmeer, Europa, Westlicher Pazifik, Südostasien, Amerika). Sie dienen dazu, Aktivitäten konkreter auf die Bedürfnisse der jeweiligen Ländergruppen zuzuschneiden. Konkrete Maßnahmen für Europa entwickelt das Regionalbüro in Kopenhagen. In den letzten Jahren zählten dazu u. a. die Physical Activity Strategy for the WHO European Region 2016–2025 (WHO, 2016b), die Erfassung des Bewegungsverhaltens von Kindern und Jugendlichen (Childhood Obesity Surveillance Initiative COSI; WHO, 2022b; Health Behaviour in School-aged Children Study HBSC, WHO, 2022c), das Monitoring politischer Aktivitäten in der Bewegungsförderung (u. a. mit dem HEAT Tool zur gesundheitsökonomischen Evaluation von Radfahren und zu Fuß gehen; WHO, 2014) und die Bereitstellung von bewegungsbezogenen Gesundheitsdaten (WHO, 2022c). Das Büro unterstützt darüber hinaus verschiedene Netzwerke, u. a. HEPA Europe (WHO, 2022d), das WHO European Healthy Cities Network sowie das Physical Activity Focal Point Network der 27 EU-Mitgliedsstaaten. Länder mit geringen Kapazitäten im öffentlichen Gesundheitswesen erhalten Unterstützung durch Ländermissionen (z. B. zur Entwicklung nationaler Strategien zur Bewegungsförderung) oder permanente Länderbüros.

Da die WHO nur über begrenzte eigene Forschungskapazitäten verfügt, unterhält sie ein Netzwerk an Kooperationszentren (WHO Collaborating Centres, kurz WHO CCs). Aktuell gibt es über 800 Zentren in 80 Ländern (WHO, 2022e), von denen sich jedoch nur ein sehr kleiner Teil mit der Bewegungsförderung beschäftigt (in Europa z. B. in Bremen, Erlangen und Zürich).

Europäische Union und Europäische Kommission

Im Vergleich zum UN-System ist die Europäische Union (EU) beim Thema Bewegung global weniger bedeutsam, verfügt jedoch über größere finanzielle Ressourcen. Sie gilt als seltenes Beispiel für eine supranationale Organisation, d. h. die Mitgliedsstaaten haben (anders als im Falle internationaler Organisationen wie den UN und der WHO) tatsächlich eigene Kompetenzen an die Union abgegeben (Große Hüttmann, 2020), z. B. die Verpflichtung zu regelmäßiger, standardisierter und vergleichbarer Erhebung von Daten zum Bewegungsverhalten und zu nationalen politischen Initiativen (siehe unten).

In der EU werden wichtige politische Vorgaben u. a. vom Rat der Europäischen Union getroffen. Dieser beauftragte im Jahr 2006 ein Gremium aus internationalen Expert*innen mit der Erarbeitung von Leitlinien für körperliche Aktivität, die 2008 veröffentlicht und vom Rat gebilligt wurden (EU, 2008). 2013 verpflichteten sich die Mitgliedsstaaten zur Umsetzung dieser Leitlinien (EU, 2013). Zudem legten sie ein Monitoring Framework mit 23 Indikatoren zur Messung ihrer eigenen Fortschritte fest, das alle drei Jahre von den Mitgliedsstaaten durchzuführen ist (siehe unten). Der Rat beschließt zudem regelmäßig Arbeitspläne der EU für den Sport. Der aktuelle Arbeitsplan gilt für die Jahre 2021 – 2024 und thematisiert u. a. die strategische Entwicklung von Sport und Bewegung auf lokaler Ebene, Bewegungsräume für Kinder sowie Monitoring und Surveillance (EU, 2020).

Die Umsetzung dieser Entscheidungen erfolgt durch die Europäische Kommission, die beispielsweise strategische Richtungsvorgaben in den Bereichen Sport und Bewegungsförderung zusammengestellt hat (EU, 2007). Innerhalb der Kommission bearbeitet die Sport Unit der Generaldirektion Bildung, Jugend, Sport und Kultur (DG EAC) die gesundheitsbezogene Bewegungsförderung (neben einem breiten Spektrum weiterer Themen). Konkrete Aktivitäten sind z. B. die European Week of Sport (EU, 2022a), die HealthyLifestyle4All-Kampagne (EU, 2022b), die Betreuung von Eurobarometer-Studien zu Sport und Bewegung (EU, 2018) und die Förderung von Forschungs- und Implementationsprojekten durch die Förderlinie Erasmus+. DG EAC unterstützt zudem die Vernetzung zwischen den Mitgliedsstaaten, u. a. über das EU Physical Activity Focal Point-Netzwerk, das es gemeinsam mit dem WHO-Regionalbüro für Europa betreut. In ihm sind Vertreter*innen aller 27 Mitgliedsstaaten aus den für Bewegungsförderung zuständigen Regierungsstellen organisiert, u. a. aus Ministerien für Sport und Gesundheit oder aus nationalen Behörden für Sport und öffentliche Gesundheit. Der ursprüngliche Auftrag des Netzwerks besteht in der Durchführung der regelmäßigen Datenerhebungen für das oben

genannte HEPA Monitoring Framework. Die Daten wurden bereits dreimal (2015, 2018 und 2021) in Form von Physical activity factsheets for the European Union Member States in the WHO European Region publiziert (EU/WHO, 2021).
Weitere Generaldirektionen mit Bezug zur Bewegungsförderung sind Gesundheit und Lebensmittelsicherheit (DG SANTE), Forschung und Innovation (DG RTD) mit ihrem großen Forschungsförderprogramm Horizon 2020, Eurostat mit der regelmäßigen Gesundheitsstudie EHIS sowie die Direktionen für Mobilität und Verkehr (DG MOVE), Umwelt (DG ENV) oder für Beschäftigung, Soziales und Inklusion (DG EMPL).

Weitere internationale Organisationen

Abschließend sollen hier noch einige weitere relevante Organisationen genannt werden. So sind Bewegungsmangel und Übergewicht Themenbereiche, mit denen sich die Organisation für wirtschaftliche Entwicklung und Zusammenarbeit (OECD) in verschiedenen Studien und Positionspapieren auseinandersetzt (OECD, 2022). Organisationen des Spitzensports, wie das Internationale Olympische Komitee (IOC) oder die Fußballverbände FIFA und UEFA, beteiligten sich bisweilen an Konsultationsprozessen für internationale Strategien wie der GAPPA. Einen Blick für die Bewegungsförderung haben auch internationale Organisationen, die nationale Breitensportverbände (für Deutschland z. B. DOSB und DTB) miteinander vernetzen. Hier sind z. B. die Trim and Fitness International Sport for All Association (TAFISA) und die International Sport and Culture Association (ISCA) zu nennen.

Abschließende Bemerkungen

Die aktuelle internationale Akteurslandschaft in der Bewegungsförderung ist gekennzeichnet durch eine große Vielfalt an Organisationen aus unterschiedlichen Sektoren. Es fällt auch auf, wie groß der Einfluss nationaler Organisationen aus englischsprachigen Ländern ist, der ja damit direkt den Einfluss anderssprachiger Länder (z. B. Deutschland) einschränkt. Wie kann nun die künftige Entwicklung des Feldes eingeschätzt werden? Hierzu einige Thesen:

1. Die Sportwissenschaft als Disziplin könnte in der Bewegungsförderung an Bedeutung verlieren. Themen wie aktiver Transport, bewegungsfreundliche Städte, die Erreichung unterschiedlichster Zielgruppen oder planetare Gesundheit könnten die Kernexpertise weiter zur Public Health hin verschieben.

2. Die Bewegungsförderung könnte sich weiter „verflüssigen". Über die Formulierung von Bewegungsempfehlungen für immer mehr Zielgruppen und die Thematisierung von Aspekten wie Schlaf und sitzenden bzw. ruhenden Tätigkeiten dürfte die Anzahl der potenziell relevanten Akteure eher zunehmen.
3. Die WHO könnte weiter an Gewicht gewinnen. Mit ihrer globalen Präsenz beansprucht sie in einer vernetzten Welt ganz natürlich die Deutungshoheit über Bewegungsempfehlungen und Aktionspläne.

Literatur

Abu-Omar, K., Gelius, P. & Messing, S. (2019). The evolution of physical activity promotion. Are we entering a liquid age? *Global Health Promotion 27*(4). 15–23. https://doi.org/10.1177/1757975919882381

Bayles, M. P. & Swank, A. M. (2018). *ACSM's exercise testing and prescription.* Philadelphia: Wolters Kluwer.

Bundeszentrale für politische Bildung (2009). *Zuständigkeitsbereiche in der Europäischen Union.* https://www.bpb. de/system/files/pdf/LF1XME.pdf

Canadian Society for Exercise Physiology (2022). *Canadian 24-Hour Movement Guidelines. An integration of physical activity, sedentary behaviour, and sleep.* https://csepguidelines.ca [abgerufen am 25. Januar 2022].

Department of Health and Human Services, USA (1996). *Physical activity and health. A report of the surgeon general.* Atlanta: DHH. https://www.cdc.gov/nccdphp/sgr/pdf/execsumm.pdf

DHH (2018). *Physical Activity Guidelines for Americans* (2. Aufl.). Washington, DC: DHH. https://health.gov/sites/default/files/2019-09/Physical_Activity_Guidelines_2nd_edition.pdf

Europäische Union (2007). *Weißbuch Sport.* KOM, 391 final. Brüssel: Europäische Kommission. https://eur-lex.europa.eu/legal-content/DE/TXT/PDF/?uri=CELEX:52007DC0391&from=DE

EU (2008). *EU Physical Activity Guidelines.* Recommended Policy Actions in Support of Health-Enhancing Physical Activity. https://ec.europa.eu/assets/eac/sport/library/policy_documents/eu-physical-activity-guidelines-2008_en.pdf

EU (2013). *Empfehlung des Rates vom 26. November 2013 zur sektorübergreifenden Unterstützung gesundheitsfördernder körperlicher Aktivität.* 2013/C 354/01. https://eur-lex.europa.eu/legal-content/DE/TXT/PDF/?uri=CELEX:32013H1204(01)&from=DE

EU (2018). *Special Eurobarometer 472. Wave EB888.4. Sport and physical activity. Brüssel: Europäische Union.* https://www.europarc.org/wp-content/uploads/2020/01/Special-Eurobarometer-472-Sports-and-physical-activity.pdf

EU (2019). *Aufruf von Tartu zur Förderung einer gesunden Lebensweise zeigt erste konkrete Ergebnisse für EU-Bürgerinnen und -Bürger.* https://ec.europa.eu/commission/presscorner/detail/de/IP_19_3028 [abgerufen am 27.Januar 2022].

EU (2020). *Entschließung des Rates und der im Rat vereinigten Vertreter der Regierungen der Mitgliedstaaten zum Arbeitsplan der Europäischen Union für den Sport* (1. Januar 2021–30. Juni 2024). 2020/C 419/01. https://eur-lex.europa.eu/legal-content/DE/TXT/ PDF/?uri=CELEX:42020Y1204(01)&from=EN

EU/World Health Organization (2021). *2021 Physical activity factsheets for the European Union Member States of the WHO European region.* Kopenhagen: WHO Regional Office for Europe. https://apps.who.int/iris/bitstream/handle/10665/345335/WHO-EURO-2021-3409-43168-60449-eng.pdf

EU (2022a). *European Week of Sport.* https://sport.ec.europa.eu/week/about [abgerufen am 27. Januar 2022].

EU (2022b). *HealthyLifestyle4All.* https://sport.ec.europa.eu/healthylifestyle4all [abgerufen am 27. Januar 2022].

FIFA (2022). *What is the FIFA Foundation?* https://www.fifa.com/social-impact/fifa-foundation/about-us [abgerufen am 27. Januar 2022].

Große Hüttmann, M. (2020). Supranational. In M. Große Hüttmann & H. G. Wehling (Hrsg.), *Das Europalexikon* (3. Aufl.), Bonn: J. H. W. Dietz Nachf.

Healthy Ireland (2016). Get Ireland Active! The National Physical Activity Plan for Ireland. *Department of Health & Department of Transport, Tourism and Sport.* https://assets.gov.ie/37700/963f5ef07b1f45f38290298ee4ef42a9.pdf

International Council of Sport Science and Physical Education (2021). *Satzung. Weltrat für Sportwissenschaft und Leibes-/Körpererziehung.* https://www.icsspe.org/system/files/20211222%20Satzung.pdf

International Society for Physical Activity and Health (2020). *ISPAH's eight investments that work for physical activity.* https://ispah.org/wp-content/uploads/2020/11/English-Eight-Investments-That-Work-FINAL.pdf

International Society of Behavioral Nutrition and Physical Activity (2022). *Why ISBNPA?* https://isbnpa.org/about-us/why-isbnpa/ [abgerufen am 25. Januar 2022].

International Olympic Committee (2022). *Sport and active society.* https://olympics.com/ioc/sport-and-active-society [abgerufen am 27. Januar 2022].

Organisation für wirtschaftliche Zusammenarbeit und Entwicklung OECD (2022). *Public Health*. https://www.oecd.org/els/health-systems/public-health.htm [abgerufen am 27. Januar 2022].

Pate, R. R., Pratt, M., Blair, S., Haskell, W. L., Macera, C. L., Bouchard, C. et al. (1995). Physical activity and public health. A recommendation from the Centers for Disease Control and Prevention and the American College of Sports Medicine. *JAMA, 273*, 402–407. https://doi.org/10.1001/jama.1995.03520290054029

President's Council on Sports, Fitness and Nutrition (2022). *History of the Council*. https://health.gov/our-work/nutrition-physical-activity/presidents-council/history-council [abgerufen am 25. Januar 2022].

United Nations (2011). *Politische Erklärung der Tagung der Generalversammlung auf hoher Ebene über die Prävention und Bekämpfung nichtübertragbarer Krankheiten*. New York: Vereinte Nationen A/66/L.1

UN (2015). *Transforming our world: The 2030 Agenda for Sustainable Development*. New York: Vereinte Nationen A/RES/70/1

UN (2016). *Report of the Special Rapporteur on the right of everyone to the enjoyment of the highest attainable standard of physical and mental health*. New York: UN Human Rights Council A/HRC/32/33.

UNESCO (2015). *International Charter of Physical Education, Physical Activity and Sport*. https://unesdoc.unesco.org/ark:/48223/pf0000235409

World Health Organization (2004). *Global Strategy on Diet, Physical Activity and Health*. Genf: WHO. https://www.who.int/publications/i/item/9241592222

WHO (2009). *Interventions on diet and physical activity: What works: Summary report*. Genf: WHO. https://apps.who.int/iris/bitstream/handle/10665/44140/9789241598248_ eng.pdf?sequence=1&isAllowed=y

WHO (2011). *WHO STEPS Instrument (Core and Expanded). The WHO STEPwise approach to noncommunicable disease risk factor surveillance (STEPS)*. Genf: WHO. https://www.who.int/teams/noncommunicable-diseases/surveillance/systems-tools/steps [abgerufen am 27. Januar 2022].

WHO (2013a). *Global Action Plan for the Prevention and Control of Noncommunicable Diseases 2013–2020*. Genf: WHO. https://apps.who.int/iris/bitstream/handle/10665/94384/9789241506236_eng.pdf?sequence=1

WHO (2013b). *Gesundheit 2020. Rahmenkonzept und Strategie der Europäischen Region für das 21. Jahrhundert*. Kopenhagen: WHO Regional Office for Europe. https://www.euro.who.int/__data/assets/pdf_file/0009/215757/Health2020-LongGer.pdf

WHO (2014). *Health economic assessment tools (HEAT) for walking and for cycling. Methodology and user guide, 2014 update*. Kopenhagen: WHO Regional Office for Europe. https://www.euro.who.int/__data/assets/pdf_file/0010/256168/ECONOMIC-ASSESSMENT-OF-TRANSPORT-INFRASTRUCTURE-AND-POLICIES.pdf

WHO (2015). *Health-enhancing physical activity (HEPA) policy audit tool (PAT) Version 2*. Kopenhagen: WHO Regional Office for Europe. https://www.euro.who.int/__data/assets/pdf_file/0010/286795/Health-enhancing_physical_activityHEPApolicy_audit_toolPATVersion_2.pdf

WHO (2016a). *WHO Action plan for the prevention and control of noncommunicable diseases in the WHO European Region 2016–2025*. Kopenhagen: WHO Regional Office for Europe. https://www.euro.who.int/__data/assets/pdf_file/0008/346328/NCD-ActionPlan-GB.pdf

WHO (2016b). *Physical activity strategy for the WHO European Region 2016–2025*. Kopenhagen: WHO Regional Office for Europe. https://www.euro.who.int/__data/assets/pdf_file/0014/311360/Physical-activity-strategy-2016-2025.pdf

WHO (2018). *Global Action Plan on Physical Activity 2018–2030: More active people for a healthier world*. Genf: WHO. https://apps.who.int/iris/bitstream/handle/10665/272722/ 9789241514187-eng.pdf

WHO (2020). *WHO Guidelines on Physical Activity and Sedentary Behaviour*. Genf: WHO. https://www.who.int/publications/i/item/9789240015128

WHO (2021). *Europäisches Arbeitsprogramm 2020–2025. Gemeinsam für mehr Gesundheit*. Kopenhagen: WHO Regional Office for Europe. https://apps.who.int/iris/bitstream/handle/10665/339485/WHO-EURO-2021-1919-41670-56995-ger.pdf?sequence=1&isAllowed=y

WHO (2022a). *The Global Health Observatory*. Genf: WHO. https://www.who.int/data/gho [abgerufen am 27. Januar 2022]

WHO (2022b). *WHO European Childhood Obesity Surveillance Initiative (COSI)*. Kopenhagen: WHO Regional Office for Europe. https://www.who.int/europe/initiatives/who-european-childhood-obesity-surveillance-initiative-(cosi) [abgerufen am 27. Januar 2022].

WHO (2022c). *Health Behaviour in School-Aged Children (HBSC) study*. Kopenhagen: WHO Regional Office for Europe. https://www.euro.who.int/en/health-topics/Life-stages/child-and-adolescent-health/health-behaviour-in-school-aged-children-hbsc/about-hbsc [abgerufen am 27. Januar 2022].

WHO (2022c). *European Health Information Gateway. Obesity, physical activity and nutrition.* https://gateway.euro. who.int/en/themes/obesity-physical-activity-and-nutrition/ [abgerufen am 27. Januar 2022].

WHO (2022d). *HEPA Europe members.* https:// www.euro.who.int/en/health-topics/disease-prevention/physical-activity/activities/hepa-europe/hepa-europe-mem bers,-steering-committee-and-working-groups/Member-institutions-and-cont act-person-per-country [abgerufen am 27. Januar 2022].

WHO (2022e). *Collaborating centres. Over 800 institutions in over 80 countries supporting who programmes.* https://www.who.int/about/collaboration/collabo rating-centres [abgerufen am 27. Januar 2022].

C2 Nationale Akteure für Bewegungsförderung in Deutschland

Peter Gelius & Hagen Wäsche

Politik, Sektoren, Netzwerk, Organisationen, Koordination

Einleitung

Die große Bedeutung von Bewegung für die Prävention und Behandlung nichtübertragbarer Krankheiten ist allgemein anerkannt (Rütten & Pfeifer, 2017; WHO, 2018; 2020). Dem steht jedoch nach wie vor ein zu niedriges Bewegungsniveau der Bevölkerung gegenüber (Burchartz et al., 2021; Finger, Mensink, Lange & Manz, 2017). In den letzten Jahren ist dementsprechend ein Zuwachs an Initiativen zur Bewegungsförderung auf nationaler Ebene zu verzeichnen (Whiting et al., 2021). Das Bundeskabinett hat 2021 erneut die Bedeutung der Bewegungsförderung unterstrichen und eine Weiterentwicklung des Nationalen Aktionsplans IN FORM beschlossen (Bundeskabinett, 2021). Um gezielte Maßnahmen erfolgreich und flächendeckend umzusetzen, ist es jedoch nötig, die relevanten Akteure, Berufsgruppen und Multiplikatoren zu identifizieren (Wäsche, Peters, Appelles & Woll, 2018). Ihre Kooperation ist für den gesamten Entwicklungs- und Umsetzungszyklus unerlässlich, von Agenda-Setting über Projektförderung, Projektentwicklung, Implementierung, Wissenstransfer und Skalierung bis hin zu Evaluation und Monitoring (vgl. WHO, 2018; Wolbring et al., 2021).

Dieses Kapitel gibt einen Überblick über zentrale Akteure der Bewegungsförderung in Deutschland. Es handelt sich hierbei um eine komplexe Akteurslandschaft, die sich horizontal über verschiedene Sektoren (vgl. Kap. C3) und vertikal über mehrere Ebenen (national, regional, lokal) erstreckt. Bewegungsförderung ist ein Querschnittsthema, das viele Akteure aus verschiedenen Bereichen betrifft. In Deutschland wird dieser Trend u. a. durch das Verhältniswahlrecht und die daraus im Regelfall resultierenden Koalitionsregierungen verstärkt, die zu einer Fragmentierung von Ministerialportfolios führen. Zusätzlich trägt das föderale System der Bundesrepublik dazu bei, dass die Zahl der zu beachtenden Akteure schnell schwer überschaubar wird – allein bei den potenziell relevanten Ministerien auf Bundes- und

Landesebene kommt man auch bei zurückhaltender Schätzung auf eine hohe zweistellige Zahl. Hinzu kommen weitere Besonderheiten, die es erschweren, die Kompetenzen und Beziehungen zwischen Akteuren, Sektoren und Ebenen zu überblicken: Dazu zählen u. a. die verfassungsmäßig festgelegte Bedeutung der Länder für Bildung und Kultur, die nicht immer klare Zuständigkeit auf Bundesebene für das zwischen Sport und Gesundheit angesiedelte Thema Bewegungsförderung sowie die historisch gewachsene starke Rolle des organisierten Sports in Deutschland. Die folgende Übersicht erhebt daher keinen Anspruch auf Vollständigkeit, bietet aber einen Überblick sowie Anmerkungen zu besonders hervorzuhebenden Akteuren.

1 Aktuelle Datenlage

In den vergangenen Jahren gab es verschiedene Initiativen, um die relevanten Akteure der Bewegungsförderung in Deutschland zu identifizieren. Die hier gebotene Übersicht baut auf diesen aktuell verfügbaren Datenquellen auf. So erstellte das SAMBA-Projekt (Wäsche et al., 2018; Peters, Wäsche & Huber, 2018) auf Basis von Expert*inneninterviews, einer Fragebogenstudie und einer Netzwerkanalyse ein Inventar zentraler Akteure auf nationaler, regionaler und lokaler Ebene. Weitere Daten liefern das Politik-Monitoring des EU/WHO Physical Activity Focal Point Network, in dessen Rahmen das Bundesgesundheitsministerium (BMG) regelmäßig die aus seiner Sicht zentralen Akteure berichtet (Whiting et al., 2021). Ähnliche Daten wurden für die nationale und teilweise auch Länderebene im Rahmen des PEN-Projekts gesammelt (Gelius et al., 2021; Messing, Forberger, Woods, Abu-Omar & Gelius, 2021). Hinzu kommen Erhebungen für einzelne Bevölkerungsgruppen (z. B. Kinder und Jugendliche) oder einzelne Ebenen (z. B. Kommunen) im Rahmen bereits abgeschlossener (PACTE Project, 2019) oder laufender Untersuchungen (z. B. Logopas-Projekt).

2 Zentrale Akteure

Die zentralen Akteure der Bewegungsförderung werden nachfolgend auf Basis oben genannter Quellen anhand dreier Unterscheidungsmerkmale dargestellt (vgl. Tab. 1): politische Ebene (Bund, Länder und Kommunen), Sektor (Gesundheit, Sport und Sonstige) und Organisationsform (Regierungsbehörden, Nichtregierungs-Akteure und formalisierte Netzwerke).

Tab. 1: Zentrale Akteure der Bewegungsförderung in Deutschland (auf Basis von Wäsche et al., 2018, Messing et al., 2021). Anmerkung: Die Abkürzungen werden im Text erläutert

	Gesundheit	Sport	Sonstige
Bund	*Regierung:* BMG, BZgA, RKI, Gesundheitsausschuss des Bundestags, IN FORM-Geschäftsstelle *Nichtregierungs-Akteure:* GKV-Spitzenverband, Fachgesellschaften (DGPH, DGSMP, DGSP, DNVF), Berufsverbände (BÄK, BVPG), BAG Selbsthilfe *Netzwerke:* Nat. Präventionskonferenz, AG Bewegungsförderung, PEB	*Regierung:* BMI (Spitzensport), BISp, Sportausschuss des Bundestages *Nichtregierungs-Akteure:* DOSB und Mitgliedsverbände (z. B. DTB, DBS, DAV, DWV), Fachgesellschaften (dvs), Berufsverbände (DVGS), Wirtschaftsverbände (BSI, DSSV, IAKS) *Netzwerke:* –	*Regierung:* BMV, BMFSFJ, BMU, BMBF und ihre nachgeordneten Behörden *Nichtregierungs-Akteure:* ADFC, BAGSO, BBGM, DSLV *Netzwerke:* Netzwerk Gesund ins Leben
Länder	*Regierung:* Ministerien für Gesundheit, Landeszentren/-ämter für Gesundheit *Nichtregierungs-Akteure:* Landesvereinigungen für Gesundheit, LÄK *Netzwerke:* GMK, Landesgesundheitskonferenzen	*Regierung:* Ministerien für Inneres/Familie/Kultus *Nichtregierungs-Akteure:* Landessportbünde/-verbände *Netzwerke:* SMK	*Regierung:* Sportämter *Nichtregierungs-Akteure:* Sportvereine, Fitnessstudios, kommunale Sportbünde *Netzwerke:* ADS
Kommunen	*Regierung:* Gesundheitsämter *Nichtregierungs-Akteure:* Gesundheitsfachberufe *Netzwerke:* Bündnisse für Gesunde Städte, Gesundheitsregionen, kommunale Gesundheitskonferenzen, Gesunde-Städte-Netzwerk	*Regierung:* Sportämter *Nichtregierungs-Akteure:* Sportvereine, Fitnessstudios, kommunale Sportbünde *Netzwerke:* ADS	*Regierung:* Ämter für Stadtplanung, Verkehr etc. *Nichtregierungs-Akteure:* VHS, soziale Einrichtungen, Kirchen, Schulen, Arbeitgeber, DIFU *Netzwerke:* Dt. Städtetag, Dt. Landkreistag, Dt. Städte- und Gemeindebund

2.1 Bundesebene

Für die Bundesebene sind die wichtigsten Akteure im Gesundheits- und Sportsektor zu verorten. Die zentrale Koordinationsrolle kommt dabei dem Bundesgesundheitsministerium (BMG), insbesondere dem Referat 323 (Herz-Kreislauf-Erkrankungen, Diabetes, nichtübertragbare Krankheiten) zu, das u. a. für die bewegungsbezogenen Aspekte des Nationalen Aktionsplans IN FORM zuständig ist und dessen Arbeitsgruppe „Bewegungsförderung im Alltag" koordiniert (siehe unten). Zudem vertritt das Ministerium die Bundesregierung auf internationaler Ebene gegenüber der WHO und dem EU Physical Activity Focal Point-Netzwerk. Zwei nachgeordnete Behörden des Ministeriums sind ebenfalls von großer Bedeutung: Das Robert-Koch-Institut (RKI) koordiniert die Sammlung wichtiger Prävalenzdaten zu Bewegung und nichtübertragbaren Krankheiten (vgl. z. B. die GEDA- oder KIGGs-Studien z. B. Krug et al., 2018, Richter et al., 2021), während die Bundeszentrale für gesundheitliche Aufklärung (BZgA) die Implementierung von Maßnahmen zur Bewegungsförderung unterstützt (z. B. über Projektförderung) oder selbst durchführt (z. B. die Disseminierung der Nationalen Empfehlungen für Bewegung und Bewegungsförderung, vgl. Rütten & Pfeifer, 2017). Gemeinsam mit den entsprechenden Gremien des Deutschen Bundestages (v. a. dem Gesundheitsausschuss) war das Ministerium federführend bei der Entwicklung zentraler Politiken zur Bewegungsförderung, u. a. des Nationalen Aktionsplans IN FORM von 2008, dessen Umsetzung von einer eigenen Geschäftsstelle koordiniert wird. Eine weitere Initiative ist das Präventionsgesetz von 2015, das etwa zur Einrichtung der Nationalen Präventionskonferenz führte. Ihre Träger sind die Spitzenorganisationen der gesetzlichen Kranken-, Unfall- und Rentenversicherung sowie der sozialen Pflegeversicherung. Das Gesetz verpflichtet die gesetzlichen Krankenkassen (organisiert im GKV-Spitzenverband), höhere Mittel für die Gesundheits- und damit auch Bewegungsförderung einzusetzen. Sie spielen daher eine wichtige Rolle bei der Projektfinanzierung. Ähnliches gilt für die gesetzlichen Rentenversicherungsträger.

Im Gesundheitssektor beschäftigen sich auch Nichtregierungsorganisationen (NROs) mit dem Thema Bewegung, z. B. Patientenvereinigungen (wie die Bundesarbeitsgemeinschaft (BAG) Selbsthilfe), auch wenn dieses nicht im Zentrum ihrer Arbeit steht. Hingegen spielt das laut seinem Portfolio für Sport zuständige Bundesinnenministerium (BMI) nur eine untergeordnete Rolle – es beschränkt sich weitgehend auf die Förderung des Spitzensports. Dies liegt an der föderalen Struktur der Bundesrepublik, in der die Zuständigkeit für den Breitensport als Teilaspekt der Kultur bei den Bundesländern liegt. Entsprechend liegt auch der Fokus des Sportausschusses des Deutschen Bundestages stärker auf dem Spitzensport als auf der Bewegungsförderung. Gleiches gilt für das Bundesinstitut für Sportwissenschaft (BISp) als nachgeordnete Behörde des BMI – allerdings führt das Institut auch für den Breitensport relevante Studien durch. Der Sportsektor ist auf Bundesebene jedoch prominent durch eine Nichtregierungsorganisation vertreten: den Deutschen Olympischen Sportbund (DOSB), für dessen Agenda der Bereich „Gesundheit und Sport" in den letzten Jahrzehnten zunehmend wichtiger geworden ist. Neben eigenen Initiativen (z. B. MOVE-Kampagne, Qualitätssiegel „Sport pro Gesundheit") ist der DOSB auch ein wichtiger Ansprechpartner der Bundesregierung bei der Politikentwicklung. Einige seiner Mitgliedsverbände haben eigene Programme zur Bewegungsförderung, u. a. der Deutsche Turnerbund (DTB), der Deutsche Behindertensportverband (DBS), der Deutsche Alpenverein (DAV) und der Deutsche Wanderverband (DWV). Anders als bei anderen gesundheitsrelevanten Themen (z. B. Tabak, Alkohol, Ernährung) ist die Privatwirtschaft in der Bewegungsförderung kein zentraler Akteur – und v. a. kein „Gegenspieler" mit Interessen, die der Gesundheitsförderung entgegenlaufen. Dennoch sind einige Wirtschaftsverbände an den Themen Sport und Bewegung interessiert, deren Mitglieder (z. B. Fitnessstudios) oft auf kommunaler Ebene eine wichtige Rolle als Multiplikatoren der Bewegungsförderung spielen. Dies sind etwa der Bundesverband der Deutschen Sportartikelindustrie (BSI), der Arbeitgeberverband deutscher Fitness- und Gesundheits-Anlagen (DSSV) oder die Internationale Vereinigung Sport- und Freizeiteinrichtungen (IAKS).

Weitere theoretisch bedeutsame Sektoren und die zuständigen Bundesministerien (Verkehr (BMV), Familie, Senioren, Frauen und Jugend (BMFSFJ), Umwelt (BMU)) treten in der Praxis weniger in Erscheinung. Punktuell kommen jedoch auch von ihnen wichtige Impulse, z. B. durch den vom BMV verantwortete Radwegeverkehrsplan und die Initiativen des BMFSFJ für die aktive Teilhabe älterer Menschen. Das Bundesministerium für Bildung und Forschung (BMBF) finanziert zudem Forschungsvorhaben mit Bewegungsbezug (z. B. über die Forschungsverbünde zur Primärprävention und Gesundheitsförderung). Erwähnenswert sind auch verschiedene NROs, z. B. der Allgemeine Deutsche Fahrrad-Club (ADFC) oder die Bundesarbeitsgemeinschaft der Seniorenorganisationen (BAGSO).

Mehrere Netzwerke befördern auf Bundesebene den Austausch zwischen den Akteuren, z. B. aus dem Umfeld des Nationalen Aktionsplans IN FORM die Arbeitsgruppe Bewegungsförderung im Alltag des BMG, in der Regierung, NROs und wissenschaftliche Einrichtungen vernetzt sind; die Plattform Ernährung und Bewegung

(PEB), die zusätzlich Akteure der Ernährungs- und teilweise auch Sportwirtschaft einbezieht; sowie das Netzwerk Gesund ins Leben, das Institutionen, Fachgesellschaften und Verbände vernetzt, die sich mit jungen Familien befassen.
Abschließend sind die verschiedenen Fachverbände auf Bundesebene zu nennen, über die eine Einbindung verschiedener Berufsgruppen erfolgt – u. a. die Bundesärztekammer (BÄK), der Deutsche Verband für Gesundheitssport und Sporttherapie (DVGS) für Bewegungsfachkräfte, die Bundesvereinigung Prävention und Gesundheitsförderung (BVPG) für die Gesundheitsfachberufe, der Deutsche Sportlehrerverband (DSLV) oder der Bundesverband Betriebliches Gesundheitsmanagement (BBGM). Ähnliches gilt für Verbände verschiedener wissenschaftlicher (Teil-)Disziplinen aus Sportwissenschaft (Deutsche Vereinigung für Sportwissenschaft (dvs), Deutsche Gesellschaft für Sportmedizin und Prävention (DGSP) sowie den Gesundheitswissenschaften (Deutsche Gesellschaft für Public Health (DGPH), Deutsche Gesellschaft für Sozialmedizin und Prävention (DGSMP), Deutsches Netzwerk für Versorgungsforschung (DNVF)).

2.2 Länderebene

Ein umfassender Überblick über die deutsche Bewegungsförderung muss die zahlreichen Akteure auf Länderebene berücksichtigen. In allen Bundesländern wird die Struktur aus zuständigen Ministerien und häufig auch nachgeordneten Behörden in den Bereichen Gesundheit, Sport, Bildung, Inneres, Soziales, Umwelt etc. repliziert. Auch hier spielt der Gesundheitssektor über die Landes- und Staatsministerien sowie über ihre nachgeordneten Behörden (z. B. LZG NRW, LGL Bayern) eine Führungsrolle. Öffentlich unterstützte NROs (z. B. die Landesvereinigungen für Gesundheit in mehreren Ländern) oder regelmäßige Landesgesundheitskonferenzen mit direkter Bürger*innenbeteiligung (z. B. in Baden-Württemberg) ergänzen diese Aktivitäten.
Die Förderung des (Breiten-)Sports ist qua Grundgesetz grundsätzlich Sache der Länder (Wissenschaftlicher Dienst des Bundestages, 2008). Neben den zuständigen Ministerien (je nach Bundesland z. B. Inneres, Familien oder Kultus) kommt auch hier dem organisierten Sport in Form der Landessportverbände eine wichtige Funktion zu. Eine besondere Rolle haben die Länder im Bildungsbereich, da sie sowohl für den Schulsport als auch für die Bewegungsförderung in Schulen (z. B. bewegte Pausen) zuständig sind. Die Bundesebene tritt in diesem Kontext praktisch nicht in Erscheinung. Dies führt zu regionalen Unterschieden, u. a. bei der

Unterrichtsform (koedukativ vs. getrennt nach Geschlechtern) und der Ausgestaltung der Lehrpläne.
Zur Koordination zwischen den Ländern sowie zwischen nationaler und regionaler Ebene sind Landesregierungen und Bundesregierung in verschiedenen Gremien vernetzt. Für die Bewegungsförderung sind v. a. die Gesundheitsministerkonferenz (GMK), die Sportministerkonferenz (SMK) sowie die Kultusministerkonferenz (KMK) zu beachten, die sich zu Querschnittsthemen auch miteinander austauschen (vgl. z. B. den gemeinsamen Beschluss von GMK und SMK zur Bewegungsförderung von 2015). In allen Ländern sind Akteure aus Zivilgesellschaft, Wirtschaft und Wissenschaft an der Bewegungsförderung beteiligt (z. B. regionale Krankenkassen und Landesärztekammern), die teilweise in eigenen Netzwerken organisiert sind (z. B. Landeszentrale für Gesundheit (LZG) Bayern). Regional bestehen potenziell große Differenzen, gerade angesichts der Größenunterschiede zwischen den Bundesländern, die jedoch noch nicht annähernd erschöpfend erforscht sind.

2.3 Kommunale Ebene

Die Kommunen implementieren Programme zur Bewegungsförderung und setzen nationale und regionale Politiken um. Sie stellen Lebensräume dar, welche das Bewegungs-, Sport- und Spielverhalten der Menschen beeinflussen. Besonders hervorzuheben sind hier die Gesundheits- und Sportämter: Sie fördern mit Projekten und Aktionen den nichtorganisierten Sport (z. B. Skatenights, Fahrradaktionstage, Sport im Park) und vernetzen Akteure in lokalen Aktionsbündnissen (z. B. Gesunde Städte, Gesundheitsregionen, kommunale Gesundheitskonferenzen). Die Sportämter übernehmen zudem wichtige Koordinationsfunktionen im Vereins-, Breiten- und Schulsport sowie bei Planung, Bau und Betrieb von Sportstätten. Den Kommunen obliegen zudem große Teile der räumlichen Planung in bewegungsbezogenen Bereichen, z. B. Rad- und Fußwege, Fußgängerzonen, urbane Freiräume, Parks und Freizeitanlagen sowie Spielplätze. Mittlerweile wurden an vielen Orten Sportentwicklungsplanungen durchgeführt (vgl. Rütten, Kähler & Nagel, 2014), die auf eine systematische Planung von Sport- und Bewegungsinfrastrukturen unter Einbeziehung aller relevanten Stakeholder abzielen (Wäsche, 2014). Auch die Kommunen sind untereinander vernetzt (Deutscher Städtetag, Deutscher Landkreistag, Deutscher Städte- und Gemeindebund). Kommunale Netzwerke mit Bewegungsbezug sind z. B. das Gesunde-Städte-Netzwerk mit deutschlandweit 90 Mitgliedskommunen sowie die Arbeitsgemeinschaft Deutscher Sportämter (ADS) und entsprechende Netzwerke auf Länderebene.

Die Kommunen finanzieren zudem gemeinsam mit dem Bund und dem Land Berlin das Deutsche Institut für Urbanistik (DIFU), das sich u. a. mit der bewegungsbezogenen Verkehrspolitik und Stadtplanung beschäftigt.
Eine große Zahl von NROs aus verschiedenen Sektoren unterstützt die Umsetzung von Bewegungsförderung vor Ort, v. a. die Sportvereine (organisiert in kommunalen Sportbünden), aber auch die Volkshochschulen (VHS) mit vermehrten Angeboten wie Yoga und Qi-Gong. Viele Menschen sind zudem in kommerziell betriebenen Fitnessstudios, Kampfsport- und Tanzschulen oder Yoga-Studios aktiv. Auch soziale Einrichtungen und Kirchen organisieren verstärkt Bewegungskurse oder niederschwellige Aktivitäten. Vor allem größere Arbeitgeber machen ihren Beschäftigten vermehrt Bewegungsangebote, um so die Zufriedenheit und Produktivität ihrer Belegschaft zu erhalten. Für die Menschen vor Ort sind Vertreter*innen der Gesundheitsfachberufe (Ärzt*innen, Physiotherapeut*innen) wichtige Kontaktpersonen, die sie zu mehr Bewegung motivieren und Hilfestellung bei der Identifikation geeigneter Bewegungsangebote von Vereinen, Kommunen und anderen Akteuren leisten.

3 Weitere Aspekte und Forschungsdesiderata

In der Gesamtschau ergibt sich für Deutschland aktuell das Bild einer sehr aktiven Akteurslandschaft mit zahlreichen Initiativen, Projekten und Netzwerken auf verschiedenen Verwaltungsebenen, die aber auch durch ein breites Spektrum von Interessen, eine große Anzahl an Einzelaktivitäten sowie mangelnde Gesamtkoordination geprägt ist und daher bisweilen den Eindruck eines Flickenteppichs erweckt. Aus einer Netzwerkperspektive handelt es sich um ein sehr großes und gleichzeitig fragmentiertes Netzwerk, bestehend aus vielen weiteren, kleinen Netzwerken (vgl. Wäsche et al., 2017; 2018). Dieses „Netzwerk aus Netzwerken“ ist charakerisiert durch sehr heterogene Akteure mit unterschiedlichen Interessen und ein geringes Maß an Koordination. Um jedoch Bewegung effektiv zu fördern, bedarf es der gezielten und gesteuerten Kooperation aller Stakeholder auf allen Ebenen, wie die WHO (2018) in ihrem Global Action Plan on Physical Activity betont. Eine weitergehende Betrachtung sollte neben weiteren Akteuren auch deren komplexes Rollen- und Beziehungsgeflecht berücksichtigen. Einige der eingangs erwähnten Studien bieten bereits tiefergehende Analysen der Akteure in „Schlüsselpositionen“ der deutschen Bewegungsförderung (Wäsche et al., 2018; Messing et al., 2021), ihrer Charakeristika und Vernetzung (Peters et. al., 2018; Wäsche et al., 2018) oder der Besonderheiten des deutschen Systems aus international vergleichender Sicht

(Gelius et al., 2021). In der Praxis erscheint eine gemeinsame Vision nötig, die den Nutzen aufeinander abgestimmter Anstrengungen betont (Wäsche & Gerke, 2019). Trotz verschiedener Netzwerke und Initiativen auf Bundesebene (z. B. die AG Bewegungsförderung im Alltag) ist jedoch noch kein ausreichend koordinierter Ansatz erkennbar. Ein übergreifendes nationales Netzwerk mit eindeutig zugeordneter ministerieller Koordination oder eigener Koordinierungsinstanz würde eine gezielte Steuerung ermöglichen und neben Synergien auch die notwendige Relevanz auf der politischen Agenda erzeugen (Wäsche et al., 2018; Wolbring et al., 2021).

Neben Entwicklungspotenzial auf der Umsetzungsebene weisen die bestehenden Untersuchungen auch auf wichtige Forschungsdesiderata hin. Hierzu zählt aus unserer Sicht eine noch umfassendere systematische und regelmäßige Erfassung der Akteurslandschaft, optimalerweise im Rahmen eines deutschlandweiten Monitorings zur Bewegungsförderungspolitik. In diesem Zusammenhang muss vor allem die Analyse der Länder- und kommunalen Ebene gestärkt werden. Hier fehlen wirklich systematische Überblicke, obwohl entsprechende Erhebungsinstrumente existieren, z. B. das HEPA-PAT (Bull, Milton & Kahlmeier, 2015) für die nationale, das L-PAT (Takeda, Oida, Inoue, Miyachi & Bull, 2019) für die regionale und das CAPLA-SANTÉ (Racine et al., 2018) für die lokale Ebene. Nur unter Berücksichtigung aller Ebenen kann ein vollständiges Bild der Lage entstehen, das auch entsprechende Lücken der Bewegungsförderung aufzeigt.

Dies ist wichtig für die weitere Politikentwicklung, die Optimierung der Programmförderung, die Skalierung erfolgreicher Projekte und den Vergleich der deutschen Politik mit europäischen und globalen Vorreitern der Bewegungsförderung.

Fazit

Die hohe Bedeutung der Bewegungsförderung spiegelt sich in Deutschland in einer sehr vielfältigen Akteurslandschaft wider, die eine Vielzahl an Initiativen, Projekten und Vernetzungen umfasst. Die Akteure sind gekennzeichnet durch unterschiedliche Organisationsformen und Zielsetzungen sowie eine sehr heterogene Positionierung in politischen Sektoren und Ebenen. Die sich so ergebende komplexe Struktur verweist einerseits auf die Vielfalt der Aufgabenstellungen und den Bedarf unterschiedlicher Zugänge, andererseits aber auch auf ein informell entstandenes Feld, das als intersektorales Aufgabengebiet oftmals keiner übergreifenden, systematischen Steuerung unterliegt. Erste Forschungsarbeiten zu den verschiedenen Akteuren und ihren Rollen stellen die Basis für eine theoretische Systematisierung der Akteurslandschaft im Sinne einer nationalen Bewegungsförderung dar, die im Optimalfall auch zu einer besseren Integration und Koordinierung in der Praxis führen könnte.

Literatur

Bull, F.C., Milton, K. & Kahlmeier, S. (2015). *Health- enhancing physical activity (HEPA) policy audit tool (PAT). Version 2.* Kopenhagen: WHO. https://www.euro.who.int/__data/assets/pdf_file/0010/286795/Health-enhancing_physical_activityHEPApolicy_audit_toolPATVersion_2.pdf

Bundeskabinett (2021). *Aktionsplan Weiterentwicklung IN FORM – BMEL, BMG.* https://www.bmel.de/SharedDocs/Downloads/DE/_Ernaehrung/GesundeErnaehrung/weiterentwicklung-inform.pdf?__blob=publicationFile&v=3

Burchartz, A., Oriwol, D., Kolb, S., Schmidt, S. C. E., Wunsch, K., Manz, K., Niessner, C. & Woll, A. (2021). Comparison of self-reported & device- based, measured physical activity among children in Germany. *BMC Public Health, 21*(1), 1081. http://doi.org/10.1186/s12889-021-11114-y

Finger, J. D., Mensink, G. B. M., Lange, C. & Manz, K. (2017). Gesundheitsfördernde körperliche Aktivität in der Freizeit bei Erwachsenen in Deutschland. *Journal of Health Monitoring, 2*(1), 83–90. https://doi.org/10.17886/RKI-GBE-2017-027

Gelius, P., Messing, S., Forberger, S., Lakerveld, J., Mansergh, F., Wendel-Vos, W., et al. (2021). The added value of using the HEPA PAT for physical activity policy monitoring: A four-country comparison. *Health Res Policy Syst, 19,* 22. https://doi.org/10.1186/s12961-021-00681-6

Gesundheitsministerkonferenz (2015). *88. Konferenz der Ministerinnen und Minister, Senatorinnen und Senatoren für Gesundheit der Länder am 24. und 25. Juni 2015 in Bad Dürkheim.* Ergebnisniederschrift.

Krug, S., Finger, J. D., Lange, C., Richter, A. & Mensink, G. (2018). Sport-und Ernährungsverhalten bei Kindern und Jugendlichen in Deutschland – Querschnittergebnisse aus KiGGS Welle 2 und Trends. *Journal of Health Monitoring 3*(2), 3–22.

Messing, S., Forberger, S., Woods, C., Abu-Omar, K. & Gelius, P. (2021). *Politik zur Bewegungsförderung in Deutschland. Eine Analyse anhand eines Policy-Audit-Tools der Weltgesundheitsorganisation.* Bundesgesundheitsblatt. https://doi.org/10.1007/s00103-021-03403-z

PACTE Project (2019). *Physical Activity Policies at Municipal Level in Europe. Analysis of the Passport Survey.* http://www.pacteproject.com/wp-content/uploads/2019/03/etude_pacte.pdf

Peters, S., Wäsche, H. & Huber, G. (2018). Akteure der Bewegungsförderung in Deutschland: eine Fragebogenstudie. *Bewegungstherapie und Gesundheitssport 34,* 274–282.

Racine, A. N., Van Hoye, A., Baron, A., Lecomte, F., Honta, M. & Vuillemin, A. (2018). Development of a local HEPA policy analysis tool (CAPLA-Santé) in France. *Eur J Public Health 22*(4), 540–548. https://doi.org/10.1177/1524839920916462

Richter, A., Schienkiwitz, A., Starker, A., Krug, S., Domanska, O., Kuhnert, R. & Mensink, G. (2021). Gesundheitsfördernde Verhaltensweisen bei Erwachsenen in Deutschland–Ergebnisse der Studie GEDA 2019/2020-EHIS. *Journal of Health Monitoring 2021 6*(3), 28–48.

Rütten, A., Kähler, R. & Nagel, S. (Hrsg.). (2014). *Handbuch Sportentwicklungsplanung*. Schorndorf: Hofmann.

Rütten, A. & Pfeifer, K. (2017). Nationale Empfehlungen für Bewegung und Bewegungsförderung. In BZgA (Hrsg.). *Forschung und Praxis der Gesundheitsförderung, Sonderheft 03.* https://service.bzga.de/pdf.php?id=136839b90f0197896479a5f650dc5daf

Takeda, N., Oida, Y., Inoue, S., Miyachi, M. & Bull, F. C. (2019). Assessing the development and implementation of physical activity action plans at the prefectural level in Japan: A quantitative study. *Exerc Epidemiol Res 21*(2), 113–135.

Wäsche, H. (2014). Netzwerktheorie und Sportentwicklungsplanung. In A. Rütten, R. Kähler & S. Nagel (Hrsg.). *Handbuch Sportentwicklungsplanung* (S. 73–83). Schorndorf: Hofmann.

Wäsche, H., Dickson, G., Woll, A. & Brandes, U. (2017). Social Network Analysis in Sport Research: An Emerging Paradigm. *European Journal for Sport and Society 14,* (2), 138–165. https://doi.org/10.1080/16138171.2017.1318198

Wäsche, H., Peters, S., Appelles, L. & Woll, A. (2018). Bewegungsförderung in Deutschland: Akteure, Strukturen und Netzwerkentwicklung. *Bewegungstherapie und Gesundheitssport 34,* 257–273.

Wäsche, H. & Gerke, A. (2019). Interorganisational Network Governance in Sport. In M. Winand & C. Anagnostopoulos (Hrsg.). *Research Handbook on Sports Governance* (S. 202–215). Cheltenham: Edward Elgar Publishing.

Whiting, S., Mendes, R., Tribuzi Morais, S., Gelius, P., Abu-Omar, K., Nash, L., Rakovac, I., Breda, J. (2021). Promoting health-enhancing physical activity in Europe: Surveillance, policy development and implementation 2015–2018. *Health Policy 125,* 1023–1030, https://doi.org/10.1016/j.healthpol.2021.05.011

Wissenschaftlicher Dienst des Bundestages (2008). *Fördermaßnahmen des Bundes im Bereich des Sports und der Kultur.* WD 10-3000-047/08. https://www.bundestag.de/resource/blob/413502/4d4f0238944a38ffb9aa1817a14eabf9/WD-10-048-08-pdf-data.pdf

World Health Organization (2018). *More active people for a healthier world. Global Action Plan on Physical Activity 2018–2030.* Genf: WHO. https://apps.who.int/iris/bitstream/handle/10665/272722/9789241514187-eng.pdf

WHO (2020). *WHO Guidelines on Physical Activity and Sedentary Behaviour*. Genf: WHO. https://www.who.int/publications/i/item/9789240015128

Wolbring, L., Reimers, A. K., Niessner, C., Demetriou, Y., Schmidt, S. C. E., Woll, A.,Wäsche, H. (2021). How to disseminate national recommendations for physical activity: A qualitative analysis of critical change agents in Germany. *Health research policy and systems, 19*(1), 1–16. https://doi.org/10.1186/s12961-021-00729-7

C3 Sektoren für bewegungsbezogene Gesundheitsförderung

Sylvia Titze, Bernhard Novak & Karim Abu-Omar

Sektoren, Lebenswelten, Intersektorale Bewegungsförderung, horizontale und vertikale Zusammenarbeit, Politikfelder

Einleitung

Das lateinische Zeitwort „secare“ bedeutet schneiden. Ein Sektor ist daher ein Bereich beziehungsweise ein Ausschnitt von einem Ganzen. In diesem Kapitel geht es um die Sektoren der Politik, mit Fokus auf jene Politikfelder, die einen Einfluss auf das Bewegungsverhalten der Bevölkerung haben. In den folgenden Abschnitten werden Antworten auf folgende Fragen gesucht: Welche Sektoren wurden in der internationalen Literatur identifiziert, mit denen ein Beitrag zur bewegungsbezogenen Gesundheitsförderung geleistet werden kann? Wie sehen typische Interventionen der sektoralen Bewegungsförderung aus? Wie lassen sich die Stärken und Schwächen der verschiedenen Sektoren charakterisieren? Welche Sektoren sind üblicherweise beteiligt, wenn Bewegungsförderungsprojekte implementiert werden, und welche Voraussetzungen sind für die intersektorale bewegungsbezogene Gesundheitsförderung hilfreich?

1 Relevante Sektoren für die bewegungsbezogene Gesundheitsförderung – internationale Literatur

Unter Verwendung internationaler Dokumente und wissenschaftlicher Artikel werden jene Sektoren identifiziert, welche einen Beitrag zur bewegungsbezogenen Gesundheitsförderung leisten können.
Im Jahr 2008 wurde das Dokument Physical Activity Guidelines. Recommended Policy Actions in Support of Health-Enhancing Physical Activity (Europäische Union, 2008) veröffentlicht und in vielen Staaten als Vorlage für die Entwicklung von Nationalen Aktionsplänen für Bewegung verwendet. Bevor in diesem Dokument die Sektoren genannt werden, heißt es: „Many public authorities with significant

budgets are involved in promoting physical activity. It is only possible to reach the set targets through inter-ministerial, inter-agency and inter-professional collaboration, including at all levels of government (national, regional, local), and in collaboration with the private and voluntary sectors" (S. 9). Diese Aussage und gleichzeitig auch Aufforderung ist Bestandteil vieler nachfolgender Publikationen. Gemäß dem Dokument eignen sich besonders die Sektoren Sport, Gesundheit, Bildung, Verkehr/Umwelt/Raumordnung/Sicherheit, Arbeitswelt und Dienste für ältere Menschen für die bewegungsbezogene Gesundheitsförderung.

Ein Meilenstein in der Geschichte der bewegungsbezogenen Gesundheitsförderung ist der Global Action Plan on Physical Activity 2018–2030 (WHO, 2018a) mit der Kernaussage: „Increasing physical activity requires a systems-based approach – there is no single policy solution" (S. 8). Im Global Action Plan on Physical Activity (GAPPA) werden vier ineinandergreifende Ziele (active environments, active societies, active systems, active people) aufgezeigt und 20 Umsetzungsstrategien vorgestellt. Als relevante Sektoren zur Erreichung der Ziele werden Verkehr, Sicherheit, Raumplanung, Forschung, Bildung, Gesundheit und Finanzen genannt.

Im Anhang des Global Action Plan werden die Synergieeffekte zwischen Bewegungsförderung und der zukunftsweisenden Agenda Nachhaltige Entwicklungsziele (Sustainable Development Goals, SDGs) der Vereinten Nationen aufgezeigt (United Nations, 2015). Salvo et al. (2021) stellten fest, dass die Bewegungsförderung einen Beitrag zur Erreichung von 15 der 17 SDGs leisten kann. Dies ist ein Beispiel dafür, wie facettenreich intersektorale bewegungsbezogene Gesundheitsförderung sein kann.

In einer relativ neuen Publikation wurde zusammengefasst, welche Sektoren weltweit sich konkret an der Entwicklung nationaler Bewegungsförderungsstrategien beteiligten. Die Sektoren-Datenerhebung fand parallel zur Datensammlung für die Erstellung der sogenannten Physical Activity Country Cards statt, durchgeführt vom Global Observatory for Physical Activity (2022). Die offiziellen nationalen Kontaktpersonen für die Physical Activity Country Cards erhielten einen umfangreichen Fragebogen. Von 173 Ländern beteiligten sich die Vertreter*innen aus 76 Ländern (44 %) an der Erhebung. Die Ergebnisse wurden von Klepac Pogrmilovic et al. (2020) veröffentlicht. Gemäß Befragungsergebnis waren die am häufigsten an der jeweiligen nationalen Bewegungsförderung beteiligten Sektoren Sport (99 %), Gesundheit (97 %), Bildung (94 %), Freizeit (85 %) und Forschung (68 %). Gefolgt von den Sektoren Verkehr (60 %), Stadt-/Raumplanung (60 %), Tourismus (46 %), Kultur (44 %), Umwelt (43 %), Arbeitswelt (39 %) und Finanzen (28 %).

Die möglichen inhaltlichen Beiträge zur Bewegungsförderung, die von Vertreter*innen einzelner Sektoren geleistet werden können, sowie die für die Umsetzung der Bewegungsförderung geeigneten Lebenswelten (Settings) wurden 2011 und, in einer überarbeiteten Fassung, 2021 (Milton et al., 2021) im Dokument Eight Investments that Work for Physical Activity vorgestellt. Es werden die Sektoren Verkehr, Stadt-/Raumplanung, Gesundheit, Bildung, Sport und Arbeitswelt sowie die Lebenswelten Schule, Arbeitsplatz und Gemeinde genannt. Was die Umsetzung anbelangt, heißt es: „While ISPAH's[12] eight investments that work for physical activity are supported by evidence of effectiveness and have broad applicability, the feasibility of implementation will likely be context specific“ (S. 628). Diese Aussage ist für die Verantwortlichen in den einzelnen Sektoren ein wichtiger Hinweis zu prüfen, ob für die geplanten Maßnahmen begünstigende Faktoren (siehe letzten Abschnitt dieses Kapitels) vorliegen.

Anhand der vorgestellten Dokumente und Artikel zeigt sich, dass bewegungsbezogene Gesundheitsförderung in nahezu allen Politikfeldern stattfinden kann. Um einen gewissen Verpflichtungsgrad einzuführen, werden häufig spezifische und klar messbare Ziele formuliert wie beispielsweise „A 15 % relative reduction in the global prevalence of physical inactivity in adults and in adolescents by 2030“ (WHO, 2018a, S. 8). Jedoch wurde in keinem in diesem Beitrag zitierten Dokument bei (Nicht-)Erreichung des Ziels eine negative beziehungsweise positive Konsequenz in Aussicht gestellt.

In allen Dokumenten wird zur Steigerung der Wirksamkeit der bewegungsbezogenen Gesundheitsförderung auf die Notwendigkeit intersektoraler Zusammenarbeit hingewiesen. Die Steigerung der Wirksamkeit wird u. a. durch eine Vereinfachung der Zielgruppenerreichung und die Nutzung vorhandener Infrastrukturen in den kooperierenden Sektoren erreicht.

In der Regel übernehmen in der Anfangsphase der intersektoralen Zusammenarbeit alle kooperierenden Sektoren direkt oder indirekt Kosten, womit die Ausgaben aufgeteilt werden. Zur Aufrechterhaltung der erfolgreichen intersektoralen Zusammenarbeit ist eine adäquate Budgetierung zu planen und sicherzustellen.

Schließlich wird in den neueren Dokumenten die Verschränkung zwischen Sektor und Setting deutlich. Das bedeutet, dass bei intersektoraler Zusammenarbeit zu überlegen ist, über welche Lebenswelten die Bevölkerung optimal erreicht wird.

[12] ISPAH = International Society for Physical Activity and Health

2 Entwicklungslinien der Bewegungsförderung in unterschiedlichen Sektoren

Aufgrund der dargestellten Anstrengungen, gesundheitsbezogene Bewegungsförderung über sektorale Grenzen hinweg zu erreichen, stellen sich einige wichtige Fragen, die in diesem Abschnitt beantwortet werden: Wie ist es dazu gekommen, dass die Bewegungsförderung in immer mehr Sektoren eine Rolle spielt? Wie sehen die Interventionen aus, die in den verschiedenen Sektoren zur Bewegungsförderung durchgeführt werden? Mit welchen Stärken und Schwächen sind die Sektoren in Bezug auf die Bewegungsförderung üblicherweise behaftet?
Unter dem Begriff Bewegungsförderung werden in diesem Kontext alle Personen, Organisationen, Einrichtungen, Regelungen und Prozesse vereint, die an der Erhöhung des Bewegungsniveaus auf Bevölkerungsebene beteiligt sind.

2.1 Vom Kraft-Ausdauer Training zum „Whole System Approach“ in der Bewegungsförderung

Der Anspruch der Bewegungsförderung, als Teil der Public Health über den Sport hinaus in die Sektoren Verkehr, Stadt-/Raumplanung, Gesundheit, und Bildung zu wirken (Milton al., 2021), ist eng mit der Entwicklung der Bewegungsempfehlungen verknüpft.
In den 1970er-Jahren ging es in den Bewegungsempfehlungen um die Verbesserung des Fitnessniveaus der Menschen (American College of Sports Medicine [ACSM], 1975; 1978) basierend auf dem Verständnis, dass nur Sport und Training einen gesundheitlichen Nutzen haben. Aufgrund der sich entwickelnden wissenschaftlichen Erkenntnislage ab den 1990er-Jahren vollzog sich jedoch ein bedeutender Paradigmenwechsel.
In der Publikation von Pate et al. (1995) wurde das Konzept der gesundheitsförderlichen körperlichen Aktivität (health-enhancing physical activity) als Grundstein der Bewegungsförderung eingeführt. Mit diesem neuen Paradigma wurde festgelegt, dass Bewegung in jedem Kontext (also auch während der Arbeit, zu Hause oder zum Transport) einen gesundheitlichen Nutzen verspricht. Hiermit wurden dem Sektor Sport weitere Sektoren, in denen Bewegungsförderung geleistet werden kann, zur Seite gestellt (Arbeitswelt, Verkehr und öffentliche Räume), womit für die Bewegungsförderung eine völlig neue Ausgangslage geschaffen wurde. Aufgrund der 1995 veröffentlichten Bewegungsempfehlungen, die sich bis heute nicht grundle-

gend verändert haben, ist Bewegungsförderung nicht mehr alleinige Aufgabe des Sektors Sport. Stattdessen werden Forderungen nach Intersektoralität bzw. nach einem Whole-System-Approach (WHO, 2018a) gestellt (für eine breitere Darstellung der Evolution der Bewegungsförderung vgl. auch Abu-Omar et al., 2020a). Eine weitere Entwicklungslinie hat dieses Streben hin zur Intersektoralität in der Bewegungsförderung noch verstärkt: Die Veröffentlichung von Bewegungsempfehlungen für immer mehr Zielgruppen. Galten die frühen ACSM-Empfehlungen der 1970er-Jahre noch alleinig für die Zielgruppe der gesunden Erwachsenen, sind in den Folgedekaden Empfehlungen für ältere Menschen (Nelson et al., 2007), Kinder, Jugendliche, Menschen mit chronischen Erkrankungen (Rütten & Pfeifer, 2016) und Frauen während und nach der Schwangerschaft (Mottola et al., 2018) entwickelt worden. So veröffentlichte die WHO (2020) insgesamt für sechs unterschiedliche Zielgruppen Bewegungsempfehlungen. Allerdings haben sich mit diesen neuen Zielgruppen auch Fragen nach deren Erreichbarkeit für die Botschaften der Bewegungsförderung gestellt, gerade auch weil Studien gezeigt haben, dass durch die Veröffentlichung von Bewegungsempfehlungen alleine nur ein eher geringer Public-Health-Nutzen zu erwarten ist (LeBlanc et al., 2015).

2.2 Die Beziehung von Lebenswelten zu Sektoren

Sind über die Entwicklung von Bewegungsempfehlungen also neue Zielgruppen für die Bewegungsförderung erschlossen worden, wurde die Frage nach deren Erreichbarkeit über das Konzept der Lebenswelt bzw. des Settings beantwortet. Mit diesem Vorgehen griff die Bewegungsförderung auf die durch die Ottawa-Charta (WHO, 1986) angestoßenen Entwicklungen in der Gesundheitsförderung zurück. In diesem bedeutenden Dokument wurde der Handlungsrahmen von Public Health von den vorher sich zumeist an den Grundsätzen der Gesundheitserziehung orientierenden Strategien hin zur Schaffung gesundheitsförderlicher Lebenswelten verschoben. Einhergehend mit dem Ziel der Befähigung (Empowerment) zu einem höheren Maß an Selbstbestimmung über die eigene Gesundheit wurde das Aufsuchen der verschiedenen Zielgruppen in den Lebenswelten, in denen sie sich befinden, als erfolgsversprechende Strategie der Gesundheitsförderung festgelegt. Die Bewegungsförderung – wie wir sie heute kennen – ist also zum einen aufgrund des Wissens über die gesundheitlichen Wirkungen von Bewegung jenseits des Sports entstanden und zum anderen über die Erkenntnis, dass individuelle gesundheitliche Veränderung durch das Aufsuchen und die Beteiligung von Menschen in ihren Lebenswelten zu erreichen ist. Da aber die Lebenswelten, in denen Menschen einen guten Teil ihrer Zeit verbringen (z. B. Schule, Betrieb), unter sektoralen Hoheiten jenseits von Public Health stehen (z. B. Bildungssektor für die Schule, Wirtschaft für den Betrieb), hat sich so ein doppelter Zwang zur Intersektoralität für die Bewegungsförderung entwickelt. Unter Berücksichtigung dieser sich verändernden Rahmenbedingungen ist die Bewegungsförderung in ein gewisses Abhängigkeitsverhältnis zu anderen Sektoren geraten und somit zur Kooperation mit diesen Sektoren gleichsam gezwungen worden.

2.3 Typische Interventionen der Bewegungsförderung in den verschiedenen Sektoren

In jedem Sektor gibt es Stärken in Bezug auf die Bewegungsförderung oder den Zugang zu Lebenswelten. In Tabelle 1 wird in Anlehnung an die Nationalen Empfehlungen für Bewegungsförderung (Rütten & Pfeifer, 2016) ein beispielhafter Überblick gegeben.

Tab. 1: Beispielhafte Interventionen zur Bewegungsförderung für die Zielgruppen Kinder/ Jugendliche und Erwachsene in verschiedenen Sektoren (basierend auf Rütten & Pfeifer, 2016)

Zielgruppe	Lebenswelt/ Setting	Sektoren	Beispielinterventionen
Kinder und Jugendliche	Familie, häusliches Umfeld	Gesundheit, Soziales	Aufklärungsmaterialien für Eltern
	Schule, Kindertageseinrichtung	Bildung, Soziales	Bewegte Schule, bewegtes Klassenzimmer, „besserer“ Sportunterricht
	Verein	Sport	Sportangebote
	Gemeinde	Verkehr	„Walking Schoolbus“ (aktiver Transport auf dem Schulweg)
Erwachsene	Betrieb	Wirtschaft	Infrastrukturen schaffen (Fitnessräume), Bewegungsangebote am Arbeitsplatz
	Gesundheitliche Versorgung	Gesundheit	Bewegung auf Rezept, Bewegungsberatung
	Gemeinde	Stadtplanung, Verkehr	Bewegungsfreundliche Stadt, Radwegeinfrastruktur, Grünflächen
	Verein	Sport	Sportangebote

2.4 Die inhärenten Stärken und Schwächen der verschiedenen Sektoren für die Bewegungsförderung

Was sind die Charakteristika dieser verschiedenen Sektoren, wenn es um das Thema Bewegungsförderung geht? Lässt sich beschreiben, wie erfolgsversprechend es für die Bewegungsförderung ist, mit den verschiedenen Sektoren zu kooperieren? Um die zweite Frage zuerst zu behandeln: wohl eher nicht. Die Wirksamkeit von Interventionen zur Bewegungsförderung ist von zu vielen Faktoren abhängig, so dass es nicht gelingen kann, per se zu beurteilen, wie erfolgreich eine Kooperation mit einem Sektor ist. Wohl aber kann es gelingen, die Stärken und Schwächen zu skizzieren, die die verschiedenen Sektoren in Bezug auf die Bewegungsförderung „mitbringen".

An erster Stelle erscheint der Sportsektor (z. B. Sportverbände) dazu prädestiniert, Bewegungsförderung umzusetzen. Der Sportsektor (zumal in Deutschland) verfügt über ein flächendeckendes Netz an Sportstätten und erreicht über die Sportvereine weite Teile der Bevölkerung mit einer Vielzahl an Angeboten. Trotzdem ist er nicht der „ideale" Sektor für Bewegungsförderung. Grund hierfür ist die Erkenntnis, dass die Ausübung spezifischer Sportarten zu gesundheitlichen Effekten führt, aber noch nicht für jede Sportdisziplin die potenziellen gesundheitlichen Wirkungen untersucht wurden (Oja et al., 2015). Für weite Teile des Spitzensports muss sogar gelten, dass er wohl eher gesundheitsschädlich ist (z. B. bedingt durch Sportverletzungen, Street & Jacobsen, 2017). Der Sportsektor trägt vor allem dann zur Bewegungsförderung bei, wenn es um den gesundheitsorientierten Breitensport geht. Die Verantwortlichen des Sportsektors könnten den Fokus auf den (gesundheitswirksamen) Breitensport weiterhin verstärken. Hierbei besteht jedoch die Gefahr, in interne Diskussionen um die Prioritäten (und Ressourcenverwendung) zwischen der Breiten- und der Spitzensportförderung zu geraten. Für den Sport ist das ein schwieriger Balanceakt.

Aufgrund der vielfältigen gesundheitlichen Wirkungen gilt Bewegung als ein „medizinisches Wundermittel". Die Aufmerksamkeit auf Bewegungsförderung sollte bei den Verantwortlichen im Gesundheitssektor daher gesichert sein. Hier ist allerdings zu berücksichtigen, dass es zwar ein hohes Interesse am Thema Bewegung gibt, aber nur begrenzt Mittel zur Verfügung stehen, um Bewegung zu fördern. Dem Gesundheitssektor fehlen die Sportstätten sowie speziell ausgebildetes Personal. Zudem bedürfen Programme im Gesundheitssektor wie z. B. „Bewegung auf Rezept" weiterer Entwicklungen, weil sie bisher eher mäßige Wirksamkeit gezeigt haben (Campbell et al., 2015).

Die Sektoren Verkehr/Raumplanung, Bildung und Wirtschaft sind bisher für das Thema Bewegungsförderung nur bedingt anschlussfähig. Dies hängt damit zusammen, dass in diesen Sektoren andere Zielstellungen verfolgt werden (Verkehr – flüssiger Transport von Waren und Menschen; Bildung – Vorbereitung auf weiterführende Schulen/staatliche Prüfungen; Wirtschaft – Umsatz und Gewinnsteigerung). In der Verkehrsplanung ist Bewegungsförderung kein Hauptthema, auch wenn in der letzten Zeit durch die Thematisierung von autofreien Städten und Förderung der aktiven Mobilität eine gewisse Veränderung zu beobachten ist. Für den Bildungssektor gilt, dass es eine Vielzahl an Projekten und Initiativen zur Bewegungsförderung in Kindertageseinrichtungen und Schulen gibt. Diese beziehen sich häufig auf den Sportunterricht, aber auch auf andere Unterrichtsfächer (im Sinne der „bewegten Schule“) und den aktiven Transport zu diesen Bildungseinrichtungen. Gleichzeitig ist aber der Alltag in diesen Einrichtungen aufgrund bestehender Sachzwänge nach wie vor wenig bewegungsfördernd. Im Wirtschaftssektor sind es eher die Großunternehmen, die sich der Themen Bewegungs- und Gesundheitsförderung annehmen (Stichwort: betriebliche Gesundheitsförderung, Work-Life-Balance). Für Kleinunternehmen ist die Bewegungsförderung als Thema häufig nicht realisierbar.

2.5 Zukünftige Bewegungsförderung über Sektorengrenzen hinweg – Herausforderungen

Betrachtet man die Maßnahmen zur Bewegungsförderung über Sektorengrenzen hinweg, ist die Frage von Interesse, welche Rolle Bewegungsförderung in Zeiten großer Transformationsströme spielt. Dazu gehören, um nur zwei Transformationen zu nennen, die Klimakrise und die fortschreitende Technologisierung des Alltags.

Betrachtet man die Problematik der globalen Erhitzung (Intergovernmental Panel on Climate Change [IPCC], 2021), so ist die Querverbindung hin zur Bewegungsförderung auf den ersten Blick nicht so deutlich (Abu-Omar & Gelius, 2020b). Da jedoch die aktive Mobilität Teil der Bewegungsförderung ist, kann Gesundheitsförderung durch aktive Mobilität von Vertreter*innen des Verkehrssektors als gewichtiges Argument eingesetzt werden. Das Argument lautet: Der Wechsel vom motorisierten Individualverkehr hin zum Zufußgehen, Radfahren oder zur Nutzung öffentlicher Verkehrsmittel ist nicht nur gut für die Menschen, sondern auch gut für die Umwelt, weil damit CO2-Emissionen gesenkt werden können. Für die Bewegungsförderung eröffnet dies ein neues Handlungsfeld und Kooperationsmöglichkeiten mit dem Verkehrssektor, der teilweise auf die Expertise der Bewegungsförderung, Menschen zum aktiven Transport zu ermutigen, angewiesen ist.

Allerdings wird die Klimakrise auch dazu führen, dass im Rahmen der klassischen Bewegungsförderung durch Sport in Zukunft dessen ökologischer Fußabdruck mitberücksichtigt werden muss (z. B. Anreise). Die ökologischen Auswirkungen einzelner Sportarten werden in nicht so ferner Zukunft dazu führen, dass die Daseinsberechtigung von ausgewiesen umweltschädlichen Sportdisziplinen, wie z. B. dem alpinen Skisport in Mittelgebirgen, als Teil der Bewegungsförderung grundsätzlich hinterfragt wird.

Ein ähnliches zweischneidiges Schwert stellt die Digitalisierung für die Bewegungsförderung dar. Hier kann auf der einen Seite der starke Anstieg an Bildschirmzeiten in Zukunft zum Anlass genommen werden, das Thema Bewegungsförderung gleichsam als wirksames Gegenmittel zu platzieren und für mehr Bewegungsangebote über alle Sektorengrenzen und Lebenswelten hinweg zu plädieren. Auf der anderen Seite kann sich die Bewegungsförderung selbst nicht dem Lockruf der Digitalisierung entziehen, sei es durch computergestützte Applikationen, Smartwatches oder die direkte Verlagerung von Bewegungsangeboten in die digitale und virtuelle Welt (z. B. Peloton). Dies wird mit neuen Bündnissen einhergehen, mit denen Abhängigkeitsverhältnisse wie z. B. mit dem Wirtschaftssektor geschaffen werden. Gleichzeitig besteht für die Bewegungsförderung damit die Gefahr, durch eine zu starke Technologisierung einige der ureigenen Aktivposten von Bewegung wie z. B. das „gemeinsame Tun“ mit den daraus resultierenden positiven gesundheitlichen Wirkungen zu schmälern.

3 Implementierung von bewegungsbezogener Gesundheitsförderung – welche Sektoren sind beteiligt?

Implementierung bedeutet in diesem Kontext die dauerhaft strukturelle Verankerung der bewegungsfördernden Maßnahmen. Noch konkreter bedeutet (erfolgreiche) Implementierung: „When an intervention outgrows the research setting and becomes embedded in a system, thereby ensuring maintenance and sustainability of its health benefits, only then can successful scale-up be considered to have been achieved” (Reis et al., 2016, S. 1337). In ihrem innovativen Beitrag analysierten Reis et al. (2016) begutachtete wissenschaftliche Artikel über Bewegungsförderungsprogramme, die implementiert wurden. Die meisten der 16 Studien kamen aus Ländern mit hohem Einkommen. Als treibende Kraft für das Zustandekommen der Programme wurde der öffentliche und private Gesundheitssektor genannt. Weitere betei-

ligte Sektoren waren Bildung, Stadtplanung, Sport und Freizeit sowie Wissenschaft. Die Interventionen fanden in wohnortnahen medizinischen Einrichtungen, Gemeinden, Schulen und Kirchen statt.
Zudem befragten Reis et al. (2016) auch Expert*innen (Delphi Methode) und konnten so weitere 56 implementierte Bewegungsförderungsprogramme identifizieren. Betrachtet man alle Programme, wurde der Großteil in Gemeinden (n = 18) und in Schulen (n = 12) durchgeführt. Nicht überraschend sind die einzelnen Zugänge je nach vorhandenen Rahmenbedingungen unterschiedlich. Auf politischer Stufe reichte die Einbindung von der kommunalen (Behörden, Verwaltung) bis hin zur nationalen Ebene (Umsetzung von nationalen Aktionsplänen) mit den entsprechenden Entscheidungsträger*innen in Ministerien (z. B. Bereitstellung von Ressourcen, Finanzierung, Bewerbung). Häufig wurden die entsprechenden Ministerien der jeweiligen Lebenswelt eingebunden (z. B. Ministerium für Bildung und „Lebenswelt Schule“). So konnte nicht nur die Zielgruppe besser erreicht, sondern auch auf bereits bestehende Synergien aufgebaut und strukturelle Barrieren klein gehalten werden. An der Implementierung beteiligte Sektoren waren Gesundheit, Bildung, Sport und Umwelt.
Anhand der oben genannten Programme für verschiedene Zielgruppen und in unterschiedlichen Lebenswelten lässt sich kein allgemeingültiger Goldstandard in Bezug auf die Einbindung von Sektoren für eine erfolgreiche Implementierung von Bewegungsförderungsprogrammen ermitteln. Reis et al. (2016) nennen jedoch Schlüsselfaktoren, damit eine Pilot-Intervention langfristig verankert wird:
Nachweis der Wirksamkeit des Programms unter kontrollierten Bedingungen, Kooperationen auch außerhalb des Gesundheitssektors und Sicherstellung der Institutionalisierung in einem frühen Stadium der Programmentwicklung

4 Umsetzung intersektoraler bewegungsbezogener Gesundheitsförderung – Anregungen

Bei der intersektoralen bewegungsbezogenen Gesundheitsförderung denkt man zunächst an die Zusammenarbeit auf horizontaler Ebene, wie zum Beispiel die Zusammenarbeit zwischen Ministerien. Bei der intersektoralen bewegungsbezogenen Gesundheitsförderung ist die Zusammenarbeit über vertikale Strukturen (z. B. unter Einbezug der Landes-, Kreis- und Gemeindeebene) genauso wichtig. Das hängt mit dem Staatsaufbau der drei deutschsprachigen Länder Deutschland, Österreich und Schweiz zusammen, wo es eine zumindest dreistufige Struktur gibt, nämlich Bund, Länder/Kantone und Gemeinden. Je nach Nation fallen diesen Gebietskörper-

schaften unterschiedliche Aufgaben zu, was bei der vertikalen intersektoralen Zusammenarbeit zu berücksichtigen ist.
Bereits 1994 (zit. nach WHO, 1997) wurden Gründe genannt, warum sich die intersektorale Zusammenarbeit nicht so entwickelt, wie es für die Gesundheitsförderung erforderlich wäre (S. 27). Auch heute noch gültige Gründe sind unter anderem:

- Intersektorale Arbeit kann sektorspezifische Finanzierung sowie auch die Autonomie eines Sektors gefährden (Erfolge intersektoraler Arbeit lassen sich keinem Sektor zuordnen. Somit kann der einzelne Sektor das Ergebnis nicht als Erfolg „verkaufen").
- Wenig finanzieller Anreiz für intersektorale Zusammenarbeit.

In einem weiteren WHO-Dokument (2018b) werden Faktoren genannt, die eine intersektorale Zusammenarbeit erleichtern:

- Politischer Wille und unterstützendes Datenmaterial
- Vorhandensein ausreichender finanzieller und personeller Ressourcen
- Überzeugung der beteiligten Sektoren, dass eine Zusammenarbeit wirkungsvoll und budgetsparend ist
- Funktionierende sowie offene Kommunikation und Vertrauen
- Alle Sektoren übernehmen Verantwortung
- Aufbrechen von Silodenken
- Wechsel von Minister*innen führt nicht automatisch zur Beendigung einer intersektoralen Entwicklung

Was die vorwiegend horizontal intersektoral angelegte Zusammenarbeit anbelangt, gibt es in Deutschland sowie in Österreich je ein gutes Beispiel. In Deutschland wurde das Gesundheitsreformgesetz 2000 der gesetzlichen Krankenversicherungen § 20 des Sozialgesetzbuches V verabschiedet und die Möglichkeit einer finanziellen Unterstützung von Teilnehmer*innen an zertifizierten Gesundheitssport-Kursen im Sportverein geschaffen (https://gesundheit.dosb.de/) (Hartmann, 2016). In Österreich wird seit 2015 das Programm Jackpot.fit (jackpot.fit) in enger Zusammenarbeit zwischen den Gesundheitsversicherungen und dem organisierten Sport entwickelt und national implementiert (Titze et al, 2019). Begünstigt wurde die intersektorale Zusammenarbeit durch folgende Tatsachen/Maßnahmen: (1) Gesundheits- bzw. Krankenversicherungen in den beiden Staaten müssen einen finanziellen Beitrag für Gesundheitsförderung/Prävention leisten, (2) in beiden Ländern ist die Sportvereinsstruktur gut entwickelt und (3) in beiden Ländern wird großer Wert auf die Überprüfung der Effektivität und Qualität der Gesundheitssportangebote gelegt.

Mit der von der EU finanzierten Initiative Sports Club for Health (scforh.info) erhalten die beiden oben genannten Programme zusätzlich Unterstützung in Bezug auf die vertikale Zusammenarbeit. Internationale Vertreter*innen der Sektoren Wissenschaft und Sport arbeiten zusammen und entwickelten einen Onlinekurs und Broschüren, um die Etablierung bewegungsbezogener Gesundheitsförderung auf allen Ebenen des organisierten Sports voranzutreiben.

Zusammenfassend wird in Abbildung 1 gezeigt, welche Sektoren häufig im Zusammenhang mit der Bewegungsförderung genannt werden. Weiter wird auf die Notwendigkeit unterstützender Rahmenbedingungen sowie horizontaler und vertikaler Zusammenarbeiten verwiesen, um die Wirksamkeit der Bewegungsförderung zu steigern und eine Verankerung zu erleichtern.

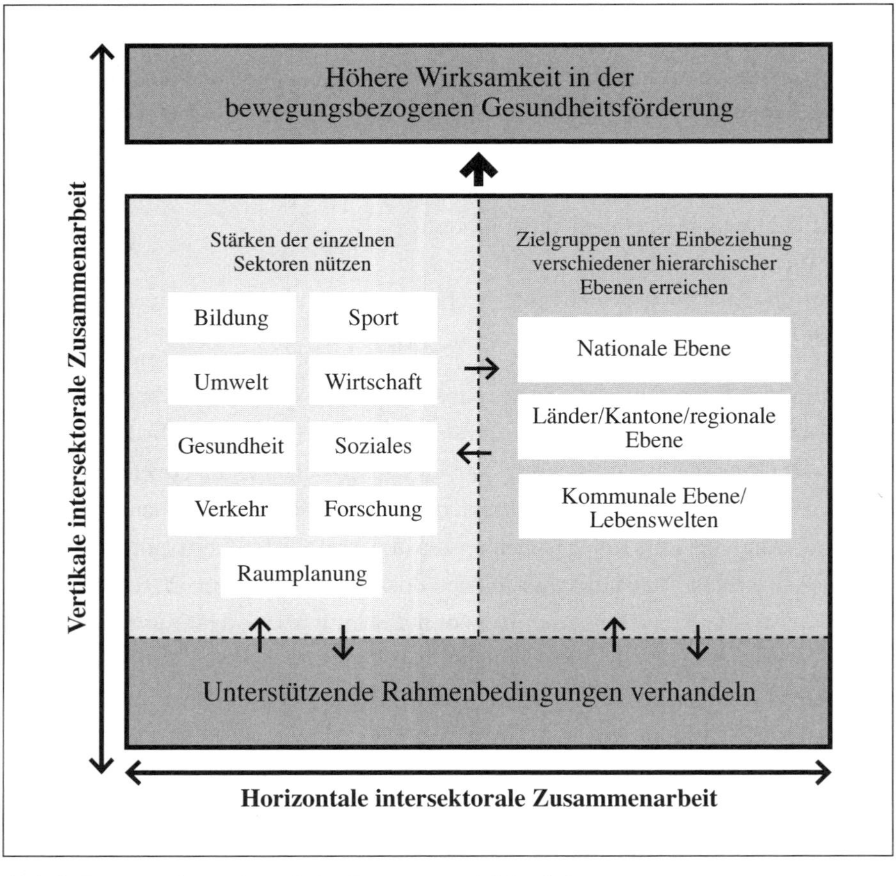

Abb. 1: Horizontales und vertikales Zusammenspiel der Sektoren

Es gibt kein Muster, wie eine erfolgreiche intersektorale Bewegungsförderung aufzubauen ist. Auf persönlicher Ebene ist hilfreich, wenn man sich Kompetenzen aneignet, indem man wegweisende Publikationen anerkannter Organisationen wie z. B. der WHO liest. Vor dem Start sind die Rahmenbedingungen auszuloten und zu verhandeln. Das Erkennen (außergewöhnlicher) Möglichkeiten der Zusammenarbeit, Mut, unterschiedliche Vernetzungen einzugehen, Beharrlichkeit, wertschätzende Kommunikation und Hingabe sind wichtige Eigenschaften innerhalb des Teams. Auf organisatorischer Ebene sind für die erfolgreiche Entwicklung und Umsetzung intersektoraler bewegungsbezogener Gesundheitsförderung Führungskompetenz, die wissenschaftliche Begleitung der Maßnahmen und das Einführen stützender Strukturen notwendig.

Literatur

Abu-Omar, K., Gelius, P. & Messing, S. (2020a). The evolution of physical activity promotion. Are we entering a liquid age? *Global Health Promotion, 27*(4), 15–23. https://doi.org/10.1177/1757975919882381

Abu-Omar, K. & Gelius, P. (2020b). Klima und Sport? Klima und Sport! *German Journal of Exercise and Sport Research, 50*(1), 5–9. https://doi.org/10.1007/s12662-019-00630-0

American College of Sports Medicine (1975). *Guidelines for Graded Exercise Testing and Exercise Prescription*. Philadelphia: Lea & Febiger.

American College of Sports Medicine. (1978). American College of Sports Medicine position statement on the recommended quantity and quality of exercise for developing and maintaining fitness in healthy adults. Med*icine and Science in Sports, 10,* 7–10.

Campbell, F., Holmes, M., Everson-Hock, E., Davis, S., Buckley Woods, H., Anokye, N. et al. (2015). A systematic review and economic evaluation of exercise referral schemes in primary care: A short report. *Health Technology Assessment (Winchester, England), 19*(60), 1–110. https://doi.org/10.3310/hta19600

Europäische Union (2008). *EU Physical Activity Guidelines. Recommended Policy Actions in Support of Health-Enhancing Physical Activity*. https://ec.europa.eu/assets/eac/sport/library/policy_documents/eu-physical-activity-guidelines-2008_en.pdf

Global Observatory for Physical Activity GoPA! (2022). *2nd Physical Activity Almanac*. https://new.globalphysicalactivityobservatory.com/ [abgerufen am 10. April 2022].

Hartmann, H. (2016). Gesundheitssysteme und Sportorganisationen im gleichen Boot beim Kampf gegen die gefährliche Zeitbombe Bewegungsmangel. *Deutsche Zeitschrift für Sportmedizin, 67,* 51–52. https://doi.org/10.5960/dzsm.2016.216

Intergovernmental Panel on Climate Change (2021). *Climate Change 2021: The Physical Science Basis. Summary for Policymakers.* IPCC_AR6_WGI_SPM_final.pdf

Klepac Pogrmilovic, B., Ramirez Varela, A., Pratt, M., Milton, K., Bauman, A., Biddle, S. J. H. & Pedisic, Z. (2020). National physical activity and sedentary behaviour policies in 76 countries: Availability, comprehensiveness, implementation, and effectiveness. *The International Journal of Behavioral Nutrition and Physical Activity, 17*(1), 116. https://doi.org/10.1186/s12966-020-01022-6

LeBlanc, A. G., Berry, T., Deshpande, S., Duggan, M., Faulkner, G., Latimer-Cheung, A. E., O'Reilly, N., Rhodes, R. E., Spence, J. C. & Tremblay, M. S.(2015). Knowledge and awareness of Canadian Physical Activity and Sedentary Behaviour Guidelines: A synthesis of existing evidence. *Applied Physiology, Nutrition, and Metabolism 40*(7), 716–724. https://doi.org/10.1139/apnm-2014-0464

Milton, K., Cavill, N., Chalkley, A., Foster, C., Gomersall, S., Hagstromer, M., Kelly, P., Kolbe-Alexander, T., Mair, J., McLaughlin, M., Nobles, J., Reece, L., Shilton, T., Smith, B. J. & Schipperijn, J. (2021). Eight investments that work for physical activity. *Journal of Physical Activity & Health, 18*(6), 625–630. https://doi.org/10.1123/jpah.2021-0112

Mottola, M. F., Davenport, M. H., Ruchat, S.-M., Davies, G. A., Poitras, V. J., Gray, C. E., Jaramillo Garcia, A., Barrowman, N., Adamo, K. B., Duggan, M., Barakat, R., Chilibeck, P., Fleming, K., Forte, M., Korolnek, J., Nagpal, T., Slater, L. G., Stirling, D. & Zehr, L. (2018). 2019 Canadian guideline for physical activity throughout pregnancy. *British Journal of Sports Medicine, 52*(21), 1339–1346. https://doi.org/10.1136/bjsports-2018-100056

Nelson, M. E., Rejeski, W. J., Blair, S. N., Duncan, P. W., Judge, J. O., King, A. C., Macera, C. A. & Castaneda-Sceppa, C. (2007). Physical activity and public health in older adults: Recommendation from the American College of Sports Medicine and the American Heart Association. *Medicine and Science in Sports and Exercise, 39*(8), 1435–1445. https://doi.org/10.1249/mss.0b013e3180616aa2

Oja, P., Titze, S., Kokko, S., Kujala, U. M., Heinonen, A., Kelly, P. & Koski, P., Foster, C. (2015). Health benefits of different sport disciplines for adults: Systematic review of observational and intervention studies with meta-analysis. *British Journal of Sports Medicine, 49*(7), 434–440. https://doi.org/10.1136/bjsports-2014-093885

Pate, R. R., Pratt, M., Blair, S. N., Haskell, W. L., Macera, C. A., Bouchard, C., Buchner, D., Ettinger, W., Heath, G. W. & King, A. C. (1995). Physical activity and public health. A recommendation from the Centers for Disease Control and Prevention and the American College of Sports Medicine. *JAMA, 273,* 402–407. https://doi.org/10.1001/jama.1995.03520290054029

Reis, R. S., Salvo, D., Ogilvie, D., Lambert, E. V., Goenka, S. & Brownson, R. C. (2016). Scaling up physical activity interventions worldwide: Stepping up to larger and smarter approaches to get people moving. *The Lancet, 388*(10051), 1337–1348. https://doi.org/10.1016/S0140-6736(16)30728-0

Rütten, A. & Pfeifer, K. (Hrsg.). (2016). *Nationale Empfehlungen für Bewegung und Bewegungsförderung*. Erlangen-Nürnberg: FAU. https://www.sport.fau.de/files/2016/05/Nationale-Empfehlungen-für-Bewegung-und-Bewegungsförderung-2016.pdf

Salvo, D., Garcia, L., Reis, R. S., Stankov, I., Goel, R., Schipperijn, J., Hallal, P. C., Ding, D. & Pratt, M. (2021). Physical activity promotion and the United Nations Sustainable Development Goals: Building synergies to maximize impact. *Journal of Physical Activity & Health,* 1–18. https://doi.org/10.1123/jpah.2021-0413

Street, E. J. & Jacobsen, K. H. (2017). Prevalence of sports injuries among 13- to 15-year-old students in 25 low- and middle-income countries. *Journal of Community Health, 42*(2), 295–302. https://doi.org/10.1007/s10900-016-0255-x

Titze, S., Schebesch-Ruf, W., Lackinger, C., Großschädl, L., Strehn, A., Dorner, T. E. & Niebauer, J. (2019). Short-and long-term effectiveness of a physical activity intervention with coordinated action between the health care sector and local sports clubs. A pragmatic trial in Austrian adults. *International Journal of Environmental Research and Public Health, 16,* 2362. https://doi.org/ 10.3390/ijerph16132362

United Nations. (2015). *The 2030 Agenda for Sustainable Development.* https://sdgs.un.org/sites/default/files/publications/21252030%20Agenda%20for%20Sustainable %20Development%20web.pdf

World Health Organization (1986). *Ottawa Charter for Health Promotion. Ottawa-Charta zur Gesundheitsförderung.* https://www.euro.who.int/__data/assets/pdf_file/0004/129532/Ottawa_Charter.pdf

WHO (1997). *Report of a conference on Intersectoral Action for Health: A cornerstone for health-for-all in the twenty-first century, 20-23 April 1997, Halifax, Nova Scotia, Canada.* https://apps.who.int/iris/bitstream/handle/10665/63359/WHO_PPE_PAC_97.1.pdf?sequence=1

WHO (2018a). *Global Action Plan on Physical Activity 2018–2030. More active people for a healthier world.* Genf: WHO. http://apps.who.int/iris/bitstream/handle/10665/272722/9789241514187-eng.pdf

WHO (2018b). *Multisectoral and intersectoral action for improved health and well-being for all: Mapping of the WHO European Region. Governance for a sustainable future: Improving health and well-being for all.* Kopenhagen: WHO Regional Office for Europe. https://apps.who.int/iris/handle/10665/341715

WHO (2020). *WHO Guidelines on Physical Activity and Sedentary Behaviour.* Genf: WHO. https://apo.who.int/publications/i/item/9789240015128

Teil D Ansätze zur Bewegungsförderung

Inhalt

Zusammenfassung

Gorden Sudeck & Petra Wagner

Das gesammelte Wissen über evidenzbasierte Wirkungen von körperlicher Aktivität in der Vorbeugung und Behandlung von chronischen, nicht-ansteckenden Erkrankungen ist inzwischen so umfangreich, dass es nun in die Praxis umgesetzt werden muss. Für den Transfer dieser umfangreichen Erkenntnisse in konkrete Bewegungsangebote ist die Formulierung von Bewegungsempfehlungen für verschiedene Bevölkerungsgruppen eine wichtige Voraussetzung. Um daran anknüpfend Bewegung effektiv und nachhaltig fördern zu können, sind ebenso nationale Empfehlungen für evidenzbasierte Maßnahmen zur Bewegungsförderung wichtig. Beide Empfehlungen liegen auf nationaler Ebene mittlerweile vor.

Als zentrales Kriterium einer gelingenden Bewegungsförderung gilt deren theoretische und empirische Fundierung. In theoretischer Hinsicht ist ein multifaktorielles Geflecht aus Bedingungsfaktoren des Bewegungsverhaltens auf individueller, interpersoneller, sozial-räumlicher, kultureller und politischer Ebene wissenschaftlicher Konsens. Relevante Bedingungsfaktoren des Bewegungsverhaltens bieten wiederum Anknüpfungspunkte für Interventionsstrategien, welche systematisch auf die Beeinflussung der Bedingungen des Bewegungsverhaltens in der Bevölkerung oder bei einzelnen Individuen abzielen.

Die in Teil D skizzierten, theoretisch-konzeptionellen Zugänge reichen von individuumbezogenen (psychologischen) bis zu sozial-ökologischen Erklärungsansätzen. Gemeinsam bieten diese Ansätze die konzeptionelle Grundlage für die Integration von verhaltens- und verhältnispräventiven Interventionsstrategien zur Bewegungsförderung. Auf dieser Basis werden übergreifende Formen der Bewegungsförderung kategorisiert und Herausforderungen zur Evidenzbasierung von Interventionen thematisiert. Grundlegende Strategien für eine nachhaltige und qualitätsgesicherte Umsetzung von Maßnahmen der Bewegungsförderung allgemein sowie speziell auch des Gesundheitssports stehen im abschließenden Fokus. Das Kapitel D bietet durch seinen übergreifenden Charakter mit Blick auf Grundlagen der Bewegungsförderung die Basis für die Beiträge in Kapitel E, in welchem die bewegungsbezogene Gesundheitsförderung in spezifischen Settings und Kontexten konkretisiert wird.

D1 Individuumbezogene Ansätze zur Erklärung von Bewegungsverhalten

Iris Pahmeier, Darko Jekauc & Gorden Sudeck

Sozial-kognitive Theorien, Stadienmodelle, Motivation, Volition, Intention Verhaltens-Lücke, Duale Prozesstheorien

Einleitung

Ein großer Anteil der Bevölkerung in westlichen Industrienationen ist körperlich eher inaktiv und betreibt in einem Ausmaß körperlich-sportliche Aktivität, mit dem keine umfassenden Gesundheitswirkungen erzielt werden oder Krankheiten vorgebeugt wird. Dieses Phänomen ist seit Jahrzehnten bekannt und hat in Folge sowohl zu einer umfassenden Erforschung des Themas aus sportwissenschaftlicher wie gesundheitspsychologischer Richtung sowie zur Entwicklung von individuumbezogenen Strategien zur Bewegungsförderung geführt. Bis in die 1980er-Jahre hat sich die Forschung zunächst aus epidemiologischer Sicht auf die Sammlung und Beschreibung diverser personeller, sozialer und kontextueller Determinanten und Parameter konzentriert, die mit Bewegungsaktivität korrelierten. Danach zeichnete sich ein Paradigmenwechsel hin zu einer stärker theoriegeleiteten Forschung ab. Die im Rahmen von Sekundäranalysen und Kohortenstudien extrahierten Determinanten körperlich-sportlicher Aktivität (vgl. zsfd. Dishman, 1988) wurden deutlich stärker aus dem konzeptionellen Blickwinkel von Verhaltensänderungen betrachtet, für die sowohl internale Mechanismen (Kognitionen, Einstellungen) als auch die Verarbeitung externaler Einflussfaktoren (soziale Beziehungen, Umweltfaktoren) und ihre Interaktion eine Rolle spielen. Für die Sportwissenschaft der 1990er-Jahre ist daher auffällig, dass zur Erklärung des individuellen Bewegungsverhaltens nicht nur an vorhandene allgemein-, sozial- und gesundheitspsychologische Modelle zur Verhaltenserklärung angeknüpft, sondern auch die Entwicklung spezifischer Modelle für das Bewegungsverhalten verfolgt wurde (Rhodes, McEwan & Rebar, 2019).

Der Fokus dieses Beitrags liegt auf solchen individuumbezogenen Ansätzen zur Erklärung des Bewegungsverhaltens, die wiederum in weiter gefasste sozial-ökologische Ansätze eingebettet werden können (vgl. hierzu Kap. D2). Der Erkenntnisstand wird in Anlehnung an Rhodes, McEwan und Rebar (2019) unter vier rahmentheoretischen Linien dargestellt: die sozial-kognitive, die humanistische und die volitionale Perspektive sowie das Paradigma der dualen Prozesse.

1 Die sozial-kognitive Perspektive

Die sozial-kognitive Perspektive ist bis heute der dominanteste Ansatz zur Erklärung körperlich-sportlicher Aktivität. Verankert in der Tradition der Sozialpsychologie und kognitiven Psychologie, die den Behaviorismus mittels der Bedeutung von Bewusstseinsprozessen, Ratio und Kognitionen zu überwinden suchten, erlangte der Ansatz in der Gesundheitspsychologie in den 1970er-Jahren mit dem Health Belief Modell (HBM) Bedeutung (Rosenstock, 1974). Sozial-kognitive Modelle bauen auf der Prämisse auf, dass Menschen aufgrund von Erwartungen motiviert sind und aufgrund von Handlungsergebnissen handeln. Die beteiligten kognitiven Faktoren weisen je nach Theorie teilweise etwas andere Label auf. Grob unterschieden werden kann in Erwartungen zu Verhaltenswirkungen (Einstellungen, Konsequenzerwartungen) und zu den Kompetenzen, das spezifische Verhalten auch ausüben zu können (beispielsweise Selbstwirksamkeit, wahrgenommene Verhaltenskontrolle). Letztendlich führen diese zur Bildung einer Verhaltensabsicht (Intention) und im besten Fall dazu, das Verhalten in vivo auszuüben.
Konkret lassen sich diese sozial-kognitiven Determinanten in unterschiedlichen theoretischen Zusammenhängen aufzeigen: im Modell der Schutzmotivation (Rogers, 1983), in der Theorie des geplanten Verhaltens (Ajzen, 1991) und in ihrer Modifikation im Kontext jugendlichen Gesundheitsverhaltens, dem Prototype-Willingness-Modell (Gerrard, Gibbons, Houlihan, Stock & Pomery 2008); in der sozial-kognitiven Theorie (Bandura, 1998) und im Transtheoretischen Modell (TTM, Prochaska & DiClemente, 1982) sowie in dessen Erweiterung, dem Precaution Adoption Process Model (PAPM, Prozessmodell präventiven Handelns) von Weinstein (1988). Die ersten Modelle zählen zu den Strukturmodellen. Sie beschreiben zentrale Einflussfaktoren auf die Bewegungsmotivation und das -verhalten und ihr Zusammenwirken. Das TTM und das PAPM sind Stadien- oder Phasenmodelle, die sich zusätzlich auf den Prozess der Veränderung des Bewegungsverhaltens konzentrieren und damit auf eine zeitliche Entwicklungsperspektive abzielen (Heuse & Knoll, 2020).
Die *Theorie der Schutzmotivation* (Protection Motivation Theory, PMT) wurde von Rogers in den 1980er-Jahren aus seinen Arbeiten zur Wirkung von Furchtappellen auf das Verhalten im Rahmen der Risikokommunikationsforschung entwickelt. Genau

wie im HBM gilt die Abwehr von gesundheitlichen Risiken als zentrale Motivation (Schutzmotivation) für gesundheitsbezogenes Verhalten. Die beiden kognitiv vermittelnden Prozesse, die Bedrohungseinschätzung und die Bewältigungseinschätzung, gelten als Kernstück der Theorie. Furchtappelle beeinflussen diese und sollen in Folge zu einem veränderten Verhalten führen.

Aktuelle Arbeiten zur Bedeutung von Furchtappellen als Handlungsanreiz zu Gesundheitsverhalten zeigen, dass diese lediglich bei spezifischen, zumeist vulnerablen Personengruppen wirken, nur kurzfristige Effekte zeigen und ohne die Berücksichtigung weiterer Variablen, wie die Bewältigungskompetenzen, keine nachhaltige Varianzaufklärung gewährleisten (Kok, Peters, Kessels, Ten Hoor & Ruiter, 2018; Peters, Ruiter, Ten Hoor, Kessels & Kok, 2018; Lippke, Schüz & Godde, 2019).

Nicht zuletzt deshalb haben nachfolgend vorgestellte Theorien im Kontext körperlich-sportlicher Aktivitäten eine weit größere Bedeutung erfahren.

In der von Ajzen (1991) entwickelten *Theorie des geplanten Verhaltens (Theory of Planned Behaviour, TPB)* wird der Zusammenhang zwischen Überzeugungen und Verhalten differenzierter aufgeklärt. Die Integration des Merkmals der Intention (Bewegungsabsicht) erlangt für die Motivation des Verhaltens (Sporttreiben) eine herausragende Bedeutung, indem sie als wesentliche Voraussetzung für die Aufnahme regelmäßiger körperlich-sportlicher Aktivität definiert wird. Über die Stärke dieser Intention entscheiden drei Faktoren: die Einstellung gegenüber dem Bewegungsverhalten, die subjektive Norm sowie die wahrgenommene Verhaltenskontrolle. Nach Ajzen (1991) wird das Verhalten selbst primär durch die wahrgenommene Verhaltenskontrolle gesteuert. Um eine Handlung letztendlich wirklich ausführen zu können, muss der Mensch demnach überzeugt sein, dieses Verhalten kontrollieren zu können.

In diversen Meta-Analysen zum Erklärungsgehalt der Theorie des geplanten Verhaltens im Sportkontext zeigen sich moderate Effekte von Einstellungen auf die Intention (mit Ausnahme der sozialen Normvariable) und konsistente, aber nur kleine Effekte der Intention auf das Bewegungsverhalten (Hausenblas, Carron & Mack, 1997; Hagger, Chatzisarantis & Biddle, 2002). Im Kontext anwendungsorientierter Forschung werden zudem kaum Implikationen aus dieser Theorie generiert und überprüft. Beides schmälert das Erklärungs- und Anwendungspotenzial der Theorie und aktuelle Einschätzungen zur Bedeutung der Theorie sind eher kontrovers. Einige Gesundheitspsychologen wollen den Ansatz bereits „in Rente“ schicken (Sniehotta, Schwarzer, Scholz & Schüz, 2014), andere integrieren die aussageträchtigen Konstrukte wie „Vulnerabilität“, „subjektive Norm“ und „Intention“. Sie erweitern dann den Ansatz einer bewussten Entscheidung für die Aufnahme einer sportlichen Aktivität auf der Basis dieser kognitiven Prozesse um die reaktiven, häufig unbewussten und spontanen Prozesse in realen Lebenssituationen. Ein Beispiel hierfür ist das *Prototype-Willingness-Modell* von Gerrard, Gibbons, Houlihan, Stock und Pomery (2008, vgl. auch Kap. 4).

Einigen Kritikpunkten an der TPB kann die Forschung zur *sozial-kognitiven Theorie* (Social Cognitive Theory, SCT) von Albert Bandura begegnen. Bereits in den frühen 1960er-Jahren entwickelt und mehrfach reformuliert, gilt die Soziale Lerntheorie von Albert Bandura als komplexe Theorie des Lernens wie des Verhaltens (Bandura, 1998). Menschliche Motivation und das Handeln werden durch Antizipationen beeinflusst und reguliert. Dieser antizipatorische Kontrollmechanismus beinhaltet drei Arten von Erwartungen: Situations-Ergebnis-Erwartungen, Handlungs-Ergebnis-Erwartungen (Konsequenzerwartungen) und Kontroll- bzw. Selbstwirksamkeitserwartungen. Neben diesen Kognitionen zieht die SCT weitere Aspekte wie das Abwägen von Schwierigkeiten (Barrieren) und Hilfen bei der Verhaltensumsetzung neben soziokulturellen Faktoren ein. All diese Faktoren bewirken, dass sich Menschen Ziele setzen, die sowohl kurzfristig als auch langfristig sein können. Zur Vorhersage von körperlich-sportlicher Aktivität werden überwiegend die beiden markantesten Komponenten, die *Konsequenzerwartungen („Meine körperliche Leistungsfähigkeit wird sich verbessern")* und die *Selbstwirksamkeitserwartungen („Ich kann 20 Minuten am Stück laufen")* herangezogen. Die Selbstwirksamkeitserwartungen weisen große Ähnlichkeiten mit dem Konstrukt der wahrgenommenen Verhaltenskontrolle aus der TBP auf. Wesentliche Teile der SCT von Bandura sind mittlerweile im Kontext gesundheitssportlicher Aktivität empirisch bestätigt worden und liefern auch unter einer anwendungsorientierten Perspektive wirksame pädagogische Hinweise (Warner et al., 2014; 2018).

Parallel zur Entwicklung sozial-kognitiver Strukturmodelle betonten zunächst Verhaltensmediziner, dass Verhaltensänderung als zeitlicher Prozess zu sehen ist, der laut *Transtheoretischem Modell der Verhaltensveränderung (TTM)* (Prochaska & DiClemente, 1982) in sechs Phasen verläuft (Präkontemplation, Kontemplation, Präparation, Aktion, Aufrechterhaltung und Stabilisierung). Zudem werden neben den bekannten Schlüsselvariablen (Entscheidungsbalance als Abwägen von Pros und Cons, auch bezeichnet als positive und negative Konsequenzerwartungen, sowie die Selbstwirksamkeit) an unterschiedlicher Position der Phasen weitergehend zehn Erlebens- und Verhaltensstrategien wirksam. Vor allem in den 1990er-Jahren wurde dieses Stadienmodell im Kontext sportlicher Aktivität umfassend untersucht und in Teilaspekten bestätigt (u. a. Schmidt, Keller, Nigg & Basler, 1999; Marshall & Biddle, 2001).

Das Modell bietet sich als Rahmen für Interventionsstudien in diversen sportiven Handlungskontexten an, da es klare Anweisungen für die Praxis beinhaltet. In den ersten beiden Phasen der Verhaltensveränderung sind beispielsweise verstärkt einstellungsverändernde Strategien zielführend, wie das verstärkte Reden und Nachdenken über körperliche Aktivität oder die Förderung der Wahrnehmung von Bewegungs- und Sportstätten, in denen Bewegungsangebote stattfinden. In den späteren Stadien (Vorbereitung, Handlung und Aufrechterhaltung) spielen verhaltensbezogene Strategien eine zentrale Rolle, da es nun darum geht, Bewegungsabsichten in die Tat umzusetzen und Rückfällen vorzubeugen. So können im Sinne der Nutzung hilfreicher Beziehungen wichtige Bezugspersonen um Unterstützung gebeten werden, indem sie an Bewegungszeiten erinnern oder ebenfalls ein Bewegungsangebot wahrnehmen.

Kritische Würdigung der sozial-kognitiven Perspektive

Meta-Analysen, Reviews und Einzelstudien zeigen übergreifend für den Erklärungsgehalt dieser Art von Theorien mittlere Effekte für die Bedeutung der kognitiven Variablen auf die Intention und noch geringere Effektstärken in Bezug auf das Bewegungsverhalten. Auch Interventionsstudien, die auf sozial-kognitiven Konstrukten aufbauen, konnten zwar konsistent eine Beeinflussung der Intention aufzeigen, aber insgesamt nur kleine Effekte auf die Veränderung des Bewegungsverhaltens beobachten (Rhodes & Dickau, 2012). Ein großes Verdienst der sozial-kognitiven Perspektive besteht sicherlich in der Identifikation zentraler kognitiver Konstrukte wie Konsequenzerwartungen, Selbstwirksamkeit (oder Verhaltenskontrolle) und Betonung von Verhaltensabsichten (Ziele, Intentionen). Das TTM berücksichtigt darüber hinaus die zeitliche Dimension der Verhaltensveränderung, die von den gängigen sozial-kognitiven Theorien des Gesundheitsverhaltens nicht explizit modelliert wird. Eine entscheidende Einschränkung der Theorien liegt darin begründet, dass sie kaum Annahmen darüber machen, wie Menschen es schaffen, ihre Absichten auch in Verhalten umzusetzen. Dieses Phänomen der Intentions-Verhaltens-Lücke wird daher später im Kap. 3 wieder aufgegriffen, in dem volitionale Theorieansätze vorgestellt werden, die sich der Zielverfolgung und Absichtsumsetzung widmen.

2 Perspektive humanistischer Motivationstheorien

Eine weitere bedeutsame Theorielinie setzt an Ideen humanistischer Motivationstheorien an (z. B. Maslow, 1943). Ein Kerngedanke der Theorielinie besteht darin, dass Menschen durch ihre eigenen Bedürfnisse und Motive charakterisiert sind, auf Basis derer sie nach persönlichem Wachstum, Entwicklung ihrer eigenen Handlungspotenziale und Selbstverwirklichung streben. Eine herausragende Stellung in der sport- und gesundheitspsychologischen Forschung nimmt die Selbstdeterminationstheorie (SDT) von Deci und Ryan (1985) ein. Von den mittlerweile fünf Subtheorien werden hier die Theorie der organismischen Integration, die Theorie psychologischer Basisbedürfnisse und die Theorie der Zielinhalte skizziert.

Die *Theorie der organismischen Integration* bildet ein Herzstück der Selbstdeterminationstheorie, insofern sie den Grad der Selbstbestimmtheit des menschlichen Verhaltens auf einem Kontinuum von Fremdkontrolle zur Selbstbestimmtheit differenziert. Wesentliches Merkmal ist, dass nicht nur zwischen intrinsischer Motivation und extrinsischer Motivation unterschieden wird. Vielmehr werden mehrere Formen extrinsischer Motivation differenziert, die je nach Grad der Selbstbestimmtheit als external, introjiziert, identifiziert und integriert bezeichnet werden (Deci & Ryan, 2002). Die Wahrscheinlichkeit für die Aufrechterhaltung eines Sporttreibens wird größer, wenn ein Prozess der Internalisierung der Beweggründe und Ziele stattfindet, da damit eine stärkere Beharrlichkeit in der Zielverfolgung einhergeht. In einer Theorieerweiterung, dem *Selbstkonkordanzmodell* nach Sheldon und Elliot (1999) werden dementsprechend sportbezogenen Zielen unterschiedliche Motivationsqualitäten zugeschrieben. Von nicht-selbstkonkordanten Zielen wird gesprochen, wenn externale und introjizierte Motivationsmodi dominieren, während selbstkonkordante Ziele durch ein Vorherrschen identifizierter und intrinsischer Motivationsmodi verfolgt werden (vgl. Seelig & Fuchs, 2006). Selbstkonkordante Ziele, d. h. wenn das Sporttreiben z. B. als wichtiger Bestandteil des eigenen Lebens erachtet wird oder aus Freude an der Aktivität selbst motiviert wird, werden mit höherer Persistenz verfolgt. Das Erreichen selbstkonkordanter Ziele geht mit einer höheren Bedürfnisbefriedigung und höherem Wohlbefinden einher. Im Einklang dazu konnten empirische Studien (im Überblick Teixeira et al., 2012) vielfach zeigen, dass Menschen mit hoher identifizierter und intrinsischer Motivation mehr sportlich aktiv sind, während sich solche Zusammenhänge nicht für die externale und introjizierte Motivation zeigten.

Zentraler Gegenstand der *Theorie psychologischer Basisbedürfnisse* ist das Ausmaß der Bedürfnisbefriedigung als Quelle von Motivation, Wohlbefinden und persönlichem Wachstum. In dieser SDT-Subtheorie gehen Deci und Ryan (2000) von drei psychologischen Basisbedürfnissen aus, die den Menschen angeboren sind: Kompetenz, Autonomie und soziale Eingebundenheit. Wenn Personen eine Befriedigung psychologischer Basisbedürfnisse im Sportkontext erfahren, sollte dies das zukünftige Ausmaß sportlicher Aktivitäten fördern (Hagger & Chatzisarantis, 2008). Übersichtsarbeiten über empirische Studien (Teixeira, Carraca, Markland, Silva & Ryan, 2012) konnten diese Annahme bisher sehr konsistent für das Kompetenzerleben als wichtige Determinante sportlicher Aktivität bestätigen. Etwas inkonsistenter ist die bisherige Befundlage für das Erleben von Autonomie als Einflussfaktor für zukünftiges Sporttreiben. Eine generelle Bedeutung der sozialen Eingebundenheit für das Ausmaß sportlicher Aktivität konnte bisher nicht beobachtet werden. Die Befriedigung des Bedürfnisses nach sozialer Eingebundenheit sollte allerdings eine stärkere Rolle spielen, wenn sportliche Aktivitäten tatsächlich in Gruppenkontexten realisiert werden. So wird dem sozialen Kontext in der SDT insgesamt eine entscheidende Rolle zugeschrieben, wenn es um die Befriedigung, aber auch die Einschränkung psychologischer Basisbedürfnisse geht (Hagger & Chatzisarantis, 2008). Für den Sportkontext werden daher Möglichkeiten für die Kursleitung oder Trainer*innen hervorgehoben, auf die Gestaltung der sozialen Umwelt hinzuwirken, um die Befriedigung der Basisbedürfnisse gezielt zu unterstützen und (intrinsische) Motivation für zukünftiges Sporttreiben positiv zu beeinflussen (Schüler, 2020).

In der dritten Subtheorie, der *Goal Content Theory*, werden Ziele genauer nach ihrem konkreten Inhalt differenziert und allgemein zwischen eher extrinsischen (z. B. Aussehen, soziale Anerkennung) und intrinsischen Zielen (z. B. persönliches Wachstum, soziale Beziehungen) unterschieden. Für intrinsische Zielinhalte kann davon ausgegangen werden, dass sie mehr Potenzial für Motivation, Bedürfnisbefriedigung und Wohlbefinden entfalten können (Sebire, Standage & Vansteenkiste, 2009). Für den Freizeit- und Gesundheitssport liegen verschiedene Arbeiten zur Differenzierung von expliziten Zielen und Motiven vor, die beispielsweise zwischen Gesundheit, Fitness, Figur/Aussehen, sozialem Kontakt, Ästhetik, Stressabbau/Ablenkung, Aktivierung/Freude sowie Wettkampf/Leistung unterscheiden (Lehnert, Sudeck & Conzelmann, 2011). Es wird also genauer danach gefragt, was Menschen zur sportlichen Betätigung motiviert und welche Ziele sie verfolgen. Dies ermöglicht es, für die Konzeption und Gestaltung von Sportangeboten darauf abzuzielen, eine Passung zwischen den individuell bedeutsamen Zielen und Motiven sowie der Art und Inszenierung sportlicher Aktivität herzustellen und dadurch positive Auswirkungen auf Wohlbefinden und die Aufrechterhaltung sportlicher Aktivität anzusteuern (Sudeck & Conzelmann, 2011).

Kritische Würdigung der humanistischen Perspektive

Die SDT hat seit der Jahrtausendwende einen regelrechten Boom in der Forschung zur Erklärung und Förderung von körperlich-sportlicher Aktivität erlebt (Rhodes et al., 2019). Ein wesentlicher Grund liegt in der oben beschriebenen empirischen

Bekräftigung zentraler Modellannahmen (Teixeira et al., 2012). Dabei zeigten sich in den Befunden zur Rolle von Kompetenzerfahrungen wiederum starke Parallelen mit Blick auf die Erkenntnisse zu sozial-kognitiven Ansätzen (vgl. Kap. 2). Mit dem expliziten Blick auf die Bedeutung der sozialen Umwelt für die Bedürfnisbefriedigung und die Motivationssteigerung bieten sich einige interventive Ansatzpunkte, die für die Gestaltung sportlicher Kontexte leicht zugänglich sind und die den Blick auf unterschiedliche Motivationsqualitäten und eine notwendige Internalisierung von Beweggründen auf Basis gemachter Erfahrungen mit sportlichen Aktivitäten lenken. Strittig ist allerdings, ob mit Autonomie, Kompetenz und sozialer Eingebundenheit tatsächlich *die* drei generellen psychologischen Basisbedürfnisse erschöpfend beschrieben sind, die für persönliches Wachstum, Selbstverwirklichung und Wohlbefinden relevant sind (Rhodes et al., 2019).

3 Die volitionale Perspektive

Einen bedeutsamen Einfluss auf weitere Modellentwicklungen hatten volitionstheoretische Ansätze aus der allgemeinen Psychologie, die in den 1990er-Jahren verstärkt in sport- und gesundheitspsychologischen Arbeiten aufgegriffen wurden (z. B. Höner & Willimczik, 1998; Fuchs, 1997). Wie bereits in Kap. 2. angedeutet, war die Intentions-Verhaltens-Lücke (intention-behavior-gap, Sheeran, 2002) hierfür ein wichtiges Argument. Das Rubikon-Modell der Handlungsphasen (Heckhausen, 1989) bot einen fruchtbaren Bezugspunkt, in welchem motivationale und volitionale Handlungsphasen voneinander differenziert wurden. Während sich Motivation primär auf die Prozesse zur Bildung von Handlungsabsichten und die Zielsetzung bezieht, umfasst Volition all jene Prozesse, die für die Umsetzung von Intentionen wichtig sind und eine Initiierung und Aufrechterhaltung von zielrelevanten Aktivitäten ermöglichen.

Aus den allgemeinen Volitionstheorien sind im Wesentlichen zwei Merkmalsbereiche intensiv aufgegriffen worden. Erstens wurde das Konzept der *Ausführungsintentionen* (implementation intentions; Gollwitzer & Sheeran, 2006) häufig in sport- und gesundheitspsychologischen Arbeiten rezipiert. Ausführungsintentionen umfassen spezifische Handlungspläne, mit denen Personen das Wann, Wo und Wie ihrer Handlungsinitiierung und -beibehaltung festlegen. Empirische Studien im Bereich körperlich-sportlicher Aktivität konnten zeigen, dass die Wahrscheinlichkeit für die tatsächliche Absichtsumsetzung steigt, wenn Personen über konkrete Handlungspläne verfügen (Bélanger-Gravel, Godin & Amireault, 2013).

Zweitens wurden Aktivitäten zur *Selbstkontrolle und Intentionsabschirmung* in Modellentwicklungen integriert. Unter Selbstkontrolle wird ein bewusster Einsatz von Handlungskontrollstrategien verstanden, der zur Abschirmung von intendiertem Verhalten erforderlich ist (z. B. Kuhl, 2001). Zu den volitionalen Kontrollstrategien zählen z. B. Aufmerksamkeitskontrolle (Fokussierung auf verhaltensförderliche Informationen; z. B. vor einem geplanten Sporttermin einen dienstlichen Anruf nicht mehr annehmen), Stimuluskontrolle (z. B. Reminder an gut sichtbaren Orten oder über das Smartphone) oder die Motivationskontrolle (gedankliche Fokussierung positiver Anreize des Ziels; z. B. Vergegenwärtigen früherer positiver Erfahrungen während oder nach sportlicher Aktivität). Darauf aufbauend haben Sniehotta et al. (2005) die Nützlichkeit einer spezifischen Bewältigungsplanung (coping planning) genauer beleuchtet. Studien konnten zeigen, dass ein solches Barrierenmanagement, mit dem Barrieren im Vorfeld antizipiert und eine spezifische Strategie zu ihrer Überwindung vorausgeplant wird, effektiv für die Förderung körperlich-sportlicher Aktivität ist (Bélanger-Gravel et al., 2013).

Im Zuge volitionstheoretischer Überlegungen wurden verschiedene Modelle zur Beschreibung und Erklärung des Gesundheitsverhaltens im Allgemeinen (vor allem der *Health Action Process Approach*, HAPA-Modell; Schwarzer 2004) sowie für körperlich-sportliche Aktivitäten im Speziellen entwickelt. Ein Prozessmodell, das speziell für die Erklärung der Sportpartizipation entwickelt wurde, ist das *Motivations-Volitions-Prozessmodell* (MoVo-Modell) von Fuchs (2006). Eine Besonderheit ist, dass es wesentliche Erkenntnisse sozial-kognitiver Theorien, humanistischer Motivationstheorien und volitionstheoretischer Ansätze vereint. Die Motivation zum Sporttreiben wird in Anlehnung an die sozial-kognitive Theorie als Resultat von Konsequenzerwartungen und der wahrgenommenen Verhaltenskontrolle modelliert. Als Ergebnis dieses Motivationsprozesses wird nicht nur die Stärke einer Zielintention (Absicht) berücksichtigt, sondern auch die Selbstkonkordanz einer Zielintention. Im Sinne der humanistischen Motivationstheorien wird damit die Qualität der Motivation differenziert in den Blick genommen. Für die Handlungsinitiierung finden sich die zentralen volitionalen Konstrukte der Ausführungsintentionen und der Intentionsabschirmung im Modell wieder.

Das MoVo-Modell greift ferner den wiederkehrenden Charakter eines regelmäßigen Sporttreibens auf, insofern eine Rückmeldeschleife über Konsequenzerfahrungen mitgedacht wird. Mit dem Einbezug situativer Auslöser des Verhaltens werden zudem förderliche oder hinderliche Situationsbedingungen thematisiert, womit sich eine Perspektive für die Analyse der Umsetzung jeder einzelner Sporteinheit eröffnet. Dies thematisiert Fuchs (2006) mit der „Soll-ich-oder-soll ich nicht"-Frage, die sich immer wieder aufs Neue stellt, wenn das Verhalten nicht zur Gewohnheit geworden ist oder Anzeichen eines fluktuierenden Verhaltens aufsteigen.

Kritische Würdigung der volitionalen Perspektive

Volitionstheoretische Ansätze haben einen wesentlichen Beitrag zur Schließung der Intentions-Verhaltens-Lücke geleistet, der sich empirisch mit Blick auf die Initiierung von regelmäßigen körperlich-sportlichen Aktivitäten aufzeigen lässt. Wenngleich dadurch die Aufklärung von Varianz im sportlichen Aktivitätsverhalten weiter gesteigert werden konnte (z. B. Zhang, Zhang, Schwarzer & Hagger, 2019), vermögen auch volitional angereicherte Modelle die Sportpartizipation noch nicht befriedigend aufzuklären. Zwar zeigen sich Interventionen, die volitionale Strategien nutzen, erfolgreich bei der Förderung sportlicher Aktivität (z. B. Bélanger-Gravel et al., 2013). Es bleiben allerdings noch einige Fragen gerade mit Blick auf die Aufrechterhaltung sportlicher Aktivität offen. Ein möglicher Grund kann darin liegen, dass die nahegelegten Interventionen primär kognitiv orientiert sind, wie dies bei Ausführungs- und Bewältigungsplänen im Kern der Fall ist.

4 Das Paradigma der dualen Prozesse

Allen dualen Prozesstheorien liegt die gemeinsame Annahme zugrunde, dass das menschliche Informationsverarbeitungssystem aus zwei Teilsystemen besteht: einem expliziten, reflektierenden System und einem impliziten, automatischen System. Die beiden Systeme ergänzen sich in ihrer Arbeitsweise, wobei das menschliche Verhalten als Produkt der Interaktion dieser beiden Systeme verstanden werden kann (Strack & Deutsch, 2004).

Nach Kahneman (2011) ist das implizite System (System 1) schnell und effizient in seiner Funktionsweise, da kaum kognitive Ressourcen verbraucht werden, aber auch ziemlich grob in seiner Analyse. Es ist immer im Hintergrund aktiv und verarbeitet Informationen parallel, wobei die resultierenden Verhaltensweisen automatisch sind. Die Aneignung eines neuen Verhaltens vollzieht sich in diesem System sehr langsam, da die Automatismen erst immer eingeübt werden müssen. Demgegenüber ist das explizite System (System 2) sehr langsam, gründlich und ineffizient, da es ermüden und zum Phänomen der Ego-Depletion führen kann. Informationen werden sukzessive verarbeitet und die kognitiven Kapazitäten sind begrenzt. Das Verhalten unterliegt in diesem System der volitionalen Kontrolle, wobei ein neues Verhalten (z. B. durch eine neue Intention) schnell angeeignet werden kann. In der Sportwissenschaft wurden kürzlich zwei auf diesem Paradigma basierende Theorien entwickelt.

Brand und Ekkekakis (2018) sind die Ersten, die mit der *affektiv-reflektiven Theorie der körperlichen Inaktivität und Bewegung* eine Zwei-Prozess-Theorie in die Sportwissenschaft übertragen haben. Ihre Theorie basiert auf den Vorstellungen der Feldtheorie von Lewin (1939), bei der bestimmte „Kräfte“ und „Spannungen“ das menschliche Verhalten steuern. Entsprechend postulieren Brand und Ekkekakis (2018), dass es verhaltenstreibende und -hemmende Kräfte gibt, die in einem Gleichgewicht stehen. Um das Verhalten zu ändern, bzw. ein anderes Gleichgewicht der Kräfte zu erhalten, müssen die treibenden Kräfte verstärkt und die hemmenden Kräfte reduziert werden. Die treibenden und hemmenden Kräfte sind in diesem Modell durch die automatischen, affektiven Prozesse auf der einen Seite und die reflektiven Prozesse auf der anderen Seite repräsentiert. Den automatischen, affektiven Prozessen, die auch Typ-1-Prozesse genannt werden, liegen affektive Wertungen zugrunde, die einem Stimulus (z. B. Training in einem Fitnessstudio) einen positiven oder negativen Wert zuweisen können. Diese affektiven Wertungen können dann in einem Handlungsimpuls münden (z. B. den Abend auf der Couch zu verbringen und nicht ins Training zu gehen). Hat ein Individuum beispielsweise negative Erfahrungen mit der körperlichen Aktivität gemacht (z. B. Überanstrengung im Training und anschließende Muskelschmerzen), dann können sich diese automatischen, affektiven Prozesse zur hemmenden Kraft entwickeln und eine Verhaltensänderung verhindern. Insgesamt verlaufen diese Typ-1-Prozesse von der Wahrnehmung des Stimulus bis zum Handlungsimpuls schnell, automatisch und mühelos.

Die reflektiven Prozesse bzw. Typ-2-Prozesse beziehen sich auf höhere kognitive Prozesse wie schlussfolgerndes Denken oder Abwägen von Vor- und Nachteilen einzelner Verhaltensweisen. Das Ergebnis dieser eher kognitiven Typ-2-Prozesse ist die Bildung von Intentionen und Handlungsplänen. Im Vergleich zu Typ-1-Prozessen verbrauchen Operationen der Typ-2-Prozesse im erheblichen Maße kognitive Ressourcen, wobei die kognitiven Ressourcen endlich sind und erschöpft werden können (siehe auch Ego-Depletion, Baumeister, Bratslavsky, Muraven & Tice, 1998).

Bei der Steuerung des Verhaltens interagieren diese beiden Prozesse. Die Typ-1-Prozesse liefern die affektiven Eindrücke, dienen als Voreinstellung für die Typ-2-Prozesse und können einen ersten Handlungsimpuls auslösen. Die Prozesse von Typ 2 liefern die Grundlage für einen durchdachten Handlungsplan. Der Handlungsplan wird in die Tat umgesetzt, insofern die kognitiven Ressourcen vorhanden sind. Für den Fall, dass die kognitiven Ressourcen erschöpft sind, werden die Voreinstellungen und Handlungsimpulse der Prozesse von Typ 1 in die Tat umgesetzt. Diese Theorie verdeutlicht die Wichtigkeit der affektiven Wertungen. Sind die affektiven Wertungen für ein Verhalten wie körperliche Aktivität positiv, dann werden sich Handlungsimpulse für körperlich-sportliche Aktivität bilden, die dann die Prozesse von Typ 2 unterstützen. Es kommt also zur Verschiebung der Kräfteverhältnisse, so dass verhaltenstreibende Kräfte die Oberhand gewinnen. Eine Konsequenz aus dieser Theorie für die Praxis ist die Betonung und Bewusstmachung positiver affektiver Erfahrungen während körperlich-sportlicher Aktivität.

Eine Weiterentwicklung der dualen Prozesstheorien im Kontext der körperlichen Aktivität stellt das *Modell der Aufnahme und Aufrechterhaltung der körperlichen Aktivität* (PAAM-Modell; Physical Activity Adoption and Maintenance) dar, das die beiden Phasen Aufnahme und Aufrechterhaltung differenziert (Strobach, Englert, Jekauc & Pfeffer, 2020). In der Aufnahmephase einer Verhaltensweise sind die expliziten Prozesse handlungsleitend. Die unmittelbare Determinante des Verhaltens ist bei den expliziten Prozessen die Intention, deren Einflussfaktoren sehr gut erforscht sind und Gegenstand einiger sozial-kognitiver Modelle sind (siehe Kap. 2). Inwieweit eine Intention in die Tat umgesetzt wird, hängt von den selbstregulatorischen Fähigkeiten und den damit zusammenhängenden exekutiven Funktionen ab. Darüber hinaus wird vermutet, dass affektive Prozesse die Implementierung der Intention beeinflussen. Wenn sich das beabsichtigte Verhalten gut anfühlt, steigt die Wahrscheinlichkeit, dass die Absicht auch in die Tat umgesetzt wird.

In der Aufrechterhaltungsphase sind die impliziten Prozesse wichtiger, deren unmittelbare Determinante des Verhaltens die Gewohnheit ist. Gewohnheit repräsentiert eine Automatisierung des Verhaltens, die durch Wiederholung des Verhaltens und affektive Zustände in Verbindung mit den Erfahrungen aus den letzten Trainingseinheiten bestimmt wird. Wurden beispielsweise in den letzten Trainingseinheiten positive Erfahrungen gemacht, wird die Herausbildung der Gewohnheit positiv beeinflusst. Negative Erlebnisse während der vergangenen Trainingseinheiten beeinflussen die Entwicklung einer Gewohnheit negativ.

Für eine erfolgreiche Aufnahme und Aufrechterhaltung der körperlich-sportlichen Aktivität ist daher der Übergang (sog. Shift) von expliziten zu impliziten Prozessen entscheidend. Ein in der Aufnahmephase intentional und volitional gesteuertes Verhalten muss so schnell wie möglich in eine Gewohnheit umgewandelt werden. Dieses Modell kann als eine Spezifizierung der Zwei-Prozess-Theorien im Kontext der körperlichen Aktivität aufgefasst werden, wobei Intention und Gewohnheit als Stellvertreter der jeweiligen Prozesse gelten. Ihr Zusammenspiel bestimmt, inwieweit ein Verhalten langfristig und regelmäßig praktiziert wird. Für die Praxis bedeutet das, dass in den Phasen der Verhaltensänderung intentionsstützende Maßnahmen eingesetzt werden sollen und in den Phasen der Verhaltensaufrechterhaltung eher Strategien zur Bildung von Gewohnheiten.

Kritische Würdigung des Paradigmas dualer Prozesse

Duale Prozesstheorien stellen eine Erweiterung des sozial-kognitiven und des volitionalen Paradigmas dar, da sie die Bedeutung der expliziten Prozesse zwar betonen; allerdings sind diese nur die „Hälfte der Wahrheit", denn darüber hinaus sind implizite Prozesse für die Ausübung einer längerfristigen körperlich-sportlichen Aktivität zu berücksichtigen. Die Überprüfung dieser Theorien erfordert aufwändige Längsschnittstudien mit kontinuierlicher Erfassung der körperlichen Aktivität, was bislang kaum umgesetzt wurde. Daher gilt es abzuwarten, bis erste Längsschnittstudien den Wert dieser Modelle überprüft haben.

Ausblick

Die Gegenüberstellung der Theorielinien zeigt die unterschiedlichen Auffassungen darüber, von welchen individuellen und situativen Faktoren körperlich-sportliche Aktivität beeinflusst wird. Für die zukünftige Forschung mit Blick auf individuumbezogene Erklärungsansätze sollen abschließend drei Aspekte hervorgehoben werden, die für methodische sowie konzeptionelle Weiterentwicklungen des Forschungs- und Anwendungsfelds von Bedeutung sind.

Der erste Aspekt betrifft zukünftige forschungsstrategische Überlegungen. Während bei den sozial-kognitiven Modellen die Struktur der Determinanten relevant ist, gehen die Stadienmodelle und dualen Prozesstheorien davon aus, dass körperlich-sportliche Aktivität ein Prozess ist, bei dem sich das Aktivitätsverhalten im Laufe der Zeit entwickelt. Dieser theoretische Gedanke hat auch methodische Auswirkungen, so dass die neueren Prozesstheorien Längsschnittstudien mit engmaschiger Erfassung der körperlich-sportlichen Aktivität erfordern. Neue methodische Entwicklungen, wie die Ambulatory-Assessment-Methode (vgl. Reichert et al., 2020), bei der die Erfassung von Determinanten und körperlicher Aktivität zeitlich flexibel durchgeführt werden kann, eröffnen neue Möglichkeiten, komplexe Fragestellungen zu bearbeiten und gleichzeitig intraindividuelle Veränderungen in abhängigen und unabhängigen Variablen zu untersuchen. Künftige Studien werden sicherlich kom-

plexere Methoden mit Längsschnittcharakter verwenden müssen, um den Prozess der Verhaltensänderung und -aufrechterhaltung zu analysieren.
Zweitens wurde aus sportwissenschaftlicher Perspektive zuletzt eine Akzentuierung personaler Kompetenzen für eine gesundheitswirksame Gestaltung körperlich-sportlicher Aktivitäten unternommen und in einem Modell zur *bewegungsbezogenen Gesundheitskompetenz* beschrieben (Sudeck & Pfeifer, 2016). Als bereichspezifisches Modell der Gesundheitskompetenz versucht es eine Integration körperlich-motorischer Voraussetzungen, die in psychologischen Theorien des Gesundheitsverhaltens stark vernachlässigt werden. Neben einer bewegungsspezifischen *Selbstregulationskompetenz*, die in starker Anlehnung an die beschriebenen Theorien konzipiert ist, integriert das Modell die *Bewegungskompetenz* als Bedingungsfaktor für gesundheitswirksame körperlich-sportliche Aktivität. Zudem ist ein zentrales Anliegen, nicht nur die Quantität körperlich-sportlicher Aktivität in den Blick zu nehmen, was der vorherrschende Blick der beschriebenen Theorien des Gesundheitsverhaltens ist. Vielmehr wird mit der *Steuerungskompetenz* auch die individuelle Befähigung in den Blick genommen, seine eigenen körperlich-sportlichen Aktivitäten optimal auf Gewinne für Gesundheit und Wohlbefinden sowie die Vermeidung von Gesundheitsrisiken ausrichten zu können. Damit rückt die Qualität sportlicher Aktivität (jenseits seiner Regelmäßigkeit) stärker in den Fokus. Der integrative Modellcharakter impliziert für die Förderung bewegungsbezogener Gesundheitskompetenz eine systematische Kopplung von Elementen des Trainierens und Übens, des motorischen und kognitiven Lernens sowie des subjektiven Erfahrens und Erlebens (Carl, Sudeck & Pfeifer, 2020; Pfeifer & Sudeck, 2020).
Abschließend sei drittens betont, dass die in diesem Beitrag dargestellten Theorien und Modelle auf das Handeln des Einzelnen fokussieren. Bereits in den Anfängen der Erforschung des Phänomens der Bewegungs- und Sportpartizipation wurde jedoch die Notwendigkeit erkannt, dass auch Bewegungshandeln ein interaktiver Prozess zwischen personalen Bedingungen und den Gegebenheiten des Lebenskontextes ist. Im sozialökologischen Modell (Sallis et al., 2006) werden personale Faktoren als proximale Einflussebene im Hinblick auf Bewegungsverhalten integriert (vgl. ausführlich hierzu Kap. D2). Andersherum werden sich individuumsbezogene Modelle zukünftig stärker mit der Bedeutung kontextueller Faktoren auseinandersetzen müssen und sie an entsprechenden Positionen berücksichtigen und verankern. Soziodemografische bzw. Lebensstilkomponenten sind ein Beispiel, das stärker ins Kalkül zu ziehen ist, im Hinblick auf die Frage für welche Gruppe welche individuellen Faktoren welchen Erklärungswert haben (vgl. Lippke, Schüz & Godde, 2019).

Literatur

Ajzen, I. (1991). The theory of planned behavior. *Organizational Behavior and Human Decision Processes, 50,* 179–211. https://doi.org/10.1016/0749-5978(91)90020-T

Ajzen, I. & Fishbein, M. (1977). Attitude-behavior relations: A theoretical analysis and review of empirical research. *Psychological Bulletin, 84,* 888–918. https://doi.org/10.1037/0033-2909.84.5.888

Bandura, A. (1998). Health promotion from the perspective of social cognitive theory. *Psychology and Health, 13,* 623–649. https://doi.org/10.1080/08870449808407422

Baumeister, R. F., Bratslavsky, E., Muraven, M. & Tice, D. M. (1998). Ego depletion: Is the active self a limited resource? *Journal of Personality and Social Psychology, 74*(5), 1252–1265. https://doi.org/10.1037/0022-3514.74.5.1252

Bélanger-Gravel, A., Godin, G. & Amireault, S. (2013). A meta-analytic review of the effect of implementation intentions on physical activity. *Health Psychology Review, 7,* 23–54. https://doi.org/10.1080/17437199.2011.560095

Brand, R. & Ekkekakis, P. (2018). Affective–reflective theory of physical inactivity and exercise. *German Journal of Exercise and Sport Research, 48*(1), 48–58. https://doi.org/10.1007/s12662-017-0477-9

Carl, J., Sudeck, G. & Pfeifer, K. (2020). Competencies for a healthy physically active lifestyle — reflections on the model of physical activity-related health competence. *Journal of Physical Activity and Health, 17,* 688–697. https://doi.org/10.1123/jpah.2019-0442

Deci, E. L. & Ryan, R. M. (1985). *Intrinsic motivation and self-determination in human behavior*. New York, Springer.

Deci, E. L. & Ryan, R. M. (2000). The "what" and "why" of goal pursuits: Human needs and the self-determination of behavior. *Psychological Inquiry, 11,* 227–268. https://doi.org/10.1207/S15327965PLI1104_01

Deci, E. L. & Ryan, R. M. (2002). *Handbook of self-determination research.* Rochester, NY: University of Rochester Press.

Dishman, R. K. (1988). *Exercise adherence*. Champaign, IL: Human Kinetics.

Fuchs, R. (1997). *Psychologie und körperliche Bewegung*. Göttingen: Hogrefe.

Fuchs, R. (2006). Motivation und Volition im Freizeit- und Gesundheitssport. In M. Tietjens & B. Strauß (Hrsg.), *Handbuch Sportpsychologie* (S. 270–278). Schorndorf: Hofmann.

Gerrard, M., Gibbons, F. X., Houlihan, A. E., Stock, M. L. & Pomery, E. A. (2008). A dual-process approach to health risk decision making: The prototype willingness model. *Developmental Review, 28,* 29–61. https://doi.org/10.1016/j.dr.2007.10.001

Gollwitzer, P. M. & Sheeran, P. (2006). Implementation intentions and goal achievement: A meta-analysis of effects and processes. *Advances in Experimental Social Psychology, 38,* 69–119. https://doi.org/10.1016/S0065-2601(06)38002-1

Hagger, M. S. & Chatzisarantis, N. L. (2008). Self-determination theory and the psychology of exercise. *International Review of Sport and Exercise Psychology, 1,* 79–103. https://doi.org/10.1080/17509840701827437

Hagger, M. S., Chatzisarantis, N. L. D. & Biddle, S. J. H. (2002). A meta-analytic review of the theories of reasoned action and planned behavior in physical activity: Predictive validity and the contribution of additional variables. *Journal of Sport and Exercise Psychology, 24,* 1–12. https://doi.org/10.1123/jsep.24.1.3

Hausenblas, H. A., Carron, A. V. & Mack, D. E. (1997). Application of the theories of reasoned action and planned behavior of exercise behavior: A meta-analysis. *Journal of Sport & Exercise Psychology, 19,* 36–51.

Heckhausen, H. (1989). *Motivation und Handeln.* Berlin: Springer.

Heuse, S. & Knoll, N. (2020). Modelle des Gesundheitsverhaltens. In C.-W. Kohlmann, C. Salewski & M. A. Wirtz (Hrsg.), *Psychologie in der Gesundheitsförderung* (S. 243–255). Bern: Hogrefe.

Höner, O. & Willimczik, K. (1998). Mit dem Rubikon-Modell über das Handlungsloch. *Psychologie und Sport, 5,* 56–69.

Kahneman, D. (2011). *Thinking, fast and slow.* London: Penguin Group.

Kuhl, J. (2001). *Motivation und Persönlichkeit.* Göttingen: Hogrefe.

Kok, G., Peters, G. J. Y, Kessels, L. T., Ten Hoor, G. A. & Ruiter, R. A. (2018). Ignoring theory and misinterpreting evidence: The false belief in fear appeals. *Health Psychology Review, 12*(2),1–33. https://doi.org/ 10.1080/17437199.2017.1415767

Lehnert, K., Sudeck, G. & Conzelmann, A. (2011). BMZI – Berner Motiv- und Zielinventar im Freizeit- und Gesundheitssport. *Diagnostica, 57,* 146–159. https://doi.org/10.1026/0012-1924/a000043

Lewin, K. (1939). Field theory and experiment in social psychology: Concepts and methods. *American Journal of Sociology, 44*(6), 868–896. https://doi.org/10.1086/218177

Lippke, S., Schüz, B. & Godde, B. (2019). Modelle gesundheitsbezogenen Handelns und Verhaltensänderung. In M. Tiemann & M. Mohokum (Hrsg.), *Prävention und Gesundheitsförderung, Springer Reference Pflege – Therapie – Gesundheit.* http://doi.org/10.1007/978-3-662-55793-8_8-1

Marshall, S. J. & Biddle, S. J. H. (2001). The transtheoretical model of behavior change: A meta-analysis of applications o physical activity and exercise. *Annals of BehavioralMedicine23,*229–246.https://doi.org/10.1207/S15324796ABM2304_2

Maslow, A. H. (1943). A theory of human motivation. *Psychological Review, 50,* 370–396. https://doi.org/10.1037/h0054346

Peters, G. J. Y., Ruiter, R. A., Ten Hoor, G. A., Kessels, L. T. & Kok, G. (2018). Towards consensus on fear appeals: A rejoinder to the commentaries on Kok, Peters, Kessels, ten Hoor & Ruiter, Health Psychology Review, 1–1112(2), 151–156 https://doi.org/10.1080/17437199.2018.1454846

Pfeifer, K. & Sudeck, G. (2020). Körperliche Aktivität. In J. Bengel & O. Mittag (Hrsg.), *Psychologie in der medizinischen Rehabilitation* (S. 249–264). Berlin: Springer.

Prochaska, J. O. & DiClemente, C. C. (1982). Transtheoretical therapy: Toward a more integrative model of change. *Psychotherapy: Theory, Research & Practice, 19,* 276–288. https://doi.org/10.1037/h0088437

Reichert, M., Giurgiu, M., Koch, E. D., Wieland, L. M., Lautenbach, S., Neubauer, A. B., von Haaren-Mack, B., Schilling, R., Timm, I., Notthoff, N., Marzi, I., Hill, H., Brüßler, S., Eckert, T., Fiedler, J., Burchartz, A., Anedda, B., Wunsch, K., Gerber, M., Jekauc, D., Woll, A., Dunton, G. F., Kanning, M., Nigg, C. R., Ebner-Priemer, U. & Liao, Y. (2020). Ambulatory assessment for physical activity research: State of the science, best practices and future directions. *Psychology of Sport and Exercise, 50,* 101742. https://doi.org/10.1016/j.psychsport.2020.101742

Rhodes, R. E. & Dickau, L. (2012). Meta-analysis of experimental evidence for the intention-behavior relationship in the physical activity domain. *Health Psychology, 31*(6), 724–727. https://doi.org/10.1037/a0027290

Rhodes, R. E., McEwan, D. & Rebar, A. M. (2019). Theories of physical activity behaviour change: A history and synthesis of approaches. *Psychology of Sport and Exercise, 42,* 100–109. https://doi.org/10.1016/j.psychsport.2018.11.010

Rogers, R. W. (1983). Cognitive and physiological processes in fear appeals and attitude change: A revised theory of protection motivation. In J. T. Cacioppo & R. E. Petty (Hrsg.), *Social Psychophysiology* (S. 153–176). New York: Guilford Press.

Rosenstock, I. M. (1974). Historical origins of the health belief model. *Health Education Monographs, 2,* 1–9. https://doi.org/10.1177/109019817400200403

Sallis, J. F., Cervero, R. B., Ascher, W., Henderson, K. A., Kraft, M. K. & Kerr, J. (2006). An ecological approach to creating active living communities. *Annual Review of Public Health, 27,* 297–322. https://doi.org/10.1146/annurev.publhealth.27.021405.102100

Schmidt, S., Keller, S., Nigg, C. & Basler, H.-D. (1999). Das Transtheoretische Modell und die Förderung körperlicher Aktivität. In S. Keller (Hrsg.), *Motivation zur Verhaltensveränderung. Das Transtheoretische Modell in Theorie und Praxis* (S. 145–158). Freiburg im Breisgau: Lambertus.

Schüler, J. (2020). Intrinsische Motivation im Kontext Sport und Bewegung. In J. Schüler, M. Wegner & H. Plessner (Hrsg.), *Sportpsychologie* (S. 165–182). Berlin: Springer.

Schwarzer, R. (2004). *Psychologie des Gesundheitsverhaltens* (3. Aufl.). Göttingen: Hogrefe.

Sebire, S., Standage, M. & Vansteenkiste, M. (2009). Examining goal content in the exercise domain: Intrinsic versus extrinsic goals and cognitive, affective, and behavioural outcomes, and psychological need satisfaction. *Journal of Sport and Exercise Psychology, 31,* 189–210. https://doi.org/10.1123/jsep.31.2.189

Seelig, H. & Fuchs, R. (2006). Messung der sport- und bewegungsbezogenen Selbstkonkordanz. *Zeitschrift für Sportpsychologie, 13,* 121–139. https://doi.org/10.1026/1612-5010.13.4.121

Sheeran, P. (2002). Intention-behavior relations: A conceptual and empirical review. *European Review of Social Psychology, 12,* 1–36. https://doi.org/10.1080/14792772143000003

Sheldon, K. M. & Elliot, A. J. (1999). Goal striving, need satisfaction, and longitudinal well-being: The self-concordance model. *Journal of Personality and Social Psychology, 76,* 482–497. https://doi.org/10.1037//0022-3514.76.3.482

Sniehotta, F. F., Schwarzer, R., Scholz, U. & Schüz, B. (2005). Action planning and coping planning for long-term lifestyle change: Theory and assessment. *European Journal of Social Psychology, 35,* 565–576. https://doi.org/10.1002/ejsp.258

Strack, F. & Deutsch, R. (2004). Reflective and impulsive determinants of social behavior. *Personality and Social Psychology Review, 8*(3), 220–247. https://doi.org/10.1207/s15327957pspr0803_1

Strobach, T., Englert, C., Jekauc, D. & Pfeffer, I. (2020). Predicting adoption and maintenance of physical activity in the context of dual-process theories. *Performance Enhancement & Health, 8*(1), 100162. https://doi.org/10.1016/j.peh.2020.100162

Sudeck, G. & Conzelmann, A. (2011). Motivbasierte Passung von Sportprogrammen: Explizite Motive und Ziele als Moderatoren von Befindlichkeitsveränderungen durch sportliche Aktivität. *Sportwissenschaft, 41,* 175–189. https://doi.org/10.1007/s12662-011-0194-8

Sudeck, G. & Pfeifer, K. (2016). Physical activity-related health competence as an integrative objective in exercise therapy and health sports – conception and validation of a short questionnaire. *Sportwissenschaft, 46,* 74–87. https://doi.org/10.1007/s12662-016-0405-4

Teixeira, P. J., Carraca, E. V., Markland, D., Silva, M. N. & Ryan, R. M. (2012). Exercise, physical activity, and self-determination theory: A systematic review. *International Journal of Behavioral Nutrition and Physical Activity, 9,* 78–108. https://doi.org/10.1186/1479-5868-9-78

Trull, T. J. & Ebner-Priemer, U. (2013). Ambulatory assessment. *Annual Review of Clinical Psychology, 9,* 151–176. https://doi.org/10.1146/annurev-clinpsy-050212-185510

Warner, L. M., Schüz, B., Wolff, J. K., Parschau, L., Wurm, S. & Schwarzer, R. (2014). Sources of self-efficacy for physical activity. *Health Psychology Journal 33*(11), 1298–1308. https://doi.org/10.1037/hea0000085

Warner, L. M., Stadler, G., Lüscher, J., Knoll, N., Ochsner, S., Hornung, R. & Scholz, U. (2018). Day-to-day mastery and self-efficacy changes during a smoking quit attempt: Two studies. *British Journal of Health Psychology* 23(2), 371–386. https://doi.org/10.1111/bjhp.12293

Weinstein, N. D. (1988). The precaution adoption process. *Health Psychology, 7,* 355–386.

Zhang, C.-Q., Zhang, R., Schwarzer, R. & Hagger, M. S., (2019). A Meta-analysis of the health action process approach. *Health Psychology, 38,* 623–637. https://doi.org/10.1037/hea0000728

D2 Sozialökologische Ansätze des Bewegungsverhaltens

Hagen Wäsche & Annika Frahsa

Lebenswelt, Mehrebenenansatz, Sozialraum, System, Umwelt

Einleitung

Grundlage der Bewegungsförderung ist die Analyse und das Verstehen des Bewegungsverhaltens. Menschliches Verhalten ist jedoch nicht nur durch individuelle Merkmale zu erklären. Ebenso maßgeblich ist die Einbindung des Menschen in ein komplexes Beziehungsgefüge soziokultureller und räumlicher Einflussfaktoren – der menschlichen Lebenswelt. Dazu gehören Beziehungen zu anderen Menschen und Gruppen wie die Familie, Freund*innen und Kolleg*innen, Zugehörigkeiten zu Organisationen wie der Schule, dem Betrieb oder einem Sportverein. Darüber hinaus spielen der Wohnort und dessen soziale wie räumliche Umgebung und nicht zuletzt gesellschaftliche Rahmenbedingungen wie etwa bewegungsrelevante Normen und Gesetzgebungen eine wichtige Rolle. Für eine gezielte Förderung der menschlichen Bewegung gilt es alle relevanten Einflussfaktoren und deren Wechselwirkungen zu berücksichtigen (vgl. Rütten & Pfeifer, 2017).

Die Vielfalt verschiedener Einflüsse erstreckt sich über verschiedene Umweltebenen und ergibt ein vielschichtiges, sozialräumliches Gesamtgefüge. Sozialökologische Ansätze nehmen von einer systemischen Perspektive aus dieses Gefüge in den Blick. Dabei ist es der Anspruch, die Gesamtheit der sozialräumlichen Umwelteinflüsse auf das menschliche Verhalten, wie etwa das Bewegungsverhalten, abzubilden sowie Ansatzpunkte für die effektive Förderung eines erwünschten Verhaltens aufzuzeigen.

Das Ziel dieses Kapitels ist es, in einem ersten Schritt das Konzept sozialökologischer Modelle und deren Relevanz für das Bewegungsverhalten sowie die Bewegungsförderung darzustellen. In einem zweiten Schritt werden verschiedene Anwendungen sozialökologischer Modelle in der Bewegungsförderung aufgezeigt.

1 Sozialökologische Modelle und Bewegungsverhalten

Sozialökologische Modelle sind in den Gesundheitswissenschaften bzw. der Public-Health-Forschung weit verbreitet. Das sozialökologische Paradigma grenzt sich explizit von einer Engführung der Erklärung des Gesundheitsverhaltens aufgrund vorwiegend individueller Merkmale ab. Vielmehr wird in einer systemischen Sichtweise Gesundheit als eine Funktion sowohl individuellen Verhaltens als auch der soziokulturellen und räumlichen Lebenswelt von Individuen verstanden. Hierbei wird neben biologischen und psychologischen Eigenschaften des Individuums insbesondere die soziale, kulturelle und physische Umwelt des Individuums betrachtet (Bartholomew Eldredge et al., 2016, S. 8 f.). Diese ist wiederum von einem Nahraum, bestehend etwa aus Familie, Freunden und Wohnort, als auch von dem größeren politischen und gesellschaftlichen Kontext, der auf Ebene der gesamten Bevölkerung ansetzt, geprägt. Dabei ist die Grundstruktur all dieser Ansätze, dass das Individuum und sein Verhalten, wie etwa das Gesundheits- oder Bewegungsverhalten, im Zentrum stehen und durch verschiedene, sich um das Individuum legende Schichten, vergleichbar dem Aufbau einer Zwiebel, beeinflusst werden (vgl. Abb. 1).

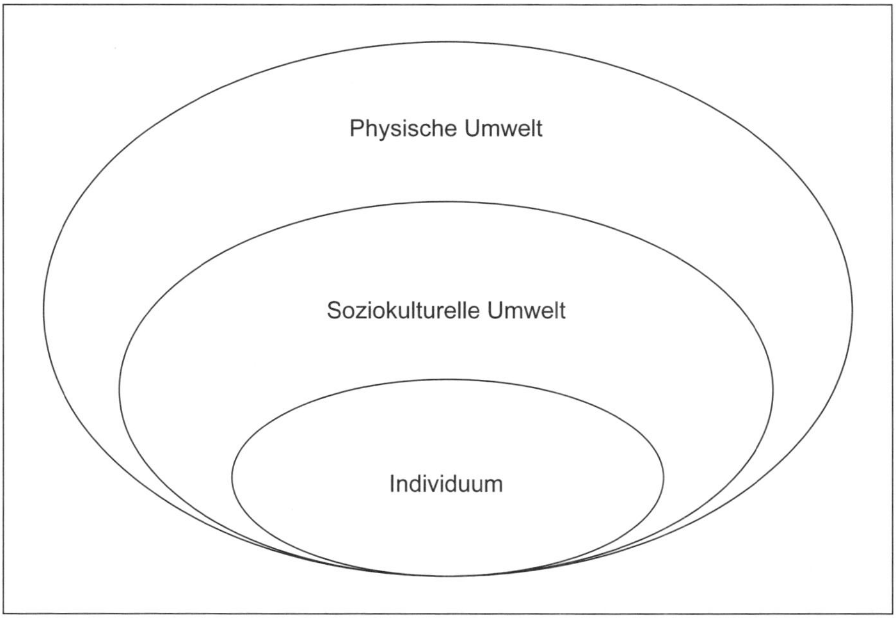

Abb. 1: Grundstruktur sozialökologischer Modelle

Entscheidend ist dabei, dass sozialökologische Modelle nicht von einem linearen Einfluss der verschiedenen Ebenen auf das menschliche Verhalten ausgehen, sondern vielmehr eine Wechselwirkung der verschiedenen Ebenen postulieren, wodurch ein komplexes Wirkungsgefüge entsteht, welches eine systemische Betrachtung erfordert.
Sozialökologische Modelle blicken auf eine lange Geschichte zurück und liegen mittlerweile in vielfach ausdifferenzierter Form vor (Sallis & Owen, 2015). Einer der bekanntesten Ansätze ist der aus der Entwicklungspsychologie stammende Ansatz nach Urie Bronfenbrenner (Bronfenbrenner, Lüscher & Cranach, 1981). Er unterscheidet fünf Ebenen der Einflussfaktoren: (1) Die Ebene des *Individuums*, welche biologische, genetische und psychologische Dispositionen ebenso wie das Alter, das Geschlecht oder den Gesundheitszustand umfasst. (2) Das *Mikrosystem* stellt den sozialen Nahraum des Individuums dar, welcher die Beziehungen zur Familie, zu Freund*innen oder zu Kolleg*innen im Beruf beschreibt. (3) Das *Mesosystem* beschreibt die Wechselwirkungen zwischen den Mikro-Systemen wie etwa der Familie und dem Arbeitsplatz. (4) Das *Exosystem* beschreibt die größere Gemeinschaft, der das Individuum zugehörig ist. Dazu gehören bspw. die Nachbarschaft, die Medien oder die Lokalpolitik. (5) Die umfassendste Ebene stellt das *Makrosystem* der Gesellschaft dar, welches Normen, Traditionen, Gesetze etc. umfasst. Eine weitere Dimension des Modells nach Bronfenbrenner stellt das *Chronosystem* dar, welches quer liegt und den Entwicklungs- und Lebensverlauf des Individuums berücksichtigt, welcher natürlich ebenfalls Verhaltensweisen wie etwa die Sportbeteiligung und die Alltagsmobilität beeinflusst.
Während Bronfenbrenners Modell vor allem der Analyse und dem Verstehen der Einflussfaktoren auf das menschliche Verhalten dient, gibt es weitere Modelle, die insbesondere darauf abzielen, Maßnahmen und Interventionen zur Verhaltensänderung anzuleiten. Ein Beispiel hierfür ist das sozialökologische Modell nach McLeroy, Bibeau, Steckler und Glanz (1988). Sie unterscheiden (1) *intrapersonale Einflussfaktoren* wie das Wissen, Einstellungen, Fähigkeiten oder das Selbstkonzept. Darauf folgt (2) die Ebene der *interpersonalen Prozesse und Primärgruppen*. Dies sind formelle und informelle soziale Netzwerke, soziale Unterstützungssysteme wie die Familie oder Freundschaftsnetzwerke. (3) *Institutionelle Faktoren* stellen soziale Organisationsformen, wie Kindergärten, Schulen oder den Arbeitsplatz, dar, die durch vielfältige verhaltensbeeinflussende Merkmale sowie formelle und informelle Regeln geprägt sind. (4) Die nächste Einflussebene ist die *Gemeinde*, die sich, etwa durch die Zusammensetzung des Wohnquartiers, die Zusammenarbeit verschiedener

Organisationen im Bereich der Gesundheitsförderung oder durch Machtstrukturen, die eine gesundheitsförderliche Umwelt oder Interventionen unterstützen oder verhindern können, auszeichnet. Zuletzt (5) führen die Autoren *politische Einflussfaktoren* auf lokaler, regionaler und staatlicher Ebene an, die durch Gesetze und Maßnahmen auf das Gesundheitsverhalten der einzelnen Bürger*innen wirken.
Darüber hinaus wurden auch sozialökologische Modelle entwickelt, die sich spezifisch auf das Bewegungsverhalten bzw. sitzendes Verhalten beziehen (z. B. Bucksch, Finne & Geuter, 2010; Matsudo et al., 2004). Das wahrscheinlich am weitesten verbreitete sozialökologische Modell, welches sich explizit auf die Bewegung bezieht, ist das der vier Domänen oder Bereiche der Bewegung (domains of active living) nach Sallis et al. (2006) (vgl. Abb. 2). Entscheidend ist bei diesem Modell, dass vier gesundheitsrelevante Bereiche des Bewegungsverhaltens identifiziert werden, um welche das gesamte Modell organisiert ist: Diese sind (1) der Bereich der Freizeit, etwa Sport im Verein oder das Spielen mit Freunden, (2) der Bereich des Haushalts, der von vielfältigen Bewegungsaktivitäten zuhause geprägt ist, (3) der Bereich der Arbeit, in dem Erwachsene einen Großteil ihres Alltags, z. B. sitzend, nachgehen und

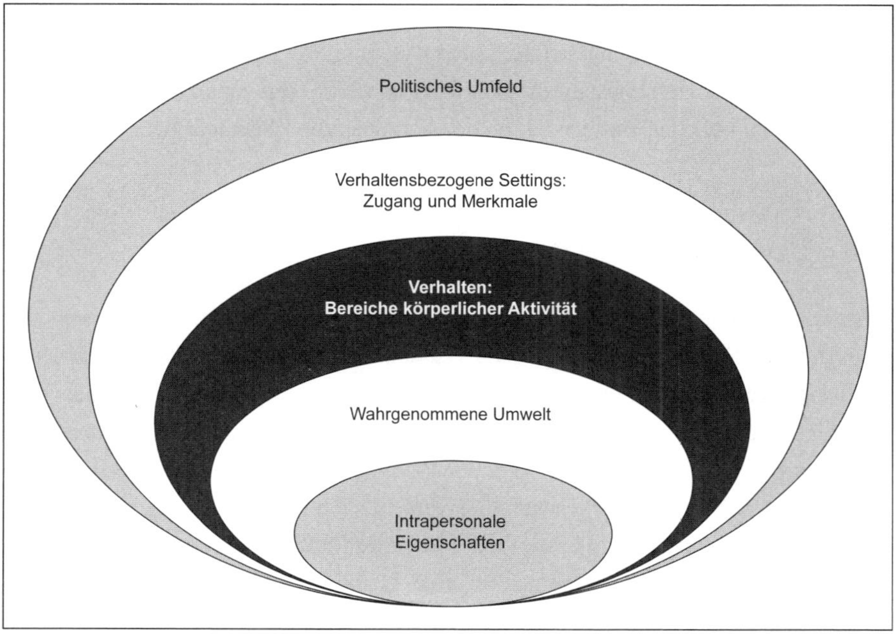

Abb. 2: Vereinfachte Darstellung des bewegungsspezifischen sozialökologischens Modells nach Sallis et al. (2006)

(4) der wichtige Bereich des Transports, der die Alltagsmobilität beschreibt, die in aktiver oder passiver Weise stattfindet. Entsprechend der Grundstruktur sozialökologischer Modelle geht der Ansatz von einer (1) *intrapersonalen* Ebene (demografische, biologische, psychologische, familiäre Situation) aus, die von einer (2) Ebene der *wahrgenommenen Umwelt* umgeben wird. Zu dieser gehören etwa Aspekte der Sicherheit, der Attraktivität oder der Erreichbarkeit, z. B. von Sport- und Bewegungsräumen oder dem Arbeitsplatz. Die nächste Ebene beschreibt den (3) Zugang und die Beschaffenheit zu verschiedenen *verhaltensbezogenen Settings*: das Wohnquartier, Freizeitmöglichkeiten, das häusliche Umfeld, die Schul- oder Arbeitsplatzumgebung oder die Information während des Transports. Zuletzt ist das Modell charakterisiert durch (4) das *politische Umfeld*, wie etwa die Gesundheitspolitik, die Subvention von Einrichtungen oder das Grünflächenmanagement und die Verkehrsentwicklung. Das Verhalten in den vier verschiedenen Bereichen körperlicher Aktivität (Freizeit, Haushalt, Arbeit, Transport) liegt als Ergebnis der Wechselwirkungen verschiedener Einflüsse zwischen den Ebenen. Während viele der Einflussfaktoren settingspezifisch sind (z. B. wirkt sich die Verkehrsplanung auf die Fußgängerfreundlichkeit im Wohnquartier aus), gibt es übergreifende Einflussfaktoren: Dies ist zum einen die informationsbezogene Umwelt (z. B. die Verbreitung gesundheitsrelevanter Informationen) und die natürliche Umwelt (z. B. die topografische Beschaffenheit des Wohnortes). Zuletzt beschreiben Sallis et al. (2006) die soziokulturelle Umwelt als einen maßgeblichen Einflussfaktor, der sich über alle Ebenen hinweg erstreckt.

2 Anwendungen sozialökologischer Modelle in der Bewegungsförderung

Sozialökologische Modelle haben sich als sehr nützlich erwiesen, um einerseits das menschliche Bewegungsverhalten zu verstehen und um andererseits Ansatzpunkte einer effektiven Bewegungsförderung zu identifizieren. Wichtig ist hierbei, dass sozialökologische Modelle keine Theorien im Sinne konkreter Zusammenhänge zwischen spezifischen Variablen darstellen. Vielmehr sind sie offen für verschiedene Theorien und erlauben die Verwendung verschiedener methodischer Ansätze, um Bewegungsverhalten zu analysieren und fördernde Maßnahmen zu entwickeln.

So bietet die soziale Netzwerkanalyse eine methodische Herangehensweise, um Fragen von Public Health und Bewegung auf Basis sozialökologischer Modelle näher zu untersuchen. Dabei werden unterschiedliche Sozialräume bzw. Settings adressiert, wie z. B. interorganisationale Netzwerke in Regionen, Kommunen und

Quartieren (Fleuren, Thiel & Frahsa, 2021; Timm et al., 2021; Wäsche & Schwarz, 2022), Hochschulen (Bachert et al., 2021), Betrieben (Schaller et al., 2021) oder interpersonale Netzwerke, u. a. soziale Gruppen, Familien oder Freundschaften (Prochnow & Patterson, 2021; Steiger, Mumenthaler & Nagel, 2021), welche soziale Umwelten darstellen.

Im Kontext des Sozialraums Quartier haben bspw. Wäsche und Schwarz (2022) einen sozialökologischen Ansatz gewählt, um die Möglichkeiten für Sport, Spiel und Bewegung in einem Großstadtquartier zu untersuchen und Entwicklungsmaßnahmen zu identifizieren. Hierbei wurden u. a. ein netzwerktheoretischer Ansatz sowie die Methode der Netzwerkanalyse herangezogen, um die quartiersbezogene Struktur der Hintergrundorganisation von Räumen und Angeboten für Sport, Spiel und Bewegung zu untersuchen. Dies sind zum einen alle relevanten Stakeholder mit einem räumlichen Bezug zum Quartier, die sowohl sport- und spielspezifische Angebote und Räume zur Verfügung stellen, als auch verwaltende und koordinierende Einrichtungen, die sich für urbane Freiräume, die Verkehrsplanung und die Koordination von Sport-, Spiel- und Bewegungsstätten verantwortlich zeigen. Da die Qualität des quartiersspezifischen Sport-, Spiel- und Bewegungsangebots von einer intersektoralen Kooperation heterogener Akteure abhängig ist, wurde diese Akteurslandschaft mittels netzwerkanalytischer Methoden dargestellt, um so Ansatzpunkte einer verbesserten politischen Steuerung und Zusammenarbeit relevanter Akteure *(Governance)* zu identifizieren.

Darüber hinaus ist das sozialökologische Paradigma ebenfalls zur Theoriebildung hilfreich (vgl. u. a. Frahsa, Streber, Wolff & Rütten, 2020; Rowe, Shilbury, Ferkins & Hinckson, 2013; Wäsche, Niermann, Bezold & Woll, 2021) sowie zur Untersuchung von Prozessen, Mechanismen und Interdependenzen wie soziale Ansteckung oder *Capacity Building* in Bewegungsförderung und Public Health (vgl. u. a. Aral & Nicolaides, 2017; Loss et al. 2020; Sauter & Loss, 2021). So verwendeten etwa Rowe et al. (2013) die Prämissen sozialökologischer Modelle, um einen theoretischen Rahmen zu entwickeln, der das Management von Spitzensport und die Förderung gesundheitsbezogenen Sports eint und Synergien einer gemeinsamen Bearbeitung aufzeigt. Wäsche, Niermann, Bezold und Woll (2021) verwendeten die Grundidee sozialökologischer Modelle im Rahmen eines qualitativen Grounded-Theory-Ansatzes, um Bedingungen und Folgen des „Family Health Climate“ zu identifizieren, welches in einem komplexen Zusammenspiel verschiedener Faktoren maßgeblich das gesundheits- und bewegungsrelevante Verhalten in einer Familie beeinflusst. Frahsa, Streber, Wolff und Rütten (2020) haben, basierend auf einem sozialökologischen Verständnis, Handlungsmöglichkeiten für körperliche Aktivität und Sport bei älteren Menschen mit Migrationshintergrund identifiziert, um Chancen und Barrieren für Interventionsansätze zu analysieren. Dabei wurde der Capability-Ansatz von Sen und Nussbaum (z. B. Sen, 1993) als theoretischer Bezugsrahmen gewählt, um das Zusammenspiel von gesellschaftlichen Ressourcen, intrapersonalen, sozialen und umweltbezogenen Faktoren und ihren Einfluss auf individuelle Handlungsmöglichkeiten sowie realisiertes Handeln im Bereich körperliche Aktivität und Sport zu untersuchen. Aral und Nicolaides (2017) sind in einer Längsschnittanalyse von Bewegungsprotokollen in einer mobilen Anwendungssoftware (App) zum Bewegungstracking zu dem Schluss gekommen, dass körperliche Aktivität sozial ansteckend ist, die Ansteckungswirkung jedoch von der relativen Aktivität und dem Geschlechterverhältnis zwischen Freund*innen abhängt. Insbesondere Gleichaltrige desselben Geschlechts und mit ähnlichem Aktivitätsniveau haben mehr Einfluss auf das Bewegungsverhalten. Weniger aktive Läufer*innen beeinflussen dabei aktivere Läufer*innen, aber nicht umgekehrt.

Die Anwendbarkeit sozialökologischer Modelle für den Bereich Public Health und Bewegung zeigt sich in diesen sowie weiteren zahlreichen vielfältigen Arbeiten. Um einen möglichst hohen Nutzen zu erreichen, sind dabei in der Anwendung sozialökologischer Modelle fünf Grundprinzipien zu berücksichtigen (Sallis & Owen, 2015):

(1) Das menschliche Bewegungsverhalten wird von mehreren Ebenen beeinflusst.

(2) Der Umweltkontext ist ein entscheidender Einflussfaktor menschlicher Bewegung, der oftmals wichtiger als individuelle Eigenschaften ist.

(3) Die verschiedenen Ebenen des Einflusses auf das Bewegungsverhalten stehen in Wechselwirkung zueinander.

(4) Sozialökologische Modelle sollten für ein bestimmtes Verhalten spezifisch angewendet werden (z. B. das Bewegungsverhalten am Arbeitsplatz).

(5) Für eine effektive Änderung des Bewegungsverhaltens sollten Mehrebeneninterventionen konzipiert und angewendet werden.

Ein geeigneter Ansatz hierfür ist das *Intervention Mapping* nach Bartholomew Eldredge et al. (2016). Der Ansatz beschreibt in sechs Schritten einen systematischen, iterativen Weg von einer Problemerkennung zur Problemlösung oder -minderung als eine Blaupause für den Entwurf, die Umsetzung und die Bewertung einer Intervention (vgl. auch Niermann, Lange & Kanning in diesem Band). Ausgehend von einer Bedarfsanalyse oder Problemanalyse, um festzustellen, was, wenn überhaupt, verändert werden muss und für wen, werden dann Veränderungsziele bestimmt, passgenaue theoriebasierte Interventionsmethoden entwickelt bzw. ausgewählt und implementiert sowie Prozesse und Ergebnisse evaluiert.

Fazit

Die Stärke sozialökologischer Modelle zeigt sich vor allem darin, dass verschiedene Ebenen betrachtet werden und so ein umfassenderes Verständnis für das Bewegungsverhalten entsteht. Dieses dient als Grundlage für effektive Mehrebeneninterventionen. Hierbei werden neben der Verhaltensebene auf individueller Ebene auch übergeordnete Ebenen der Verhältnisse, d. h. auf die Umwelt, auf Settings oder das politische Umfeld bezogene Faktoren etc. berücksichtigt. Die Konkretisierung obliegt dabei stets dem Untersuchungskontext, in dem dann auch die unterschiedlichen relevanten Adressatengruppen der Intervention konkretisiert werden müssen, darunter direkt adressierte Gruppen für Bewegungsinterventionen, Multiplikator*innen, Menschen mit Fachexpertise und auch organisationale bzw. politische Entscheidungsträger*innen (Frahsa 2018; Rütten & Frahsa, 2014).
Gleichzeitig liegt in diesem umfassenden Ansatz aber auch die Schwäche sozialökologischer Modelle. Forschung unter Bezug auf sozialökologische Modelle tendiert dazu, additiv Determinanten von Bewegung zu listen, diese jedoch wenig systematisch theoretisch zu fundieren oder Aussagen über handlungsleitende Mechanismen zu machen (McNeill, Kreuter & Subramanian, 2006). Anders als spezifische Theorien geben diese Modelle keine konkreten Hinweise auf spezifische und kontextabhängige Zusammenhänge oder gar spezifische Variablen für eine Hypothesentestung und damit wenig Erklärungs- und Vorhersagekraft über bewegungsförderliche Konstellationen von Determinanten.
Eine Möglichkeit, sozialökologische Ansätze des Bewegungsverhaltens theoriegeleitet zu erweitern, bestünde in einer bewussten Rezeption des sogenannten *Spatial Turn* (vgl. dazu Döring & Thielemann, 2015a) relevanter Disziplinen und in der Integration relevanter raumbezogener Konzepte, insbesondere aus der Raumsoziologie (vgl. insbesondere Lefebvre, 1991; Löw, 2001; Löw & Sturm, 2016), der soziologischen Strukturtheorie (vgl. u. a. Giddens, 1984) und der raumbezogenen Geographie (Döring & Thielemann, 2015b). Solche Bezüge könnten dazu beitragen, das im Modell von Sallis et al. (2006) bereits angedeutete relationale Raumverständnis explizit zu machen – im Modell selbst werden dabei infrastrukturelle Umwelt, sozio-kulturelle Umwelt und Informationsumwelt unterschieden. Ein explizit relati-

onales Raumverständnis könnte wahrgenommene, konzipierte und gelebte Räume differenzieren, auf Elemente des „Raum-machens“ oder *Spacings* (Löw, 2001) eingehen, und so deren Relevanz bezogen auf Handeln und Struktur in der Bewegungsförderung sichtbar machen.

Zusammenfassend weisen sozialökologische Modelle einen hohen Nutzen für die umfassende Analyse und das Verstehen des Bewegungsverhaltens sowie die Konzeption darauf aufbauender Interventionen auf. Durch ihre theoretische und methodische Offenheit bieten sie vielfältige Ansatzpunkte einer Anpassung und Weiterentwicklung, um das komplexe Beziehungsgefüge menschlicher Lebenswelten im Kontext der Bewegungsförderung adäquat zu erfassen.

Literatur

Aral, S. & Nicolaides, C. (2017). Exercise contagion in a global social network. *Nature Communications, 8*(1), 14753. https://doi.org/10.1038/ncomms14753

Bachert, P., Wäsche, H., Albrecht, F., Hildebrand, C., Kunz, A. M. & Woll, A. (2021). Promoting students' health at university: Key stakeholders, cooperation, and network development. *Frontiers in Public Health,* 807. https://doi.org/10.3389/fpubh.2021.680714

Bartholomew Eldredge, L. K., Markham, C. M., Ruiter, R. A., Fernández, M. E., Kok, G. & Parcel, G. S. (2016). *Planning health promotion programs: An intervention mapping approach* (4th Ed.). San Francisco: John Wiley & Sons.

Bronfenbrenner, U., Lüscher, K. & Cranach, A. V. (1981). *Die Ökologie der menschlichen Entwicklung: natürliche und geplante Experimente.* Stuttgart: Klett-Cotta.

Bucksch, J., Finne, E. & Geuter, G. (2010). *Bewegungsförderung 60+: Theorien zur Veränderung des Bewegungsverhaltens im Alter – eine Einführung.* Düsseldorf: Landesinstitut für Gesundheit und Arbeit des Landes Nordrhein-Westfalen.

Döring, J. & Thielmann, T. (2009). *Spatial turn, Das Raumparadigma in den Kultur- und Sozialwissenschaften* (2. unv. Auflage). Bielefeld: transcript.

Döring, J. & Thielemann, T. (2015b). Was lesen wir im Raume? Der Spatial Turn und das geheime Wissen der Geographen (S. 7–48). In Dies. (Hrsg.), *Spatial turn.* Bielefeld: transcript.

Fleuren, T., Thiel, A. & Frahsa, A. (2021). Identification of network promoters in a regional and intersectoral health promotion network: A qualitative social network analysis in Southern Germany. *International Journal of Environmental Research and Public Health, 18*(16), 8372. http://dx.doi.org/10.3390/ijerph18168372

Frahsa, A. (2018). Verkehr und Gesundheit – Walkability. In O. Schwedes (Hrsg.), *Verkehrspolitik: Eine interdisziplinäre Einführung* (S. 395–414). Wiesbaden: Springer. https://doi.org/10.1007/978-3-658-21601-6_18

Frahsa, A., Streber, A., Wolff, A. R. & Rütten, A. (2020). Capabilities for Physical Activity by Turkish- and Russian-Speaking Immigrants Aged 65 Years and Older in Germany: A Qualitative Study. *Journal of Aging and Physical Activity, 28*(4), 567–579. https://doi.org/10.1123/japa.2018-0446

Giddens, A. (1984). *The constitution of society: Outline of the theory of structuration*. Univ of California Press.

Lefebvre, H. (1991). *The production of space*. Oxford: Blackwell.

Löw, M. (2001). *Raumsoziologie*. Frankfurt a. M.: Suhrkamp.

Löw M. & Sturm G. (2016). Raumsoziologie. In F. Kessl & C. Reutlinger (Hrsg.), *Handbuch Sozialraum* (S. 1–19). Wiesbaden: Springer VS. https://doi.org/10.1007/978-3-531-19988-7_1-1

Loss, J., Brew-Sam, N., Metz, B., Strobl, H., Sauter, A. & Tittlbach, S. (2020). Capacity building in community stakeholder groups for increasing physical activity: Results of a qualitative study in two german communities. *International Journal of Environmental Research and Public Health, 17*(7), 2306. MDPI AG. http://dx.doi.org/10.3390/ijerph17072306

Matsudo, S. M., Matsudo, V. R., Andrade, D. R., Araújo, T. L., Andrade, E., de Oliveira, L. & Braggion, G. (2004). Physical activity promotion: Experiences and evaluation of the Agita São Paulo Program using the ecological mobile model. *Journal of Physical Activity and Health, 1*(2), 81–97. https://doi.org/ 10.1123/jpah.1.2.81

McLeroy, K. R., Bibeau, D., Steckler, A. & Glanz, K. (1988). An ecological perspective on health promotion programs. *Health Education Quarterly, 15*(4), 351–377. https://doi.org/10.1177/109019818801500401

McNeill, L. H., Kreuter, M. W. & Subramanian, S. V. (2006). Social environment and physical activity: A review of concepts and evidence. *Social Science & Medicine, 63*(4), 1011–1022. https://doi.org/10.1016/j.socscimed.2006.03.012

Prochnow, T. & Patterson, M. S. (2021). Assessing social network influences on adult physical activity using social network analysis: A systematic review. *American Journal of Health Promotion*. https://doi.org/10.1177/08901171211060701

Rowe, K., Shilbury, D., Ferkins, L. & Hinckson, E. (2013). Sport development and physical activity promotion: An integrated model to enhance collaboration and understanding. *Sport Management Review, 16*(3), 364–377.

Rütten, A. & Frahsa, A. (2014). Walkability aus Sicht der Politikwissenschaft. In J. Bucksch & S. Schneider (Hrsg.), *Walkability. Das Handbuch zur Bewegungsförderung in der Kommune* (S. 115–124). Bern: Huber.

Rütten, A. & Pfeifer, K. (Hrsg.). (2017). *Nationale Empfehlungen für Bewegung und Bewegungsförderung*. Köln: BZgA. https://service.bzga.de/pdf.php?id=136839b90f0197896479a5f650dc5daf

Sallis, J. F., Cervero, R. B., Ascher, W., Henderson, K. A., Kraft, M. K. & Kerr, J. (2006). An ecological approach to creating active living communities. *Annual Review Public Health, 27,* 297–322. https://doi.org/ 10.1146/annurev.publhealth.27.021405.102100

Sallis, J. F. & Owen, N. (2015). Ecological models of health behavior. In K. Glanz, B. K. Rimer & K. . Viswanath (Hrsg.), *Health behavior: Theory, research, and practice* (S. 43–64). Jossey-Bass/Wiley.

Sauter, A. & Loss, J. (2021). Capacity building in participatory stakeholder groups: Results from a German research consortium on active lifestyles. *Health Promotion International, 36*(Supplement_2), ii65–ii78. https://doi.org/10.1093/heapro/daab165

Schaller, A., Fohr, G., Hoffmann, C., Stassen, G. & Droste-Franke, B. (2021). Supporting cross-company networks in workplace health promotion through social network analysis—description of the methodological approach and first results from a model project on physical activity promotion in Germany. *International Journal of Environmental Research and Public Health, 18*(13), 6874. http://dx.doi.org/10.3390/ijerph18136874

Sen, A. (1993). Capability and well-being. In A. Sen, M. C. Nussbaum. & World Institute for Development Economics (Hrsg.), *The quality of life* (S. 30–53). Oxford: Clarendon Press

Steiger, A., Mumenthaler, F. & Nagel, S. (2021). Friendships in integrative settings: Network analyses in organized sports and a comparison with school. *International Journal of Environmental Research and Public Health, 18*(12), 6603. MDPI AG. http://dx.doi.org/10.3390/ijerph18126603

Timm, I., Rapp, S., Jeuter, C., Bachert, P., Reichert, M., Woll, A. & Wäsche, H. (2021). Interorganizational networks in physical activity promotion: A systematic review. *International Journal of Environmental Research and Public Health, 18*(14), 7306. http://dx.doi.org/10.3390/ijerph18147306

Wäsche, H., Dickson, G., Woll, A. & Brandes, U. (2017). Social network analysis in sport research: An emerging paradigm. *European Journal for Sport and Society 14*, 2, 138–165.

Wäsche, H., Niermann, C., Bezold, J. & Woll, A. (2021). Family health climate: A qualitative exploration of everyday family life and health. *BMC Public Health, 21,* 1261. https://doi.org/10.1186/s12889-021-11297-4

Wäsche, H. & Schwarz, R. (2022). *Kooperative Sport- und Bewegungslandschaften: Sport- und Quartiersentwicklung in Karlsruhe-Daxlanden* (Schriftenreihe des Bundesverbandes für Wohnen und Stadtentwicklung). Berlin: vhw.

D3 Interventionen in der Bewegungsförderung

Christina Niermann, Jan-Philipp Lange & Martina Kanning

Interventionsmechanismen, Behavior Change Techniques, Verhaltens- und Verhältnisorientierung, Wirksamkeit, Implementierung

Einleitung

Bewegung ist gesund – dieses Wissen ist bei den meisten Menschen vorhanden. Das Wissen allein führt aber nicht dazu, dass Menschen ihr Bewegungsverhalten verändern (können) und bspw. beginnen, in ihrem Alltag mehr Wege zu Fuß oder mit dem Fahrrad zurückzulegen und dies dann auch dauerhaft in ihrem Alltag umsetzen. Verhalten zu verändern ist eine schwierige Sache und die Entwicklung von Maßnahmen, die Menschen dabei helfen, ihr Verhalten zu verändern, ist eine Herausforderung. Es erfordert ein breites Wissen darüber, warum Menschen sich verhalten, wie sie sich verhalten, welche „Stellschrauben" man bedienen muss, um Veränderungen zu initiieren und welche Interventionsansätze und Änderungsstrategien hierfür zur Verfügung stehen.
Im folgenden Kapitel gehen wir auf relevante Aspekte von Interventionen zur Bewegungsförderung ein. Wir starten mit der Funktionsweise von Interventionen und erklären, dass diese auf zwei Pfeilern ruht: den Wirkmechanismen und den Veränderungsstrategien. Beide werden im Rahmen einer systematischen Interventionsplanung von der Theorie in die Praxis übersetzt (Abschnitt 1). Anschließend berichten wir über Veränderungsstrategien, wie bspw. die „Behavior Change Techniques", die die „aktiven Zutaten" einer Intervention darstellen (Abschnitt 2). Unter Verwendung unterschiedlicher Veränderungsstrategien adressieren Interventionen Individuen, Settings oder die Bevölkerung und unterscheiden sich hinsichtlich des Grads der Einbeziehung der Verhältnisse, in denen Menschen leben (Abschnitt 3) und der Nutzung digitaler Interventionsformen (Abschnitt 4). Wenn man über die Wirkungen von diesen Interventionsansätzen spricht, gilt es „efficacy" (Wirkungspotenzial) und „effectiveness" (Alltagswirksamkeit) zu unterscheiden (Abschnitt 5) und zu erkennen, wie bedeutsam die Qualität der Umsetzung dafür ist, dass Interventionen ihre Wirkungen überhaupt entfalten können (Abschnitt 6).

1 Funktionsweise von Interventionen – Wirkmechanismen und Veränderungsstrategien

Um das Bewegungsverhalten zu verändern, wird Wissen darüber benötigt, was genau eine Veränderung des Verhaltens bewirkt, also an welchen „Stellschrauben“ man drehen muss. Ebenso relevant sind allerdings auch Strategien oder die Art und Weise, wie diese „Stellschrauben“ beeinflusst werden können. Um zu verstehen, wie Interventionen wirken, müssen wir somit differenzieren, zwischen dem Bedingungswissen, das den Wirkmechanismus spezifiziert (welche Stellschrauben?) und den Strategien, die eine Veränderung dieser Stellschrauben anregen.

Das Bedingungswissen steckt in den Modellen und Theorien der Verhaltensänderung (Erklärungstheorien) (z. B. Kapitel D1 in diesem Band). Sie spezifizieren Determinanten, die einen Einfluss auf das Bewegungsverhalten haben. Beispielsweise umfasst die Theorie des geplanten Verhaltens (Ajzen, 1985; 1991) die Determinanten Einstellung, soziale Norm, Kompetenzgefühl und Intention. Diese Determinanten stellen die oben erwähnten Stellschrauben dar und eine Veränderung dieser Determinanten spiegelt den *Wirkmechanismus* wider, über den eine Intervention das Bewegungsverhalten verändert. Eine auf diesen Erklärungstheorien basierende Intervention nutzt dieses Wissen und wählt jene Determinanten aus, die einen hohen Einfluss auf das Bewegungsverhalten ausüben. Ziel der Intervention ist es dann, Einflussfaktoren und Bedingungen (Determinanten) des Verhaltens durch passende Änderungsstrategien zu verändern. Dieses Wissen ist für die Entwicklung einer Intervention wichtig. Denn erst, wenn man weiß, welche Elemente (Determinanten & Strategien) einer Intervention aus welchen Gründen wirksam sind (wirksam im Sinne einer Verbesserung des Bewegungsverhaltens), können erfolgversprechende Maßnahmen mit einem vertretbaren Aufwand geplant und umgesetzt werden. Sozial-ökologische Modelle liefern Wissen über verschiedene Umweltbedingungen, die ebenfalls das Verhalten beeinflussen (vgl. Kap. D2 zu sozial-ökologischen Ansätzen). Die funktionale Verknüpfung zwischen den Determinanten und Ebenen ist allerdings weniger konkret als bei den Modellen und Theorien der Verhaltensänderung.

Der Prozess der Übersetzung von Theorien in konkrete Interventionen ist in sog. *Planungsmodellen* spezifiziert. Diese adressieren neben der zugrundeliegenden Theorie und damit der Beschreibung des Wirkmechanismus auch die Planung der Strategien, über die die Determinanten verändert werden (Colquhoun et al., 2014). Entsprechend eines sozial-ökologischen Paradigmas wird das Individuum dabei eingebettet in seiner unmittelbaren (z. B. das Setting Familie, Arbeitsplatz, Schule) und mittelbaren Umgebung (z. B. gesellschaftliche Rahmenbedingungen und politische Entscheidungen in Bezug auf Bewegungsförderung). Planungsmodelle adressieren somit neben dem individuellen Verhalten auch die Verhältnisse, in der eine Person lebt (siehe dazu auch den Abschnitt Interventionsansätze). Zwei weit verbreitete Planungsmodelle sind 1) das von Green und Kreuter (1991) entwickelte PRECEDE/PROCEED-Modell, sowie 2) das Intervention Mapping (Bartholemew, Parcel, Kok, Gottlieb & Fernandez, 2011). Das erstgenannte Modell hilft in seinem ersten Abschnitt (PRECEDE), für die Zielgruppe und Ziele der Intervention relevante veränderbare Determinanten zu identifizieren. Der zweite Abschnitt (PROCEED) thematisiert neben der Implementierung auch die Evaluation, bei der die Umsetzung und die Wirkungen (Veränderung der Determinanten und darüber des Bewegungsverhaltens) der Intervention beurteilt werden. Das aus insgesamt sechs Schritten bestehende Intervention Mapping definiert hingegen konkreter die verschiedenen Aspekte der Interventionsplanung (z. B. welche Absichten und Ziele hat die Intervention, welche Ressourcen werden zu welchem Zeitpunkt benötigt) und unterstützt den Prozess einer Zusammenarbeit verschiedener Interessensgruppen und Akteur*innen. Intervention Mapping hilft Wie- und Warum-Fragen über Determinanten, über Umgebungsbedingungen und Interventionsarten (z. B. schriftliche Informationen, Kurssystem, Einsatz von digitalen Technologien) zu beantworten sowie die Implementierung und Evaluierung einer Intervention zu planen. Zudem thematisiert Intervention Mapping die Passung zwischen Ziel, Strategien und Outcome. Wenn bspw. das Ziel einer Maßnahme ist, Alltagsaktivitäten von Kindern und Jugendlichen zu erhöhen, dann sollten sich die Strategien auch auf Alltagsaktivitäten beziehen (z. B. zu Fuß oder mit dem Rad zur Schule kommen) und das Outcome sollte so festgelegt, operationalisiert und gemessen werden, dass es Alltagsaktivität und nicht institutionalisierte, sportliche Aktivitäten abbildet. Hierfür sind objektive Erfassungsmethoden (z. B. Akzelerometer, Schrittzähler) geeignet, die aber nicht nur teurer in der Anschaffung sind, sondern auch aufwändiger im Datenmanagement und der Datenanalyse. Wenn man an dieser Stelle aus ökonomischen und pragmatischen Gründen per Fragebogen bspw. das Sportengagement der Kinder und Jugendlichen erfassen würde, dann passt dieses Outcome nicht zum Ziel und zur Strategie der Intervention. Eine solche Passung wird durch eine systematische Planung, bspw. anhand des Intervention Mappings, sichergestellt.

2 Veränderungsstrategien und Behavior Change Techniques

Bedingungswissen spezifiziert die Stellschrauben einer Verhaltensänderung. Änderungsstrategien oder die sog. Behavior Change Techniques (BCTs) spezifizieren, *wie* an diesen Stellschrauben gedreht werden muss, um eine Verhaltensänderung zu unterstützen.

BCTs, wie z. B. *information about health consequences* oder *adding objects to the environment* (z. B. das Ausstatten von Arbeitsplätzen mit höhenverstellbaren Tischen) sind beobachtbare, replizierbare und nicht reduzierbare Komponenten einer Intervention und werden als die „aktiven Zutaten" (active ingredients) einer Intervention bezeichnet (Michie et al., 2013).

BCTs gehen auf die Verhaltenswissenschaftler Charles Abraham und Susan Michie zurück, die 2008 die erste Sammlung von Verhaltensänderungstechniken entwickelten (Abraham & Michie, 2008). Diese erste Version wurde dann unter Mitwirkung von über 400 Wissenschaftler*innen überarbeitet und so entstand 2013 eine erste Version der *BCT Taxonomy* (Michie et al., 2013). Die BCT-Taxonomie ordnet insgesamt 93 BCTs mit ihren genauen Definitionen und konkreten Beispielen 16 verschiedenen Oberkategorien zu (vgl. Tab. 1).

Unter der Kategorie *goals and planning* findet man bspw. die BCT *goal setting (behavior),* z. B. jeden Tag 10 000 Schritte gehen (Michie et al., 2013). Die Kategorie *feedback and monitoring* beinhaltet bspw. die Technik *self-monitoring*, also das Aufzeichnen und Dokumentieren des Verhaltens durch die Teilnehmenden selbst. Bei der BCT self-monitoring wird unterschieden, ob das gewünschte Verhalten oder mögliche Auswirkungen des Verhaltens dokumentiert werden. Eine denkbare Einsatzmöglichkeit wäre hier z. B. eine Intervention zur Prävention von Übergewicht durch eine Steigerung der körperlichen Aktivität. Die Interventionsteilnehmer*innen könnten hier mit Hilfe von Aktivitätstrackern die eigene körperliche Aktivität aufzeichnen *(self-monitoring of behavior)*, oder das eigene Körpergewicht durch tägliches Wiegen in einem Logbuch/Tagebuch festhalten *(self-monitoring of outcome(s) of behavior)* (Michie et al., 2013).

BCTs haben einen vielfältigen Nutzen. Sie können dabei helfen, Interventionen genauer zu beschreiben und zu dokumentieren. Sie erleichtern es, wirksame Interventionen akkurat zu replizieren (d. h. sie erneut originalgetreu durch andere Personen durchzuführen) und ermöglichen die Übertragbarkeit auf andere Verhaltensweisen, Zielpopulationen oder Settings (Michie et al., 2013). In Meta-Analysen können BCTs dazu genutzt werden, über verschiedene Studien hinweg die Wirksamkeit dieser „aktiven Zutaten" der Interventionen zu vergleichen. Hierdurch kann bspw. eine Liste von wirksamen BCTs für spezifische Verhaltensweisen erstellt werden, auf die andere Forschungsgruppen bei der Entwicklung von Interventionen zurückgreifen können. So haben z. B. Samdal und Kolleg*innen (Samdal, Eide, Barth, Williams &

Tab. 1: Übersicht der 16 Oberkategorien der Behavior-Change-Techniques-(BCT)-Taxonomy (Michie et al., 2013) mit jeweils einem Beispiel

Oberkategorie	BCT	Beispiele
1. Goals and planning	1.3. Goal setting (outcome)	Unterstütze eine Person, sich ein konkretes Aktivitätsziel zu setzen (z. B. 3x pro Woche 30 min Spazierengehen).
2. Feedback and monitoring	2.7. Feedback on outcome(s) of behavior	Informiere die Person, wie viel Körpergewicht sie seit dem Beginn eines Trainingsplans verloren hat.
3. Social support	3.1. Social support (unspecified)	Vereinbare mit einer Person aus demselben Haushalt, dass sie die Interventionsteilnehmer*in daran erinnert, an den Einheiten des Programms teilzunehmen.
4. Shaping knowledge	4.1. Instruction on how to perform the behavior	Erkläre die Funktionen und Einstellungen von höhenverstellbaren Tischen, um ergonomisches Arbeiten zu ermöglichen.
5. Natural consequences	5.5. Anticipated regret	Bitte die Person, sich vorzustellen wie sehr sie es bereuen würde, wenn sie nicht ins Fitnessstudio ginge.
6. Comparison of behavior	6.1. Demonstration of the behavior	Führe Übungen mit dem eigenen Körpergewicht vor, um Krafttraining ohne Geräte zu Hause zu fördern.
7. Associations	7.1. Prompts/cues	Verwende Post-its am Arbeitsplatz, die daran erinnern sollen, langes Sitzen regelmäßig zu unterbrechen
8. Repetition and substitution	8.1. Behavioral practice/rehearsal	Fordere die Person auf, die Einstellung der richtigen Sitz- und Stehhöhe am höhenverstellbaren Tisch zu üben.
9. Comparison of outcomes	9.1. Credible source	Zeige ein Video einer bekannten Person aus der Wissenschaft, die die gesundheitlichen Vorteile von ausreichend körperlicher Aktivität erklärt.
10. Reward and threat	10.1. Material incentive (behavior)	Informiere darüber, dass jeden Monat ein Geldbetrag überwiesen wird, wenn die Mindestempfehlung für körperliche Aktivität an mindestens 20 Tagen erreicht wurde.
11. Regulation	11.2. Reduce negative emotions	Rate dazu, Techniken zur Stressreduzierung einzusetzen, um z. B. auftretende Ängste vor der Teilnahme an einer Sportgruppe zu vermindern.
12. Antecedents	12.1. Restructuring the physical environment	Rate dazu, die Sportschuhe direkt in der Garderobe zu platzieren, so dass sie immer sichtbar und bequem zugänglich sind.
13. Identity	13.1. Identification of self as role model	Informiere die Person darüber, dass sie mit einem aktiven Lebensstil auch ein gutes Vorbild für ihre Kinder ist.
14. Scheduled consequences	14.4. Reward approximation	Vereinbare eine Belohnung für jede Steigerung der täglich zurückgelegten Schritte, sodass man sich allmählich dem Interventionsziel von 10 000 Schritten/Tag annähert.
15. Self-belief	15.2. Mental rehearsal of successful performance	Empfehle der Person, sich vorzustellen, wie sie den Weg zur Arbeit bei schönem Wetter mit dem Fahrrad anstatt mit dem Auto zurücklegt.
16. Covert learning	16.1. Imaginary punishment	Empfehle der Person, sich die Rückenschmerzen vorzustellen, die sie wieder bekommt, wenn sie ihr Krafttraining nicht weiterhin regelmäßig durchführt.

Meland, 2017) untersucht, welche BCTs besonders wirksam sind, um die körperliche Aktivität von übergewichtigen Erwachsenen zu fördern. Neben den schon erwähnten Techniken *goal setting behavior* und *self-monitoring*, waren auch *graded tasks* mit Effekten, d. h. Änderungen des Bewegungsverhaltens, assoziiert. Bei graded tasks handelt es sich um progressiv schwerer werdende Aufgaben, die absolviert werden, bis das Verhaltensziel erreicht wird. Besteht das Verhaltensziel bspw. darin, täglich 10 000 Schritte zu gehen, wird dieses Verhaltensziel in Teilziele untergliedert. Sobald das eine Teilziel, z. B. 5000 Schritte täglich, erreicht wurde, wird das nächste Teilziel, z. B. 7500 Schritte anvisiert.

Allerdings lassen sich BCTs bislang nicht so einfach in eine theoretisch fundierte Intervention einplanen, weil eine eindeutige Verknüpfung der BCTs mit Theorien der Verhaltensänderung fehlt. So basieren zwar viele BCTs auf den Bestandteilen/Determinanten verschiedener Theorien, allerdings ist eine eindeutige Zuordnung nicht immer möglich. Dies ist dann problematisch, wenn man bei der Entwicklung theoriebasierter Maßnahmen nach BCTs sucht, die zu der zugrunde gelegten Theorie passen. Hierzu wird im Moment verstärkt geforscht und es gibt bereits einige Studien (Carey et al., 2019; Connell et al., 2019) und noch laufende Projekte (Michie et al., 2018), die sich mit der Verknüpfung von Theorien und BCTs und deren Wirkungen auf die Determinanten, die zu einer Verhaltensänderung führen, befassen. Eine weitere Problematik ist die Art und Weise, wie die Wirkung der BCTs erforscht wird. Wenn Meta-Analysen lediglich die Präsenz einer Technik analysieren, nicht aber deren genaue Ausgestaltung, Dosierung oder ihren Anteil an der angestrebten Verhaltensänderung, dann greift dieser Ansatz zu kurz. Das Wie einer Umsetzung dürfte für die Wirksamkeit einer Technik/Strategie von deutlich größerer Bedeutung sein als eine bloße Präsenz einer Technik.

3 Interventionsansätze

Interventionen zur Bewegungsförderung reichen von individuellen Beratungen über Gruppeninterventionen und gemeindebasierten Programmen bis hin zu massenmedialen Kampagnen und nationalen Aktionsplänen. Die Vielfalt an Interventionsansätzen in der Gesundheitsförderung und Prävention zu kategorisieren, ist kein einfaches Unterfangen. Grundsätzlich lassen sich zwei Ansätze unterscheiden: *Verhaltensbezogene Ansätze* zielen auf eine Beeinflussung der individuellen Verhaltensweisen (z. B. Bewegungsverhalten) zur Förderung der Gesundheit ab und haben einen Fokus auf Information, Motivation und Beratung sowie auf die Stärkung individueller Kompetenzen und Ressourcen. In Abgrenzung dazu zielen *verhältnisbezogene Ansätze* darauf ab, gesundheitsförderliche – was im Falle der bewegungsbezogenen Gesundheitsförderung bewegungsförderlich heißt – Strukturen und Rahmenbedingungen zu schaffen, d. h. die ökologischen, sozialen, ökonomischen, kulturellen und/oder infrastrukturellen Umgebungsbedingungen so zu beeinflussen, dass ein gesundheitsförderliches Verhalten erleichtert wird (Habermann-Horstmeier & Lippke, 2021; Niederberger & Finne, 2021).

Eine Möglichkeit, bewegungsbezogene Interventionsmaßnahmen zu untergliedern, ist zum einen den Grad der Verhältnisorientierung (d. h. die Einbeziehung der sozioökonomischen, kulturellen und physischen Bedingungen) und zum anderen die Interventionsebene zu berücksichtigen. Die Interventionsebene grenzt ab, an wen sich die Maßnahmen richten: Individuen (Mikroebene), Gruppen und Lebenswelten (Mikro- und Mesoebene) oder die Bevölkerung (Makroebene). In Anlehnung an Rosenbrock und Gerlinger (2014) entsteht dann folgende Kategorisierungsmöglichkeit (vgl. Habermann-Horstmeier & Lippke, 2021; Jordan, Weiss, Krug & Mensink, 2012):

3.1 Maßnahmen für Individuen

3.1.1 ohne/mit geringer Verhältnisorientierung

Interventionen, die sich direkt an den einzelnen Menschen wenden und einen Fokus auf Information, Motivation und Beratung haben. Sie beinhalten eine zielgruppengerechte Ansprache und die Bereitstellung von Bewegungsangeboten sowie eine begleitende Maßnahme zur Information und Vermittlung von Strategien zur Umsetzung im Alltag (Abu-Omar & Rütten, 2012).

Beispiele: Gesundheitskurse und Beratungsangebote zur Bewegungsförderung von Krankenkassen, Volkshochschulen, Fitnessstudios oder Sportvereinen

3.1.2 Maßnahmen für Individuen mit ausgeprägter Verhältnisorientierung

Interventionsmaßnahmen, die am Individuum ansetzen und individuelles Verhalten und Verhältnisse berücksichtigen. Solche Ansätze sind in der Bewegungsförderung kaum verbreitet.

Beispiele: Ein Beispiel mit Bezug zu gesundheitsrelevanten Verhaltensweisen ist das Konzept „Frühe Hilfen". Hier werden junge Familien und insbesondere auch Familien in schwierigen Lebenslagen von Akteuren der Frühen Hilfen (z. B. Hebammen, Familienhelfer*innen) zu Hause besucht und bei der Beratung werden individuelle Lebensbedingungen einbezogen (https://www.fruehehilfen.de/).

3.2 Maßnahmen für Gruppen und Settings

3.2.1 ohne/mit geringer Verhältnisorientierung

Edukative Maßnahmen, die auf die Erhöhung der körperlichen Aktivität Einzelner direkt in Lebenswelten/Settings, z. B. Kindergärten, Schulen, Betrieben, abzielen. *Beispiele:* Maßnahmen der betrieblichen Gesundheitsförderung wie Angebote zur bewegten Pause/Pausenexpress; multithematische, zeitlich begrenzte Projekte für Kindergarten und Schule wie z. B. Klasse2000 (https://www.klasse2000.de/)

3.2.2 mit ausgeprägter Verhältnisorientierung

Hierunter fallen drei verschiedene Ansätze:

a) Interventionsmaßnahmen, die zum Ziel haben, individuelles Verhalten und Rahmenbedingungen des Bewegungsverhaltens in den Lebenswelten Kindergarten, Schule, Betrieb oder Gemeinde zu verändern. Die Interventionen kombinieren meist verhaltenspräventive Elemente mit strukturellen Verbesserungen im Setting.
Beispiele: Bewegte Schule (https://www.bewegteschule.de/); Gut drauf, entwickelt von der Bundeszentrale für gesundheitliche Aufklärung (BZgA) und durchgeführt von transfer e.V. (https://www.gutdrauf.net/).

b) Gemeindeweite Interventionen (community-wide interventions), die sich auf die Gesamtpopulation oder eine Teilpopulation einer einzelnen Gemeinde beziehen. Städte und Kommunen sind ebenfalls Lebenswelten, in denen Bewegungsförderung stattfinden kann und die auch ein „Dach-Setting“ für Ansätze in spezifischeren Settings darstellen (Abu-Omar, Frahsa, Till, 2021; Trojan, Reisig & Kuhn, 2016). Dabei werden verschiedene Interventionsmaßnahmen, z. B. Verbreitung von Informationen über lokale Medien, politik- und umweltbezogene Maßnahmen oder auch individuumsbezogene Maßnahmen wie z. B. Gesundheitschecks miteinander verbunden.
Beispiele: IDEFICS, eine Intervention, die europaweit in verschiedenen Gemeinden umgesetzt wurde (https://www.ideficsstudy.eu/home.html); die Deutsche Herz-Kreislauf-Präventionsstudie (DHP-Studie) (Greiser, Hoelth, Hoffmeister, Füllemann & Kreuter, 1993), die von 1984 bis 1992 stattfand (vgl. auch Abu-Omar et al., 2021).

c) Gemeindebasierte Interventionen mit Hilfe von partizipativen Ansätzen (im Englischen community-based participatory research) (Abu-Omar et al., 2021), die einem eigenen Forschungsparadigma unterliegen. Hier erfolgt die Durchführung von Forschung und die Generierung von Wissen durch die Koproduktion einer partnerschaftlichen Zusammenarbeit zwischen Wissenschaftler*innen und Nicht-Wissenschaftler*innen (siehe Wright, 2021).
Beispiele: BIG Projekt (Bewegung als Investition in Gesundheit) (Frahsa, Klement, Majzik, Wolff & Rütten, 2012), mit dem Ziel, Frauen in schwierigen Lebenslagen (z. B. Erwerbslose, Alleinerziehende) einen besseren Zugang zu Sport und Bewegung zu ermöglichen und damit an den positiven Effekten von Bewegung teilzuhaben (vgl. auch Abu-Omar et al., 2021; Wright, 2021).

3.3 Maßnahmen für die Bevölkerung

3.3.1 ohne/mit geringer Verhältnisorientierung

Hierzu zählen insbesondere Interventionen durch massenmediale Kampagnen. Diese zielen darauf ab, über z. B. TV, Radio, Zeitungen, Internet u. Ä. breite Bevölkerungsgruppen zu erreichen und durch Wissensvermittlung und Weitergabe von Informationen und Verhaltensempfehlungen, bspw. Einstellungen und/oder Motivation zu verändern und hierüber das (Gesundheits-)verhalten zu beeinflussen.
Beispiele: Bewegungskampagne MOVE, die sich an Kinder und Jugendliche richtet (gestartet im Oktober 2021, initiiert von der Deutschen Sportjugend, gefördert durch das Bundesministerium für Familie, Senioren, Frauen und Jugend, BMFSFJ) (https://www.move-sport.de/).

3.3.2 mit ausgeprägter Verhältnisorientierung

Hierzu gehören insbesondere politik- und umweltbezogene Ansätze, die vor allem die Verbesserung der Bewegungsverhältnisse, d. h. eine Verbesserung der Möglichkeiten körperliche Aktivitäten auszuüben, zum Ziel haben. Der Begriff der Bewegungsverhältnisse bezieht sich dabei nicht nur auf konkrete Lebenswelten bzw. Settings einer Zielgruppe, sondern schließt auch politische, infrastrukturelle und ökonomische Rahmenbedingungen sowie weitere organisatorische Kontexte außerhalb der Settings ein (Rütten & Frahsa, 2011).
Unter diese Kategorie fallen außerdem Interventionen, die mit dem Ansatz des sog. Nudging arbeiten. Prinzipiell finden diese Ansätze nicht nur auf Ebene der Bevölkerung Anwendung, sondern es gibt ebenfalls Nudging-Interventionen, die sich an

Individuen und Settings richten. Nudges haben das Ziel, durch eine gezielte Gestaltung von Umgebungsfaktoren Entscheidungsprozesse so zu verändern, dass Menschen unbewusst, d. h. ohne eine kontrollierte Entscheidung zu treffen, die gesündere Verhaltensalternative wählen (Krisam, Philipsborn & Meder, 2017). Nudges verändern die sog. Entscheidungsarchitektur (choice architecture), d. h. den Kontext, in dem eine Entscheidung für die eine oder die andere Verhaltensalternative, bspw. die Treppe anstatt des Aufzuges nehmen, getroffen wird. Zur Entscheidungsarchitektur zählen Umgebungsfaktoren, die im Moment einer solchen Entscheidung Einfluss auf diese Entscheidung nehmen (z. B. die ästhetische Gestaltung einer Treppe). Nudges arbeiten prinzipiell ohne Vorschriften, Verbote oder entscheidungsrelevante ökonomische Anreize (Forberger, Reisch, Kampfmann & Zeeb, 2019).
Beispiele: Infrastrukturmaßnahmen wie der Nationale Radverkehrsplan (BMDV, 2020); nationale Strategien, die fördernde Rahmenbedingungen auf der Bevölkerungsebene umsetzen: z. B. der Nationale Aktionsplan IN FORM – Deutschlands Initiative für gesunde Ernährung und mehr Bewegung zur Prävention von Fehlernährung, Bewegungsmangel, Übergewicht und damit zusammenhängenden Krankheiten (https://www.in-form.de/) (Bundesministerium für Ernährung und Landwirtschaft & Bundesministerium für Gesundheit, 2008).
Nudging-Interventionen: z. B. Nutzung sog. point-of-choice-prompts. Hier werden bspw. Banner oder Poster an Treppen oder Rolltreppen platziert, die unterschiedliche Botschaften beinhalten, die zur Nutzung der Treppen anregen sollen (Forberger et al., 2019).

4 Neue Technologien in der Bewegungsförderung

Digital behavior change interventions (DBCI) beziehen sich hauptsächlich auf das Verhalten eines Individuums und können, müssen aber keinen Bezug zu einem Setting aufweisen. Synonym werden auch die Begriffe *eHealth* oder *mHealth* genutzt. DBCIs arbeiten mit einer ganzen Reihe verschiedener digitaler Hard- und Software (z. B. Computerprogramme, mobile Applikationen (Apps), Textnachrichten, (Lern-) Videos, sowie elektronische Endgeräte, Sensoren, die das Verhalten, physiologische Reaktionen oder auch Umgebungsbedingungen messen), über die Änderungsstrategien einer Intervention angewendet werden. Eine Intervention bezeichnet man bereits als DBCI, wenn einzelne, digitale Technologien eingesetzt und mit herkömmlichen face-to-face Strategien oder gedrucktem Material kombiniert werden (Eysenbach, 2001; Michie, Yardley, West, Patrick & Greaves, 2017). Digitale Technologien ermöglichen es, eine Intervention interaktiv zu gestalten und bspw. auf der Grundlage von sensorerfassten Aktivitätsdaten ein Feedback zu geben (vgl. just-in-time (adaptive) intervention (JITAI): Hardeman, Houghton, Lane, Jones & Naughton, 2019 oder ecological momentary interventions (EMI): Heron & Smyth, 2010). Teilweise werden Elemente des Gamifications (Verwendung von Spieldesignelementen in spielfremden Kontexten) eingesetzt, die aktivierend und belohnend wirken können (Lister, West, Cannon, Sax & Brodegard, 2014).

Ein genereller Vorteil einer DBCI besteht darin, dass sie nach einmaliger Konzeption und Umsetzung mit relativ wenig finanziellem Aufwand auf eine größere Gruppe übertragen werden kann (Michie et al., 2017). Man verspricht sich von DBCIs somit nicht nur eine attraktivere Intervention, sondern auch einen leichten und niedrigschwelligen Zugang. Allerdings haben DBCIs nicht nur Vorteile. Die Erstentwicklung ist aufwändig und teuer. Ebenso verlangt der mitunter rasend schnelle technologische Fortschritt eine ständige Anpassung der verwendeten Hard- und Software. Zudem klingt es verlockend, wenn eine Intervention interaktiv gestaltet ist und sich lernend an die Anwender*innen anpasst. Aber die technische Umsetzung ist an vielen technischen Schnittstellen weiterhin eine große Herausforderung (Michie et al., 2017). Davon unabhängig gibt es auch Diskussionen dazu, inwieweit das Speichern und das Verarbeiten von einer Menge personenbezogener und mitunter intimer Daten zu verantworten ist.

Reviews attestieren DBCIs einen moderaten positiven Effekt auf das Bewegungsverhalten von älteren (Kwan et al., 2020) und jüngeren Personen (McIntosh, Jay, Hadden & Whittaker, 2017) sowie gesundheitsrelevante Effekte (körperliche Aktivität, sedentäres Verhalten, Schlafqualität) durch settingspezifische DBCIs am Arbeitsplatz (Howarth, Quesada, Silva, Judycki & Mills, 2018). Allerdings berichten die bisherigen Überblicksarbeiten von einer hohen Heterogenität der inkludierten Studien, was die Interventionsinhalte sowie auch die Art und Weise, wie die Wirkung einer Intervention erfasst und analysiert wird, angeht (Fiedler, Eckert, Wunsch & Woll, 2020). Bislang lässt sich daher nicht oder nur kaum spezifizieren, welche digital unterstützte Änderungsstrategie und welche Kombination von digitalen Technologien effektiv sind. Es ist darüber hinaus erst in Ansätzen empirisch belegt, inwiefern DBCIs überhaupt erfolgreicher (vgl. efficacy und effectiveness im Folgekapitel) sind als Interventionen ohne den Einsatz von digitalen Technologien. Auch wenn DBCIs in vielen Aspekten noch empirische Belege schuldig sind, hat dieses Forschungsfeld Potenzial und wird sich auch dank fortschreitender technologischer Entwicklungen dynamisch entwickeln.

5 Wirkungen von Interventionen – Unterscheidung von „efficacy“ und „effectiveness“

Es gibt eine breit angelegte Diskussion mit Blick auf die Wirksamkeit von Interventionen (z. B. Elkeles, 2021; Hagger & Weed, 2019; vgl. auch Kapitel B2 zur Evidenzbasierung). Fakt ist, dass sich, trotz einer Vielzahl an Interventionen mit nachgewiesener Wirksamkeit, auf Bevölkerungsebene kaum Effekte zeigen (Hagger & Weed, 2019; Reis et al., 2016): Zu viele Menschen sind nach wie vor inaktiv und von entsprechenden gesundheitlichen Risiken betroffen (Guthold, Stevens, Riley & Bull, 2018).
In diesem Zusammenhang ist es wichtig, zwischen *efficacy* (übersetzt hier als Wirksamkeit im Sinne von Wirkungspotenzial) und *effectiveness* (übersetzt hier als Wirksamkeit im Sinne von Alltagswirksamkeit) zu unterscheiden. Studien zur Überprüfung des Wirkungspotenzials ermitteln, ob eine Intervention unter idealen Bedingungen die beabsichtigte Wirkung (z. B. eine Veränderung/Verbesserung des Bewegungsverhaltens) produziert. Studien zur Überprüfung der Alltagswirksamkeit hingegen ermitteln, ob die Intervention die beabsichtigten Effekte unter realen Bedingungen hervorruft (Courneya, 2010). Dies bedeutet im Umkehrschluss, dass sich das Wirkungspotenzial auf diejenigen Menschen bezieht, die die Intervention erhalten und umgesetzt haben, während sich Alltagswirksamkeit auf die Menschen bezieht, denen die Intervention zur Verfügung stand bzw. angeboten wurde.
Der Nachweis von Wirkungsvermögen setzt eine methodisch rigide Evaluation voraus, die die Anwendung eines randomisierten oder gematchten Kontrollgruppen-Designs, eine möglichst homogene Stichprobe und eine standardisierte und kontrollierte Interventionsumsetzung beinhaltet (vgl. Kapitel B2). Derartige Forschungsdesigns sind für die Überprüfung der Alltagswirksamkeit wenig geeignet (Elkeles, 2021; Hagger & Weed, 2019; Schlicht & Zinsmeister, 2015), da Störfaktoren, die sich durch reale Bedingungen und die Lebenswirklichkeit ergeben, ausgeschaltet bzw. kontrolliert werden. Kontexte der Interventionsumsetzung werden nicht berücksichtigt. Zum anderen können hierüber wichtige Evaluationskriterien nicht adressiert werden (z. B. Qualität der Anwendung und Umsetzung der Intervention) und es können keine Rückschlüsse auf die Anwendbarkeit und praktische Durchführbarkeit gezogen werden. Hierfür sind Evaluationsformen nötig, welche die Realität möglichst wenig manipulieren und die Komplexität des Interventionsgeschehens abbilden können (Elkeles, 2021; Hagger & Weed, 2019; Schlicht & Zinsmeister, 2015). Hierzu gehören insbesondere Designs, die qualitative und quantitative Untersuchungsansätze in unterschiedlicher Weise kombinieren (mixed methods) (Elkeles, 2021; Langfeldt & Kelle, 2021).

6 Wirkung und Implementierung

Erzielt eine Intervention nicht die gewünschten Wirkungen, dann kann dies zum einen daran liegen, dass die Intervention und die angewandten Strategien nicht geeignet sind, um die gewünschten Effekte hervorzubringen. Es kann aber auch daran liegen, dass die an sich wirksame Intervention nicht wie geplant umgesetzt oder implementiert wird. Barrieren für die Implementierung der Intervention können auf verschiedenen Ebenen liegen: auf Ebene derjenigen, die die Intervention durchführen/umsetzen sollen, auf Ebene von Multiplikator:innen/Anbietern, auf Ebene von Organisationen/Institutionen/Settings, in denen die Interventionen umgesetzt werden sollen und auch auf politischer Ebene.

Genauso wie die Intervention selbst muss auch die Implementierung systematisch geplant, umgesetzt und evaluiert werden. Ansonsten ist es kaum möglich zu verstehen und zu erklären, wie und warum die Umsetzung einer Intervention erfolgreich war. Andernfalls verbaut man sich die Möglichkeit, Aussagen darüber zu treffen, welche Umsetzungsstrategien wo, für wen und warum funktionieren (Bauer, Damschroder, Hagedorn, Smith & Kilbourne, 2015). Nur so können Faktoren und Strategien identifiziert werden, die zu einer erfolgreichen Umsetzung beitragen (Nilsen, 2015). Es hat sich ein eigener Forschungszweig zur Implementierung von Interventionen entwickelt und mittlerweile gibt es eine Vielzahl an Modellen, die auf die Implementierung von Interventionen fokussieren. Diese Modelle haben das Ziel a) den Prozess der praktischen Umsetzung einer Intervention in Form von Schritten oder Phasen zu beschreiben und anzuleiten (z. B. knowledge to action framework, implementation mapping), b) die Einflüsse/Determinanten einer erfolgreichen Umsetzung zu beschreiben und zu erklären (z. B. Consolidated Framework for Implementation Research) bzw. c) die Evaluierung der Implementierung anzuleiten und relevante Implementierungsoutcomes zu spezifizieren (z. B. RE-AIM) (Nilsen, 2015).

Damit steht man bei der Planung und Umsetzung alltagswirksamer bewegungsbezogener Interventionen zur Gesundheitsförderung vor zwei Herausforderungen: Zum einen muss sichergestellt sein, dass die Intervention Wirkungspotenzial hat, d. h. die Wirkmechanismen und Veränderungsstrategien bzw. BCTs sind so spezifiziert, dass sich das Bewegungsverhalten verändert und die Gesundheit gefördert wird. Zum anderen gilt es, die praktische Umsetzung dieser Intervention so zu planen, dass sie ihre Wirkung für diejenigen entfalten kann, denen die Intervention zur Verfügung gestellt wird.

Literatur

Abraham, C. & Michie, S. (2008). A taxonomy of behavior change techniques used in interventions. *Health Psychology: Official Journal of the Division of Health Psychology, American Psychological Association, 27*(3), 379–387. https://doi.org/10.1037/0278-6133.27.3.379

Abu-Omar, K. & Rütten, A. (2012). Körperliche Aktivität und Public Health. *Bundesgesundheitsbl. (Bundesgesundheitsblatt, Gesundheitsforschung, Gesundheitsschutz), 55*(1), 66–72. https://doi.org/10.1007/s00103-011-1389-8

Abu-Omar, K., Frahsa, A. & Till, M. (2021). Kampagnen in der Prävention und Gesundheitsförderung. In M. Tiemann & M. Mohokum (Hrsg.), *Springer Reference Pflege – Therapie – Gesundheit. Prävention und Gesundheitsförderung* (S. 327–338). Berlin, Heidelberg: Springer.

Ajzen, I. (1985). From intentions to actions: A theory of planned behavior. In J. Kuhl & J. Beckmann (Hrsg.), *SSSP Springer Series in Social Psychology. Action control: From cognition to behavior* (S. 11–39). Berlin, Heidelberg: Springer.

Ajzen, I. (1991). The theory of planned behavior. *Organizational Behavior and Human Decision Processes, 50*(2), 179–211. https://doi.org/10.1016/0749-5978(91)90020-T

Bartholemew, L. K., Parcel, G. S., Kok, G., Gottlieb, N. H. & Fernandez, M. H. (2011). *Planning health promotion programs: An Intervention Mapping Approach* (3rd ed.). San Francisco: Jossey Bass.

Bauer, M. S., Damschroder, L., Hagedorn, H., Smith, J. & Kilbourne, A. M. (2015). An introduction to implementation science for the non-specialist. *BMC Psychology, 3*(1). https://doi.org/10.1186/s40359-015-0089-9

BMDV (2020). *Fahrradland Deutschland 2030: Nationaler Radverkehrsplan 3.0.* https://www.bmvi.de/SharedDocs/DE/Anlage/StV/nationaler-radverkehrsplan-3-0.pdf?__blob

Bundesministerium für Ernährung und Landwirtschaft & Bundesminersterium für Gesundheit (2008). *IN FORM. Deutschlands Initiative für gesunde Ernährung und mehr Bewegung*. https://www.in-form.de/ [abgerufen am 25. November 2022].

Carey, R. N., Connell, L. E., Johnston, M., Rothman, A. J., Bruin, M. de, Kelly, M. P. & Michie, S. (2019). Behavior change techniques and their mechanisms of action: A synthesis of links described in published intervention literature. *Annals of Behavioral Medicine: A Publication of the Society of Behavioral Medicine, 53*(8), 693–707. https://doi.org/10.1093/abm/kay078

Colquhoun, H., Leeman, J., Michie, S., Lokker, C., Bragge, P., Hempel, S., McKibbon, K. A., Peters, G.-J. Y.,Stevens, K. R., Wilson, M. G. & Grimshaw, J. (2014). Towards a common terminology: A simplified framework of interventions to promote and integrate evidence into health practices, systems, and policies. *Implementation Science, 9*(1). https://doi.org/10.1186/1748-5908-9-51

Connell, L. E., Carey, R. N., Bruin, M. de, Rothman, A. J., Johnston, M., Kelly, M. P. & Michie, S. (2019). Links between behavior change techniques and mechanisms of action: An expert consensus study. *Annals of Behavioral Medicine: A Publication of the Society of Behavioral Medicine, 53*(8), 708–720. https://doi.org/10.1093/abm/kay082

Courneya, K. S. (2010). Efficacy, effectiveness, and behavior change trials in exercise research. *International Journal of Behavioral Nutrition and Physical Activity, 7*(1). https://doi.org/10.1186/1479-5868-7-81

Elkeles, T. (2021). Evidenzbasierung in der Gesundheitsförderung und Prävention. In M. Niederberger & E. Finne (Hrsg.), *Springer eBook Collection. Forschungsmethoden in der Gesundheitsförderung und Prävention* (1. Aufl., S. 79–108). Wiesbaden: Springer VS.

Eysenbach, G. (2001). What is e-health? *Journal of Medical Internet Research, 3*(2). https://doi.org/10.2196/jmir.3.2.e20

Fiedler, J., Eckert, T., Wunsch, K. & Woll, A. (2020). Key facets to build up eHealth and mHealth interventions to enhance physical activity, sedentary behavior and nutrition in healthy subjects – an umbrella review. *BMC Public Health, 20*(1). https://doi.org/10.1186/s12889-020-09700-7

Forberger, S., Reisch, L., Kampfmann, T. & Zeeb, H. (2019). Nudging to move: A scoping review of the use of choice architecture interventions to promote physical activity in the general population. *International Journal of Behavioral Nutrition and Physical Activity,* 16. https://doi.org/10.1186/s12966-019-0844-z

Frahsa, A., Klement, U., Majzik, Z., Wolff, A. & Rütten, A. (2012). Bewegung als Investition in Gesundheit – Das BIG-Projekt: Bewegungsangebote, günstig und wohnortnah von Frauen für Frauen. In J. Hofmann, G. Turan, H. Altenberg & H. Woerlein (Hrsg.), *Sportwissenschaft und Sportpraxis Bd. 161, Sport und soziale Integration – Chancen, Probleme und Perspektiven für Städte und Kommunen* (S. 38–47). Hamburg: Feldhaus, Edition Czwalina.

Green, L. W. & Kreuter, M. W. (1991). *Health promotion planning: An educational and environmental approach.* Mountain View: Mayfield.

Greiser, E., Hoeltz, J., Hoffmeister, H., Hüllemann, K. D., Kreuter, D. h., Laaser, U., Nüssel, E. & v. Troschke, J. (1993). Erfolgreiche Senkung kardiovaskulärer Risikofaktoren in der Deutschen Herz-Kreislauf-Präyentionsstudie (DHP) zwischen 1984/85 und 1991/92. *Zeitschrift für Gesundheitswissenschaften, 1*(2), 137–152. https://doi.org/10.1007/BF02959655

Guthold, R., Stevens, G. A., Riley, L. M. & Bull, F. C. (2018). Worldwide trends in insufficient physical activity from 2001 to 2016: A pooled analysis of 358 population-based surveys with 1.9 million participants. The Lancet Global Health, 6(10), E1077-E1086. https://doi.org/10.1016/S2214-109X(18)30357-7

Habermann-Horstmeier, L. & Lippke, S. (2021). Grundlagen, Strategien und Ansätze der Primär-, Sekundär- und Tertiärprävention. In M. Tiemann & M. Mohokum (Hrsg.), *Springer Reference Pflege – Therapie – Gesundheit. Prävention und Gesundheitsförderung* (S. 47–63). Berlin, Heidelberg: Springer. https://doi.org/10.1007/978-3-662-62426-5_6

Hagger, M. S. & Weed, M. (2019). Debate: Do interventions based on behavioral theory work in the real world? *International Journal of Behavioral Nutrition and Physical Activity, 16*(1). https://doi.org/10.1186/s12966-019-0795-4

Hardeman, W., Houghton, J., Lane, K., Jones, A. & Naughton, F. (2019). A systematic review of just-in-time adaptive interventions (JITAIs) to promote physical activity. *International Journal of Behavioral Nutrition and Physical Activity, 16,* 31. https://doi.org/10.1186/s12966-019-0792-7

Heron, K. E. & Smyth, J. M. (2010). Ecological momentary interventions: Incorporating mobile technology into psychosocial and health behaviour treatments. *British Journal of Health Psychology, 15*(Pt 1), 1–39. https://doi.org/10.1348/135910709X466063

Howarth, A., Quesada, J., Silva, J., Judycki, S. & Mills, P. R. (2018). The impact of digital health interventions on health-related outcomes in the workplace: A systematic review. *Digital Health, 4*(2), 1–18. https://doi.org/10.1177/2055207618770861

Jordan, S., Weiss, M., Krug, S. & Mensink, G. B. M. (2012). Überblick über primärpräventive Maßnahmen zur Förderung von körperlicher Aktivität in Deutschland. *Bundesgesundheitsblatt – Gesundheitsforschung – Gesundheitsschutz, 55,* 73–81. https://doi.org/10.1007/s00103-011-1396-9

Krisam, M., Philipsborn, P. von & Meder, B. (2017). Nudging in der Primärprävention: Eine Übersicht und Perspektiven für Deutschland. *Das Gesundheitswesen*

(Bundesverband der Arzte des Offentlichen Gesundheitsdienstes (Germany), 79(2), 117–123. https://doi.org/10.1055/s-0042-121598

Kwan, R. Y. C., Salihu, D., Lee, P. H., Tse, M., Cheung, D. S. K., Roopsawang, I. & Choi, K. S. (2020). The effect of e-health interventions promoting physical activity in older people: A systematic review and meta-analysis. *European Review of Aging and Physical Activity, 17.* https://doi.org/10.1186/s11556-020-00239-5

Langfeldt, B. & Kelle, U. (2021). Mixed-Methods-Research im Kontext von Gesundheitsförderung und Prävention. In M. Niederberger & E. Finne (Hrsg.), *Springer eBook Collection. Forschungsmethoden in der Gesundheitsförderung und Prävention* (1. Aufl., S. 573–597). Wiesbaden: Springer VS.

Lister, C., West, J. H., Cannon, B., Sax, T. & Brodegard, D. (2014). Just a fad? Gamification in health and fitness apps. *JMIR Serious Games, 2*(2). https://doi.org/10.2196/games.3413

McIntosh, J. R. D., Jay, S., Hadden, N. & Whittaker, P. J. (2017). Do E-health interventions improve physical activity in young people: A systematic review. *Public Health, 148,* 140–148. https://doi.org/10.1016/j.puhe.2017.04.001

Michie, S., Carey, R. N., Johnston, M., Rothman, A. J., Bruin, M. de, Kelly, M. P. & Connell, L. E. (2018). From theory-inspired to theory-based interventions: A protocol for developing and testing a methodology for linking behaviour change techniques to theoretical mechanisms of action. *Annals of Behavioral Medicine, 52*(6), 501–512. https://doi.org/10.1007/s12160-016-9816-6

Michie, S., Richardson, M., Johnston, M., Abraham, C., Francis, J., Hardeman, W., Eccles, M. P., Cane, J. & Wood, C. E. (2013). The behavior change technique taxonomy (v1) of 93 hierarchically clustered techniques: Building an international consensus for the reporting of behavior change interventions. *Annals of Behavioral Medicine, 46*(1), 81–95. https://doi.org/10.1007/s12160-013-9486-6

Michie, S., Yardley, L., West, R., Patrick, K. & Greaves, F. (2017). Developing and evaluating digital interventions to promote behavior change in health and health care: Recommendations resulting from an international workshop. *Journal of Medical Internet Research, 19*(6). https://doi.org/10.2196/jmir.7126

Niederberger, M. & Finne, E. (2021). Forschungsmethoden in der Gesundheitsförderung und Prävention. Eine Einführung. In M. Niederberger & E. Finne (Hrsg.), *Springer eBook Collection. Forschungsmethoden in der Gesundheitsförderung und Prävention* (1. Aufl., S. 3–34). Wiesbaden: Springer VS.

Nilsen, P. (2015). Making sense of implementation theories, models and frameworks. *Implementation Science: IS, 10.* https://doi.org/10.1186/s13012-015-0242-0

Reis, R. S., Salvo, D., Ogilvie, D., Lambert, E. V., Goenka, S. & Brownson, R. C. (2016). Scaling up physical activity interventions worldwide: Stepping up to larger and smarter approaches to get people moving. *Lancet (London, England), 388*(10051), 1337–1348. https://doi.org/10.1016/S0140-6736(16)30728-0

Rosenbrock, R. & Gerlinger, T. (2014). *Gesundheitspolitik: Eine systematische Einführung* (3. Aufl.). Bern: Huber.

Rütten, A. & Frahsa, A. (2011). Bewegungsverhältnisse in der Gesundheitsförderung. *Sportwissenschaft, 41,* 16–24. https://doi.org/10.1007/s12662-011-0169-9

Samdal, G. B., Eide, G. E., Barth, T., Williams, G. & Meland, E. (2017). Effective behaviour change techniques for physical activity and healthy eating in overweight and obese adults; systematic review and meta-regression analyses. *International Journal of Behavioral Nutrition and Physical Activity, 14*(1), 42. https://doi.org/10.1186/s12966-017-0494-y

Schlicht, W. & Zinsmeister, M. (2015). *Gesundheitsförderung systematisch planen und effektiv intervenieren.* Berlin, Heidelberg: Springer. http://nbn-resolving.org/urn:nbn:de:bsz:31-epflicht-1533035 (limitierter Zugriff).

Trojan, A., Reisig, V. & Kuhn, J. (2016). Gesundheitsförderung in Städten und Gemeinden. *Prävention und Gesundheitsförderung, 11*(4), 259–264. https://doi.org/10.1007/s11553-016-0557-y

Wright, M. T. (2021). Partizipative Gesundheitsforschung. In M. Niederberger & E. Finne (Hrsg.), *Springer eBook Collection. Forschungsmethoden in der Gesundheitsförderung und Prävention* (1. Aufl., S. 109–135). Wiesbaden: Springer VS. https://doi.org/10.1007/978-3-658-31434-7_5

D4 Qualität in der Bewegungsförderungspraxis

Iris Pahmeier, Michael Tiemann & Lutz Vogt

Qualitätssicherung, Gesundheitssportprogramme, Zertifizierung, Qualitätssiegel, Lebensweltbezogene Bewegungsförderung

Einleitung

Bewegung[13] und Bewegungsförderung sind vor dem Hintergrund (immer weiter) steigender Raten an körperlich-sportlicher Inaktivität in nahezu allen Bevölkerungsgruppen zu einem zentralen Anliegen von gesundheitsförderlichen, Public-Health-bezogenen, gesundheitspolitischen und sportpolitischen Maßnahmen sowohl auf nationaler als auch internationaler Ebene geworden (Tiemann, 2021a, b). Hinzu kommen Erkenntnisse aus der Bewegungs- bzw. Aktivitätsforschung insbesondere der letzten Dekade, dass sedentäres Verhalten einen eigenständigen Risikofaktor für viele gesundheitliche Beeinträchtigungen und Erkrankungen darstellt (u. a. Banzer & Füzéki, 2012). Im Zuge der gesundheitspolitischen Diskussionen und Maßnahmen zur Stärkung der Gesundheitsförderung und Prävention in Deutschland sind dabei auch und vor allem Aspekte der Qualität, Qualitätssicherung und -entwicklung sowie der Evaluation und Evidenzbasierung spezifischer Ansätze und Maßnahmen von großer Bedeutung (Rosenbrock, 1995; Tiemann, 2010; 2021a).

Eine tragende Säule und ein zentrales Element einer umfassenden Gesundheitsförderung und Prävention stellen Bewegung bzw. körperlich-sportliche Aktivität dar (Tiemann, 2021a). Dies bedeutet, dass sich körperlich-sportliche Aktivität ebenso wie andere Handlungsfelder der Gesundheitsförderung und Prävention (im positiven Sinne) dem Diktat und den Maßstäben der Qualitätssicherung und Evidenzbasierung „unterwerfen“ muss, um im Bereich des Gesundheitssystems und der

[13] Unter Bewegung (und dem hier synonym verwendeten Begriff körperlich-sportliche Aktivität) werden durch den Einsatz der Skelettmuskulatur erzeugte Bewegungen des Körpers und der Extremitäten verstanden, die „zu einem substanziellen Anstieg des Energieverbrauchs über den Ruheenergieverbrauch“ hinausführen (Rütten & Pfeifer, 2016, S. 19).

Gesundheitsversorgung die notwendige Anerkennung zu finden und dort eine wichtige(re) Rolle zu spielen (Schlicht & Zinsmeister, 2015; Tiemann, 2010). Gleichzeitig werden Interventionen im Feld der bewegungsbezogenen Gesundheitsförderung und Prävention immer komplexer und facettenreicher und umfassen neben den „klassischen" individuumzentrierten, verhaltenspräventiven Ansätzen und Maßnahmen zunehmend auch Kombinationen von verhaltens- und verhältnisbezogenen (Setting-)Ansätzen, die neue bzw. weitere Herausforderungen für die Qualitätssicherung und -entwicklung sowie die Evaluation und Evidenzbasierung bedeuten.

1 Wegbereiter und Meilensteine der Qualitätssicherung und -entwicklung in der Bewegungsförderung

Ansätze und Maßnahmen zur Prävention und Gesundheitsförderung im Allgemeinen sowie zur bewegungsbezogenen Prävention und Gesundheitsförderung im Besonderen haben eine lange Tradition und reichen bis in die Antike zurück. Bereits vor über 2000 Jahren postulierte Hippokrates (ca. 460–380 v. Chr.), der als „Vater der Heilkunde" gilt, dass es besser ist, Krankheiten durch prophylaktische Maßnahmen zu verhindern, als diese zu kurieren. Neben bzw. in Verbindung mit einer gesunden Ernährung und weiteren Verhaltensregeln wurde dabei insbesondere auch regelmäßiger Bewegung bzw. körperlich-sportlicher Aktivität ein großer Stellenwert beigemessen. Einen bedeutenden, auf die hippokratische Tradition zurückgehenden Ansatz stellte die „Diätetik" (Diaita) als Lehre bzw. Handlungsanleitung für einen im gesundheitlichen Sinne vernünftigen, ausgewogenen Lebensstil dar (Tiemann & Mohokum, 2021).

Einen Meilenstein in der Entwicklung moderner Ansätze und Maßnahmen zur Gesundheitsförderung bildete insbesondere die 1986 von der Weltgesundheitsorganisation (WHO) verabschiedete Ottawa-Charta zur Gesundheitsförderung (World Health Organization, 1986). Diese Resolution hat sowohl die Entwicklung und Umsetzung der Gesundheitsförderung als auch – damit zusammenhängend – die Qualitätssicherung und -entwicklung entsprechender Konzepte, Initiativen und Maßnahmen nachhaltig beeinflusst und u. a. ganz maßgeblich zur Entwicklung und Etablierung des Gesundheitssports – als eigenständiger Bereich neben dem traditionellen leistungs- und wettkampforientierten Sport – beigetragen (Schulke, v. Troschke & Hoffmann, 1997; v. Troschke, Reschauer & Hoffmann-Markwald, 1996). Einen weiteren Meilenstein für die Förderung der Gesundheitsförderung und Prävention in Deutschland sowie deren Qualitätssicherung und -entwicklung stellt das (nach mehreren Anläufen) im Jahr 2015 in Kraft getretene Präventionsgesetz (Gesetz zur Stärkung der Gesundheitsförderung und Prävention – PrävG) dar. Dieses Gesetz verpflichtet die gesetzlichen Krankenkassen, Leistungen zur verhaltensbezogenen Prävention und Gesundheitsförderung nach dem individuellen Ansatz (in den Handlungsfeldern „Bewegungsgewohnheiten“, „Ernährung“, „Stress- und Ressourcenmanagement“, „Suchtmittelkonsum“) sowie zur Gesundheitsförderung in Lebenswelten einschließlich Betrieben nach dem Setting-Ansatz zu erbringen. Diese Leistungen müssen – ebenso wie alle anderen Leistungen der GKV – „ausreichend, zweckmäßig und wirtschaftlich sein […] und dürfen das Maß des Notwendigen nicht überschreiten“ (§ 12 Abs. 1 SGB V; Wanek & Schreiner-Kürten, 2021a, b).

Das zentrale Qualitätssicherungsinstrument bildet dabei der vom Spitzenverband Bund der Krankenkassen herausgegebene Leitfaden Prävention (aktuelle Fassung: 2021) (GKV-Spitzenverband, 2021), der kontinuierlich an neue wissenschaftliche Erkenntnisse sowie in der Praxis gewonnene Erfahrungen angepasst und unter Einbeziehung unabhängigen Sachverstandes von Wissenschaftsverbänden (z. B. Deutsche Vereinigung Sportwissenschaft, dvs) und Berufsfachverbänden (z. B. Deutscher Verband für Gesundheitssport und Sporttherapie, DVGS) stetig weiterentwickelt wird. In diesem Leitfaden sind die Handlungsfelder und Kriterien für Leistungen der Krankenkassen auf dem Gebiet der Gesundheitsförderung und Prävention (nach § 20 Abs. 2 SGB V) u. a. hinsichtlich Qualität, wissenschaftlicher Evaluation und Messung der Zielerreichung verbindlich festgelegt. Hierzu wird u. a. ausgeführt, dass „Leistungen der Primärprävention und Gesundheitsförderung dem allgemein anerkannten Stand der wissenschaftlichen Erkenntnisse entsprechen sowie in der fachlich gebotenen Qualität und unter Beachtung des Wirtschaftlichkeitsgebots erbracht werden (müssen)“ (GKV-Spitzenverband, 2021, S. 13). Ferner werden ein „möglichst hoher Grad der Erreichung der angestrebten Maßnahmenwirkungen (Ergebnisqualität)“ (GKV-Spitzenverband, 2021, S. 11) gefordert sowie „eine begleitende stichprobenartige Evaluation“ zur „Sicherung und Verbesserung der Planungs-, Prozess- und Ergebnisqualität im Routinebetrieb“ empfohlen (GKV-Spitzenverband, 2021, S. 13).

Des Weiteren umfasst der Leitfaden Prävention auch „die Anforderungen und ein einheitliches Verfahren für die Zertifizierung von Leistungsangeboten durch die Krankenkassen, um insbesondere die einheitliche Qualität von Leistungen […] sicherzustellen“ (GKV-Spitzenverband, 2021, S. 8).

2 Grundlagen der Qualitätssicherung und Evidenzbasierung in der Bewegungsförderung

Um die mit Maßnahmen zur (bewegungsbezogenen) Gesundheitsförderung und Prävention verfolgten Ziele zu erreichen sowie einen Beitrag zur Förderung der Öffentlichen Gesundheit (Public Health) und Verbesserung der Gesundheitsversorgung leisten zu können, kommen der Qualität, Qualitätssicherung und -entwicklung sowie der Evaluation und Evidenzbasierung der jeweiligen Ansätze und Maßnahmen zentrale Bedeutung zu.

Im Kontext von (bewegungsbezogenen) Maßnahmen zur Prävention und Gesundheitsförderung „ist Qualität [...] damit verbunden, dass die Wahrscheinlichkeit gewünschter Ergebnisse [...] steigt und die Intervention selbst wissenschaftlich fundiert ist" (Landesinstitut für Gesundheit und Arbeit des Landes Nordrhein-Westfalen, 2010, S. 7; weitergehend auch Kolip & Trojan, 2021).

Nach Donabedian (1966) wird dabei grundsätzlich zwischen Struktur-, Prozess- und Ergebnisqualität unterschieden. Im Bereich der (bewegungsbezogenen) Prävention und Gesundheitsförderung wird häufig zusätzlich Planungsqualität (auch Assessment- oder Konzeptqualität) als vierte Qualitätsdimension ergänzt (Kolip, 2012; Kolip & Trojan, 2021; vgl. auch GKV-Spitzenverband, 2021).

Planungsqualität (Assessment-, Konzeptqualität) bezieht sich vor allem auf konzeptionelle Vorgaben, beispielsweise darauf, dass die jeweiligen Maßnahmen am Bedarf der Zielgruppe orientiert sind und diese über adäquate Zugangswege adressiert werden. *Strukturqualität* umfasst die Rahmenbedingungen einer Maßnahme sowie allgemeine Voraussetzungen für deren fachgerechte und wirksame Durchführung. *Prozessqualität* beschreibt die Güte der Durchführung einer Maßnahme bzw. der Leistungserbringung selbst. *Ergebnisqualität* bezieht sich auf die Effektivität der durchgeführten Maßnahme(n). Diese vier Dimensionen der Qualität hängen eng zusammen und bedingen sich teilweise gegenseitig. So sind eine hohe Planungs- und Strukturqualität notwendige Voraussetzungen für eine hohe Prozessqualität, die wiederum eine zentrale Bedingung für eine hohe Ergebnisqualität darstellt (Kolip, 2012; LIGA NRW, 2010).

Weitergehend wird – ähnlich wie in anderen Bereichen der gesundheitlichen Versorgung – auch im Bereich der (bewegungsbezogenen) Gesundheitsförderung und Prävention zunehmend die Forderung nach einer *Evidenzbasierung* im Sinne von Wirksamkeitsnachweisen entsprechender Interventionen erhoben (vgl. auch Beitrag B2 in diesem Band). Differenzierend kann dabei zwischen der Income-Evidenz und der Outcome-Evidenz einer Maßnahme bzw. eines Programms unterschieden werden. Zentrale Aspekte der Income-Evidenz sind eine präzise Problemdefinition, eine genaue Festlegung der Zielgruppe und der spezifischen Ziele sowie die Umsetzung dem aktuellen wissenschaftlichen Stand (state of the art) entsprechender Inhalten bzw. Aktivitäten. Die Outcome-Evidenz bezieht sich auf die spezifischen gesundheits- und/oder verhaltensbezogenen Wirkungen der betreffenden Maßnahmen bzw. Programme (Brehm, 2006; Tiemann, 2010, 2012; Tiemann & Brehm, 2006).

3 Sportwissenschaft „Qualitäts-Motor“ für eine qualitätsgesicherte und evidenzbasierte Bewegungsförderung

Eine besondere Rolle für die Entwicklung einer qualitätsgesicherten, evidenzbasierten Bewegungsförderung spielt die Sportwissenschaft in Deutschland. Seit Mitte der 1980er- und insbesondere den 1990er-Jahren haben sportwissenschaftliche Institute bzw. Arbeitsgruppen, u. a. an den Universitäten Bielefeld (Brehm, Pahmeier, Tiemann et al.), Frankfurt am Main (Bös, Wydra, Knoll, Woll, Opper et al.), Kiel (Kolb, Lames, Wegener et al.) und Leipzig (Alfermann, Wagner et al.) den Gesundheitssport als neuen, eigenständigen Bereich innerhalb des Sportssystems etabliert (Hartmann, Opper & Sudermann, 2005; Tiemann, 2010). Seit dieser Zeit wurden (und werden) regelmäßig Forschungsprojekte zur Entwicklung, Qualitätssicherung und Evidenzbasierung von Gesundheitssport(programmen) und Bewegungsförderung an verschiedenen sportwissenschaftlichen Standorten in Deutschland durchgeführt sowie zahlreiche Dissertationen und Habilitationsschriften angefertigt.
Im Jahr 1995 wurde von Protagonisten des Gesundheitssports die Kommission Gesundheit innerhalb der Deutschen Vereinigung für Sportwissenschaft (dvs) gegründet, die sich „aus einer interdisziplinären sportwissenschaftlichen Perspektive mit Fragestellungen und Entwicklungen im Themenfeld Gesundheitssport und Sporttherapie befasst“ (Deutsche Vereinigung für Sportwissenschaft, 2022, S. 4). Die Kommission Gesundheit erstellt u. a. Positionspapiere und Expertisen zur Bewegungsförderung, führt regelmäßig Jahrestagungen durch und berät zahlreiche Institutionen wie z. B. das Bundesministerium für Gesundheit (BMG) und den Spitzenverband Bund der gesetzlichen Krankenkassen (GKV-Spitzenverband). Exemplarisch sind hier die Mitwirkung am Leitfaden Prävention des GKV-Spitzenverbandes sowie an den Nationalen Empfehlungen für Bewegung und Bewegungsförderung zu nennen. Zudem kooperiert die dvs-Kommission Gesundheit mit anderen Organisationen

wie dem Deutschen Verband für Gesundheitssport und Sporttherapie (DVGS) und dem Deutschen Netzwerk Versorgungsforschung (DNFV). Ferner beraten Sportwissenschaftler*innen Sportverbände wie den Deutschen Turner-Bund (DTB) und den Deutschen Olympischen Sportbund (DOSB) bei ihren Qualitätsinitiativen und Maßnahmen im Bereich des Gesundheitssports.

4 Qualitätsinitiativen, Qualitätssiegel und Zertifizierungen im Bereich der Bewegungsförderung und des Gesundheitssports

Bei der Betrachtung dieser Qualitätsaspekte ist zwischen klassischen (Kurs-)Programmen der Bewegungsförderung und des Gesundheitssports, digitalen Angeboten zur Bewegungsförderung und lebensweltbezogenen (settingbasierten) Interventionen zu unterscheiden.

4.1 Klassische (Kurs-)Programme des Gesundheitssports

Neben der Sportwissenschaft haben auch einige Sportverbände Maßnahmen zur Qualitätssicherung und -entwicklung insbesondere von „klassischen" Kursprogrammen zur Bewegungsförderung bzw. zum Gesundheitssport umgesetzt. In diesem Zusammenhang wurden auch verschiedene „Qualitätssiegel" entwickelt.
Als erster Sportverband hat der Deutsche Turner-Bund (DTB) 1994 mit dem Pluspunkt Gesundheit.DTB ein Qualitätssiegel für gesundheitsorientierte Bewegungsförderungsangebote im Verein etabliert (Deutscher Turner-Bund, 1996). Es folgte der Deutsche Schwimm-Verband (DSV), der seine gesundheitsorientierten Bewegungsangebote seit 1995 mit dem Siegel Gesund und fit im Wasser auszeichnet. In der Folge hat der Deutsche Sportbund (DSB) – heute: Deutscher Olympischer Sportbund (DOSB) – im Jahr 2000 gemeinsam mit der Bundesärztekammer sowie in Abstimmung mit dem DTB, dem DSV und den Landessportbünden das Qualitätssiegel SPORT PRO GESUNDHEIT als Dachmarke für Qualitätssiegel im Gesundheitssport eingeführt (Deutscher Sportbund, 2002).
Voraussetzung für die Verleihung der o. a. Qualitätssiegel ist die Erfüllung spezifischer Qualitätskriterien. Eine zentrale Bedingung stellt dabei die Orientierung an den sechs Kernzielen von Gesundheitssport (1. Stärkung von physischen Gesundheitsressourcen; 2. Stärkung von psychosozialen Gesundheitsressourcen; 3. Verminderung von Risikofaktoren; 4. Bewältigung von Beschwerden und Missbefinden; 5.

Aufbau von Bindung an gesundheitssportliche Aktivität; 6. Verbesserung der Bewegungsverhältnisse) dar (vgl. Beitrag A4 in diesem Band).
Diese im Bereich der Sportwissenschaft entwickelten und im Gesundheitssport seit vielen Jahren etablierten Kernziele wurden auch in den Leitfaden Prävention des GKV-Spitzenverbandes (aktuelle Fassung: 2021) übernommen und stellen damit eine zentrale Voraussetzung für die Anerkennung von Gesundheitssportprogrammen nach § 20 Abs. 4 Nr. 1 SGB V durch die gesetzlichen Krankenkassen dar. Neben der Orientierung an den sechs Kernzielen müssen die entsprechenden Gesundheitssportprogramme weitere Qualitätskriterien erfüllen: 1. Zielgruppengerechtes Angebot; 2. Qualifizierte Leitung; 3. Einheitliche Organisationsstruktur; 4. Präventiver Gesundheits-Check; 5. Begleitendes Qualitätsmanagement; 6. Gesundheitsfördernde Lebenswelt Sportverein (Deutscher Olympischer Sportbund, 2020).
Diese Vorgaben, ebenso wie das organisatorische Vorgehen von Zertifizierungsprozessen, hat der DOSB im Jahr 2020 in seinem Handbuch Qualitätsmanagement erfasst und für seine Mitgliedsorganisationen herausgegeben. Es enthält u. a. einen Leitfaden und eine Toolbox zur „Überprüfung der Wirksamkeit von SPORT PRO GESUNDHEIT-PROGRAMMEN“ (Deutscher Olympischer Sportbund, 2020). Dieses QM-Handbuch wurde in Zusammenarbeit mit der Bundesärztekammer und unter sportwissenschaftlicher Beratung entwickelt.

Qualitätssiegel „Präventionsgeprüft“

Im Zuge weiterer Qualitätsinitiativen hat der DTB mit Unterstützung seines Wissenschaftlichen Beirates Gesundheitssport seit 2007 ein elaboriertes Verfahren zur umfassenden Qualitätsprüfung und Zertifizierung standardisierter Gesundheitssportprogramme eingeführt, mit dem auch die Ergebnisqualität bzw. sowohl die Income- als auch die Outcome-Evidenz beurteilt wird. Programme, die die notwendigen Voraussetzungen erfüllen, werden dann mit dem Qualitätssiegel „Präventionsgeprüft“ ausgezeichnet.
Die Qualitätsprüfung der Programme erfolgt mit dem Instrument zur Bewertung der Qualität (Evidenz) von Programmen des Gesundheitssports (QUAGES) (Tiemann, Pahmeier, Brehm & v. Troschke, 2014). Dieses Instrument wurde unter Zugrundelegung der sechs Kernziele von Gesundheitssport sowie in Anlehnung an das Deutsche Instrument zur methodischen Leitlinien-Bewertung (DELBI) der Arbeitsgemeinschaft der Wissenschaftlichen Medizinischen Fachgesellschaften (AWMF) und des Ärztlichen Zentrums für Qualität in der Medizin (ÄZQ) entwickelt (Arbeitsgemeinschaft der Wissenschaftlichen Medizinischen Fachgesellschaften, Ärztliches Zentrum für Quali-

tät in der Medizin, 2008). Des Weiteren wurden einschlägige Kriterien zur Qualitätssicherung in der Prävention und Gesundheitsförderung sowie die Anforderungen des Leitfadens Prävention der gesetzlichen Krankenkassen berücksichtigt (Wirtz, 2018). Das Instrument QUAGES umfasst insgesamt 54 Kriterien, die 14 Domänen zugeordnet sind, welche jeweils eine separate Dimension der Programmqualität abdecken. Die Überprüfung der Income-Evidenz umfasst die Bewertung des Programms im Hinblick auf allgemeine Kriterien, die inhaltliche Adressierung von Kernzielen, die Verwendung von zielgerichteten Methoden und den Einsatz von Teilnehmermaterialien (Domänen 1–9). Die Prüfung der Outcome-Evidenz beinhaltet die Bewertung der Programmevaluation(en) in Bezug auf deren Dokumentation, Untersuchungsmethoden und spezifische Evaluationsergebnisse (Domänen 10–14) (Tiemann et al., 2014). Das Verfahren zur Prüfung und Zertifizierung der betreffenden Gesundheitssportprogramme umfasst insgesamt sechs Schritte, die u. a. eine schriftliche Begutachtung des Programms durch zwei externe Gutachter*innen beinhalten (Brehm et al., 2018). Dieses spezifische Verfahren mit der Anwendung des Instruments QUAGES sollen „eine neutrale, standardisierte und nachvollziehbare Beurteilung von Gesundheitssportprogrammen ermöglichen“ (Tiemann et al. 2014, S. 2). Unabhängig davon kann QUAGES auch als eine Art Checkliste für die Entwicklung neuer bzw. die Optimierung bestehender Gesundheitssportprogramme genutzt werden.

Qualitätssiegel „Deutscher Standard Prävention“

Im Zusammenhang mit der Erbringung bzw. Förderung von Leistungen der primären Prävention und Gesundheitsförderung (nach § 20 Abs. 4 Nr. 1 SGB V) durch die Krankenkassen wurde 2013 die Kooperationsgemeinschaft gesetzlicher Krankenkassen zur Zertifizierung von Präventionskursen – § 20 SGB V mit dem Ziel der Einrichtung der Zentralen Prüfstelle Prävention (ZPP) gegründet. Die ZPP hat im Jahr 2014 ihre Arbeit aufgenommen und prüft seitdem Präventionskurse in den Handlungsfeldern Bewegungsgewohnheiten, Ernährung, Stress- und Ressourcenmanagement sowie Suchtmittelkonsum in Bezug auf die Erfüllung der Kriterien des Leitfadens Prävention des GKV-Spitzenverbandes.

Präventionsangebote, die die Prüfkriterien erfüllen, werden von der ZPP für drei Jahre zertifiziert und mit dem Qualitätssiegel Deutscher Standard Prävention ausgezeichnet (www.zentrale-pruefstelle-praevention.de). Die von der ZPP zur Vergabe des Qualitätssiegels Deutscher Standard Prävention überprüften Qualitätskriterien beziehen sich – ähnlich wie die Kriterien zur Auszeichnung von Bewegungsangeboten mit dem Qualitätssiegel Pluspunkt Gesundheit.DTB, Gesund und fit im Wasser und SPORT PRO GESUNDHEIT – ausschließlich auf Aspekte der Planungs-, Struktur- und Prozessqualität. Die Ergebnisqualität bzw. Wirksamkeit der Präventionsprogramme wird dagegen nicht überprüft.

4.2 Digitale Bewegungsförderungs- und Gesundheitssportprogramme

Die zunehmende Digitalisierung hat in den letzten Jahren auch den Gesundheitssektor und viele seiner Teilbereiche erreicht. In der Folge ist u. a. auch die Anzahl an digitalen gesundheitsfördernden und präventiven Gesundheits- und speziell auch Bewegungsangeboten kontinuierlich gestiegen (Duesberg, 2017; John, Einhaus & Dabrowski, 2017).

Im Gegensatz zu vielen „klassischen" Gesundheitssportprogrammen (häufig in Kursform) ist über Konzept, Struktur und Wirksamkeit vorliegender digitaler Bewegungsangebote und programme bislang (noch) recht wenig bekannt (Gunst, Tiemann & Bös, 2021; Knebel, 2011). Dies gilt in ähnlicher Weise auch für Gesundheits-Apps (Albrecht, 2016) sowie für die Institutionen und Akteure, die im Bereich digitaler Anwendungen tätig sind (Gunst et al., 2021; Knebel, 2011).

In einer von Gunst et al. (2021) durchgeführten Untersuchung wurden insgesamt 95 digitale Bewegungs- und Gesundheitssportangebote in Deutschland identifiziert und hinsichtlich ihrer Qualität bewertet. Dazu wurde ein spezifischer Erfassungsbogen eingesetzt, der sich einerseits am Leitfaden Prävention des GKV-Spitzenverbandes sowie andererseits am Instrument zur Bewertung der Qualität (Evidenz) von Programmen des Gesundheitssports (QUAGES) orientierte. Die qualitative Analyse ergab dabei, dass „die Qualität der meisten Angebote (noch) nicht den Qualitätsstandards an Programme des Gesundheitssports wie sie z. B. im Leitfaden Prävention des GKV-Spitzenverbandes definiert sind (entsprechen)" (Gunst et al., 2021, S. 1059). Neben teilweise vorhandenen inhaltlichen Mängeln (z. B. unpräzise Zielgruppen- und/oder Zieldefinition, fehlende Ein- und Ausschlusskriterien für die Teilnahme, keine individuellen Gestaltungsmöglichkeiten) bedarf es vor allem einer (weitergehenden) „Evidenzbasierung der Interventionen durch Wirksamkeitsstudien" (Gunst et al., 2021, S. 1060).

4.3 Lebensweltbezogene Bewegungsförderungsmaßnahmen – Best Practice

Um das Ausmaß an körperlich-sportlicher Aktivität zu erhöhen, existieren in Deutschland zahlreiche Maßnahmen zur Bewegungsförderung. Neben Unterschie-

den im Hinblick auf die Zielgruppe differieren diese auch in wesentlichen Qualitätsmerkmalen (Setting, Ausführung, Umsetzung, Ziele, Wirksamkeit). Die kriteriengeleitete Auswahl von „Beispielen guter Praxis“ ist ein etabliertes Verfahren, um die Fülle an Angeboten zu strukturieren, Interventionen voneinander abzugrenzen und qualitativ hochwertige Ansätze zu identifizieren. Dabei hilft die Verbreitung von Good Practice-Ansätzen bzw. Models of Good Practice, die Qualität von Maßnahmen zu optimieren und einen Transfer in andere Angebote und Handlungsfelder zu unterstützen. Zum Zweck der Dissemination werden konkrete „Beispiele guter Praxis“ häufig in entsprechenden Datenbanken (z. B. der Praxisdatenbank des Kooperationsverbundes Gesundheitliche Chancengleichheit und der Projektdatenbank von in form, Deutschlands Initiative für gesunde Ernährung und mehr Bewegung) veröffentlicht. Da die Auswahl und Veröffentlichung einer Intervention als „Beispiel guter Praxis“ an bestimmte Qualitätskriterien geknüpft sind, wird dies teilweise auch als eine Art Qualitätsstandard interpretiert (Wittelsberger, Tiemann & Bös, 2021).
Mit der Entwicklung der Nationalen Empfehlungen für Bewegung und Bewegungsförderung (Rütten & Pfeifer, 2016) schlugen Henn und Kolleg*innen (2017a) einen orientierenden Kriterienkatalog zur Identifikation von Beispielen guter Praxis speziell im Bereich der Bewegungsförderung vor. Im Resultat wurden sechs Hauptqualitätskriterien guter Praxis für verschiedene Zielgruppen definiert (Henn et al., 2017b): 1. Bedarfsanalyse & Zielgruppe, 2. Umsetzung (inhaltlich & organisatorisch), 3. Implementierung, 4. Dokumentation, 5. Evaluation, 6. Nachhaltigkeit & Verstetigung. Unter Verwendung dieser Hauptkriterien und zur weitergehenden Differenzierung und zum besseren Verständnis jeweils spezifisch zugeordneter Unterkategorien analysierten die Autor*innen dann nationale Projektdatenbanken mit dem Ziel, wissenschaftlich gut dokumentierte und zugängliche Good-Practice-Projekte zur Bewegungsförderung vorzustellen. Eine Auswahl detektierter Beispielprojekte guter Praxis für die Zielgruppen Kinder und Jugendliche, Erwachsene, ältere Menschen und Menschen mit Vorerkrankungen sind bei Henn et al. (2017) zusammengefasst. Alle dort präsentierten Best-Practice-Projekte erfüllen die sechs definierten Hauptqualitätskriterien, genügen je nach Zielgruppe aber nur maximal 58 bis 83 % (Kinder und Jugendliche 79 %; Erwachsene 70 %; ältere Menschen 83 %; Menschen mit Vorerkrankungen 58 %) der 24 detailliert ausdifferenzierten Unterkriterien (Henn et al., 2017). Damit bleibt aktuell zu konstatieren, dass für eine Vielzahl nationaler bewegungsbezogener Präventionsprojekte Optimierungspotenzial in Dokumentation, theoretischer Basierung, Evaluation und Verstetigung/Nachhaltigkeit besteht.

Fazit

Qualität in der Gesundheitsförderung ist politisch gewollt und aus evidenzbasierten und finanziellen Gründen notwendig. Dies betrifft zunehmend auch den Sektor der Bewegung und des gesundheitsorientierten Sporttreibens. Zunächst hat sich in Deutschland die Sportwissenschaft mit dieser Thematik im Zuge der Entwicklung des Handlungsfelds des Gesundheitssports beschäftigt und initiierte, dass ausgewählte Fachverbände (z. B. DTB) und auch der DOSB als Dachverband sich dem Thema aufschlossen. Frühzeitig wurden Angebote (in Kursform) und Übungsleiterausbildungen sowie Qualitätssiegel entwickelt. Bei kritischer Betrachtung der für die Vergabe dieser Qualitätssiegel zugrunde gelegten Qualitätskriterien fällt auf, dass diese vor allem auf Aspekte der Planungs- und Strukturqualität, ansatzweise auch der Prozessqualität, aber nicht der Ergebnisqualität fokussieren. Dies bedeutet, dass diese Siegel keine Aussage darüber zulassen, ob das betreffende Gesundheitssportprogramm tatsächlich gesundheitlich wirksam ist. Das betrifft ebenfalls das übergreifende Qualitätssiegel Deutscher Standard Prävention. In allen Fällen werden bislang keine belastbaren Aussagen über die Wirkungen des jeweiligen Präventionsprogramms gemacht (Wittelsberger et al., 2021). Dazu passt ebenfalls der Befund, dass bis auf wenige Ausnahmen (s. zusammenfassend Pahmeier, 2012), Studien zur Effektivität und Effizienz (i.S. von Kosten-Nutzen-Relation) von Kursprogrammen kaum durchgeführt worden sind, obwohl dies eingefordert wird. Ein ähnliches Bild zeigt sich für Maßnahmen der Bewegungsförderung in diversen Lebenswelten. Settingprojekte weisen häufig Defizite vor allem im Kriterium der (wissenschaftlichen) Evaluation neben Aspekten wie mangelnde Dokumentation oder Verstetigung auf. Insgesamt besteht für den Bereich der wissenschaftlichen Evidenz im Feld der Bewegungsförderung und des Gesundheitssports also durchaus ein erheblicher Bedarf an wissenschaftlichen Studien, die die teilweise offenen Fragen zur Qualität und v. a. zur Wirksamkeit in der Bewegungsförderungspraxis bearbeiten.

Unter einer weitergefassten gesundheitspolitischen Perspektive mit Blick auf Bewegungsförderung kann in Anlehnung an die von Kolip und Trojan (2020) formulierten Herausforderungen an die Qualitätsentwicklung in der Gesundheitsförderung auch für die Bewegungsförderung konstatiert werden, dass

- Angebote zu verstetigen sind, was Netzwerke, Koordinationsstellen aber auch die Verständigung über Instrumente zur Qualitätsentwicklung unter gegebenen Rahmenbedingungen beinhaltet;

- Angebote der Bewegungsförderung mit solchen der allgemeinen Gesundheitsförderung zu vernetzen sind. Dies bedeutet eine engere Zusammenarbeit und einen Austausch zwischen den Initiatoren, Organisationen, Förderern und anderen Playern; dies ist bereits im Sport- und Bewegungssektor nicht unproblematisch, stellt mit der Erweiterung des Phänomens Bewegung mit integrierter Betrachtung verschiedener Aktivitätsdomänen (z. B. Freizeit, aktiver Transport) nunmehr eine zusätzliche Herausforderung dar;
- unabhängige Organisationen einheitliche Qualitätskriterien im Rahmen der Bewegungsförderung weiterentwickeln und dann auch prüfen müssen.

Literatur

Albrecht, U.-V. (Hrsg.) (2016). *Kapitel Rationale. In Chancen und Risiken von Gesundheits-Apps (CHARISMHA).* Medizinische Hochschule Hannover (S. 26). https://www.bundesgesundheitsministerium.de/fileadmin/Dateien/3_Downloads/A/App-Studie/CHARISMHA_gesamt_V.01.3-20160424.pdf

Arbeitsgemeinschaft der Wissenschaftlichen Medizinischen Fachgesellschaften e. V. (AWMF), Ärztliches Zentrum für Qualität in der Medizin (ÄZQ) – Gemeinsame Einrichtung von Bundesärztekammer und Kassenärztlicher Bundesvereinigung (Hrsg.) (2008). *Deutsches Instrument zur methodischen Leitlinien-Bewertung (DELBI) – Fassung 2005/2006 + Domäne 8.* https://www.leitlinien.de/hintergrund/pdf/delbi-fassung-2005-2006-domaene-8-2008.pdf

Banzer, W. & Füzéki, E. (2012). Körperliche Inaktivität, Alltagsaktivitäten und Gesundheit. In G. Geuter & A. Hollederer (Hrsg.), *Handbuch Bewegungsförderung und Gesundheit* (S. 33–47). Bern: Huber.

Brehm, W. (2006). Gesundheitssport – Kernziele, Programme, Evidenzen. In W. Kirch & B. Badura (Hrsg.), *Prävention: Ausgewählte Beiträge des Nationalen Präventionskongresses* (S. 243–265). Heidelberg: Springer.

Brehm, W., Pahmeier, I. & Tiemann, M. (2018). *Fit & Gesund – Ein Gesundheitssportprogramm zur umfassenden Stärkung der Fitness.* Aachen: Meyer & Meyer.

Deutscher Olympischer Sportbund (DOSB) (Hrsg.). (2020). *Handbuch Qualitätsmanagement SPORT PRO GESUNDHEIT für das Qualitätssiegel des gemeinnützigen Sports im Bereich der Präventionskurse.* Frankfurt a. M.: Deutscher Olympischer Sportbund.

Deutscher Sportbund (DSB) (Hrsg.). (2002). *Sport pro Gesundheit. Qualität für präventive Bewegungsprogramme.* Frankfurt a. M.: Deutscher Sportbund.

Deutscher Turner-Bund (DTB) (1996). *Gesundheitsförderung und Gesundheitssport im Deutschen Turner-Bund.* Frankfurt a. M.: Deutscher Turner-Bund.

Deutsche Vereinigung für Sportwissenschaft (2022). *25 Jahre Kommission Gesundheit.* Karlsruhe: KIT Institut für Sport und Sportwissenschaft.

Donabedian, A. (1966). Evaluating the quality of medical care. *The Milbank Memorial Fund Quarterly, 44,* 166–203. https://doi.org/10.1111/j.1468-0009.2005.00397.x

Duesberg, F. (Hrsg.). (2017). *E-Health 2017. Informations- und Kommunikationstechnologien im Gesundheitswesen.* Solingen: medical future.

GKV-Spitzenverband (Hrsg.). (2010). *Leitfaden Prävention. Handlungsfelder und Kriterien des GKV-Spitzenverbandes zur Umsetzung von §§ 20 und 20a SGB V vom 21. Juni 2000 in der Fassung vom 27. August 2010.* Berlin: GKV-Spitzenverband.

GKV-Spitzenverband (Hrsg.). (2021). *Leitfaden Prävention. Handlungsfelder und Kriterien nach § 20 Abs. 2 SGB V zur Umsetzung der §§ 20, 20a und 20b SGB V vom 21. Juni 2000 in der Fassung vom 27. September 2021.* Berlin: GKV-Spitzenverband.

Gunst, A., Tiemann, M. & Bös, K. (2021). Digitale Bewegungsprogramme in der Prävention und Gesundheitsförderung. In M. Tiemann & M. Mohokum (Hrsg.), *Prävention und Gesundheitsförderung* (S. 1053–1061) (Springer Reference Pflege – Therapie – Gesundheit). Berlin: Springer.

Hartmann, H., Opper, E. & Sudermann, A. (2005). *Qualitätsmanagement von Gesundheitssport im Verein.* Schorndorf: Hofmann.

Henn A., Karger C., Wöhlken K., Meier D., Ungerer-Röhrich U., Graf C. & Woll A. (2017a). Qualitätskriterien in der Anwendung auf Beispiele guter Praxis. *Bewegungstherapie und Gesundheitssport, 33,* 101–107.

Henn A., Karger C., Wöhlken K., Meier D., Ungerer-Röhrich U., Graf C. &Woll A. (2017b). Identifikation von Beispielen guter Praxis der Bewegungsförderung – Methoden, Fallstricke und ausgewählte Ergebnisse. *Gesundheitswesen, 79* (Suppl. 1), 66–72. https://doi.org/10.1055/s-0042-123697

John, M., Einhaus, J. & Dabrowski, M. (2017). Editorial zum Schwerpunktheft Telemedizinische Assistenzsysteme. *B&G Bewegungstherapie und Gesundheitssport, 35*(5), 185.

Knebel, U. (2011). *IT-gestützte Gesundheitsförderungsprogramme. Design, Einführung und Evaluation am Beispiel Gesundheitssport.* Wiesbaden: Gabler.

Kolip, P. (2012). Qualität und Evaluation in der Bewegungsförderung. In G. Geuter & A. Hollederer (Hrsg.), *Handbuch Bewegungsförderung und Gesundheit* (S. 115–127). Bern: Huber.

Kolip, P. & Trojan, A. (2021). Qualitätsentwicklung in der Prävention und Gesundheitsförderung. In M. Tiemann & M. Mohokum (Hrsg.), *Prävention und Gesundheitsförderung* (S. 1065–1082) (Springer Reference Pflege – Therapie – Gesundheit). Berlin: Springer.

Landesinstitut für Gesundheit und Arbeit des Landes Nordrhein-Westfalen (LIGA. NRW) (Hrsg.). (2010). *Qualität in der Gesundheits- und Bewegungsförderung verbessern*. Düsseldorf: Landesinstitut für Gesundheit und Arbeit des Landes Nordrhein-Westfalen.

Pahmeier, I. (2012). Sportliche Aktivität und psychosomatische Beschwerden. In R. Fuchs & W. Schlicht (Hrsg.), *Sportliche Aktivität und seelische Gesundheit* (S. 79–99). Göttingen: Hogrefe.

Rosenbrock, R. (1995). Public Health als soziale Innovation. *Das Gesundheitswesen, 57,* 140–144.

Rütten, A. & Pfeifer, K. (Hrsg.). (2016). Nationale Empfehlungen für Bewegung und Bewegungsförderung. Köln: BZgA.

Rütten, A. & Pfeifer, K. (Hrsg.). (2016). Nationale Empfehlungen für Bewegung und Bewegungsförderung. Erlangen-Nürnberg: FAU. https://www.sport.fau.de/files/2016/05/Nationale-Empfehlungen-für-Bewegung-und-Bewegungsförderung-2016.pdf

Schlicht, W. & Zinsmeister, M. (2015). *Gesundheitsförderung systematisch planen und effektiv intervenieren*. Berlin, Heidelberg: Springer.

Schulke, H.-J., v. Troschke, J. & Hoffmann, A. (Hrsg.). (1997). *Gesundheitssport und Public Health* (Schriftenreihe der „Deutschen Koordinierungsstelle für Gesundheitswissenschaften" an der Abteilung für Medizinische Soziologie der Universität Freiburg, Bd. 7) Freiburg: Universität Freiburg.

Tiemann, M. (2010). *Öffentliche Gesundheit und Gesundheitssport*. Baden-Baden: Nomos.

Tiemann, M. (2012). Bewegungsförderung im Sportverein. In G. Geuter & A. Hollederer (Hrsg.), *Handbuch Bewegungsförderung und Gesundheit* (S. 271–286). Bern: Huber.

Tiemann, M. (2021a). Bewegung und körperlich-sportliche Aktivität – ein wichtiges Feld der Prävention und Gesundheitsförderung. In M. Tiemann & M. Mohokum

(Hrsg.), *Prävention und Gesundheitsförderung* (S. 521–536) (Springer Reference Pflege – Therapie – Gesundheit). Berlin: Springer.

Tiemann, M. (2021b). Mangelnde körperliche Aktivität – Prävalenz, Bedeutung und Implikationen für die Prävention und Gesundheitsförderung. In M. Tiemann & M. Mohokum (Hrsg.), *Prävention und Gesundheitsförderung* (S. 401–410) (Springer Reference Pflege – Therapie – Gesundheit). Berlin: Springer.

Tiemann, M. & Brehm, W. (2006). Qualitätsmanagement im Gesundheitssport. *Prävention und Gesundheitsförderung, 1,* 262–268. https://doi.org/10.1007/s11553-006-0039-8

Tiemann, M. & Mohokum, M. (Hrsg.) (2021). *Prävention und Gesundheitsförderung* (Springer Reference Pflege – Therapie – Gesundheit). Berlin: Springer.

Tiemann, M., Pahmeier, I., Brehm, W. & v. Troschke, J. (2014). *Instrument zur Bewertung der Qualität (Evidenz) von Programmen des Gesundheitssports (QUAGES)* (Fassung 2014). Frankfurt a. M.: Deutscher Turner-Bund.

v. Troschke, J., Reschauer, G. & Hoffmann-Markwald, A. (Hrsg.). (1996). *Die Bedeutung der Ottawa Charta für die Entwicklung einer New Public Health in Deutschland* (Schriftenreihe der „Koordinierungsstelle Gesundheitswissenschaften/Public Health“ an der Abteilung für Medizinische Soziologie der Universität Freiburg, Bd. 6). Freiburg: Universität Freiburg.

Wanek, V. & Schreiner-Kürten, K. (2021a). Bedeutung und Rolle der Krankenkassen in der Prävention und Gesundheitsförderung. In M. Tiemann & M. Mohokum (Hrsg.), *Prävention und Gesundheitsförderung* (S. 139–157) (Springer Reference Pflege – Therapie – Gesundheit). Berlin: Springer.

Wanek, V. & Schreiner-Kürten, K. (2021b). Präventionsgesetzgebung. In M. Tiemann & M. Mohokum (Hrsg.), *Prävention und Gesundheitsförderung* (S. 95–106) (Springer Reference Pflege – Therapie – Gesundheit). Berlin: Springer.

Wirtz, M. A. (2018). Konzepte und Modelle der Evaluation und Qualitätssicherung. In C.-W. Kohlmann, C. Salewski & M. A. Wirtz (Hrsg.), *Psychologie in der Gesundheitsförderung* (S. 737–751). Bern: Hogrefe.

Wittelsberger, R., Tiemann, M. & Bös, K. (2021). Qualitätssiegel und Zertifizierung in der Prävention und Gesundheitsförderung. In M. Tiemann & M. Mohokum (Hrsg.), *Prävention und Gesundheitsförderung* (S. 1207–1215) (Springer Reference Pflege – Therapie – Gesundheit). Berlin: Springer.

World Health Organization (WHO) (1986). *Ottawa Charter for Health Promotion.* https://www.euro.who.int/_data/assets/pdf_file/0004/129532/Ottawa_Charter.pdf

Teil E Settings und Adressaten für bewegungsbezogene Gesundheitsförderung

Inhalt

Zusammenfassung

Susanne Tittlbach & Petra Wagner

Möchte man die Gesundheit des Einzelnen wie auch die von Populationen fördern, gilt es, Wege und Strukturen zu finden, die einerseits einen Zugang zu diesen Personen ermöglichen und andererseits Potenziale haben, auch jeder Person dieser Zielgruppe zu Gesundheitsförderung zu verhelfen. Bereits 1986 hat die WHO mit ihrer Ottawa-Charta formuliert, dass vor diesem Hintergrund die Förderung von Gesundheit dort stattfinden sollte, wo die Menschen leben, arbeiten, lieben und vieles mehr, d. h. überwiegend agieren. Das bundesdeutsche Präventionsgesetz hat dies aufgegriffen. Diese als Settings umschriebenen sozialen Systeme sind zum großen Teil abgrenzbare Lebenswelten, in denen die Menschen beispielsweise wohnen, lernen, arbeiten, ihre Freizeit verbringen oder auch versorgt werden. Über die Lebensspanne hinweg variiert oder verändert sich die Relevanz dieser Welten, denkt man daran, wo Menschen lernen oder arbeiten. Andere soziale Systeme wie der Wohnort können wiederum relativ lange von Bedeutung sein.

In Teil E wird thematisiert, welche vielfältigen Möglichkeiten und Ansätze sich für die bewegungsbezogene Gesundheitsförderung über diese abgegrenzten Lebenswelten mit ihren spezifischen Bedingungen sowie den individuellen Bedürfnissen der Adressaten bieten und eignen. Da jedes Setting besondere Charakteristika hinsichtlich Strukturen, Netzwerken oder auch Akteuren aufweist, werden adäquate Strategien der Etablierung von Bewegungspraxen notwendig, die trotzdem auch Verknüpfungen zwischen Lebenswelten ermöglichen müssen. Außerdem haben Zielgruppen in den verschiedenen Settings individuelle Bedarfe hinsichtlich ihrer Gesundheit und Bewegung. Deshalb sind sowohl bei der Ausrichtung – orientiert an den Bewegungsempfehlungen – als auch bei der Ausgestaltung und Implementierung von Bewegungsangeboten zur Gesundheitsförderung die Spezifika der Zielgruppen zu beachten.

Bewegungsbezogene Gesundheitsförderung ist heute in weiten Teilen der Gesellschaft angekommen. Die Bandbreite der in Teil E fokussierten Settings reicht deshalb in viele Bereiche des gesellschaftlichen Lebens hinein, ohne Anspruch auf Vollständigkeit. Settings, entlang der Lebensspanne, wie z. B. Kita, Schule, Betrieb oder Senioreneinrichtungen werden ebenso thematisiert wie Settings sozialen Miteinanders in Kommunen, im Sportverein oder auch in virtuellen Welten.

E1 Familie

Anne Kerstin Reimers, Susanne Kobel & Christina Niermann

Eltern, Kinder, Familie als System, soziale Unterstützung, Modellverhalten

1 Familie als Setting und/oder Adressatin?

Der Begriff Familie wird im Alltagsgebrauch vielfältig verwendet und umfasst eine Vielzahl unterschiedlicher Lebensformen. Eine genaue Definition ist daher herausfordernd. Jurczyk, Lange und Thiessen (2010) beschreiben eine Familie als generationenübergreifende Lebensgemeinschaft von Menschen mit verbindlichen Beziehungen und gegenseitiger Sorge. Sie ist demnach ein dynamisches soziales System, welches sich auf Grundlage von Interaktionsprozessen zwischen den einzelnen Familienmitgliedern kontinuierlich weiterentwickelt. Dabei entstehen in der Familie typische Handlungsmuster, Routinen und Rituale, die den Familienalltag ausmachen.

Für die Gesundheits- und Bewegungsförderung stellt die Familie eine wichtige Lebenswelt dar, in der Kinder, Jugendliche und Erwachsene gesunde oder ungesunde Verhaltensmuster entwickeln (Sallis & Nader, 1988). Darüber hinaus ist sie eine Kontroll- und Organisationsinstanz und stellt sozio-emotionale Unterstützung bereit. Werte, Einstellungen und Kompetenzüberzeugungen werden durch das Zusammenleben in der Familie geprägt (Sallis & Nader, 1988). Eine Familie ist demnach ein „für die Gesundheit bedeutsames soziales System" (Deutscher Bundestag, 2015). Dennoch ist eine Familie im Sinne des Präventionsgesetzes kein klassisches Setting. Der im Präventionsgesetz verankerte Setting-Ansatz ist auf diese Lebenswelt nicht unmittelbar anwendbar, denn Familien können nicht mit den Instrumentarien des Setting-Ansatzes „bearbeitet" werden (Geene, Thyen, Quilling & Bacchetta, 2016). Sie können nicht, wie beispielsweise die Institution Schule, normativ gesteuert werden. Die familiäre Autonomie ist durch das Grundgesetz garantiert (Art. 6GG).

2 Familiäre Prädiktoren des Bewegungsverhaltens

Gesundheitliche Risikofaktoren (wie beispielsweise kardiovaskuläre Risikofaktoren, Harrap, Stebbing, Hopper, Hoang und Giles (2000)) akkumulieren sich in Familien. Zahlreiche Studien belegen auch Ähnlichkeiten im bewegungsbezogenen Gesundheitsverhalten von Familienmitgliedern (Yao & Rhodes, 2015). Dies lässt sich durch genetische und umweltbedingte Faktoren sowie über den geteilten (gemeinsamen) Familienalltag erklären. Der Familienalltag beinhaltet eine Vielzahl an Bezügen zum Bewegungsverhalten, beispielsweise auf Basis von Alltagsroutinen (z. B. Nutzung des Fahrrads als Verkehrsmittel für Alltagswege), Ritualen (z. B. gemeinsamer sonntäglicher Schwimmbadbesuch) und gemeinsamen expliziten oder impliziten Regeln (z. B. zur Nutzung von Bildschirmmedien).

3 Theoretische Ansätze

Auf theoretischer Basis lassen sich die familiären Zusammenhänge in Bezug auf das Bewegungsverhalten beispielsweise durch sozial-kognitive Ansätze und hier insbesondere die sozial-kognitive Lerntheorie bzw. das *Lernen am Modell* (Bandura, 1986) erklären. Demnach eignen sich Menschen bestimmte Verhaltensweisen an, welche sie bei geeigneten Vorbildern beobachten. Darüber hinaus hat sich das Konzept der *sozialen Unterstützung* etabliert, welches qualitative und funktionale Verhaltensweisen relevanter Bezugspersonen beschreibt, die das Bewegungsverhalten begünstigen können. Emotionale (z. B. durch Motivierung und Lob), instrumentelle (z. B. Bereitstellung von Sportgeräten oder Fahrdienste zum Sport) und informationelle (z. B. Weitergabe von Information zu Bewegungsmöglichkeiten) soziale Unterstützung lassen sich differenzieren (Fuchs, 1997).

Neben diesen klassischen Ansätzen eignen sich vor allem familientheoretische Ansätze zur Erklärung von Interaktionsmustern innerhalb von Familien. Diese beleuchten das dynamische Familien-System und erklären, wie dieses das Verhalten einzelner Mitglieder beeinflusst. Diese *Familie-als-System-Ansätze* (Broderick, 1993) nehmen die Familie als Ganzes in den Fokus und legen die Annahme zugrunde, dass eine Familie durch ein dynamisches Wechselspiel an Interaktionen ihrer Mitglieder geprägt ist (Rhodes et al., 2020). Aufbauend auf diesen Annahmen wurde das LIFES (Levels of Interacting Family Environmental Subsystems) Framework entwickelt, welches verschiedene Ebenen des Einflusses zwischen Familienmitgliedern (unmittelbar, proximal und distal) und verschiedene Subsysteme (individuell, Eltern-

Kind, Familie) unterscheidet und diese miteinander in Beziehung setzt (Niermann, Gerards & Kremers, 2018).

4 Empirische Befunde

Empirische Forschungsarbeiten zeigen, dass individuelles Bewegungsverhalten mit der sozio-demographischen Lage der Familie sowie der Familienstruktur in Zusammenhang steht. So treiben Kinder aus Familien mit niedrigem sozioökonomischen Status weniger Sport im Vergleich zu Kindern aus Familien der Oberschicht (Rittsteiger et al., 2021). Bei Erwachsenen sinkt der Umfang an Sportaktivität mit einer Heirat oder dem Zusammenzug mit einem Partner oder einer Partnerin sowie bei der Geburt des ersten Kindes (Corder et al., 2020; Rapp & Klein, 2020). Demgegenüber sind ältere Menschen bewegungsaktiver, wenn sie mit einem Partner oder einer Partnerin zusammenleben (Rapp & Klein, 2020).

Das Verhalten sowie Werte, Einstellungen und Kompetenzüberzeugungen von Familienmitgliedern bzw. des Familiensystems nehmen Einfluss auf das Bewegungsverhalten der Familienmitglieder. Soziale Unterstützung von Familienmitgliedern hängt mit dem Bewegungsverhalten von Kindern, Jugendlichen und Erwachsenen zusammen (Fuchs, 1997; Reimers et al., 2019a). Außerdem sind die Überzeugungen von Eltern hinsichtlich des Beitrags von sportlichen Aktivitäten für die Entwicklung ihrer Kinder (z. B. Charakterbildung und Persönlichkeitsentwicklung) positiv mit dem Bewegungsverhalten der Kinder assoziiert (Mutz & Albrecht, 2017). Auch das Modellverhalten der Eltern bzw. ihr Bewegungsverhalten sowie gemeinsame Eltern-Kind-Aktivitäten stehen in positivem Zusammenhang mit dem Bewegungsverhalten von Kindern und Jugendlichen (Reimers et al., 2019a). Menschen mittleren bis höheren Alters erreichen ebenfalls höhere Bewegungsumfänge, wenn ihre Partner*innen körperlich aktiv sind (Gellert, Ziegelmann, Warner & Schwarzer, 2011). Allerdings können Familienmitglieder das Bewegungsverhalten auch durch Restriktionen und Verbote negativ beeinflussen. Insbesondere Kinder von Eltern, die beispielsweise aus Sorge vor Gefahren die Bewegungsfreiheiten ihrer Kinder einschränken, zeigen geringere Bewegungsumfänge (Reimers & Marzi, 2019).

5 Bewegungsbezogene Gesundheitsförderung in Familien

Aus den beschriebenen Zusammenhängen wird die Relevanz der Lebenswelt Familie für die Bewegungsförderung deutlich. Individuelle Verhaltensänderungen werden begünstigt, wenn sich familienbezogene Faktoren wie beispielsweise Alltagsroutinen in der Familie so verändern, dass gesundheitsförderliches Verhalten gefördert wird. Gleichzeitig implizieren bisherige theoretische und empirische Forschungsarbeiten, dass Bewegungsförderung in Familien dann besonders effektiv ist, wenn sie nicht nur die Verhaltensänderung einzelner Familienmitglieder verfolgt, sondern im Sinne einer systemischen Perspektive die Familie als Ganzes adressiert.

Die meisten familienbasierten Programme sind allerdings auf Individuen ausgerichtet und nur wenige Ansätze berücksichtigen die Komplexität des Familien-Systems (Schoeppe et al., 2020; Wunsch et al., 2020). Auch zeigt sich in Interventionsstudien eine Einseitigkeit bezüglich der Zielgruppen der familienbezogenen Bewegungsförderung (Rhodes et al., 2020), der Fokus liegt beinahe ausschließlich auf Kindern und Jugendlichen.

Der im Präventionsgesetz verankerte Setting-Ansatz ist auf Familien nicht übertragbar. Familiäre Bewegungsförderung erfolgt entsprechend indirekt über andere Settings wie Betriebe, Sportvereine, Kindergärten, Schulen und Kommunen, über welche ein Zugang zu Familien erreicht werden kann. Es handelt sich damit meist um Mehrkomponenteninterventionen, die eine Familienkomponente beinhalten.

Ein Beispiel hierfür ist das Programm „Komm mit in das gesunde Boot“: gesundesboot.de). In dem Programm, welches in Kinderkrippen, Kindergärten und Grundschulen in Baden-Württemberg zur Förderung körperlicher Aktivität, Reduktion von sedentärem Verhalten und zur Reduktion der Aufnahme von gesüßten Getränken implementiert wurde, soll durch Einbezug der Eltern die Wirksamkeit des Programms verbessert und sichergestellt werden (Dreyhaupt et al., 2012; Kobel et al., 2017). Konkrete familienbezogene Maßnahmen sind die Bereitstellung von Familien-Hausaufgaben (kleine Aufgabenstellungen, die auch die Eltern einbeziehen), Elternabende und Elternbriefe.

Für die Wirksamkeit familienbasierter Programme bei Kindern im Kleinkind- und Schulalter liegt entsprechend der Nationalen Empfehlungen für Bewegung und Bewegungsförderung (Rütten & Pfeifer, 2017) eine mittlere Evidenz vor, welche allerdings vorrangig aus Studienergebnissen von querschnittlichen und nicht-interventionellen Studien abgeleitet wurde. Allerdings zeigte sich in einer systematischen Übersichtsarbeit zur Effektivität von Maßnahmen zum Einbezug von Eltern in schulbasierten Interventionen, dass der Einbezug von Eltern gleichzeitig durch mehrere Strategien, welche verschiedene familiäre Determinanten und Erziehungspraktiken gleichzeitig adressieren, besonders vielversprechend ist (Van Lippevelde et al., 2012).

Insgesamt ist die bewegungsbezogene Gesundheitsförderung in und mit Familien ein Handlungsfeld, welches theoretisch fundiert und praxisorientiert weiterentwickelt werden muss (Geene et al., 2016; Halliday, Palma, Mellor, Green & Renzaho, 2014). Folgende Punkte lassen sich hierbei auf Basis der vorangestellten theoretischen und empirischen Befunde nennen:

- Die Entwicklung von Maßnahmen, die an der Familie als System ansetzen und damit alle Individuen, deren Interaktionen und das Familien-System adressieren (Niermann et al., 2018; Schoeppe et al., 2020).
- Die Entwicklung geeigneter Strategien, um Familien über Settings zu erreichen.
- Die Berücksichtigung von Familien mit unterschiedlichen Familienkonstellationen (z. B. Familien mit gleichgeschlechtlichen Eltern, kinderlose Familien, Familien mit alleinerziehendem Elternteil, Drei-Generationen-Familien).
- Die Berücksichtigung dynamischer und wechselseitiger Interaktionen von Familienmitgliedern (statt der Annahme unidirektionaler Eltern-Kind-Beziehungen), beispielsweise durch Berücksichtigung der Bewegungsbedürfnisse sowie der Ressourcen der gesamten Familie bzw. aller Familienmitglieder (Michaelson, Pilato & Davison, 2021; Schoeppe et al., 2020).

Aus nationalen Dokumenten zur Bewegungsförderung (IN FORM, 2014; Rütten & Pfeifer, 2017) lassen sich die folgenden Empfehlungen spezifisch für familienbasierte Programme ableiten:

- Die Sicherstellung der Beteiligung von Familien in der Planung, Umsetzung und Evaluation von Maßnahmen (Rütten & Pfeifer, 2017).
- Die Befähigung und Unterstützung von Familienmitgliedern, gemeinsam körperlich aktiv zu sein (Rütten & Pfeifer, 2017).
- Der Einsatz von Multiplikator*innen (z. B. Hebammen, medizinisches Personal, Erziehungs-/Lehrkräfte, Tagespflegepersonen), die beispielsweise Informations- und Motivationsangebote für junge Familien bereitstellen (IN FORM, 2014).
- Die Fokussierung insbesondere auf bildungsferne und sozial benachteiligte Familien und Familien mit Migrationshintergrund (IN FORM, 2014).
- Die Verknüpfung des familienbezogenen Ansatzes mit anderen Settings wie Betrieben, Schulen, Kindergärten und/oder Kommunen (Rütten & Pfeifer, 2017).

Zusammenfassung

Es existieren vielfältige empirische Studien und Interventionsprogramme, welche die Bewegungsanalyse oder -förderung innerhalb von Familien fokussieren. Schwerpunkte dieser Forschungsarbeiten betreffen die Rolle des Elternverhaltens für das kindliche Bewegungsverhalten. Häufig liegen diesen Forschungsarbeiten Annahmen zu unidimensionalen und unidirektionalen Einflüssen zugrunde. Diese decken sich jedoch nicht mit den theoretischen Konzepten und den tatsächlich beobachtbaren komplexen und wechselseitigen Beziehungen innerhalb von Familien. Denn das Verhalten eines Familienmitglieds, wie beispielsweise die Ermutigung zu körperlicher Aktivität, ist immer auch eine Antwort auf das Verhalten bzw. einen Zustand des jeweils anderen Mitglieds. Auch wurden bislang überwiegend dyadische Interaktionen fokussiert (z. B. Mutter und Kind). Triadische Interaktionen (wie z. B. Mutter-Vater-Kind) oder die Perspektive der Familie als Ganzes sind bislang sowohl in den Analysen als auch in den Interventionsprogrammen vernachlässigt worden. Darüber hinaus wurden Familien mit nicht traditionellen Konstellationen sowie die Rollen von Geschwistern oder Großeltern bisher kaum berücksichtigt. Die Prinzipien des Setting-Ansatzes (wie z. B. Methoden zur Organisationsentwicklung) können in Familien nicht angewandt werden. Bewegungsbezogene Gesundheitsförderung in und mit Familien bedarf weiterer Entwicklungen: Es zeigt sich ein starkes Ungleichgewicht der Adressat*innen familienbezogener Gesundheitsförderung (Rhodes et al., 2020). Der primäre Fokus liegt fast ausschließlich auf Kindern und Jugendlichen. Erwachsene bzw. Eltern werden meist nicht selbst adressiert, sondern nur einbezogen (Geene et al., 2016). Ansätze, die sich an die Lebenswelt Familie richten und der Komplexität dieses „Systems" Genüge leisten, liegen nur vereinzelt vor (Skelton, Buehler, Irby & Grzywacz, 2012). Settings wie Betriebe, Sportvereine, Kindergärten, Schulen und Kommunen sind geeignet, um Familien zu erreichen.

Literatur

Bandura, A. (1986). *Social foundations of thought and action: A social cognitive theory.* Hoboken: Prentice-Hall.

Broderick, C. B. (1993). *Understanding family process: Basics of family systems theory.* Thousand Oaks: Sage Publications.

Corder, K., Winpenny, E. M., Foubister, C., Guagliano, J. M., Hartwig, X. M., Love, R., Astbury, C. C. & van Sluijs, E. M. F. (2020). Becoming a parent: A systematic review and meta-analysis of changes in bmi, diet, and physical activity. *Obesity Reviews, 21*(4), 11. https://doi.org/10.1111/obr.12959

Deutscher Bundestag (2015). *Gesetz zur stärkung der gesundheitsförderung und der prävention (präventionsgesetz–prävg).* (31), 1368–1379.

Dreyhaupt, J., Koch, B., Wirt, T., Schreiber, A., Brandstetter, S., Kesztyüs, D., Wartha, O., Kobel, S., Kettner, S., Prokopchuk, D., Hundsdörfer, V., Klepsch, M., Wiedom, M., Sufeida, S., Fischbach, N., Muche, R., Seufert, T. & Steinacker, J. M. (2012). Evaluation of a health promotion program in children: Study protocol and design of the cluster-randomized Baden-Württemberg primary school study [drks-id: Drks00000494]. *BMC Public Health, 12*(1), 157. https://doi.org/10.1186/1471-2458-12-157

Fuchs, R. (1997). *Psychologie und körperliche Bewegung*. Göttingen: Hogrefe.

Geene, R., Thyen, U., Quilling, E. & Bacchetta, B. (2016). Familiäre Gesundheitsförderung. *Prävention und Gesundheitsförderung, 11*(4), 222–229. https://doi.org/10.1007/s11553-016-0560-3

Gellert, P., Ziegelmann, J. P., Warner, L. M. & Schwarzer, R. (2011). Physical activity intervention in older adults: Does a participating partner make a difference? *European Journal of Ageing, 8*(3), 211. https://doi.org/10.1007/s10433-011-0193-5

Halliday, J. A., Palma, C. L., Mellor, D., Green, J. & Renzaho, A. M. (2014). The relationship between family functioning and child and adolescent overweight and obesity: A systematic review. *International Journal of Obesity, 38*(4), 480–493. https://doi.org/10.1038/ijo.2013.213

Harrap, S. B., Stebbing, M., Hopper, J. L., Hoang, H. N. & Giles, G. G. (2000). Familial patterns of covariation for cardiovascular risk factors in adults: The Victorian Family Heart Study. *American Journal of Epidemiology, 152*(8), 704–715. https://doi.org/10.1093/aje/152.8.704

IN FORM (2014). *Nationaler Aktionsplan zur Prävention von Fehlernährung, Bewegungsmangel, Übergewicht und damit zusammenhängenden Krankheiten. Bundesministerium für Ernährung und Landwirtschaft, Bundesministerium für Gesundheit.* https://www.in-form.de/fileadmin/Dokumente/Materialien/IN_FORM-Nationaler_Aktionsplan.pdf

Jurczyk, K., Lange, A. & Thiessen, B. (2010). *Doing family –Familienalltag heute*. Weinheim: Juventa.

Kobel, S., Wartha, O., Wirt, T., Dreyhaupt, J., Lämmle, C., Friedemann, E. M., Kelso, A., Kutzner, C., Hermeling, L. & Steinacker, J. M. (2017). Design, implementation, and study protocol of a kindergarten-based health promotion intervention. *Biomed Res Int,* 4347675. https://doi.org/10.1155/2017/4347675

Michaelson, V., Pilato, K. A. & Davison, C. M. (2021). Family as a health promotion setting: A scoping review of conceptual models of the health-promoting family. *PLoS ONE, 16*(4), e0249707. https://doi.org/10.1371/journal.pone.0249707

Mutz, M. & Albrecht, P. (2017). Parents' social status and children's daily physical activity: The role of familial socialization and support. *Journal of Child and Family Studies, 26*(11), 3026–3035. https://doi.org/10.1007/s10826-017-0808-3

Niermann, C. Y. N., Gerards, S. M. P. L. & Kremers, S. P. J. (2018). Conceptualizing family influences on children's energy balance-related behaviors: Levels of interacting family environmental subsystems (the lifes framework). *International Journal of Environmental Research and Public Health, 15*(12). https://doi.org/10.3390/ijerph15122714

Rapp, I. & Klein, T. (2020). Lebensstil und Gesundheit. In P. Kriwy & M. Jungbauer-Gans (Hrsg.), *Handbuch Gesundheitssoziologie* (S. 193–211). Wiesbaden: Springer. https://doi.org/10.1007/978-3-658-06392-4_16

Reimers, A. K. & Marzi, I. (2019a). Eigenständige Mobilität von Kindern – ein narrativer Überblick zu einem in der Präventions- und Gesundheitsforschung vernachlässigten Phänomen. *Prävention und Gesundheitsförderung, 14*(3), 306–312. https://doi.org/10.1007/s11553-018-0688-4

Reimers, A. K., Schmidt, S. C. E., Demetriou, Y., Marzi, I. & Woll, A. (2019b). Parental and peer support and modelling in relation to domain-specific physical activity participation in boys and girls from Germany. *PLoS ONE, 14*(10), e0223928. https://doi.org/10.1371/journal.pone.0223928

Rhodes, R. E., Guerrero, M. D., Vanderloo, L. M., Barbeau, K., Birken, C. S., Chaput, J.-P., Faulkner, G., Janssen, I., Madigan, S., Mâsse, L. C., McHugh, T.-L., Perdew, M., Stone, K., Shelley, J., Spinks, N., Tamminen, K. A., Tomasone, J. R., Ward, H., Welsh, F. & Tremblay, M. S. (2020). Development of a consensus statement on the role of the family in the physical activity, sedentary, and sleep behaviours of children and youth. *International Journal of Behavioral Nutrition and Physical Activity, 17*(1), 74. https://doi.org/10.1186/s12966-020-00973-0

Rittsteiger, L., Hinz, T., Oriwol, D., Wäsche, H., Santos-Hövener, C. & Woll, A. (2021). Sports participation of children and adolescents in Germany: Disentangling the influence of parental socioeconomic status. *BMC Public Health, 21*(1), 1446. https://doi.org/10.1186/s12889-021-11284-9

Rütten, A. & Pfeifer, K. (2017). *Sonderheft 03: Nationale Empfehlungen für Bewegung und Bewegungsförderung*. Köln: BZgA. https://service.bzga.de/pdf.php?id=136839b90f0197896479a5f650dc5daf

Sallis, J. & Nader, P. (1988). Family determinants of health behaviors. In D. S. Gochman (Hrsg.), *Health Behavior* (S. 107–124). Springer.

Schoeppe, S., Salmon, J., Williams, S. L., Power, D., Alley, S., Rebar, A. L., Hayman, M., Duncan, M. J. & Vandelanotte, C. (2020). Effects of an activity tracker and app intervention to increase physical activity in whole families-the step it up family feasibility study. *International Journal of Environmental Research and Public Health, 17*(20), 7655. https://doi.org/10.3390/ijerph17207655

Skelton, J. A., Buehler, C., Irby, M. B. & Grzywacz, J. G. (2012). Where are family theories in family-based obesity treatment? Conceptualizing the study of families in pediatric weight management. *International Journal of Obesity, 36*(7), 891–900. https://doi.org/10.1038/ijo.2012.56

Van Lippevelde, W., Verloigne, M., De Bourdeaudhuij, I., Brug, J., Bjelland, M., Lien, N. & Maes, L. (2012). Does parental involvement make a difference in school-based nutrition and physical activity interventions? A systematic review of randomized controlled trials. *International Journal of Public Health, 57*(4), 673–678. https://doi.org/10.1007/s00038-012-0335-3

Wunsch, K., Eckert, T., Fiedler, J., Cleven, L., Niermann, C., Reiterer, H., Renner, B. & Woll, A. (2020). Effects of a collective family-based mobile health intervention called "smartfamily" on promoting physical activity and healthy eating: Protocol for a randomized controlled trial. *JMIR Res Protoc, 9*(11), e20534. https://doi.org/10.2196/20534

Yao, C. A. & Rhodes, R. E. (2015). Parental correlates in child and adolescent physical activity: A meta-analysis. *International Journal of Behavioral Nutrition and Physical Activity, 12,* (38), 10. https://doi.org/10.1186/s12966-015-0163-y

E2 Kindertageseinrichtungen

Anja Voss, Angela Gosch & Michael Erhart

Integrierte Gesundheits-, Bewegungs- und Qualitätsentwicklung,
Setting Kindertageseinrichtungen, gesundheitliche Chancengleichheit,
pädagogische Qualität, Professionalisierung im Setting

1 Die Bedeutung bewegungsbezogener Gesundheitsförderung im Setting Kita

Kindertageseinrichtungen[14] sind durch das sinkende Eintrittsalter in die institutionalisierte Frühkindliche Betreuung, Bildung und Erziehung (FBBE) bei gleichzeitigem Anstieg der Nutzungsdauer als Institutionen einer bewegungsbezogenen Gesundheitsförderung von hoher Bedeutung. Dies wird durch das Präventionsgesetz (PrävG) unterstrichen und Bewegung gilt als gesundheitspolitische Herausforderung. Die besondere Bedeutung der Stärkung der physischen, psychischen und sozialen Gesundheit drückt sich auf nationaler Ebene in der Formulierung des Gesundheitsziels „Gesund aufwachsen: Lebenskompetenz, Bewegung, Ernährung" aus (gesundheitsziele.de, 2010).

Kitas gehören zwar noch nicht zu den von der Weltgesundheitsorganisation (WHO) offiziell anerkannten Settings, haben aber zum einen starken Einfluss auf die bewegungsbezogene Gesundheit aller Akteur*innen (zu denen neben den Kindern auch die pädagogischen Fachkräfte und Eltern gehören), zum anderen können in Kitas die Bedingungen von Gesundheit und Bewegung gestaltet werden (vgl. Viernickel, Voss & Mauz, 2017).

In dem Beitrag werden zunächst Zielgruppen und strukturelle Rahmenbedingungen für eine bewegungsbezogene Gesundheitsförderung in Kitas dargelegt. Danach werden ausgewählte Aspekte identifiziert, um Bewegung, Gesundheit und pädagogische Qualität integriert zu fördern und abschließend werden Modelle guter Praxis vorgestellt.

---

[14] Unter Kindertageseinrichtungen werden in diesem Beitrag Einrichtungen der institutionalisierten Betreuung, Bildung und Erziehung (FBBE) für dreijährige Kinder bis zum Schuleintritt gefasst.

2 Zielgruppen

Die frühe Kindheit[15] stellt einen Lebensabschnitt mit hoher Bedeutung für die Gesundheits- und Krankheitsentwicklung über den gesamten Lebenslauf dar, weil sich in dieser Lebensphase durch das Zusammenwirken von Reifungs- und Lernprozessen grundlegende kognitive, affektive, psychomotorische und soziale Fähigkeiten ebenso etablieren, wie Haltungen, Einstellungen und Gewohnheiten (vgl. Bals, Hanses & Melzer, 2008). Bereits in dieser frühen Lebensphase werden grundsätzliche Muster des Bewegungs- und Gesundheitsverhaltens angelegt. So gewinnt Bewegung als Mittel zum Erleben von Wohlbefinden und Kompetenz, als Schutzfaktor und Gesundheitsressource an Bedeutung (vgl. Ravens-Sieberer, Erhart & Ottova-Jordan, 2018). Gesundheitliche Belastungen und Beeinträchtigungen sowie Risiken in dieser Phase können sich noch nach Jahrzehnten in manifesten Gesundheitsstörungen auswirken (vgl. Ben-Schlohmo & Kuh, 2002).

Die gesundheitliche Lage von Kindern und Jugendlichen in Deutschland kann insgesamt als gut bewertet werden und der Anteil der Kinder mit einer sehr guten Gesundheit ist in der Altersgruppe der Drei- bis Sechsjährigen am höchsten (Poethko-Müller, Kuntz, Lampert & Neuhauser, 2018). Allerdings weist ein Fünftel der Kinder ein erhöhtes Gesundheitsrisiko aufgrund von lebensweltbezogenen Bedingungen auf und dies kann sich als Risiko auf die künftige Entwicklung, z. B. die soziale und emotionale Entwicklung, Sprache und Kognition (vgl. Kuntz, Waldhauer, Zeiher, Finger & Lampert, 2018), auswirken.

Bewegung nimmt in der kindlichen Entwicklung eine zentrale Rolle ein und gilt als bedeutende soziale, bildende und gesundheitliche Ressource (vgl. Voss, 2019, S. 8). Während die WHO (2009) für Kinder Bewegung von mindestens 60 Minuten pro Tag mit mittlerer bis hoher Intensität empfiehlt, raten die Nationalen Empfehlungen für Bewegung und Bewegungsförderung für Vier- bis Sechsjährige zu insgesamt 180 Minuten pro Tag (Rütten & Pfeifer 2016, S. 25). Allerdings kommen weniger als die Hälfte der Drei- bis Sechsjährigen den Bewegungsempfehlungen der WHO nach und diese werden mit steigendem Lebensalter von immer weniger Kindern erreicht (Finger, Varnaccia, Borrmann, Lange & Mensink, 2018).

Eine weitere Zielgruppe für Gesundheitsförderung im Setting Kita stellt das pädagogische Fachpersonal dar. Angesichts hoher Prävalenzen von körperlichen Erkrankungen und psychischen Belastungen werden strukturbezogene Interventionen

[15] Mit der frühen Kindheit wird hier die Altersspanne von der Geburt bis zum Schuleintritt bezeichnet.

(z. B. zur betrieblichen Gesundheitsförderung) und individuumsbezogene Maßnahmen zur Umsetzung eines gesunden Lebensstils gefordert (Viernickel, Voss, Mauz, 2017; Gosch, 2019).
Auch die Eltern stellen eine Zielgruppe dar, denn ihre Kooperation stärkt die Gesundheits- und Bewegungsförderung in der Kita (und zu Hause; vgl. Kap. E1).

3 Strukturelle Rahmenbedingungen in Kitas

Damit Gesundheit, Bewegung und Bildung systematisch und erfolgreich in Kitas umgesetzt werden können, sind strukturelle Bedingungen notwendig.
Der gesetzlich vorgegebene Bildungs- und Erziehungsauftrag von Kitas wird durch den gemeinsamen Rahmen der Länder für die frühe Bildung in Kindertageseinrichtungen in Bildungsplänen konkretisiert (Jugend- und Kultusministerkonferenz, 2004). In allen länderspezifischen Bildungsplänen wird Gesundheit als bildungsrelevantes Thema beschrieben und Bewegung steht in fast allen Plänen in (enger) Verbindung mit Gesundheit (vgl. Voss, 2019). Bildungspläne können eine dominante Orientierung bei der Konzeptionsentwicklung und -veränderung in Kitas geben (Sturzenhecker et al., 2013, S. 70), auf deren Basis träger- oder einrichtungsspezifische Konzeptionen erstellt werden, die die Umsetzung der Aufgaben und Ziele in der täglichen Arbeit der Einrichtung beschreiben. Zudem können sich Kitas auch durch ein Gesundheitsaudit zu einer Gesunden Kita zertifizieren lassen.
Ebenso wie die Bildungspläne der Länder fungieren auch die Konzeptionen als Orientierungsrahmen ohne verbindlichen Charakter. Kita-Konzeptionen sind bislang kaum wissenschaftlich evaluiert und so liegen auch für die Bildungsbereiche Bewegung und Gesundheit erst wenige Daten vor (z. B. Busuleanu et al., 2015). Daher sollte sich nach Goldfriedrich (2020, S. 44) der Fokus von Gesundheitsförderung mit seinem multidimensionalen Bedeutungsinhalt hin zur Präzisierung von Gesundheitspädagogik und -didaktik verschieben. Voraussetzung hierfür ist zum einen die (Weiter)Entwicklung bildungstheoretischer Vorstellungen von Gesundheit in der frühen Kindheit, zum anderen die Betrachtung von Gesundheit und Bildung als einem Wechselverhältnis (vgl. Voss & Viernickel, 2016; Voss, Erhart & Gosch, 2021).
Im Weiteren sind personelle Bedingungen von Bedeutung. Ein guter Fachkraft-Kind-Schlüssel gilt als eine zentrale Steuerungsgröße für die Qualität in Kitas (vgl. Autorengruppe Fachkräftebarometer, 2021) und die Anzahl der Mitarbeiter*innen trägt maßgeblich zur professionellen Umsetzung der Bildungspläne und des gesundheits- und bewegungspädagogischen Auftrags bei. Verbesserungen im Personal-

schlüssel werden von Wissenschaft und Fachpolitik seit einiger Zeit gefordert und im Rahmen von Qualitätsentwicklungsprozessen der Frühen Bildung initiiert (Viernickel et al., 2017).
Auch spielt die gesundheits- und bewegungsbezogene Ausbildung der pädagogischen Fachkräfte hier eine Rolle. Das Ausbildungssystem für die Frühe Bildung ist trotz der zunehmenden Akademisierung der letzten Jahre nach wie vor durch eine starke Dominanz der Fachschulausbildung gekennzeichnet (vgl. Fachkräftebarometer 2021). 68 % der Beschäftigten haben einen einschlägigen Fachschulabschluss, lediglich 6 % einen Hochschulabschluss (vgl. ebd., S. 34). Allerdings gibt es auch an Fachschulen inzwischen gesundheits- und bewegungsbezogene Ausbildungsgänge, wie z. B. für Gesundheit, Sport und Bewegung.[16]

4 Bewegungsbezogene Gesundheitsförderung in Kitas

Im Folgenden sollen relevante Aspekte für eine bewegungsbezogene Gesundheitsförderung in Kitas vorgestellt werden. Hierbei wird auf ressourcen-, bindungs- und bildungstheoretische Ansätze unter Einbeziehung von Partizipation und der Lebenswelt rekurriert.

4.1 Integrierte Gesundheits-, Bewegungs- und Qualitätsentwicklung

Wenn sich Gesundheit und Bildung gegenseitig bedingen und das angesprochene Wechselverhältnis ernst genommen wird (vgl. Voss & Viernickel, 2016; Voss et al., 2021; Gosch, Erhart & Voss, 2021), muss es bei einer bewegungsbezogenen Gesundheitsförderung in Kitas nicht um die Durchführung von Einzelmaßnahmen gehen, sondern um die Implementierung sich gegenseitig bedingender Faktoren als langfristiges Ziel in Alltagsroutinen, Strukturen und Entwicklungsprozessen der Organisation. Neben einer ressourcenorientierten Sichtweise geht es um ein Verständnis von Bildung, das auf Sicherheit gebenden Beziehungen basiert und neben den Kindern auch pädagogische Mitarbeiter*innen und Eltern in ihren Lebenswelten (z. B. Kommune) fokussiert. Für die Entwicklung gesundheits- und bewegungspädagogischer Qualität bedarf es wissenschaftlich begründeter Standards, z. B. mit Blick auf angemessene räumliche Bedingungen im Innen- und Außenbereich, freie und geplante

16 Z. B. an der Europäischen Sportakademie Land Brandenburg www.bs-lindow.de/staatl-anerkannter-erzieher/ (abgerufen am 10. Dezember 2021).

Bewegungsanlässe, vielfältige Materialien und Geräte sowie die Berücksichtigung individueller Bedürfnisse und Interessen und vor allem durch eine gesundheitsförderliche pädagogische Fachkraft-Kind-Interaktion, die u. a. von Beobachtung, Dialog, beidseitiger Initiative, Impulsen (zur Selbstermächtigung und Resilienzförderung) und Partizipation lebt.

4.2 Erziehungs- und Bildungspartnerschaft

Eltern bzw. Familien sind einerseits als Kontextfaktor für das gesundheitliche Wohlergehen des Kindes, aber auch als Kooperationspartner der Kitas von besonderer Bedeutung (vgl. Fröhlich-Gildhoff, 2013). Eine Kooperation zwischen Eltern und Kitas ist insbesondere mit Blick auf die Prävention von Entwicklungsrisiken und -auffälligkeiten bedeutsam. Eine große Herausforderung stellt dabei das Erreichen von Eltern von Kindern dar, die auf einen engen Kontakt keinen Wert legen oder die andere Erziehungsvorstellungen haben. Hier eröffnet der alltägliche Kontakt in den Kitas einen Weg, diese vorsichtig anzusprechen (Fröhlich-Gildhoff, 2013). Pädagogische Fachkräfte sind die wichtigsten außerfamiliären Ansprechpartner*innen der Eltern, bspw. bezüglich Fragen zur Entwicklung des Kindes sowie möglicher Verhaltensauffälligkeiten (Fröhlich-Gildhoff, 2013).

4.3 Netzwerke und Kooperationen im Sozialraum

Sozialraumbezogene Vernetzungsaktivitäten und Kooperationen haben sich mit Blick auf eine settingbezogene Gesundheitsförderung in Kitas und auch im Quartier seit vielen Jahren bewährt.

Sportvereine werden durch die zunehmende Institutionalisierung des Aufwachsens zu attraktiven Kooperationspartnern von Kitas. Kooperationen können so gestaltet sein, dass Übungsleiter*innen aus Sportvereinen in den Kitas Bewegungseinheiten anbieten oder dass die Kita-Kinder an den Vereinsangeboten teilnehmen.[17] Neben den Kindern können auch pädagogische Mitarbeiter*innen und Eltern an diesen Kooperationen teilhaben, z. B. durch gesundheitsförderliche Bewegungsangebote in der Kita oder durch eine niedrigschwellige Teilnahme an gesundheitsförderlichen Sportvereinsangeboten.

[17] Informationen dazu bietet die Deutsche Sportjugend im DOSB unter https://www.dsj.de/kinderwelt/fachkraefte-kita-co/bewegungsfreundliche-kita/

Auch Familienzentren sind wichtige Knotenpunkte in lokalen Netzwerken und Akteure und Partner für Bildung, Gesundheit und Bewegung (Kerber, 2020). Gesundheitsförderung und Prävention spielen in Familienzentren als Querschnittsaufgabe eine besondere Rolle für eine gesunde Entwicklung von Kindern, z. B. über Psychomotorik. Zum anderen bieten sie die Möglichkeit, ihre Besucher*innen mit anderen Gesundheitsakteuren im Sozialraum zusammen zu bringen. Allerdings wird Gesundheitsförderung dabei bislang eher intuitiv und vor allem als politische Strategie und weniger als gesundheitspädagogisches Prinzip umgesetzt. Es mangelt an theoretischen Konzepten sowie an empirischen Daten.

4.4 Chancengleichheit

Die Setting-Perspektive bietet sich auch mit Blick auf den Abbau von Ungleichheiten im Bewegungs- und Gesundheits(-risiko)verhalten an (vgl. Lampert, Hoebel, Kuntz, Müters & Kroll, 2017). Als konkrete Strategien nennt die WHO (2018) neben anderen das Befähigen und Ermöglichen und als Ziel die Schaffung gesundheitlicher Chancengleichheit.

Bereits ab der frühen Kindheit wirken sich soziale Benachteiligungen einschränkend auf das Bewegungs- und Gesundheitsverhalten von Kindern aus. Daher sollten bei Maßnahmen die Lebensbedingungen stärker als bisher in den Blick genommen werden, zumal die Kinder z. B. über Programme zur Gesundheitsförderung und Prävention im Elementarbereich relativ gut erreichbar sind (Hartung, Kluwe & Sahrai, 2010, S. 600).

Außerdem unterliegen die Programme in Kitas kaum dem Problem, durch eine sehr kleine Zielgruppe eventuelle Stigmatisierung und, damit einhergehend, kontraproduktive Effekte zu begünstigen (Walter & Schwartz, 2003, S. 200).

Für die gezielte Förderung gesundheitlicher Chancengleichheit bietet sich auch eine stärkere Bezugnahme auf Grundsätze inklusiver Bildung an. Zentrales Prinzip inklusiver Settings ist Diversitätssensibilität; (soziale) Teilhabe ist inhärentes Merkmal der Konzeption (z. B. Index für Inklusion, Booth, Ainscow & Kingston, 2006), ebenso wie (gesundheitsbezogene) Lebensqualität (Heimlich, 2012).

5 Modelle guter Praxis

Auf nationaler Ebene bietet der Nationale Aktionsplan „IN FORM – Deutschlands Initiative für mehr Bewegung und gesunde Ernährung“ der Bundesregierung vielfäl-

tige Aktivitäten an, mit denen ein gesunder Lebensstil mit einer ausgewogenen Ernährung und viel Bewegung erreicht werden soll (vgl. https://www.in-form.de).
Ebenfalls auf nationaler Ebene werden in der Projektdatenbank zur gesundheitlichen Chancengleichheit der Bundeszentrale für gesundheitliche Aufklärung (BZgA) knapp achtzig Programme zur Bewegungsförderung von Kindern in Kindertageseinrichtungen angegeben, wovon neun Kriterien guter Praxis erfüllen (vgl. Gosch, 2019). Letztere verfolgen das Ziel einer nachhaltigen Implementierung in die Strukturen der Einrichtung als Baustein der Organisationsentwicklung von Kitas. Diese Projekte setzen an den personellen, finanziellen und räumlichen Ressourcen der Kita an und folgen einem zyklischen Ablauf von Intervention und Evaluation (z. B. durch den Public-Health-Action-Cycle, vgl. Rosenbrock & Hartung, 2015).
Nicht zuletzt befördert durch das Präventionsgesetz bieten auch Krankenkassen gezielte bewegungsbezogene Projekte zur Gesundheitsförderung in Kitas an, wie z. B. die Bewegte Kita der Techniker Krankenkasse (TK), in der Bewegung (in Kombination mit anderen gesundheitsrelevanten Themen) in ein umfassendes Einrichtungskonzept integriert werden soll.
Weitere Modelle guter Praxis sind z. B. Wettbewerbe, in denen Kitas als gesundheitsförderliche Lebenswelten gestaltet werden sollen. So bietet z. B. die Landesvereinigung für Gesundheit und Akademie für Sozialmedizin Niedersachsen e.V. seit 2020 einen Wettbewerb der „guten und gesunden Kita“ für alle an, in dem Kitas unterschiedliche Gesundheitsdimensionen in ein Gesamtkonzept einbinden müssen. Hier werden auch Kriterien zu Bewegung abgefragt.
Ebenfalls auf Länderebene werden in zahlreichen Bundesländern seit einigen Jahren Kitas als Bewegungskindergärten zertifiziert. Bewegung ist dabei sowohl im pädagogischen Konzept verankert als auch in der Raumgestaltung, der Elternarbeit oder mit Blick auf die Qualifizierung der pädagogischen Fachkräfte (vgl. Zimmer, 2013).
Nachfolgend werden exemplarisch zwei Programme dargestellt, die entweder bundes- oder landesweit in der Zusammenarbeit von Expert*innen aus Praxis und Wissenschaft entwickelt und evaluiert wurden. Zum einen das bundesweite Präventionsprojekt JolinchenKids – Fit und gesund in der KiTa, das evaluierte Module von Tigerkids (Bewegung, Ernährung) und zusätzlich weitere Module (z. B. Förderung der seelischen Gesundheit) integriert, um einen gesunden Lebensstil von Kindern unter Mitwirkung der Eltern und dem pädagogischen Fachpersonal zu unterstützen und im Alltag zu leben. Die Module können durch eine langfristige Zusammenarbeit mit der AOK verwirklicht werden (AOK Bundesverband, o. J.). Ziel des zweiten Prä-

ventionsprojekts „Komm mit in das gesunde Boot – Kindergarten“ aus Baden-Württemberg ist, Kinder in der Entwicklung eines gesunden Lebensstils zu unterstützen. In Kitas werden die drei Module „Ausreichende Bewegung, Gesunde Ernährung und Sinnvolle Freizeitgestaltung“ vom pädagogischen Fachpersonal über den Zeitraum von mehr als einem Jahr durchgeführt (Baden-Württembergstiftung, o. J.).

Fazit und Ausblick

Kitas stellen vielversprechende Orte für eine bewegungsbezogene Gesundheitsförderung dar. Vor dem Hintergrund einer sich wandelnden Lebens- und Bewegungswelt und auch mit Blick auf steigende Inanspruchnahmequoten der Kindertagesbetreuung kommt ihnen ein großer Stellenwert zu. Obwohl im Bereich der Gesundheitsförderung in Kitas zahlreiche Projekte, Maßnahmen und Konzepte existieren, mangelt es häufig an einer theoriebasierten Konzeption, wissenschaftlicher Begleitung und an empirischen Daten sowie einer Implementierung dieser in bestehende Angebote von Kitas. Dabei sollte Gesundheit sowohl als Grundlage als auch als Ergebnis gelingender Bildungsprozesse betrachtet werden und das gesunde Aufwachsen von Kindern als eine elementare Ressource für gelingende Entwicklungs- und Bildungsprozesse.

Für eine konsequente Umsetzung des Setting-Ansatzes müsste mit der Interdependenz zwischen Verhaltens- und Verhältnisorientierung und der Ausrichtung auf Organisationsentwicklung in Kitas auch die Personalentwicklung und damit einhergehend die Professionalisierung pädagogischer Fachkräfte sowie die Kooperation mit Eltern und kommunalen Netzwerken ins Auge gefasst werden.

Literatur

AOK-Bundesverband (o. J.). *JolinchenKids.* https://www.dieinitiative.de/steckbrief-kita/jolinchenkids/ [abgerufen am 20. Dezember 2021].

Autorengruppe Fachkräftebarometer (2021). *Fachkräftebarometer Frühe Bildung 2021. Weiterbildungsinitiative Frühpädagogische Fachkräfte.* Deutsches Jugendinstitut e. V.: München. Zugriff am 18. Dezember 2021 unter https://www.weiterbildungsinitiative.de/publikationen/detail/fachkraeftebarometer-fruehe-bildung-2021

Baden-Württemberg-Stiftung (o. J.). *Komm mit ins gesunde Boot.* https://www.gesundes-boot.de/startseite/ [abgerufen am 20. Dezember 2021].

Bals, T., Hanses, A. & Melzer, W. (Hrsg.). (2008). *Gesundheitsförderung in pädagogischen Settings. Ein Überblick über Präventionsansätze in zielgruppenorientierten Lebenswelten*. Weinheim und München: Juventa.

Ben-Shlohmo, Y. & Kuh, D. (2002). A life course approach to chronic disease epidemiology: conceptual models, empirical challenges and interdisciplinary perspectives. *International Journal of Epidemiology, 31*, 285–293.

Booth, T., Ainscow, M. & Kingston, D. (2006). *Index für Inklusion (Tageseinrichtungen für Kinder)*. https://www.nifbe.de/images/nifbe/Fachbeitr%C3%A4ge/2018/Index_EY_German2.pdf

Busuleanu, Š., Hiller, M., Preissing, Ch. & Sturm, B. (2015). *Empfehlungen für die Weiterentwicklung der Kita-Konzeption auf der Grundlage des Berliner Bildungsprogramms für Kitas und Kindertagespflege*. Berlin: Berliner Kita-Institut für Qualitätsentwicklung (BeKi).

Deutsches Jugendinstitut/Weiterbildungsinitiative Frühpädagogische Fachkräfte (Hrsg.). (2020). *Gesundheitsförderung in Kitas. Grundlagen für die kompetenzorientierte Weiterbildung. WiFF Wegweiser Weiterbildung, Band 14*. München.

Finger, J. D., Varnaccia, G., Borrmann, A., Lange, C. & Mensink, G. B. M. (2018). Körperliche Aktivität von Kindern und Jugendlichen in Deutschland – Querschnittergebnisse aus KiGGS Welle 2 und Trends. *Journal of Health Monitoring, 3*(1), 24–31.

Fröhlich-Gildhoff, K. (2013). Die Zusammenarbeit von pädagogischen Fachkräften und Eltern im Feld der frühkindlichen Bildung, Betreuung und Erziehung. *Bildungsforschung, 10*(1), 11–25. https://doi.org/10.25656/01:8535

Goldfriedrich, M. (2020). *Erziehung, Bildung und Gesundheit. Theoretische und empirische Grundlegungen zur Gesundheitspädagogik*. Paderborn: Schöningh.

Gosch, A., Erhart, M. & Voss, A. (2021). Gesundheitspädagogik in Institutionen für Kinder unter drei Jahren. In M. Goldfriedrich & K. Hurrelmann (Hrsg.). *Gesundheitsdidaktik* (S. 218–239). Weinheim: Beltz Juventa.

Gosch, A. (2019). *Gesundheit und Gesundheitsförderung in Kindertagesstätten*. Stuttgart: Kohlhammer.

Hartung, S., Kluwe, S. & Sahrai, D. (2010). Gesundheitsförderung und Prävention in Settings: Elternarbeit in Kitas, Schule und Familienhilfe. In T. Schott & C. Hornberg (Hrsg.), *Die Gesellschaft und ihre Gesundheit. 20 Jahre Public Health* (S. 599–617). Wiesbaden: VS.

Heimlich, U. (2012). *Qualität in integrativen Einrichtungen – Wann ist Integration gelungen?* https://www.kita-fachtexte.de/fileadmin/Redaktion/Publikationen/FT_Heimlich_Q_OV.PDF

Jugend- und Kultusministerkonferenz (2004). *Gemeinsamer Rahmen der Länder für die frühe Bildung in Kindertageseinrichtungen.* www.kmk.org/fileadmin/Dateien/veroeffentlichungen_beschluesse/2004/2004_06_04-Fruehe-Bildung-Kitas.pdf

Kerber, R. (2020). *Partizipation in Familienzentren stärken.* https://www.inforo.online/post/show/partizipation-in-familienzentren-starken (limitierter Zugang) [abgerufen am 25. November 2021]..

Kuntz, B.,Waldhauer, J., Zeiher, J., Finger, J. & Lampert, T. (2018). Soziale Unterschiede im Gesundheitsverhalten von Kindern und Jugendlichen in Deutschland – Querschnittergebnisse aus KiGGS Welle 2. *Journal of Health Monitoring, 3*(2). Berlin: Robert Koch-Institut. http://dx.doi.org/10.17886/RKI-GBE-2018-067

Lampert, T., Hoebel, J., Kuntz, B., Müters, S. & Kroll, L. E. (2017). *Gesundheitliche Ungleichheit in verschiedenen Lebensphasen.* Berlin: Robert Koch-Institut.

Poethko-Müller, C., Kuntz, B., Lampert, T. & Neuhauser, H. (2018). Die allgemeine Gesundheit von Kindern und Jugendlichen in Deutschland – Querschnittergebnisse aus KiGGS Welle 2 und Trends. *Journal of Health Monitoring, 3*(1), S. 1–15. https://doi.org/10.17886/RKI-GBE-2018-004

Ravens-Sieberer, U., Erhart, M. & Ottova-Jordan, V. (2018). Prävention und Gesundheitsförderung im Kindesalter. In K. Hurrelmann, M. Richter, T. Klotz, S. Stock (Hrsg.), *Referenzwerk Prävention und Gesundheitsförderung. Grundlagen, Konzepte und Umsetzungsstrategien* (5. Aufl.). Göttingen: Hogrefe.

Rosenbrock, R. & Hartung, S. (2015). Public Health Action Cycle/ Gesundheitspolitischer Aktionszyklus. In Bundeszentrale für gesundheitliche Aufklärung (BZgA) (Hrsg.), *Leitbegriffe der Gesundheitsförderung und Prävention. Glossar zu Konzepten, Strategien und Methoden* (S. 833–835), Köln: BZgA.

Rütten, A. & Pfeifer, K. (2016). *Nationale Empfehlungen für Bewegung und Bewegungsförderung.* Erlangen-Nürnberg: FAU. https://www.sport.fau.de/files/2016/05/Nationale-Empfehlungen-für-Bewegung-und-Bewegungsförderung-2016.pdf

Sturzenhecker, B., Knauer, R. & Dollase, R.(2013). *Evaluation der Bildungsleitlinien Schleswig-Holstein – Endbericht.* Kiel: Ministerium für Soziales, Gesundheit, Familie und Gleichstellung des Landes Schleswig-Holstein.

Viernickel, S., Voss, A. & Mauz, E. (2017). *Arbeitsplatz Kita. Belastungen erkennen, Gesundheit fördern.* Weinheim Basel: Beltz Juventa.

Voss, A. & Viernickel, S. (2016). *Gute gesunde Kita. Bildung und Gesundheit in Kindertageseinrichtungen*. Kiliansroda: Verlag das Netz.

Voss, A., Erhart, M. & Gosch, A. (2021). Gesundheitspädagogik in Kindertageseinrichtungen. In M. Goldfriedrich & K. Hurrelmann (Hrsg.), *Gesundheitsdidaktik* (S. 238–260). Weinheim, Basel: Juventa Beltz.

Voss, A. (Hrsg.). (2019). *Bewegung und Sport in der Kindheitspädagogik. Ein Handbuch*. Stuttgart: Kohlhammer.

Walter, U. & Schwartz, F. W. (2003). Prävention. In F. W. Schwartz et al. (Hrsg.), *Das Public Health Buch. Gesundheit und Gesundheitswesen* (S. 189–214, 2. Aufl.), München: Urban & Fischer.

World Health Organization (2009). *Interventions on diet and physical activity: What works: Summary report*. Genf: WHO. http://apps.who.int/iris/bitstream/handle/10665/44140/9789241598248_eng.pdf;jsessionid=AFC7A85B3F1CE7E110E062B827F011E6?sequence=1

Zimmer, R. (2013). *Alles über den Bewegungskindergarten* (3. Aufl.). Freiburg: Herder.

E3 Schule und Sportunterricht

Clemens Töpfer & Yolanda Demetriou

Bewegungsförderung, Gesundheitskompetenz, Physical Literacy, Schule, Interventionen

1 Ausgangspunkte

Die Schule stellt eine zentrale Lebenswelt von Kindern und Jugendlichen dar. Vor diesem Hintergrund sollten Schule als relevanter Ort zur Bewegungsförderung berücksichtigt werden und Bewegung systematisch im Schultag eingebunden sein (u. a. Neil-Sztramko, Caldwell & Dobbins, 2021). Mit ihren Empfehlungen hat die Kultusministerkonferenz (KMK, 2012) diesen Auftrag zur Gesundheitsförderung und Prävention explizit durch das Handlungsfeld Bewegungs-, Spiel- und Sportförderung konkretisiert. Bewegung wird damit zum festen Bestandteil der schulischen Gesundheitsförderung, der die Schule als Ganzes, aber auch den konkreten Sportunterricht betrifft.

1.1 Gesundheitsstatus von Kindern und Jugendlichen

Laut der KiGGS-Studie schätzen mehr als 95 % der Eltern den Gesundheitszustand ihrer 3- bis 17-jährigen Kinder als gut oder sehr gut ein (Poethko-Müller, Kuntz, Lampert & Neuhauser, 2018). Gleichzeitig nehmen nach Lohaus (2018) sowohl chronische Erkrankungen (z. B. Asthma) als auch psychische Erkrankungen (z. B. Depressionen) bei den Heranwachsenden zu. Darüber hinaus geben 31 % der Mädchen und 17 % der Jungen an, wöchentlich unter mindestens zwei psychosomatischen Beschwerden wie z. B. Einschlafproblemen oder Kopfschmerzen gelitten zu haben (Rathmann, Herke, Moor & Richter, 2016). Hinsichtlich objektiver Gesundheitsparameter kommt die KiGGS-Studie zu dem Schluss, dass nur ein geringer Anteil von Kindern und Jugendlichen motorisch auffällig ist. Im Kohortenvergleich haben sich die Leistungen insgesamt nicht verschlechtert – in Teilen sogar verbessert (Albrecht et al., 2016).

1.2 Bewegungsempfehlungen für Kinder und Jugendliche

Mittlerweile besteht Einigkeit darüber, dass Bewegung sowie die Reduktion sitzender Tätigkeiten zentrale Determinanten für eine gesunde körperliche, psychosoziale und geistige Entwicklung von Kindern und Jugendlichen darstellen (u. a. Granger et al., 2017). Laut den Nationalen Empfehlungen für Bewegungsförderung sollten Kinder und Jugendliche sich ab der Grundschule täglich mindestens 90 Minuten in moderater bis hoher Intensität körperlich aktiv bewegen (Rütten & Pfeifer, 2017). Pro Tag können 60 Minuten davon durch Alltagsaktivitäten (z. B. 12000 Schritte) umgesetzt werden. Zudem wird eine allgemeine Reduzierung von Sitzzeiten beispielsweise beim Transport zur Schule oder auch im Zusammenhang mit Medienkonsum empfohlen.

1.3 Bewegungsstatus von Kindern und Jugendlichen

Kinder und Jugendliche in Deutschland erfüllen mehrheitlich nicht die Empfehlungen der WHO für eine ausreichende Bewegung und verbringen einen Großteil ihrer Zeit mit sitzenden Verhaltensweisen (Demetriou et al., 2019). Laut den Ergebnissen der KiGGS-Studie erreichen lediglich 22,4 % der Mädchen und 29,4 % der Jungen im Alter von 3 bis 17 Jahren die WHO-Bewegungsempfehlung von einer Stunde Bewegungszeit täglich (Finger, Varnaccia, Borrmann, Lange & Mensink, 2018). Im Alter von 14 bis 17 Jahren fallen diese Geschlechtsunterschiede besonders stark aus. Insgesamt nimmt die Prävalenz für das Erreichen der Bewegungsempfehlung mit steigendem Lebensalter kontinuierlich ab. Während sich im Vorschulalter (3 bis 6 Jahre) noch knapp die Hälfte der Kinder ausreichend bewegt, nimmt die Prävalenz mit dem Schuleintritt deutlich ab (rund 26 %) und liegt in den letzten Jahren der Schullaufbahn bei gerade mal rund 12 %.

Ziel des Beitrags ist es, einen Überblick zur Umsetzung der bewegungsbezogenen Gesundheitsförderung an Schulen und im Sportunterricht im Speziellen zu bieten. Dabei skizzieren wir im ersten Schritt zentrale Konzepte sowie Leitideen und fassen anschließend zentrale empirische Befunde zusammen.

2 Zentrale Konzepte und Leitideen

Bewegungsbezogene Gesundheitsförderung kann einerseits direkt über *Bewegung im Schulalltag* und andererseits indirekt über im Sportunterricht erworbene *Kompetenzen für aktive und gesunde Lebensstile* erfolgen.

2.1 Bewegung im Schulalltag

Bewegung sollte als zentrales Element in der schulbasierten Gesundheitsförderung konsequent in den Schultag integriert werden. Bereits in den 1980er-Jahren setzte Illi (1995) mit seiner Problematisierung der „Sitzschule" erste Impulse für die Initiierung einer Bewegten Schule. In den Folgejahren wurde das Thema unter verwandten Begriffen wie der Bewegungsfreudigen oder der Bewegungsfreundlichen Schule geführt. Auch die Gute gesunde Schule knüpft an dieser Grundidee an, bettet die Gesundheitsthematik jedoch ganzheitlicher in das Schulleben ein und „ist ein Beispiel für den Settingansatz der Gesundheitsförderung, der Maßnahmen der Verhaltens- und Verhältnisprävention in einem konkreten Feld der Lebenswelt umsetzt" (Neuber, 2021, S. 146). In ähnlicher Weise hat sich international der Ansatz des Comprehensive School Physical Activity Program (CSPAP) etabliert, wonach Bewegung multidimensional in das Setting Schule eingebettet sein soll (Castelli, Centeio, Beighle, Carson & Nicksic, 2014). Zusammenfassend geht es im Sinne der Gesundheitsförderung darum, einen direkten Beitrag zur Bewegungsförderung zu leisten.

Während anfangs noch die reine Kompensation des Bewegungsmangels im Vordergrund stand, wird Bewegte Schule mittlerweile als umfassender Schulentwicklungsansatz verstanden (Brägger et al., 2020). „Eine Bewegte Schule bietet mehr als Bewegungspausen für einen ansonsten wenig anregenden Sitzunterricht. Sie ist Teil einer neuen Lernkultur, in der Schüler*innen aktiv handeln und bewegt lernen können" (Brägger, Hundeloh, Poss & Städtler, 2020, S. 15).

Thiel und Teubert (2018) kategorisieren die Strukturmerkmale der bewegten Schule in vier Bereiche: a) *pädagogisch-personalstruktureller Rahmen* (z. B. Schulprogramm, Eltern- und Schülereinbindung), b) *infrastruktureller Rahmen* (z. B. angepasstes Schulmobiliar, Schulhofgestaltung), c) *unterrichtsinterne Merkmale* (z. B. Bewegtes Lernen, Sportunterricht, Entspannung), d) *unterrichtsexterne Merkmale* (z. B. bewegte Pausengestaltung, aktiver Schulweg).

2.2 Kompetenzen für aktive und gesunde Lebensstile

Der Sportunterricht verfolgt den Bildungsauftrag, zum lebenslangen Sporttreiben zu befähigen (Kottmann, Küpper & Pack, 1990). Die Schüler*innen sollen dabei auch Kompetenzen erwerben, um aus gesundheitlicher Sicht selbstbestimmt und verantwortungsvoll in der Sport- und Bewegungskultur handeln zu können (Töpfer, 2019). Im Gegensatz zur direkten Förderung von Bewegungsaktivitäten (siehe 2.1) steht

hier die *indirekte* Förderung im Mittelpunkt, wonach die Entwicklung von Kompetenzen dazu beiträgt, Menschen für aktive und gesunde Lebensstile zu befähigen. In deutschen Lehrplänen für das Fach Sport wird dieser Ansatz in normativ formulierten Bildungszielen sichtbar. So wird beispielsweise im Lehrplan für Thüringen allgemein formuliert: „Der Schüler lernt, Verantwortung für die eigene Gesundheit zu übernehmen, sie aufrecht zu erhalten bzw. herzustellen sowie Sport unter der Perspektive Gesundheit zu reflektieren“ (TMBJS, 2016, S. 5).
In den vergangenen zehn Jahren wurde die Diskussion um eine gesundheitsorientierte Kompetenzentwicklung im Sportunterricht insbesondere durch die internationale Forschung zur Gesundheitskompetenz (health literacy) inspiriert. In diesem Zusammenhang entstanden zwei sport- und bewegungsspezifische Modellansätze: zum einen das *Modell der sportbezogenen Gesundheitskompetenz* (SGK; Töpfer, 2019) und zum anderen das *Modell der bewegungsbezogenen Gesundheitskompetenz* (BGK, Sudeck & Pfeifer, 2016):

- SGK: Vor dem Hintergrund der sportpädagogischen Gesundheits- und Kompetenzdiskussion entwickelte Töpfer (2019) ein dreidimensionales Modell, welches Aktivitäten, gesundheitsbezogene Themenfelder und Anforderungsniveaus darstellt sowie von einem mehrperspektivischen Sportunterricht und der Leitidee der Handlungsfähigkeit ausgeht (Töpfer, 2019). In seiner überarbeiteten Fassung fokussiert das Modell insbesondere das Zusammenspiel aus Erwerb und Nutzung bewegungs- und sportbezogenen Gesundheitswissens (Töpfer, 2022).
- BGK: Basierend auf dem Zugang der gesundheitspsychologischen Forschung und dem Setting des Reha- und Gesundheitssports legten Sudeck und Pfeifer (2016), ihren Entwurf der *bewegungsbezogenen Gesundheitskompetenz* vor, der später auch im Sportunterricht eingesetzt wurde (Haible et al., 2020). Ausgehend von Basiskompetenzen (u. a. motorische Fertigkeiten) untergliedert sich das Modell in die drei Bereiche Bewegungskompetenz, Steuerungskompetenz und bewegungsspezifische Selbstregulationskompetenz.

Gerade in jüngerer Zeit hat sich international der Ansatz der Physical Literacy (PL) etabliert (Töpfer, Jaunig & Carl, 2021). Während die Idee der Gesundheitskompetenz sich insbesondere über die gesundheitswissenschaftliche Forschung begründet, entspringt der Physical-Literacy-Ansatz eher der bewegungs- und sportwissenschaftlichen Tradition für lebenslanges Sporttreiben. Mehrheitlich wird PL in eine affektive (motivation and confidence), eine kognitive (knowledge and understanding) sowie eine körperlich-motorische Domäne (physical competence) untergliedert (Edwards

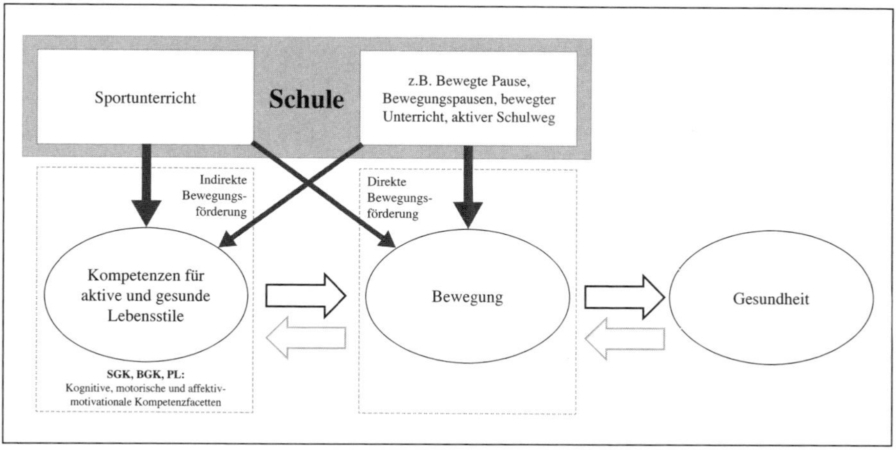

Abb. 1: Vereinfachtes Schaubild zu Wirkmechanismen der bewegungsbezogenen Gesundheitsförderung im Setting Schule (in Anlehnung an Cairney et al., 2019, 373)

et al., 2017). PL wird übereinstimmend als alters- und settingunspezifisches Konzept und mittlerweile als zentrale Determinante in der bewegungsbezogenen Gesundheitsförderung verstanden. In einem evidenzbasierten Wirkmodell haben Cairney et al. (2019) die Zusammenhänge zwischen PL, Physical Activity und Health Outcome verdeutlicht.

Darauf aufbauend bündeln wir SGK, BGK und PL mit ihren Schnittmengen und Facetten als *Kompetenzen für aktive und gesunde Lebensstile (KagL)*. In Abbildung 1 skizzieren wir in einem vereinfachten Schaubild, wie in Anlehnung an Cairney et al. (2019) eine bewegungsbezogene Gesundheitsförderung im Setting Schule wirken kann. Die unterschiedliche Stärke der Pfeile verdeutlicht, auf welche Teile des Wirkmodells die schulbezogenen Maßnahmen schwerpunktmäßig Einfluss nehmen.

3 Empirische Befunde

Ausgehend von Abbildung 1 werden ausgewählte Forschungsergebnisse insbesondere aus Deutschland dargestellt, welche die Zusammenhänge zwischen KagL, Bewegung und Gesundheit verdeutlichen und sich dabei u. a. sowohl auf unterrichtsinterne als auch unterrichtsexterne Merkmale der Bewegten Schule beziehen.

Naul, Schmelt und Hoffmann (2012) führten den bisher einzigen systematischen Review durch, in dem die Befunde von 126 Publikationen zu bewegungsbezogenen Interventionen in der Lebenswelt Schule aus Deutschland auf „gesundheitlich-motorische, psycho-soziale und exekutiv-kognitive Kompetenzbereiche" analysiert wurden (Naul et al., 2012, S. 230). Die Ergebnisse des Reviews sind gemischt und die Autoren betonen, dass ein Vergleich der Studien schwierig ist. Ein systematischer Review, der sich insbesondere auf die Effekte von schulischen Interventionsprojekten in Deutschland auf KagL, Bewegung und Gesundheits-Outcomes fokussiert, ist uns nicht bekannt.

Im Gegensatz dazu besteht im internationalen Raum eine Fülle an systematischen Übersichtsarbeiten (u. a. Liu & Chen, 2021; Messing et al., 2019; Schlund, Reimers, Bucksch, Linder & Demetriou, 2021). Die eingeschlossenen Interventionsprojekte weisen jedoch keine oder nur kleine signifikante Interventionseffekte auf die KagL und das Bewegungsverhalten der Schüler*innen auf.

3.1 Befunde zum Sportunterricht

Im Großteil der existierenden deutschsprachigen Studien wurde die gesundheitsförderliche Wirkung von Interventionen im Sportunterricht evaluiert, was mit den folgenden aktuellen Beispielen illustriert werden soll.

Eine cluster-randomisierte Interventionsstudie im Rahmen des CReActivity-Projekts untersuchte die Effekte eines gemäß der Selbstbestimmungstheorie konzipierten Sportunterrichts in Bezug auf das Bewegungsverhalten von 507 Mädchen aus 6. Klassen (Demetriou & Bachner, 2019). In der Gesamtgruppe konnte keine Veränderung des Bewegungsverhaltens festgestellt werden (Sturm, Bachner, Renninger, Haug & Demetriou, 2021). Eine signifikante Erhöhung der Bewegung der Mädchen konnte nur in einer Subgruppe von besonders motivierten Schülerinnen identifiziert werden.

Das GEKOS-Projekt verfolgte das Ziel, die bewegungsbezogene Gesundheitskompetenz von 841 Schüler*innen an weiterführenden Schulen zu verbessern. Im Rahmen des Projekts wurden zwei gesundheitsbezogene Unterrichtsvorhaben von sechs Doppelstunden für das Bewegungsfeld Laufen, Springen, Werfen sowie Spielen für die Klassenstufe 9 entwickelt. Sowohl das gesundheitsbezogene Fitnesswissen als auch die Steuerungskompetenz für Bewegung sowie die Ausdauerleistung waren in der Interventionsgruppe Spielen im Vergleich zur Kontrollgruppe signifikant höher ausgeprägt (Haible et al., 2020; Volk et al., 2021).

Die Projekte Health.edu (2015–2018) und Health.eduPLUS (2018–2021) zielten darauf ab, die sportbezogene Gesundheitskompetenz von Schüler*innen zu fördern (Sygusch, Brandl-Bredenbeck, Tittlbach, Ptack & Töpfer, 2020). In kooperativen

Planungsgruppen entwickelten verschiedene Stakeholder (u. a. Sportlehrkräfte, Schüler*innen, Sportwissenschaftler*innen) gemeinsam gesundheitsbezogene Maßnahmen für den Sportunterricht. In der Health.edu-Studie wurden in einem quasiexperimentellen Studiendesign 233 Schüler*innen der Klassenstufen 7 bis 10 erfasst. Die sportbezogene Gesundheitskompetenz veränderte sich bei den Schüler*innen der Interventionsschulen mit einem großen Effekt und an den Kontrollschulen mit einem kleinen Effekt (Strobl, Ptack, Töpfer, Sygusch & Tittlbach, 2020).

Zusammenfassend zeigt sich eine vielgestaltige Befundlage. Zum einen wurden insgesamt sehr unterschiedliche Parameter wie z. B. Bewegung, Gesundheitswissen oder Motivation gemessen. Zum anderen sind die Befunde derzeit nicht konsistent. Zwei Interventionsstudien zeigen unabhängig vom zugrundeliegenden Kompetenzmodell positive Effekte in der Entwicklung des Gesundheitswissens (respektive der Gesundheitskompetenz) an. Auch beim Bewegungsverhalten liegen verschiedene Befunde vor, wobei lediglich in einer von drei Studien eine Wirksamkeit nachgewiesen werden konnte.

3.2 Befunde zum Schulalltag

Nationale Studien, die *klassenzimmer-basierte Interventionen* zur Bewegungsförderung durchführen, existieren insbesondere aus dem Bereich der Grundschule. In dem Projekt „Komm mit in das gesunde Boot" wurden Bausteine zum Gesundheitsunterricht und Maßnahmen zur Förderung der motorischen Fähigkeiten (Informationsmaterial, Lehrerfortbildungen) sowohl für Schüler*innen, Lehrer*innen wie auch der Eltern entwickelt und evaluiert. Nach einem einjährigen Interventionszeitraum konnten keine signifikanten Unterschiede im Bewegungsverhalten zwischen Interventions- und Kontrollgruppe festgestellt werden (Kobel, Kettner, Dreyhaupt & Steinacker, 2017).

In Deutschland werden lokale Schulinitiativen zur Bewegungsförderung in der Pause von Krankenkassen und Vereinen durchgeführt. Die meisten Maßnahmen werden nicht wissenschaftlich begleitet, sodass kaum evidenzbasierte Erkenntnisse vorliegen. In den wenigen Fällen, in denen Maßnahmen evaluiert wurden, sind die Elemente zur Förderung der Bewegung während der Pause in einen größeren Projektrahmen eingebettet und erlauben somit kaum Rückschlüsse auf die Wirkung dieser Elemente (Müller & Petzold, 2002; Naul et al., 2012).

Seit einigen Jahren werden bundesweit Programme zur Förderung des *aktiven Transports* durchgeführt. Beispielsweise unterstützen Initiativen wie FAHRRAD! oder

„Radschlag“ die Schulen mit Angeboten zu Fahrradschulungen und Verkehrserziehung (z. B. Verkehrsclub Deutschland e. V., 2007). Kehne (2011) konnte in einer explorativen Studie zeigen, dass Kinder von einem aktiven Schulweg in Bezug auf ihre tägliche Bewegung profitieren. Dennoch motivierte ein aktiver Schulweg nicht zu mehr Bewegung am Nachmittag. Weitere Projekte zur Erforschung der Effekte von Maßnahmen zur Förderung des aktiven Transports zur Schule sind in Planung (z. B. Schönbach, Chillón, Marques, Peralta & Demetriou, 2021), Ergebnisse stehen aber noch aus.

Zusammenfassend wird deutlich, dass in Deutschland nur wenige Interventionsstudien vorliegen, welche die Förderung von KagL und Bewegung der Schüler*innen im Schulalltag untersuchen. Dieses Forschungsdesiderat gilt es in Zukunft aufzugreifen.

Schlussfolgerungen

In Deutschland befindet sich die Forschung zu den Effekten von schulbasierten Interventionen auf KagL, Bewegung und Gesundheits-Outcomes insgesamt noch in ihren Anfängen. Es braucht dringend einen aktuellen Review zu bewegungsbezogenen Interventionen im Setting Schule (siehe Naul et al., 2012). Jüngere Reviews liegen nur aus der internationalen Forschung vor. Gerade außersportunterrichtliche Interventionen (z. B. zu bewegten Pausen) benötigen wissenschaftliche Evaluation. Der Großteil der vorhandenen Studien wurde bislang kaum hinreichend evaluiert und meist wurden lediglich motorische Parameter fokussiert.

Mit Blick auf die praktische Umsetzung einer bewegungsbezogenen Gesundheitsförderung sollte Bewegung – gemäß der skizzierten Konzepte – als festes Element in allen Bestandteilen und von allen Akteur*innen der Schule umgesetzt werden. Hierfür braucht es schulinterne Konzepte, die beispielsweise auch Fortbildungen der Lehrkräfte umfassen sollten. Hervorzuheben ist, dass dem Sportunterricht eine Doppelfunktion zukommt. Während Sportunterricht mitunter als „Breitbandantibiotikum“ gegen den vorhandenen Bewegungsmangel gesehen wird, sollte der Bildungsauftrag des Sportunterrichts zur Entwicklung von Kompetenzen nicht vernachlässigt werden. Seine Aufgabe liegt vielmehr darin, Schüler*innen zur lebenslangen und verantwortungsvollen Teilhabe an Bewegung und Sport zu befähigen. Würde man Bewegung konsequent im Schulalltag integrieren, könnte dies potenziell den Sportunterricht entlasten, damit dieser nicht allein die Kompensation des Bewegungsmangels leisten muss und auch nicht soll!

Literatur

Albrecht, C., Hanssen-Doose, A., Bös, K., Schlenker, L., Schmidt, S., Wagner, M., Will, N. & Worth, A. (2016). Motorische Leistungsfähigkeit von Kindern und Jugendlichen in Deutschland: Eine 6-Jahres-Kohortenstudie im Rahmen des Motorik-Moduls (MoMo). *Sportwissenschaft, 46*(4), 294–304. https://doi.org/10.1007/s12662-016-0421-4

Brägger, G., Hundeloh, H., Posse, N. & Städtler, H. (2020). *Bewegung und Lernen: Konzept und Praxis Bewegter Schulen* (2. Aufl.). Weinheim: Beltz.

Cairney, J., Dudley, D., Kwan, M., Bulten, R. & Kriellaars, D. (2019). Physical literacy, physical activity and health: Toward an evidence-informed conceptual model. *Sports Medicine, 49*(3), 371–383. https://doi.org/10.1007/s40279-019-01063-3

Castelli, D. M., Centeio, E. E., Beighle, A. E., Carson, R. L. & Nicksic, H. M. (2014). Physical literacy and Comprehensive School Physical Activity Programs. *Preventive Medicine, 66,* 95–100. https://doi.org/10.1016/j.ypmed.2014.06.007

Demetriou, Y. & Bachner, J. (2019). A school-based intervention based on self-determination theory to promote girls“ physical activity: Study protocol of the CReActivity cluster randomised controlled trial. *BMC Public Health, 19*(1). https://doi.org/10.1186/s12889-019-6817-y

Demetriou, Y., Bucksch, J., Hebestreit, A., Schlund, A., Niessner, C., Schmidt, S. C. E., Finger, J. D., Mutz, M., Völker, K., Vogt, L., Woll, A. & Reimers, A. K. (2019). Germany's 2018 report card on physical activity for children and youth. *German Journal of Exercise and Sport Research, 49*(2), 113–126. https://doi.org/10.1007/s12662-019-00578-1

Edwards, L. C., Bryant, A. S., Keegan, R. J., Morgan, K. & Jones, A. M. (2017). Definitions, foundations and associations of physical literacy: A systematic review. *Sports Medicine, 47*(1), 113–126. https://doi.org/10.1007/s40279-016-0560-7

Finger, J. D., Varnaccia, G., Borrmann, A., Lange, C. & Mensink, G. B. M. (2018). Körperliche Aktivität von Kindern und Jugendlichen in Deutschland. *Journal of Health Monitoring, 3*(1), 24–30. https://doi.org/10.17886/RKI-GBE-2018-006.2

Granger, E., Di Nardo, F., Harrison, A., Patterson, L., Holmes, R. & Verma, A. (2017). A systematic review of the relationship of physical activity and health status in adolescents. *European Journal of Public Health, 27*(suppl_2), 100–106. https://doi.org/10.1093/eurpub/ckw187

Haible, S., Volk, C., Demetriou, Y., Höner, O., Thiel, A. & Sudeck, G. (2020). Physical activity-related health competence, physical activity, and physical fitness:

Analysis of control competence for the self-directed exercise of adolescents. *International Journal of Environmental Research and Public Health, 17*(1), 39. https://doi.org/10.3390/ijerph17010039

Illi, U. (1995). Bewegte Schule. *sportunterricht, 44*(10), 404–415.

Kehne, M. (2011). *Zur Wirkung von Alltagsaktivität auf kognitive Leistungen von Kindern: eine empirische Untersuchung am Beispiel des aktiven Schulwegs.* Aachen: Meyer & Meyer.

Kobel, S., Kettner, S., Dreyhaupt, J. & Steinacker, J. (2017). Objectively determined physical activity levels in German Primary school children after a one year school-based health promoting intervention. *Journal of Childhood Obesity, 2*(8). https://doi.org/10.21767/2572-5394.100030

Konferenz der Kultusminister der Länder in der Bundesrepublik Deutschland (KMK) (2012). Emp*fehlung zur Gesundheitsförderung und Prävention in der Schule*. https://www.kmk.org/fileadmin/veroeffentlichungen_beschluesse/2012/2012_11_15-Gesundheitsempfehlung.pdf

Kottmann, L., Küpper, D. & Pack, R.-P. (1990). Schulsport und Gesundheitserziehung – Probleme und Chancen. *sportunterricht, 39,* 453-460.

Lohaus, A. (2018). Jugend. In C.-W. Kohlmann, C. Salewski & M. A. Wirtz (Hrsg.), *Psychologie in der Gesundheitsförderung* (S. 493–505). Bern: Hogrefe.

Liu, Y. & Chen, S. (2021). Physical literacy in children and adolescents: Definitions, assessments, and interventions. *European Physical Education Review, 27*(1), 96–112. https://doi.org/10.1177/1356336X2092

Messing, S., Rütten, A., Abu-Omar, K., Ungerer-Röhrich, U., Goodwin, L., Burlacu, I. & Gediga, G. (2019). How can physical activity be promoted among children and adolescents? A Systematic review of reviews across settings. *Frontiers in Public Health, 7,* 55. https://doi.org/10.3389/fpubh.2019.00055

Müller, C. & Petzold, R. (2002). *Längsschnittstudie bewegte Grundschule: Ergebnisse einer vierjährigen Erprobung eines pädagogischen Konzeptes zur bewegten Grundschule*. Sankt Augustin: Academia.

Naul, R., Schmelt, D. & Hoffmann, D. (2012). Bewegungsförderung in der Schule– was wirkt? In G. Geuter & A. Hollederer (Hrsg.), *Bewegungsförderung und Gesundheit. Göttingen*: Hogrefe.

Neil-Sztramko, S. E., Caldwell, H. & Dobbins, M. (2021). School-based physical activity programs for promoting physical activity and fitness in children and adolescents aged 6 to 18. *The Cochrane database of systematic reviews, 9,* CD007651. https://doi.org/10.1002/14651858.CD007651.pub3

Neuber, N. (2021). *Fachdidaktische Konzepte Sport II*. Wiesbaden: Springer Fachmedien. https://doi.org/10.1007/978-3-658-30249-8

Poethko-Müller, C., Kuntz, B., Lampert, T. & Neuhauser, H. (2018). Die allgemeine Gesundheit von Kindern und Jugendlichen in Deutschland – Querschnittergebnisse aus KiGGS Welle 2 und Trends. *Journal of Health Monitoring, 3*(1), 8–14. https://doi.org/10.17886/RKI-GBE-2018-004

Rathmann, K., Herke, M., Moor, I. & Richter, M. (2016). Bildungsungleichheit, Schulumwelt und Gesundheit: Gibt es eine doppelte Benachteiligung? In L. Bilz, G. Sudeck, J. Bucksch, A. Klocke, P. Kolip, W. Melzer, U. Ravens-Sieberer & M. Richter (Hrsg.), *Schule und Gesundheit. Ergebnisse des WHO-Jugendgesundheitssurveys „Health Behaviour in School-aged Children" 2013/14* (S. 156–180). Weinheim: Beltz Juventa.

Rütten, A. & Pfeifer, K. (2017). Nationale Empfehlungen für Bewegung und Bewegungsförderung. In BZgA (Hrsg.). *Forschung und Praxis der Gesundheitsförderung, Sonderheft 03*. Köln: BZgA https://service.bzga.de/pdf.php?id=136839b90f0197896479a5f650dc5daf

Schlund, A., Reimers, A. K., Bucksch, J., Linder, S. & Demetriou, Y. (2021). Sex/gender considerations in school-based interventions to promote children's and adolescents' physical activity. *German Journal of Exercise and Sport Research*, 1–12. https://doi.org/10.1186/s12887-020-02370-9

Schönbach, D. M. I., Chillón, P., Marques, A., Peralta, M. & Demetriou, Y. (2021). A school-based randomized controlled trial to promote cycling to school among students in Germany using the intervention mapping protocol: The ACTS study. *Frontiers in Public Health*. https://doi.org/10.3389/fpubh.2021.661119

Sturm, D., Bachner, J., Renninger, D., Haug, S. & Demetriou, Y. (2021). A cluster randomized trial to evaluate need-supportive teaching in physical education on physical activity of sixth-grade girls: A mixed method study. *Psychology of Sport and Exercise, 54,* 101902. https://doi.org/10.1016/j.psychsport.2021.101902

Strobl, H., Ptack, K., Töpfer, C., Sygusch, R. & Tittlbach, S. (2020). Effects of a participatory school-based intervention on students' health-related knowledge and understanding. *Frontiers in Public Health, 8,* 122. https://doi.org/10.3389/fpubh.2020.00122

Sudeck, G. & Pfeifer, K. (2016). Physical activity-related health competence as an integrative objective in exercise therapy and health sports – conception and validation of a short questionnaire. *Sportwissenschaft (Heidelberg), 46*(2), 74–87. https://doi.org/10.1007/s12662-016-0405-4

Sygusch, R., Brandl-Bredenbeck, H. P., Tittlbach, S., Ptack, K. & Töpfer, C. (Hrsg.). (2020). *Gesundheit in Sportunterricht und Sportlehrerbildung* (Bildung und Sport). Wiesbaden: Springer. https://doi.org/10.1007/978-3-658-27141-1

Thiel, A. & Teubert, H. (2018). Die Bewegte Schule. In H. Barz (Hrsg.), *Handbuch Bildungsreform und Reformpädagogik* (S. 503–510). Wiesbaden: Springer.

Thüringer Ministerium für Bildung, Jugend und Sport (TMBJS) (2016). *Lehrplan für den Erwerb der allgemeinen Hochschulreife. Sport.* Erfurt: TMBJS. https://www.schulportal-thueringen.de/media/detail?tspi=3500

Töpfer, C. (2019). *Sportbezogene Gesundheitskompetenz: Kompetenzmodellierung und Testentwicklung für den Sportunterricht* (Schriften der Deutschen Vereinigung für Sportwissenschaft: Bd. 286). Hamburg: Feldhaus.

Töpfer, C. (2022). Gesundheitswissen erwerben und nutzen: Sportbezogene Gesundheitskompetenz 2.0. In R. Sygusch, J. Hapke, S. Liebl & C. Töpfer (Hrsg.), *Kompetenzorientierung im Sport. Grundlagen, Modellentwurf und Anwendungsbeispiele* (S. 431–440). Schorndorf: Hofmann.

Töpfer, C., Jaunig, J. & Carl, J. (2021). Physical Literacy – to be discussed: eine Perspektive aus Sicht der deutschsprachigen Sportwissenschaft. *German Journal of Exercise and Sport Research. Vorab-Onlinepublikation.* https://doi.org/10.1007/s12662-021-00754-2

Verkehrsclub Deutschland e.V. (2007). *FAHRRAD! – Fürs Klima auf Tour.* https://www.klima-tour.de [abgerufen am 5. Dezember 2019].

Volk, C., Rosenstiel, S., Demetriou, Y., Krustrup, P., Thiel, A., Trautwein, U., Wagner, W., Höner, O. & Sudeck, G. (2021). Effects of a physical education intervention programme for ninth-graders on physical activity-related health competence: Findings from the GEKOS cluster randomised controlled trial. *Psychology of Sport and Exercise.* https://doi.org/10.1016/j.psychsport.2021.101923

E4 Kommune

Jana Semrau, Helmut Strobl, Susanne Tittlbach & Alexander Woll

Kommune, bewegungsbezogene Gesundheitsförderung, gesundheitliche Chancengleichheit, Praxisbeispiele

Einleitung

Kommunen sind ein zentrales Setting der Gesundheitsförderung, wo jene wesentlichen Lebensbedingungen gestaltet werden, in die Menschen hineingeboren werden und unter denen sie aufwachsen, leben, arbeiten und altern (Marmot, Friel, Bell, Houweling & Taylor, 2008). Kommunen werden zudem als „Dachsetting" der Gesundheitsförderung bezeichnet, welches andere Settings umgreift (Nationale Präventionskonferenz [NPK], 2018; Trojan & Süß, 2010). International wird unter „community" sowohl ein geographischer Raum verstanden als auch „a specific group of people, [...] who share a common culture, values and norms [...]" (WHO, 1998, S. 5). Im Folgenden umfasst der Begriff „Kommune" einen geographisch abgrenzbaren Bereich und wird synonym zu Gemeinde verwendet (Woll, 2007). In Deutschland kommt Kommunen im Rahmen der kommunalen Gesundheitsförderung eine steuernde und koordinierende Funktion zu (NPK, 2018).

Ansätze der bewegungsbezogenen Gesundheitsförderung, die im Setting Kommune umgesetzt und nachhaltig verankert werden, haben das Potenzial, einen substanziellen Beitrag zur Bewegungsförderung und zur Verbesserung der gesundheitlichen Chancengleichheit in der Bevölkerung zu leisten. Die nachhaltige Implementierung solcher Ansätze stellt jedoch eine Herausforderung dar, da Kommunen sehr komplexe, dynamische Systeme sind, die einem andauernden gesellschaftlichen Wandel unterliegen und die durch eine Vielzahl von Akteur*innen und deren jeweiligen Interessen gestaltet werden (Kavanagh, Shiell, Hawe & Garvey, 2020). Eine weitere Herausforderung ist die Erreichbarkeit von Bevölkerungsgruppen mit sozialer Benachteiligung durch entsprechende Ansätze, welche eine Grundvoraussetzung zur Verbesserung der gesundheitlichen Chancengleichheit ist. Ausgehend von zentralen Grundlagen und Rahmenbedingungen, werden in dem nachfolgenden Beitrag die Wirksamkeit, zentrale Herausforderungen, Praxisbeispiele sowie Implikationen für die Umsetzung zusammenfassend dargestellt.

1 Grundlagen und Rahmenbedingungen kommunaler bewegungsbezogener Gesundheitsförderung

Kommunale bewegungsbezogene Gesundheitsförderung richtet sich auf die Bewegungsförderung und die Befähigung von Menschen, mehr Kontrolle über ihre Gesundheit zu erhalten und diese durch die Veränderung ihrer Lebensbedingungen zu verbessern (Rütten & Gelius, 2011; Weltgesundheitsorganisation [WHO], 1986). Sie ist ein strategischer Entwicklungsprozess, der in der kommunalen Verwaltung verankert ist und nicht nur die Umsetzung von Angeboten der Bewegungsförderung im Setting Kommune umfasst (Hartung, 2021; Kohler et al., 2021). Grundlegend für kommunale bewegungsbezogene Gesundheitsförderung ist der Settingansatz der Ottawa-Charta (WHO, 1986).

Kommunale bewegungsbezogene Gesundheitsförderung adressiert die gesamte Bevölkerung unter besonderer Berücksichtigung von Bevölkerungsgruppen, die eine soziale Benachteiligung aufweisen (NPK, 2018; Semrau et al., 2019). Eine soziale Benachteiligung liegt vor, wenn Personen oder bestimmte Bevölkerungsgruppen aufgrund eines niedrigen sozialen Status nicht vollständig an gesellschaftlichen Prozessen teilhaben können (Stimmer, 2000). So konnte für Deutschland z. B. gezeigt werden, dass Bevölkerungsgruppen mit einem höheren Alter, geringerem Einkommen, niedrigerem Bildungsniveau und einem Migrationshintergrund mit höherer Wahrscheinlichkeit, nicht sportlich aktiv sind (Abu-Omar et al., 2021).

Kommunale bewegungsbezogene Gesundheitsförderung umfasst unterschiedliche populationsbezogene Ansätze (vgl. Kap. D3), wie u. a. umwelt- und politikbezogene Ansätze, massenmediale Kampagnen oder gemeindebezogene Mehrkomponentenansätze, die individuums- und populationsbezogene Maßnahmen integrieren (Rütten & Pfeifer, 2016). Eine Besonderheit in Deutschland ist der Ansatz der kommunalen Sportentwicklungsplanung (Rütten, Nagel & Kähler, 2014; Woll, 2007), der sich in den letzten 20 Jahren etabliert hat und ein systematisches Vorgehen darstellt, um infrastrukturelle Rahmenbedingungen wie Raum, Angebot und Organisation für Sport und Bewegung in der Bevölkerung zu sichern.

In der kommunalen bewegungsbezogenen Gesundheitsförderung finden sich verschiedene theoretische und methodische Ansätze, die je nach Problemstellung und Anwendungsbereich eingesetzt werden. In der Regel liegt entsprechenden Ansätzen ein sozial-ökologisches Verständnis (Dahlgren & Whitehead, 1991) zugrunde, wonach vielfältige Wechselwirkungen zwischen dem individuellen Bewegungsverhalten und den Bewegungsverhältnissen bestehen. Mit dem integrativen Mehrebenenmodell der Gesundheitsförderung (Rütten & Gelius, 2011) liegt zudem ein theoretisches Rahmenmodell vor, welches diese komplexen Wechselwirkungen zwischen Verhalten und Verhältnissen auf unterschiedlichen Ebenen beschreibt, dabei den Einfluss der politischen Dimension und von strukturellem Wandel integriert, sowie vier der fünf Handlungsfelder der Ottawa-Charta (WHO, 1986) berücksichtigt. Letztere umfassen „persönliche Kompetenzen ausbilden", „gesundheitsfördernde Lebenswelten schaffen", „gesundheitsbezogene Gemeinschaftsaktionen unterstützen" und „eine gesundheitsförderliche Gesamtpolitik entwickeln".

Unter Berücksichtigung der zentralen Bedeutung der Partizipation verschiedener Akteursgruppen in der Kommune bei der Entwicklung und Umsetzung der bewegungsbezogenen Gesundheitsförderung, werden in den letzten Jahren in Deutschland in diesem Bereich zunehmend Ansätze der partizipativen Gesundheitsforschung (Wright & Kongats, 2018) umgesetzt (u. a. Loss et al., 2020; Rütten, Frahsa, Rosenhäger & Wolff, 2015; Semrau et al., 2019). Im Sinne der Transdisziplinarität, hier verstanden als ein selbstreflexiver und kritischer Forschungsprozess, der gesellschaftliche und wissenschaftliche Probleme zueinander in Beziehung setzt (Jahn, Bergmann & Keil, 2012), steht dabei die Ko-Produktion von Wissen durch Vernetzung und Zusammenarbeit aller notwendigen Akteursgruppen im Vordergrund (Rütten et al., 2019). Als eine zentrale partizipative Methode hat sich der kooperative Planungsansatz etabliert (Gelius, Jansen & King, 2021), um gesundheitsförderliche Strukturen auszubilden und sicherzustellen, dass die gemeinsam entwickelten Maßnahmen kontextspezifisch und nachhaltig sind. Weitere Modelle für die Umsetzung kommunaler bewegungsbezogener Gesundheitsförderung sind zudem das Community-Readiness-Modell (Edwards, Jumper-Thurman, Plested, Oetting & Swanson, 2000) und der Ansatz des Capacity Building (Loss et al., 2020). Das Community-Readiness-Modell beschreibt die kommunale Bereitschaft, sich eines bestimmten Gesundheitsproblems anzunehmen und Maßnahmen zu dessen Bewältigung umzusetzen (Edwards et al., 2000). Es dient einerseits zur Bestandsaufnahme bei der Planung von Maßnahmen (Kehl, Brew-Sam, Strobl, Tittlbach & Loss, 2021), andererseits als Orientierungsrahmen für deren Implementation und Evaluation.

Capacity Building umfasst hingegen u. a. die Entwicklung von Wissen, Fähigkeiten und Partnerschaften, um die nachhaltige Umsetzung wirksamer Ansätze der Gesundheitsförderung zu ermöglichen (WHO, 2021). Weitere theoretisch fundierte Planungsmodelle unterteilen den Prozess der kommunalen (bewegungsbezogenen) Gesundheitsförderung in einzelne Phasen und nutzen u. a. den Public Health Action

Cycle (Rosenbrock & Hartung, 2015) oder das Intervention Mapping (Bartholomew Eldredge et al., 2016) (vgl. Kap. D3).
In der Planung, Umsetzung und Evaluation kommunaler bewegungsbezogener Gesundheitsförderung müssen die aktuellen politischen und gesetzlichen Rahmenbedingungen berücksichtigt werden. Diese haben sich auf Bundesebene in den letzten Jahren verbessert (vgl. Kap. C2). Meilensteine dieser Entwicklung waren die Nationalen Empfehlungen für Bewegung und Bewegungsförderung (NEBB) (Rütten & Pfeifer, 2016) sowie zum anderen das Präventionsgesetz mit den unter § 20a definierten Leistungen zur Gesundheitsförderung und Prävention in Lebenswelten (Bundesrat, 2015). Darüber hinaus weisen die unter § 20d Absatz 3 im Rahmen der Nationalen Präventionsstrategie entwickelten trägerübergreifenden Bundesrahmenempfehlungen (NPK, 2018) auf die zentrale Bedeutung der Kommune für Prävention und Gesundheitsförderung einschließlich von Maßnahmen der kommunalen Bewegungsförderung hin. Dabei werden die gute Erreichbarkeit von Bevölkerungsgruppen mit sozialer Benachteiligung und die Möglichkeiten zur Verbesserung der gesundheitlichen Chancengleichheiten explizit betont. Aus der Perspektive einer kommunalen Selbstverwaltung nach Art. 28 Abs. 2 Satz 1 und 2 GG zählen Aufgaben der Prävention und (bewegungsbezogenen) Gesundheitsförderung nicht zu den Pflichtaufgaben (Schmidt-Eichstaedt, Weyrauch & Zemke, 2019). Allerdings fallen diese in den Bereich von freiwilligen Aufgaben, über die Kommunen im Rahmen des mit dem Selbstverwaltungsrecht einhergehenden Auftrags zur Daseinsvorsorge und auf Basis des zur Verfügung stehenden Haushaltes entscheiden können. Bewegungsbezogene Gesundheitsförderung in der Kommune ist zudem ein horizontales Handlungsfeld, d. h. es wird in verschiedenen Sektoren (z. B. Sport, Gesundheit, Verkehr) adressiert und durch jeweilige politische Bedingungen in diesen Sektoren (vgl. Kap. C3) beeinflusst.

2 Wirksamkeit und Herausforderungen kommunaler bewegungsbezogener Gesundheitsförderung

Kommunale bewegungsbezogene Gesundheitsförderung umfasst unterschiedliche populationsbezogene Ansätze zur Förderung körperlicher Aktivität (Rütten & Pfeifer, 2016). Für die Wirksamkeit dieser Ansätze wurde in den (vgl. Kap. B5) NEBB anhand von 31 Reviews eine mittlere Evidenz ermittelt (Abu-Omar et al., 2017), welche durch aktuellere Reviews bestätigt wird (u. a. National Institute for Health and Care Excellence, 2018). Weitere Übersichtsarbeiten empfehlen populationsbezogene Ansätze ebenfalls zur Verbesserung der gesundheitlichen Chancengleichheit (u. a. Ball, Carver, Downing, Jackson & O'Rourke, 2015). Jedoch können diese die gesundheitliche Ungleichheit potenziell vergrößern, wenn sie vor allem von Bevölkerungsgruppen in Anspruch genommen werden, die keine soziale Benachteiligung aufweisen (Frohlich & Potvin, 2008; Smith et al., 2017. Gerade die Erreichbarkeit von Menschen mit sozialer Benachteiligung durch verschiedene Ansätze in Prävention und Gesundheitsförderung ist eine zentrale Herausforderung (Craike, Wiesner, Hilland & Bengoechea, 2018; Frohlich & Potvin, 2008) für die bewegungsbezogene kommunale Gesundheitsförderung. Weiterhin deutet sich an, dass das Problem nicht nur für sozial benachteiligte Bevölkerungsgruppen innerhalb von Kommunen, sondern auch für sozioökonomisch deprivierte Kommunen insgesamt gilt (Hupfeld & Wiegand, 2020), die seltener mit entsprechenden Ansätzen und Förderprogrammen erreicht werden und demzufolge auch weniger davon profitieren.

Insgesamt sind für die chancengleiche Bewegungsförderung in der Bevölkerung vor allem strukturbildende gemeindebezogene Mehrkomponentenansätze (Rütten & Pfeifer, 2016) empfehlenswert, die umwelt- und politikbezogene Maßnahmen sowie individuumsbezogene Maßnahmen (vgl. Kap. D1) integrieren, Bevölkerungsgruppen mit sozialer Benachteiligung und weitere kommunale Akteursgruppen bei der Entwicklung, Planung, Umsetzung und Evaluation durchgängig beteiligen, verschiedene Sektoren einbinden und sektorübergreifende Partnerschaften fördern. Gerade bei solchen aufwendigen strukturbildenden Ansätzen kann eine geringe Bereitschaft von Kommunen (Community Readiness) zur Umsetzung von Mehrkomponentenansätzen eine weitere Herausforderung darstellen (Findholt, 2007). Zudem werden Ansätze der bewegungsbezogenen Gesundheitsförderung oft „von außen" durch wissenschaftliche oder professionelle Akteursgruppen, meist mit externer Förderung, an Kommunen herangetragen. Dort treffen sie auf bestehende Strukturen, die durch eingespielte soziale Praktiken politischer, administrativer und zivilgesellschaftlicher Akteursgruppen kontinuierlich produziert und reproduziert werden und dem Aufbau neuer Strukturen nicht selten entgegenstehen (Rütten et al., 2019). Eine weitere Herausforderung ist, dass die im besten Fall mittels extern finanzierten Einzelprojekten ausgebildeten neuen sozialen Praktiken nach Beendigung oft nicht weitergeführt werden (Herbert-Maul, Abu-Omar, Frahsa, Streber & Reimers, 2020; Rütten et al., 2019). Dem liegt u. a. zugrunde, dass es im Projektzeitraum nicht gelungen ist, die neu ausgebildeten sozialen Praktiken zwischen den Akteursgruppen so zu etablieren, dass sie routinemäßig genutzt und dauerhaft reproduziert werden. Die Sicherung der Nachhaltigkeit (Evenson, Sallis, Handy, Bell & Brennan, 2012; Schell et al., 2013) ist besonders in sozioökonomisch deprivierten Kommunen eine Herausforderung, da ein Mangel an personellen und finanziellen Ressourcen die dauerhafte Aufrechterhaltung neu ausgebildeter sozialer Praktiken zwischen unterschiedlichen kommunalen Akteursgruppen, erschwert.

3 Praxisbeispiele der kommunalen bewegungsbezogenen Gesundheitsförderung

In Deutschland werden seit Jahren vielfältige Projekte von unterschiedlichen Akteursgruppen in der kommunalen bewegungsbezogenen Gesundheitsförderung durchgeführt (Woll & Bös, 1994; Woll, 2006, 2007).

Im Hinblick auf einen strukturbildenden gemeindebezogenen Mehrkomponentenansatz liegt mit „Bewegung als Investition in Gesundheit“ (BIG) ein theoretisch fundierter und evaluierter Ansatz mit Fokus auf Frauen in schwierigen Lebenslagen vor, der seit mehr als 15 Jahren in Deutschland umgesetzt wird (Herbert-Maul et al., 2020; Rütten, Frahsa, Rosenhäger & Wolff, 2015). BIG wurde zunächst als Modellprojekt in Erlangen (Bayern) implementiert. Dabei wurden nachhaltige strukturbildende Veränderungen in den vier Dimensionen der Gesundheitsförderung nachgewiesen (Rütten et al., 2015). Seit 2005 wurde der BIG-Ansatz in 17 weitere Kommunen transferiert, wovon acht Kommunen BIG im Durchschnitt seit mehr als neun Jahren umsetzen (Herbert-Maul et al., 2020).

Ein weiteres Beispiel ist das bundesweite Modellprojekt KOMBINE (Kommunale Bewegungsförderung zur Implementierung der NEBB) (Kohler et al., 2021; Semrau et al., 2019). Dieses richtet sich auf den Aufbau von nachhaltigen Strukturen der kommunalen bewegungsbezogenen Gesundheitsförderung mit Fokus auf Verbesserung der gesundheitlichen Chancengleichheit. Zugleich ist KOMBINE ein Pilotprojekt für die bundesweite Implementierung der NEBB und die Umsetzung des Präventionsgesetzes (NPK, 2018). Um die komplexen gesellschaftlichen Herausforderungen des nachhaltigen kommunalen Strukturaufbaus und die Verbesserung der gesundheitlichen Chancengleichheit zu adressieren, liegt KOMBINE ein transdisziplinärer Ansatz zugrunde. Die Beteiligung von Akteur*innen aus Wissenschaft, Politik und Praxis ist dabei unabdingbar für die Koproduktion neuen Wissens und die Entwicklung von Lösungsansätzen (Kohler, 2019; Rütten et al., 2019). In Phase 1 von KOMBINE wurde zunächst mit bundesweiten Akteur*innen aus Politik, Praxis und Wissenschaft in mehreren Workshops ein Handlungsmodell mit neun Schlüsselkomponenten (z. B. politische Unterstützung, Partizipation, strategische Planung) unter Berücksichtigung der kooperativen Planung erarbeitet und in Phase 2 in sechs Modellkommunen (unterschiedliche Gemeindetypen, Readiness) erprobt. Durch die Etablierung kooperativer Planungsgruppen konnten bei der partizipativen Umsetzung dieses Handlungsmodells Prozesse der Strukturbildung initiiert werden (u. a. Einrichtung von Koordinierungsstellen über die Projektlaufzeit hinaus, sektorenübergreifende Zusammenarbeit, Vernetzung der Modellkommunen). In den kooperativen Planungsgruppen wurden unterschiedliche Akteur*innen aus kommunaler Politik, Verwaltung, Dienstleistung und Zivilgesellschaft sowie aus der Wissenschaft beteiligt. Jedoch erwiesen sich die Gewinnung hochrangiger politischer Entscheidungsträger*innen und von Menschen in schwierigen Lebenslagen als Herausforderungen. Zur Unterstützung des Scaling-Up-Aspektes wurde in Phase 3 basierend auf den Erfahrungen aus den Phasen 1 und 2 eine Schritt-für-Schritt-Anleitung für die Umsetzung des KOMBINE-Ansatzes entwickelt (Kohler et al., 2021). Diese steht weiteren Kommunen zur freien Nutzung zur Verfügung (https://kommunen-in-bewegung.de/).

Das dritte Praxisbeispiel, ACTION for men (A4M), adressiert den Aufbau von Kapazitäten in zwei ländlichen bayerischen Kommunen (Loss et al., 2020; Strobl et al., 2020). Relevante Akteur*innen für die bewegungsbezogene Gesundheitsförderung (Vertreter*innen von Politik, Verwaltung sowie dem Sport- und Bewegungsbereich) sollten im Rahmen eines partizipativen Prozesses dazu befähigt werden, Maßnahmen der bewegungsbezogenen Gesundheitsförderung für die schwer erreichbare Bevölkerungsgruppe von Männern in der zweiten Lebenshälfte (50 plus) in ihren Kommunen zu planen und umzusetzen. Hierzu wurde pro Kommune eine kooperative Planungsgruppe eingerichtet und entlang der Dimensionen des Kapazitätsaufbaus (z. B. Problembewusstsein, Ressourcenmobilisierung, Führungsstärke) evaluiert. Die Ergebnisse waren unterschiedlich in den Kommunen. Dort, wo sich die Kapazität der Planungsgruppe deutlich erhöht hatte, konnten in der Kommune selbstständig und nachhaltig umgesetzte Bewegungsförderungsmaßnahmen für Männer 50 plus etabliert werden. Dort, wo sich in der Evaluation des Kapazitätsaufbaus gezeigt hatte, dass ungelöste Entscheidungskonflikte sowie fehlende Handlungsbereitschaft innerhalb der Planungsgruppe vorlagen, konnten auch für die Kommune keine passenden und nachhaltigen Bewegungsangebote aufgebaut werden.

Nachfolgend werden ausgewählte Implikationen zur Planung, Umsetzung und Evaluation kommunaler bewegungsbezogener Gesundheitsförderung skizziert.

4 Implikationen für Planung, Umsetzung und Evaluation kommunaler bewegungsbezogener Gesundheitsförderung

Bereits für die Planung und Vorbereitung ist die Erfassung struktureller Voraussetzungen von Kommunen essentiell, welche z. B. über ein Assessment der kommunalen Bereitschaft oder andere theoretisch fundierte Verfahren der Bestandsaufnahme (Edwards et al., 2000; Kohler et al., 2021) erfolgen kann. Allerdings sollten eine geringe kommunale Bereitschaft oder kaum vorhandene kommunale Strukturen für bewegungsbezogene Gesundheitsförderung (z. B. fehlendes Personal, geringe Zusammenarbeit zwischen unterschiedlichen Verwaltungsbereichen, fehlende politische Beschlüsse, kaum Infrastruktur) nicht dazu führen, dass sozioökonomisch deprivierte Kommunen z. B. von Förderprogrammen ausgeschlossen werden, was zu einer Verstärkung bestehender gesundheitlicher Ungleichheiten beitragen kann. Ansätze der strukturbildenden bewegungsbezogenen Gesundheitsförderung erfordern zudem die Bereitschaft verschiedener Akteur*innen, von außerhalb und innerhalb der Kommunen neue Kapazitäten zu entwickeln (Frahsa, Rütten, Roeger, Abu-Omar & Schow, 2014;) und alltägliche Handlungen und Interaktionen neu auszurichten. Für die Ausbildung neuer Strukturen durch soziale Praktiken der bewegungsbezogenen Gesundheitsförderung und die Schaffung von Voraussetzung für deren dauerhafte Reproduktion sind daher in der Phase der Umsetzung die kontinuierliche Beteiligung und Kapazitätsentwicklung von unterschiedlichen kommunalen Akteursgruppen grundlegend (Rütten & Pfeifer, 2016; WHO, 2013). All diese Aspekte benötigen ausreichend Zeit sowie personelle und finanzielle Ressourcen (Kavanagh et al., 2020). Jene bewegungsbezogenen Ansätze, die mit geringerem zeitlichem, personellem und finanziellem Aufwand das Bewegungsverhalten im kommunalen Setting adressieren, bergen das Risiko, nicht nachhaltig zu sein und vor allem Bürger*innen mit sozialer Benachteiligung kaum zu erreichen, was letztlich zu dem sicher unintendierten Effekt einer Vergrößerung der gesundheitlichen Ungleichheit führen kann. Hinsichtlich der Evaluation bewegungsbezogener kommunaler Gesundheitsförderung gilt es, die komplexen kommunalen Zusammenhänge in entsprechenden Evaluationsmodellen und -methoden adäquat abzubilden. Entsprechende Ansätze der kommunalen bewegungsbezogenen Gesundheitsförderung, die auf Partizipation, Strukturbildung und Nachhaltigkeit ausgerichtet sind, erfordern komplexe Evaluationsansätze (z. B. theory of change, logic models, realist evaluation) (Dawson, 2019), die strukturbildende Veränderungen erfassen und unter Beteiligung der kommunalen Akteursgruppen durchgeführt werden. Je nach Fragestellung kommen dabei sowohl qualitative als auch quantitative Methoden sowie „mixed-methods"-Ansätze zum Einsatz. Aus kommunaler Perspektive dient die Evaluation von Beginn an der Planung und Steuerung des Gesamtvorhabens sowie der Qualitätssicherung (Glasgow & Riley, 2013). Zu diesem Zweck sind neben komplexen Evaluationsansätzen auch pragmatische Evaluationsansätze (z. B. Prä-Post-Erhebungen, Häufigkeit von Treffen, Analyse von Anzahl und soziodemographischen Merkmalen der Teilnehmenden, Zufriedenheit) (Glasgow & Riley, 2013; INFORM, 2017) geeignet. Diese sollten aussagekräftig, leicht anzuwenden, kostengünstig und in die bestehenden Prozessabläufe zu integrieren sein. Zudem sind sie für die nachhaltige Fortführung durch die Akteursgruppen vor Ort zentral.

Fazit

Zusammenfassend ist kommunale bewegungsbezogene Gesundheitsförderung ein zentraler Ansatz, um die gesamte Bevölkerung einschließlich Bevölkerungsgruppen mit sozialer Benachteiligung zu erreichen. Damit weist sie ein hohes Potenzial auf, die Bewegungsförderung und die gesundheitliche Chancengleichheit in der Bevölkerung nachhaltig zu verbessern. Für die Kommune als Dachsetting der Gesundheitsförderung haben sich mit dem Präventionsgesetz die politischen Rahmenbedingungen verbessert, um Pflichtaufgaben der sozialen Sicherung und Gesundheitsvorsorge mit freiwilligen Aufgaben in der bewegungsbezogenen Gesundheitsförderung zu verbinden und so zahlreiche Synergien zu schaffen. Die erfolgreiche Umsetzung solcher Ansätze erfordert jedoch u. a. eine weitere Verbesserung der gesetzlichen Grundlagen für Prävention und Gesundheitsförderung sowie die Bereitschaft einer Vielzahl von Akteur*innen aus kommunaler Praxis, Politik und Wissenschaft, sich zu beteiligen und sektorenübergreifend zusammenarbeiten. Um die Wirkungen kommunaler bewegungsbezogener Gesundheitsförderung in Wissenschaft und Gesellschaft zu evaluieren, ist zudem eine Weiterentwicklung akademischer Strukturen zur Umsetzung transdisziplinärer Forschung notwendig.

Literatur

Abu-Omar, K., Messing, S., Sarshar, M., Gelius, P., Ferschl, S. & Finger, J. et al. (2021). Sociodemographic correlates of physical activity and sport among adults in Germany: 1997–2018. *German Journal of Exercise and Sport Research, 51*(2), 170–182. https://doi.org/10.1007/s12662-021-00714-w

Abu-Omar, K., Rütten, A., Burlacu, I., Messing, S., Pfeifer, K. & Ungerer-Röhrich, U. (2017). Systematischer Review von Übersichtsarbeiten zu Interventionen der Bewegungsförderung: Methodologie und erste Ergebnisse. *Das Gesundheitswesen, 79*(01), 45–50. https://doi.org/10.1055/s-0042-123502

Ball, K., Carver, A., Downing, K., Jackson, M. & O'Rourke, K. (2015). Addressing the social determinants of inequities in physical activity and sedentary behaviours. *Health Promotion International, 30 Suppl 2,* ii8–ii19. https://doi.org/10.1093/heapro/dav022

Bartholomew Eldredge, L. K., Markham, C. M., Ruiter, R. A. C., Fernández, M. E., Kok, G. & Parcel, G. S. (2016). Planning health promotion programs. An intervention mapping approach. San Francisco: Jossey-Bass. Bundesrat. (2015). Gesetz zur Stärkung der Gesundheitsförderung und der Prävention (Präventionsgesetz). *PrävG. Bundesgesetzblatt* (31), 1328–1379. https://bit.ly/3yvtnA0 [abgerufen am 2. November 2021].

Craike, M., Wiesner, G., Hilland, T. A. & Bengoechea, E. G. (2018). Interventions to improve physical activity among socioeconomically disadvantaged groups: An umbrella review. *The International Journal of Behavioral Nutrition and Physical Activity, 15*(43), 1–11. https://doi.org/10.1186/s12966-018-0676-2

Dahlgren, G. & Whitehead, M. (1991). *Policies and strategies to promote social equity in health: Background document to WHOStrategy Paper for Europe.* Stockholm: Institute for Futures Studies. https://www.iffs.se/media/1326/20080109110739filmz8uvqv2wqfshmrf6cut.pdf

Dawson, A. J. (2019). Evaluation research in public health. In P. Liamputtong (Hrsg.), *Handbook of research methods in health social sciences* (S. 333–354). Singapur: Springer Singapore.

Edwards, R. W., Jumper-Thurman, P., Plested, B. A., Oetting, E. R. & Swanson, L. (2000). Community readiness: Research to practice. *Journal of Community Psychology, 28*(3), 291–307. https://doi.org/10.1002/(SICI)1520-6629(200005)28:3<291::AID-JCOP5>3.0.CO;2-9

Evenson, K. R., Sallis, J. F., Handy, S. L., Bell, R. & Brennan, L. K. (2012). Evaluation of physical projects and policies from the Active Living by Design partnerships. *American Journal of Preventive Medicine, 43*(5 Suppl 4), S. 309–19. https://doi.org/ 10.1016/j.amepre.2012.06.024

Findholt, N. (2007). Application of the Community Readiness Model for Childhood Obesity Prevention. *Public Health Nursing (Boston, Mass.), 24*(6), 565–570. https://doi.org/10.1111/j.1525-1446.2007.00669.x

Frahsa, A., Rütten, A., Roeger, U., Abu-Omar, K. & Schow, D. (2014). Enabling the powerful? Participatory action research with local policymakers and professionals for physical activity promotion with women in difficult life situations. *Health Promotion International, 29*(1), 171–184. https://doi.org/10.1093/heapro/das050

Frohlich, K. L. & Potvin, L. (2008). Transcending the known in public health practice. The inequality paradox: The population approach and vulnerable populations. *American Journal of Public Health, 98*(2), 216–221. https://doi.org/10.2105/AJPH.2007.114777

Gelius, P. C., Jansen, M. & King, A. C. (2021). Cooperative planning and its utilization in German physical activity promotion: A brief introduction. *Health Promotion International, 36*(Supplement_2), ii1–ii7. https://doi.org/10.1093/heapro/daab170

Glasgow, R. E. & Riley, W. T. (2013). Pragmatic measures: What they are and why we need them. *American Journal of Preventive Medicine, 45*(2), 237–243. https://doi.org/10.1016/j.amepre.2013.03.010

Hartung, S. (2021). Prävention und Gesundheitsförderung in Kommunen. In M. Tiemann & M. Mohokum (Hrsg.), *Prävention und Gesundheitsförderung* (S. 667–676). Berlin, Heidelberg: Springer.

Herbert-Maul, A., Abu-Omar, K., Frahsa, A., Streber, A. & Reimers, A. K. (2020). Transferring a community-based participatory research project to promote physical activity among socially disadvantaged women-experiences from 15 years of BIG. *Frontiers in Public Health, 8,* 571413. https://doi.org/10.3389/fpubh.2020.571413

Hupfeld, J. & Wiegand, M. (2020). Kommunaler Strukturaufbau für Gesundheit – Umsetzung ist gestartet. In Medizinischer Dienst der Krankenkassen & GKV-Spitzenverband (Hrsg.), *Präventionsbericht 2020. Berichtsjahr 2019* (S. 15–17). Berlin.

INFORM. (2017). *Leitfaden Evaluation*. Berlin. https://www.in-form.de/materialien/in-form-leitfaden-evaluation/ [abgerufen am 2. November 2021].

Jahn, T., Bergmann, M. & Keil, F. (2012). Transdisciplinarity: Between mainstreaming and marginalization. *Ecological Economics, 79,* 1–10.

Kavanagh, S., Shiell, A., Hawe, P. & Garvey, K. (2020). Resources, relationships, and systems thinking should inform the way community health promotion is funded. *Critical Public Health,* 1–10. https://doi.org/10.1016/j.ecolecon.2012.04.017

Kehl, M., Brew-Sam, N., Strobl, H., Tittlbach, S. & Loss, J. (2021). Evaluation of community readiness for change prior to a participatory physical activity intervention in Germany. *Health Promotion International, 36*(Supplement_2), ii40-ii52. https://doi.org/10.1093/heapro/daab161

Kohler, S., Helsper, N., Dippon, L., Rütten, A., Abu-Omar, K., Pfeifer, K. et al. (2021). Co-producing an action-oriented framework for community-based physical activity promotion in Germany. *Health Promotion International, 36*(Supplement_2), ii93–ii106. https://doi.org/10.1093/heapro/daab159

Kohler, S., Helsper, N., Dippon, L., Rütten, A., Pfeifer, K. & Semrau, J. (2021). *Kommunale Bewegungsförderung zur Implementierung der Nationalen Empfehlungen. KOMBINE-Manual. Praxisleitfaden*. Erlangen/Berlin.

Kongats, K. (Hrsg.). (2018). *Participatory health research. Voices from around the world*. Cham: Springer.

Loss, J., Brew-Sam, N., Metz, B., Strobl, H., Sauter, A. & Tittlbach, S. (2020). Capacity building in community stakeholder groups for increasing physical activity: Results of a qualitative study in two german communities. *International Journal of Environmental Research and Public Health, 17*(2306), 1–17.https://doi.org/10.3390/ijerph17072306

Marmot, M., Friel, S., Bell, R., Houweling, T. A. J. & Taylor, S. (2008). Closing the gap in a generation: Health equity through action on the social determinants of health. *The Lancet, 372*(9650), 1661–1669. https://doi.org/10.1016/S0140-6736(08)61690-6

Nationale Präventionskonferenz (Hrsg.). (2018). *Bundesrahmenempfehlungen nach § 20d Abs. 3 SGB V.* Berlin. https://www.npk-info.de/praeventionsstrategie/bundesrahmenempfehlungen [abgerufen am 2. November 2021].

National Institute for Health and Care Excellence (2018). *Physical activity and the environment update*. https://www.nice.org.uk/guidance/ng90/evidence [abgerufen am 7. Dezember 2021].

Rosenbrock, R. & Hartung, S. (2015). *Public Health Action Cycle / Gesundheitspolitischer Aktionszyklus*. Köln: BZgA. https://doi.org/10.17623/BZGA:224-i099-1.0

Rütten, A., Frahsa, A., Abel, T., Bergmann, M., Leeuw, E. de, Hunter, D. et al. (2019). Co-producing active lifestyles as whole-system-approach: Theory, intervention and knowledge-to-action implications. *Health Promotion International, 34*(1–8). https://doi.org/10.1093/heapro/dax053

Rütten, A., Frahsa, A., Rosenhäger, N. & Wolff, A. R. (2015). Strukturelle Veränderung, Kontextualität und Transfer in der Gesundheitsförderung: die nachhaltige Implementierung des BIG-Projektes. *Das Gesundheitswesen, 77,* 135–136. https://doi.org/10.1055/s-0032-1331736

Rütten, A. & Gelius, P. (2011). The Interplay of structure and agency in health promotion: Integrating a concept of structural change and the policy dimension into a multi-level model and applying it to health promotion principles and practice. *Social Science & Medicine, 73*(7), 953–959. https://doi.org/10.1016/j.socscimed.2011.07.010

Rütten, A., Nagel, S. & Kähler, R. (Hrsg.). (2014). *Handbuch Sportentwicklungsplanung*. Schorndorf: Hofmann.

Rütten, A. & Pfeifer, K. (Hrsg.). (2016). *Nationale Empfehlungen für Bewegung und Bewegungsförderung*. Erlangen-Nürnberg: FAU. https://www.sport.fau.de/files/2016/05/Nationale-Empfehlungen-für-Bewegung-und-Bewegungsförderung-2016.pdf [abgerufen am 2. Oktober 2021].

Schell, S. F., Luke, D. A., Schooley, M. W., Elliott, M. B., Herbers, S. H., Mueller, N. B. et al. (2013). Public health program capacity for sustainability: A new framework. *Implementation Science, 8,* 15. https://doi.org/10.1186/1748-5908-8-15

Schmidt-Eichstaedt, G., Weyrauch, B. & Zemke, R. (2019). *Städtebaurecht*. Stuttgart: Kohlhammer.

Semrau, J., Helsper, N., Janz, L., Kohler, S., Abu-Omar, K., Pfeifer, K. et al. (2019). KOMBINE – Kommunale Bewegungsförderung zur Implementierung der Nationalen Empfehlungen. *B&G Bewegungstherapie und Gesundheitssport, 35*(03), 169–170. https://doi.org/0.1055/a-0962-1870

Smith, M., Hosking, J., Woodward, A., Witten, K., MacMillan, A., Field, A. et al. (2017). Systematic literature review of built environment effects on physical activity and active transport – an update and new findings on health equity. *The International Journal of Behavioral Nutrition and Physical Activity, 14*(158), 1–27. https://doi.org/10.1186/s12966-017-0613-9

Statistisches Bundesamt. (2021). *Anzahl der Gemeinden in Deutschland nach Gemeindegrößenklassen* (Stand 31.12.2020). Wiesbaden. https://de.statista.com/statistik/daten/studie/1254/umfrage/anzahl-der-gemeinden-in-deutschland-nach-gemeindegroessenklassen/#professional [abgerufen am 2. November 2021].

Stimmer, F. (Hrsg.). (2000). *Lexikon der Sozialpädagogik und der Sozialarbeit*. München: De Gruyter Oldenbourg.

Strobl, H., Brew-Sam, N., Curbach, J., Metz, B., Tittlbach, S. & Loss, J. (2020). ACTION for men: Study protocol of a community capacity building intervention to develop and implement gender-sensitive physical activity programs for men 50 plus. *Frontiers in Public Health, 8,* 4.https://doi.org/10.3389/fpubh.2020.00004

Trojan, A., Süß, W. (2010). Prävention und Gesundheitsförderung in Kommunen. In K. Hurrelmann, T. Klotz & J. Haisch (Hrsg.), *Lehrbuch Prävention und Gesundheitsförderung* (S. 336–346). Bern: Huber.

Woll, A. (2006). Gesundheitsförderung durch sportliche Aktivitäten: Kommune. In K. Bös & W. Brehm (Hrsg.), *Handbuch Gesundheitssport* (S. 352–363). Schorndorf: Hofmann.

Woll, A. (2007). Kommunale Programme der Sport- und Bewegungsförderung. In R. Fuchs, W. Göhne & H. Seelig (Hrsg.), *Aufbau eines körperlich-aktiven Lebensstils. Theorie, Empirie und Praxis* (S. 213–234). Göttingen: Hogrefe.

Woll, A. & Bös, K. (1994). *Gesundheit zum Mitmachen*. Schorndorf: Hofmann.

World Health Organization (1986). *Ottawa-Charta zur Gesundheitsförderung* (Kopenhagen). Ottawa: WHO Europe. https://www.euro.who.int/__data/assets/pdf_file/0004/129532/Ottawa_Charter.pdf

WHO (1998). *Health Promotion Glossary*. Genf: WHO. https://www.who.int/publications/i/item/WHO-HPR-HEP-98.1

WHO (2013). *Physical activity promotion in socially disadvantaged groups: Principles for action. PHAN Work package 4, final report, Regional office for Europe*. https://www.basw.co.uk/system/files/resources/basw_10806-4_0.pdf

WHO (2021). *Health promotion glossary*. Genf: WHO. https://www.who.int/publications/i/item/9789240038349

Wright, M. T. & Kongats, K. (Eds.). (2018). *Participatory health research. Voices from around the world*. Cham, Switzerland: Springer.

E5 Sportverein

Jochen Mayer & Siegfried Nagel

Organisationsstruktur, Ambivalenz, Gesundheitssport, Wettkampfsport, Perspektiven

Einleitung

Sportvereine werden von Seiten der Sportpraxis, der Politik und der Wissenschaft zunehmend als ein besonders relevantes und vielversprechendes Setting der Gesundheitsförderung betrachtet (Geidne, Quennerstedt & Eriksson, 2013; Kokko, 2014a). In der Regel sind Sportvereine kommunal sehr gut vernetzt, decken meist alle Altersgruppen ab, stehen prinzipiell allen Menschen offen und können so auf lokaler Ebene viele Menschen erreichen. Europaweit treten Sportvereine verstärkt als Anbieter von Gesundheitssport auf und setzen sich mit Fragen der Gesundheitsförderung auseinander (Meganck, Scheerder, Thibaut & Seghers, 2015; Nagel, Elmose-Østerlund, Ibsen & Scheerder, 2020). In diesem Artikel betrachten wir – ausgehend von einer Reflexion der Besonderheiten des Settings Sportverein – zunächst das Phänomen der sportvereinsspezifischen Gesundheitsförderung, indem wir bestehende Ausprägungsformen präsentieren und das ambivalente Verhältnis des Sportvereins zur Gesundheit näher beleuchten. Auf dieser Basis werden mögliche Perspektiven zur (Weiter-)Entwicklung der Gesundheitsförderung im Sportverein dargestellt und Grenzen einer einseitigen Gesundheitsorientierung diskutiert.

1 Das Setting Sportverein

Die in den europäischen Ländern vorherrschenden Sportvereine haben ihre historischen Wurzeln im 19. Jahrhundert. Sportvereine weisen einige Strukturbesonderheiten auf, die bei der Auseinandersetzung mit Fragen der Gesundheitsförderung zu berücksichtigen sind (Nagel et al., 2020). Neben der freiwilligen Mitgliedschaft sind dies die Orientierung an den Interessen der Mitglieder, eine demokratische Entscheidungsstruktur, ehrenamtliche Mitarbeit, Unabhängigkeit von Dritten sowie eine gemeinnützige Ausrichtung und Solidarität. Damit unterscheiden sich Sportvereine bereits von ihrer Grundstruktur her von anderen Organisationen, die im Bereich der bewegungsbasierten Gesundheitsförderung und Prävention aktiv sind, wie beispielsweise Krankenkassen, Reha-Kliniken oder kommerzielle Fitness- und Gesundheitsstudios (Thiel, Seiberth & Mayer, 2013). Sportvereine haben im Vergleich zu anderen freiwilligen Vereinigungen aus dem kulturellen oder politischen Bereich meist einen hohen Bekanntheitsgrad und bieten in der Regel einen geeigneten Rahmen für die strukturierte und regelmäßige Ausübung von Sportarten und sportlichen Bewegungsaktivitäten. Darüber hinaus zeichnen sich Sportvereine durch Geselligkeit und Zusammengehörigkeit aus und besitzen ein hohes Potenzial zur Vermittlung von sozialen Regeln, Normen und Werten sowie hinsichtlich der Pflege von Freundschaften und sozialen Netzwerken (Nagel et al., 2020). Sportvereine tragen in vielerlei Hinsicht zum Gemeinwohl bei, indem sie wichtige gesellschaftliche Funktionen im Bereich der sozialen Integration, der Demokratiebildung, des bürgerschaftlichen Engagements sowie auch der Gesundheitsförderung übernehmen (Elmose-Østerlund, Ibsen, Nagel & Scheerder, 2020). Im europäischen Kontext sind die meisten Sportvereinsmitglieder im Bereich des Wettkampfsports aktiv, gleichwohl steigt die Anzahl derer, die primär aus gesundheitlichen Gründen und ohne ein Interesse an Leistungsvergleichen Mitglieder in Sportvereinen sind (Scheerder, Helsen, Elmose-Østerlund & Nagel, 2020). Im deutschsprachigen Raum haben Sportvereine seit den 1970er-Jahren auch aufgrund der zunehmenden gesellschaftlichen Relevanz von Gesundheit ihre Angebots- und Infrastruktur erweitert (Thiel & Mayer, 2018).

2 Formen der Gesundheitsförderung im Sportverein

Die Ausprägungsformen und programmatischen Ansätze der Gesundheitsförderung im Sportverein zeigen eine große Bandbreite und umfassen neben dem Gesundheitssport auch den traditionellen, wettkampforientierten Sport.

2.1 Sportvereine als Anbieter von Gesundheitssport

Sportvereine haben sich zu einem wichtigen Anbieter von Gesundheitssport entwickelt. In Deutschland bietet knapp ein Drittel der nahezu 90 000 Sportvereine solche explizit auf eine Förderung der Gesundheit ausgerichtete Interventionen an (Feiler & Breuer, 2020). Mit dem Begriff Gesundheitssport werden im deutschsprachigen Raum jene sportlichen Aktivitäten bezeichnet, die mit dem Ziel einer Förderung, Aufrechterhaltung und Wiederherstellung von Gesundheit in all ihren Aspekten betrieben werden. Die vielfältigen von Sportvereinen bereitgestellten Gesundheitssportangebote lassen sich im Hinblick auf spezifische Zielsetzungen und Zielgruppen in die folgenden drei Bereiche differenzieren (Thiel & Mayer, 2018):

Gesundheitsförderung durch sportliche Aktivität

Als zentraler Baustein des gesundheitsorientierten Angebots von Sportvereinen gelten Trainings-, Bewegungs- und Sportprogramme, die zur Stärkung von Ressourcen im physischen (insbes. Ausdauer, Kraft, Dehn-, Koordinations- und Entspannungsfähigkeiten) und psychosozialen Bereich (z. B. Gesundheitswissen, Körperkonzept, Stimmung, soziale Einbindung) eingesetzt werden. Hierdurch werden vor allem jene (potenziellen) Vereinsmitglieder angesprochen, die mit dem Sport im Verein etwas für ihre Gesundheit tun möchten. Rund 3000 der knapp 90 000 Sportvereine in Deutschland verfügen neben den gängigen Sportstätten über vereinseigene Fitnessstudios, die für das gesundheitsorientierte Training genutzt werden können.

Präventionssport

Sportvereine sind zudem Anbieter im Feld des Präventionssports. Diese Bewegungsprogramme sind explizit auf die Reduktion gesundheitlicher Risiken ausgerichtet und verfolgen das Ziel einer Vorbeugung konkreter Krankheiten. Präventionssportprogramme werden von den Krankenkassen gefördert, sofern diese eine explizite und inhaltlich erkennbare Orientierung an den Kernzielen des Gesundheitssports aufweisen und sofern die von den Sportvereinen eingesetzten Leiter*innen durch entsprechende Lizenzen nachgewiesene Fachkenntnisse aufweisen (z. B. Übungsleiter*innenlizenz Sport in der Prävention, Stufe II) oder eine anerkannte Berufsausbildung/Studium vorweisen können.

Rehabilitationssport

Im Sportverein wird das Thema Rehabilitation primär über die Integration von Rehabilitationssportgruppen abgedeckt. Im Fokus stehen hierbei Menschen mit Vorerkrankungen oder Behinderungen, sowie Menschen, die von einer Behinderung bedroht sind. Mit therapeutischen Mitteln des Sports sollen die Betroffenen wieder dauerhaft in die Gesellschaft und in das Arbeitsleben integriert werden.

Therapeutische Angebote mit dem Ziel der Rehabilitation und Tertiärprävention werden nur von etwa 4 % der Sportvereine bereitgestellt. Hingegen ist in den erstgenannten Feldern der Gesundheitsförderung und Primärprävention immerhin ein Viertel der Sportvereine mit eigenen Angeboten aktiv (Breuer & Feiler, 2017). Der Großteil der Sportvereinsverantwortlichen geht jedoch davon aus, dass sich das vorhandene (traditionelle) Sportangebot auch ohne eine explizite Orientierung am Gesundheitssport zur bewegungsbasierten Gesundheitsförderung eignet (Feiler & Breuer, 2020).

2.2 Sportverein als Setting einer indirekten und ambivalenten Gesundheitsförderung

Es ist naheliegend, dass sich regelmäßige Sportaktivitäten im Verein vorteilhaft auf die Gesundheit auswirken, auch wenn dies, wie beispielsweise im Wettkampfsport, gar nicht explizit bezweckt oder geplant wird. Als eine indirekte Begleiterscheinung des Sporttreibens im Sportverein sind vielfältige Gesundheitseffekte zu erwarten. Neben der Reduktion eines zentralen Risikofaktors für solche Krankheiten, die mit Bewegungsmangel einhergehen (z. B. Herz-Kreislauf-Erkrankungen) lassen sich positive Effekte im Hinblick auf die körperliche und psychosoziale Gesundheit, die Lebenszufriedenheit und das generelle Wohlbefinden beobachten (Badura, Geckova, Sigmundová, Van Dijk & Reijneveld, 2015; Eime, Harvey, Brown & Payne, 2010). Zu berücksichtigen ist hierbei jedoch, dass solche Effekte in Abhängigkeit der betriebenen Sportart aufgrund der unterschiedlichen körperlichen Anforderungen (z. B. Fußball vs. Schwimmen; Schießen vs. Turnen) durchaus ganz unterschiedlich ausfallen können (Elmose-Østerlund et al., 2020). Darüber hinaus ist zu erwarten, dass eine regelmäßige sportliche Aktivität im Sinne des salutogenetischen Paradigmas zum Aufbau und zur Aufrechterhaltung von wichtigen biopsychosozialen Gesundheitsressourcen beitragen kann. Neben einer Verbesserung der körperlichen Fitness besteht auch ohne explizite gesundheitsorientierte Zielsetzung die Chance zur Ausbildung eines positiven Selbst- und Körperkonzepts oder zum Aufbau sozialer Gesundheitsressourcen in Form von Freundschaften und informellen Unterstützungsnetzwerken. Mit einem Engagement im vereinsgebundenen Sport werden häufig auch ein aktiv-gesundheitsförderlicher Lebensstil und eine bessere Gesundheitskompetenz in Verbindung gebracht. Beispielsweise erfüllt laut Mäkelä et al. (2016) ein höherer Anteil der Jugendlichen, die im Sportverein aktiv sind, die Empfehlungen zu körperlicher Aktivität, Bildschirmzeit und Schlaf im Vergleich zu nicht im Sportverein aktiven Gleichaltrigen. Mit Blick auf die Gesundheitskompetenz gibt es Hinweise darauf, dass vor allem Jugendliche mit einen geringeren sozio-ökonomischen Status von einem Engagement im Sportverein profitieren können (Paakkari, Kokko, Villberg, Paakkari & Tynjälä, 2017). Die weit verbreitete Annahme, dass Sportvereinsmitglieder automatisch einen gesünderen Lebensstil und eine bessere Gesundheitskompetenz aufweisen als entsprechende Vergleichsgruppen, ist mit Blick auf vorliegende Forschungsergebnisse jedoch kritisch zu betrachten (Kokko et al., 2015). Sportvereine können durchaus auch einer „negative health culture“ (Paakari et al., 2017) Vorschub leisten, beispielsweise indem Heranwachsende in eine Kultur des Feierns und geselligen Trinkens sozialisiert werden (Gerlach & Brettschneider, 2013). Selbst Nachwuchsleistungssportler*innen, die sich in der Regel sehr gesundheitsbewusst verhalten, leben keinesfalls abstinent und praktizieren mit zunehmendem Alter vermehrt ein sogenanntes „binge-drinking“ (Diehl, Thiel, Zipfel, Mayer & Schneider, 2014). Zudem können die Rahmenbedingungen des Sporttreibens in Sportvereinen sexualisierte Gewalt begünstigen und das Wohlergehen der Betroffenen massiv gefährden (Lang, 2021). Bezieht man vor diesem Hintergrund gesundheitliche Risiken und nicht-intendierte Folgen des Sporttreibens mit in die Überlegungen ein, dann lässt sich das Verhältnis des Sportvereins zur Gesundheitsförderung als ambivalent bezeichnen. Dies gilt insbesondere für den wettkampforientierten Breiten-, Leistungs- und Spitzensport, dessen Umgang mit Gesundheit mitunter paradoxe Züge aufweist (Thiel, Mayer & Digel, 2010; Mayer & Thiel, 2011).

2.3 Gesundheitsmanagement im sportvereinsbasierten Leistungssport

Trotz der Ausdifferenzierung des Angebots im Gesundheitsbereich bildet ein leistungsorientiertes sportartspezifisches Training mit dem Ziel der Teilnahme an Wettkämpfen nach wie vor den Ausgangspunkt für das Engagement vieler Kinder, Jugendlicher und zunehmend auch älterer Erwachsener im Sportverein. Eine Orientierung am leistungsorientierten Training und die Teilnahme an Wettkämpfen gehen jedoch auch mit „sportimmanenten Gesundheitsrisiken“ einher (Thiel & Mayer, 2018, S. 120). Neben einem in Abhängigkeit von der betriebenen Sportart teils sehr hohen Risiko für Sportverletzungen besteht die permanente Gefahr einer körperlichen und psychischen Überlastung, die sich in Abhängigkeit der verfügbaren Widerstandsressourcen zu Burn-Out-Symptomatiken oder chronischen Beschwerden am Bewegungsapparat ausweiten können (Mayer & Thiel, 2014). Auch das Risiko für spezifische Krankheitsbilder (z. B. Asthma) oder das Auftreten des plötzlichen Herztods werden mit sportlichen Hochbelastungen in Verbindung gebracht (Kokko et al., 2015). In Sportvereinen, die im Leistungssport aktiv sind, werden hierbei verstärkt Maßnahmen zur Verletzungsprävention, zur Belastungs- und Erholungssteuerung sowie zur Regeneration eingesetzt und entsprechendes Personal aus dem medizinischen und physiotherapeutischen Bereich bereitgestellt. Systematische Interventionen zu verbreiteten gesundheitsriskanten Praktiken (z. B. Präsentismus, Medikamentenmissbrauch, Gewichtsmanipulation) sind jedoch nach wie vor kaum verbreitet oder fehlen ganz.

3 Perspektiven der Gesundheitsförderung im Sportverein

Das Potenzial von Sportvereinen im Bereich der Gesundheitsförderung ist bei Weitem noch nicht ausgeschöpft. Dies gilt insbesondere für die Entwicklung ganzheitlicher Strategien zur Gesundheitsförderung, die alle Vereinsmitglieder sowie das (ehrenamtliche) Personal und dementsprechend alle Abteilungen, Leistungsniveaus, Altersgruppen und die unterschiedlichen Motive einer Beteiligung im Sportverein mit einbeziehen. Für die (Weiter-)Entwicklung von umfassenden Konzepten zur Gesundheitsförderung lassen sich allgemeine Ansätze und Handlungsstrategien mit wenigen Anpassungen auf das Setting Sportverein übertragen (ausführlich Kokko, 2014b; Geidne et al., 2019). Allerdings sind dabei nach Meganck et al. (2015) drei für Sportvereine typische Barrieren zu beachten: Erstens besteht die Möglichkeit, dass die gewählten Verantwortlichen und die Vereinsmitglieder das Ziel einer expliziten Gesundheitsförderung nicht priorisieren und kaum oder gar nicht unterstützen. Zweitens ist zu bedenken, dass für die Entwicklung und Umsetzung von umfassenden Gesundheitsförderungsstrategien auch die notwendigen Ressourcen (z. B. Expertise, finanzielle Mittel oder zeitliche Ressourcen) vorhanden sein müssen. Drittens wird die Umsetzung umfassender Gesundheitsförderungsstrategien, die über ein Angebot von gesundheitsorientierten Sportkursen hinausgehen, oft dadurch erschwert, dass eine externe Unterstützung von Seiten der Kommunen, Krankenkassen oder Sportverbände fehlt. Zudem wird Gesundheitsförderung bislang von Sportvereinen relativ selten als Kerngeschäft und „guiding principle" (Elmose-Østerlund et al., 2020, S. 354), sondern vielmehr als Nebeneffekt angesehen und nur ein Teil der Vereine öffnet sich für neue Zielgruppen im Bereich der präventiven und rehabilitativen Gesundheitsförderung im und durch Sport. Hierbei besteht allerdings die generelle Gefahr, dass eine zu starke Fokussierung auf ein Vereinswachstum durch Ausweitung der Gesundheitssportangebote mit einer schleichenden Verdrängung von klassischen Sportvereinsangeboten einhergeht (Thiel & Mayer, 2018). Durch die unreflektierte Gewinnung von neuen Mitgliedern und Zielgruppen, die primär an einer individuellen Gesundheitsoptimierung interessiert sind, können sich zudem nicht-intendierte Folgen für die Vereinsidentität und die Organisationskultur des jeweiligen Sportvereins ergeben.

Sportvereine sollten sich nicht nur darauf verlassen, dass sportliche Aktivität per se gesundheitsförderlich ist und mit der Bereitstellung von Gesundheitssportangeboten das Thema Gesundheitsförderung im Setting Sportverein bereits ausreichend abgedeckt ist. Insbesondere durch ihre demokratischen Entscheidungsstrukturen, die Orientierung an den Interessen der Mitglieder und durch die zentrale Bedeutung von ehrenamtlichem Engagement bieten Sportvereine vielmehr ideale Voraussetzungen für eine auf Partizipation und Empowerment basierende Gesundheitsförderung im Sinne des Setting-Ansatzes.

Literatur

Badura, P., Geckova, A. M., Sigmundová, D., Van Dijk, J. P. & Reijneveld, S. A. (2015). When children play, they feel better: Organized activity participation and health in adolescents. *BMC Public Health, 15*(1), 1090. https://doi.org/10.1186/s12889-015-2427-5

Brehm, W. & Bös, K. (2006). Gesundheitssport: Ein zentrales Element der Prävention und der Gesundheitsförderung. In K. Bös & W. Brehm (Hrsg.), *Handbuch Gesundheitssport* (2. Aufl., S. 9–28). Schorndorf: Hofmann.

Breuer, C. & Feiler, S. (2017). Sportvereine in Deutschland – ein Überblick. In C. Breuer (Hrsg.), *Sportentwicklungsbericht 2015/2016. Analyse zur Situation der Sportvereine in Deutschland* (S. 15–46). Köln: Sportverlag Strauß.

Diehl, K., Thiel, A., Zipfel, S., Mayer, J. & Schneider, S. (2014). Substance use among elite adolescent athletes: Findings from the GOAL Study. *Scandinavian Journal of Medicine & Science in Sports, 24*(1), 250–258. https://doi.org/10.1111/j.1600-0838.2012.01472.x

Eime, R. M., Harvey, J. T., Brown, W. J. & Payne, W. R. (2010). Does sports club participation contribute to health-related quality of life? *Medicine & Science in Sports & Exercise, 42*(5), 1022–1028. https://doi.org/10.1249/MSS.0b013e3181c3adaa

Elmose-Østerlund, K., Ibsen, B., Nagel, S. & Scheerder, J. (2020). The contribution of sports clubs to public welfare in European societies: A cross-national comparative perspective. In S. Nagel, K. Elmose-Østerlund, B. Ibsen & J. Scheerder (Hrsg.), *Functions of sports clubs in European societies. A cross-national comparative study* (S. 345–385). Cham: Springer.

Feiler, S. & Breuer, C. (2020). Germany: Sports clubs as important players of civil society. In S. Nagel, K. Elmose-Østerlund, B. Ibsen & J. Scheerder (Hrsg.), *Fun-*

ctions of sports clubs in European societies. A cross-national comparative study. (S. 121–149). Cham: Springer.

Geidne, S., Quennerstedt, M. & Eriksson, C. (2013). The youth sports club as a health-promoting setting: An integrative review of research. *Scandinavian Journal of Public Health, 41*(3), 269–283. https://doi.org/10.1177/1403494812473204

Geidne, S., Kokko, S., Lane, A., Ooms, L., Vuillemin, A., Seghers, J. et al. (2019). Health promotion interventions in sports clubs: Can we talk about a setting-based approach? A systematic mapping review. *Health Education & Behavior, 46*(4), 592–601. https://doi.org/10.1177/1090198119831749

Gerlach, E. & Brettschneider, W.-D. (2013). *Aufwachsen mit Sport: Befunde einer 10-jährigen Längsschnittstudie zwischen Kindheit und Adoleszenz.* Aachen: Meyer & Meyer.

Kokko, S. (2014a). Guidelines for youth sports clubs to develop, implement, and assess health promotion within its activities. *Health Promotion Practice, 15*(3), 373-382. https://doi.org/10.1177/1524839913513900

Kokko, S. (2014b). Sports clubs as settings for health promotion: Fundamentals and an overview to research. *Scandinavian Journal of Public Health, 42*(15 Suppl.), 60–65. https://doi.org/10.1177/1403494814545105

Kokko, S., Selänne, H., Alanko, L., Heinonen, O. J., Korpelainen, R., Savonen, K. et al. (2015). Health promotion activities of sports clubs and coaches, and health and health behaviours in youth participating in sports clubs: *The Health Promoting Sports Club Study. BMJ Open Sport & Exercise Medicine, 1*(1), e000034. https://doi.org/10.1136/bmjsem-2015-000034

Lang, M. (2021). Developments in international policy on athlete welfare. In M. Lang (Hrsg.), *Routledge Handbook of Athlete Welfare* (S. 15–23). New York: Routledge.

Mayer, J. & Thiel, A. (2011). Verletzungen im Leistungssport aus soziologischer Perspektive. *Sportwissenschaft, 41,* 124–136. https://doi.org/10.1007/s12662-011-0193-9

Mayer, J. & Thiel, A. (2014). Health in elite sports from a salutogenetic perspective: Athletes' sense of coherence. *PloS one, 9*(7), e102030. https://doi.org/10.1371/journal.pone.0102030

Mäkelä, K. J. J., Kokko, S., Kannas, L., Villberg, J., Vasankari, T., Heinonen, J. O. et al. (2016). Physical activity, screen time and sleep among youth participating and non-participating in organized sports: The Finnish Health Promoting Sports Club (FHPSC) Study. *Advances in Physical Education, 6*(4), 378–388. https://doi.org/10.4236/ape.2016.64038

Meganck, J., Scheerder, J., Thibaut, E. & Seghers, J. (2015). Youth sports clubs' potential as health-promoting setting: Profiles, motives and barriers. *Health Education Journal, 74*(5), 531–534. https://doi.org/10.1177/0017896914549486

Nagel, S., Elmose-Østerlund, K., Ibsen, B. & Scheerder, J. (2020). Conceptual framework and research design. In S. Nagel, K. Elmose-Østerlund, B. Ibsen & J. Scheerder (Hrsg.), *Functions of sports clubs in European societies. A cross-national comparative study* (S. 9–33). Cham: Springer.

Paakkari, L., Kokko, S., Villberg, J., Paakkari, O. & Tynjälä, J. (2017). Health literacy and participation in sports club activities among adolescents. *Scandinavian journal of public health, 45*(8), 854–860. https://doi.org/10.1177/1403494817714189

Scheerder, J., Helsen K., Elmose-Østerlund, K. & Nagel, S. (2020). Exploring Pan-European similarities and differences in club-organised sports: A cross-national and cross-temporal comparison. In S. Nagel, K. Elmose-Østerlund, B. Ibsen & J. Scheerder (Hrsg.), *Functions of sports clubs in European societies. A cross-national comparative study* (S. 315–343). Cham: Springer.

Thiel, A., Mayer, J. & Digel, H. (2010). *Gesundheit im Spitzensport: Eine sozialwissenschaftliche Analyse*. Schorndorf: Hofmann.

Thiel, A. & Mayer, J. (2018). Gesundheit im Sportverein. In D. Jaitner & S. Körner (Hrsg.), *Soziale Funktionen von Sportvereinen: revisited* (S. 113–127). Berlin: Lehmanns Media.

Thiel, A., Seiberth, K. & Mayer, J. (2013). *Sportsoziologie. Ein Lehrbuch in 13 Lektionen*. Aachen: Meyer & Meyer.

E6 Betrieb

Filip Mess & Simon Blaschke

Bewegungsförderung, Gesundheitswirkungen, Faszilitatoren, Barrieren, Erfolgsfaktoren

Einleitung

Die Lebenswelt Betrieb bietet enorme Potenziale für Gesundheitsförderung, da die meisten Erwachsenen im Erwerbsalter einen Großteil ihrer Wachzeit am Arbeitsplatz verbringen. Somit ist der Arbeitsplatz der wichtigste Ort, um Erwachsene mit gesundheitsfördernden und präventiven Maßnahmen zu erreichen (Chau et al., 2019; Rojatz, Merchant & Nitsch, 2015) und damit insbesondere auch mit bewegungsbezogenen Maßnahmen, da regelmäßige körperliche Aktivität zahlreiche Gesundheitsparameter, wie bspw. kardiovaskuläre Gesundheit oder mentale Gesundheit verbessern kann (World Health Organization (WHO), 2020). Trotz dieser Potenziale gibt es seitens der Wissenschaft und der Gesundheitsverantwortlichen in den Betrieben eine Reihe an Herausforderung zu bewältigen: Zum einen scheint die aktuelle Studienlage zu den Wirkungen bewegungsfördernder Maßnahmen im Betrieb in einigen Teilbereichen derzeit noch ambivalent zu sein (u. a. Huber, 2021; Naczenski, Vries, Hooff & Kompier, 2017; Park & Jang, 2019). Zum anderen werden mit bewegungsfördernden Maßnahmen noch zu wenige Beschäftigte erreicht (Genin, Pereira, Thivel & Duclos, 2018; Ryde, Gilson, Burton & Brown, 2013). Vor diesem Hintergrund ist das erste Ziel dieses Beitrags, einen Einblick in die gesundheitlichen Wirkungen von bewegungsbezogenen Maßnahmen im Betrieb zu geben. Der Beitrag zielt zweitens darauf ab, Faszilitatoren und Barrieren von bewegungsfördernden Interventionen darzustellen, und drittens ausgewählte Erfolgsfaktoren für die Planung, Implementierung und Durchführung von bewegungsbezogenen Maßnahmen zu beschreiben. Der Fokus liegt hierbei auf Bürobeschäftigten (office workers), da fast die Hälfte der deutschen Bevölkerung mehrheitlich sitzend arbeitet (Techniker Krankenkasse, 2016). Der Anstieg von Arbeitsdruck und technologische Veränderungen haben zudem dazu geführt, dass bei Bürobeschäftigten die körperliche Aktivität zurückgegangen ist (Zhang, Ham &

Ren, 2021) und Sitzzeiten sich erhöht haben (Smith et al., 2016), was letztlich in höheren Gesundheitsrisiken resultiert.

1 Wirksamkeit bewegungsbezogener Maßnahmen

Es existieren gegenwärtig zahlreiche Reviews und Meta-Analysen zu den facettenreichen Wirkungen von bewegungsbezogenen Interventionen im Betrieb. Im Folgenden sollen zunächst diejenigen Überblicksarbeiten dargestellt werden, die auf eine Steigerung der körperlichen Aktivität[18] bei den Beschäftigten abzielen oder auf die Reduktion von sitzenden Verhaltensweisen. Zudem werden Überblicksarbeiten zu den anvisierten gesundheitlichen Wirkungen (physisch und psychisch) berichtet. Wirkungen auf arbeitsbezogene Outcomes (u. a. Arbeitsfähigkeit, Arbeitszufriedenheit) und ökonomische Facetten (u. a. Produktivität, Fehlzeiten, Krankheitskosten) können aus Platzgründen nicht vorgestellt werden.

1.1 Steigerung der körperlichen Aktivität und Reduktion von sedentärem Verhalten

In einem Umbrella-Review haben Raine, Thomas, Rodgers, Wright und Eastwood (2020) insgesamt 408 Reviews zu Interventionen am Arbeitsplatz zusammengefasst, von denen 29 Maßnahmen zu körperlicher Aktivität bzw. sedentärem Verhalten aufgreifen. Insgesamt lässt sich feststellen, dass in den meisten Studien die körperliche Aktivität der Beschäftigten signifikant gesteigert werden konnte, die Effekte meist aber relativ klein oder tlw. auch ambivalent sind (Conn, Hafdahl, Cooper, Brown & Lusk, 2009; Hutchinson & Wilson, 2012; Schröer, Haupt & Pieper, 2014). Hierbei erhöhen Bewegungsprogramme mittels motivationssteigernder Ansätze und bewegungsbezogene Mehrkomponenten-Programme die körperliche Aktivität der Beschäftigten am meisten und erzielen mittlere bis große Effekte. Reviews zu bewegungsbezogenen Maßnahmen, in denen eine Wirkung auf die Reduktion von sedentärem Verhalten analysiert wurde (Nguyen, Nguyen, Gao, Dunstan & Moodie, 2020; Shrestha et al., 2018), berichten tendenziell eine Reduktion der Sitzzeiten, tlw. zeigen sich auch große Effekte. Dennoch ist die Studienlage noch heterogen, methodisch eher mittelmäßig und zudem sind kaum Langzeitwirkungen bekannt (Shrestha

[18] Im Folgenden werden die beiden Begriffe „körperliche Aktivität“ und „Bewegung“ synonym verwendet, wohlwissend, dass in der Literatur teilweise unterschiedliche Bedeutungen berichtet werden.

et al., 2018). Mehrkomponenten-Programme (z. B. Beratung und Gestaltung des Arbeitsplatzes) sowie verhältnispräventive Maßnahmen, bspw. höhenverstellbare Tische, scheinen tendenziell wirksamer zu sein und haben mittlere bis große Effekte.

1.2 Physische Gesundheit

Moreira-Silva et al. (2016) berechneten in ihrer Meta-Analyse die Effekte von bewegungsbezogenen Interventionen auf Muskel-Skelett-Erkrankungen mit starker Evidenz auf die Reduktion der allgemeinen Schmerzwahrnehmung sowie der Schmerzen im Nacken- und Schulterbereich. In einem Umbrella-Review berichten Proper und van Oostrom (2019) eine starke Evidenz hinsichtlich der Wirkungen von bewegungsfördernden Interventionen auf Gewichtsaspekte (Reduktion BMI, Körperfettanteil, etc.), allerdings nur, wenn dabei auch auf eine gesündere Ernährung abgezielt wurde. Ausschließlich bewegungsfördernde Interventionen zeigen hingegen lediglich eine schwache Evidenz auf Gewichtsaspekte (Proper & van Oostrom, 2019; Verweij, Coffeng, van Mechelen & Proper, 2011). In einer Meta-Analyse stellen Conn et al. (2009) eine signifikante Reduktion des Diabetesrisiko fest, mit mittleren Effektstärken. Hinsichtlich der Risikofaktoren von Herzkreislauferkrankungen (u. a. Körpergewicht, Körperfettanteil, Blutdruck) konnten Groeneveld et al. (2010) hingegen keinen Effekt feststellen.

1.3 Psychische Gesundheit

In vielen Reviews wird von einer moderaten Evidenz von bewegungsbezogenen Interventionen auf Burn-Out (Conn et al., 2009; Naczenski et al., 2017; Park & Jang, 2019), Facetten der mentalen Gesundheit (Conn et al., 2009) und die Stresswahrnehmung (Park & Jang, 2019) berichtet. Trotz der überwiegend konsistenten Ergebnisse ist die Studienqualität jedoch insgesamt als mittelmäßig bis schwach zu bezeichnen (Naczenski et al., 2017; Park & Jang, 2019; Proper & van Oostrom, 2019). Zudem ist es bspw. unklar, welche Art, Intensität oder welcher Umfang (Dosis) der körperlichen Aktivität besonders wirksam sein könnten. Erste Studien (Naczenski et al., 2017) deuten jedoch an, dass Beschäftigte, die ein bis zwei Mal pro Woche körperlich aktiv sind, ein signifikant geringeres Risiko für mentale Erschöpfung haben, als Beschäftigte, die entweder mehr als zwei Mal pro Woche oder ein bis drei Mal im Monat körperlich aktiv sind. Dabei scheint Ausdauertraining wirksam zu sein, aber auch Beweglichkeits- und Krafttraining (z. B. Yoga,

Pilates,) zeigen tendenziell positive Effekte auf die Reduktion von Burnout und Depressionen (Naczenski et al., 2017).

1.4 Fazit zum Forschungsstand

Trotz der Tatsache, dass für bewegungsfördernde Maßnahmen im Betrieb teilweise aktivitäts- und gesundheitsbezogene Effekte nachgewiesen werden konnten und demnach gesundheitsfördernde Potenziale bestehen, gibt es weiterhin Diskrepanzen zwischen den Potenzialen und der empirischen Evidenz. Ursachen hierfür liegen u. a. darin, dass (a) insgesamt zu wenig Beschäftigte erreicht werden (Ryde et al., 2013); (b) nicht die Beschäftigten erreicht werden, die den höchsten Bedarf an bewegungsbezogenen Maßnahmen haben (Genin et al., 2018); (c) die Maßnahmen zu wenig auf die spezifischen Bedarfe der Beschäftigten abgestimmt sind (Mänttäri et al., 2021); (d) viele Studien eine zu geringe methodische Qualität aufweisen (Naczenski et al., 2017; Park & Jang, 2019); (e) zu wenig Erkenntnisse über langandauernde Effekte von Interventionen bekannt sind (Hutchinson & Wilson, 2012) sowie über die richtige Dosis der körperlichen Aktivität (Naczenski et al., 2017; Park & Jang, 2019).

2 Faszilitatoren und Barrieren bewegungsbezogener Maßnahmen

Faszilitatoren und Barrieren von bewegungsbezogenen Maßnahmen lassen sich in Anlehnung an Smith et al. (2016) in intrapersonale, interpersonale und arbeitsbezogene Faktoren sowie in die physische Umgebung gruppieren. Während die beiden erstgenannten Faktoren eher das Bewegungsverhalten von Beschäftigten fokussieren, beziehen sich die beiden letztgenannten mehr auf die bewegungsförderlichen Verhältnisse im Betrieb.

Intrapersonale Faszilitatoren für die Teilnahme an bewegungsbezogenen Maßnahmen sind v. a. eine hohe Selbstwirksamkeit (Aghdam et al., 2013), ein konkretes Aufstellen von Umsetzungsplänen (Keller, Gellert, Knoll, Schneider & Ernsting, 2016), Spaß an der Teilnahme (Blackford, Jancey, Howat, Ledger & Lee, 2013) und gesundheitliche Erfolge (Blackford et al., 2013; Genin et al., 2018). Häufig identifizierte Barrieren sind körperliche Beschwerden, fehlendes Interesse, geringe Motivation (Paguntalan & Gregoski, 2016) und fehlendes Wissen zu gesundheitsfördernden Wirkungen (Garne-Dalgaard, Mann, Bredahl & Stochkendahl, 2019; Planchard, Corrion, Lehmann & d'Arripe-Longueville, 2018; Pronk, 2021).

Interpersonale Faszilitatoren für die Teilnahme an Bewegungsprogrammen sind Familienangehörige und deren soziale Unterstützung (Paguntalan & Gregoski, 2016), ebenso wie die soziale Unterstützung von Kolleg*innen und Vorgesetzten (Garne-Dalgaard et al., 2019; Rojatz et al., 2015). Entscheidende Barrieren sind v. a. zeitintensive, familiäre Verpflichtungen (Kindererziehung, Pflege von Angehörigen etc.) (Blackford et al., 2013), Bedenken von Kolleg*innen und/oder Vorgesetzten (Pronk, 2021; Zhang et al., 2021) sowie fehlende Unterstützung des Managements (Rojatz et al., 2015).

Zu den bedeutendsten **arbeitsbezogenen** Faszilitatoren für eine erfolgreiche Implementierung von bewegungsbezogenen Programmen zählen eine hohe Unterstützung des Managements (u. a. finanzielle Ressourcen) (Bailey, Coller & Pollack Porter, 2018; Planchard et al., 2018; Pronk, 2021; Zhang et al., 2021), flexible Arbeitsformen (Nooijen et al., 2018) und eine gesundheitsfördernde Unternehmenskultur (Wahlström et al., 2019). Entscheidende Barrieren sind u. a. eine zu hohe Arbeitsbelastung (Zhang et al., 2021), verbunden mit geringer Zeit (Paguntalan & Gregoski, 2016; Ryde et al., 2020), soziale Normen bzw. die Unternehmenskultur (Ressentiments, keine Pausen) (Garne-Dalgaard et al., 2019; Planchard et al., 2018; Pronk, 2021; Ryde et al., 2020; Zhang et al., 2021) und fehlende Unterstützung des Managements (Rojatz et al., 2015).

Physische Umgebungsfaktoren, wie die betriebliche (Infra-)Struktur (u. a. die Verfügbarkeit von Fitnessstudios, Sporträumen und Umkleide-/Duschräumen) zählen zu den wichtigsten verhältnisbezogenen Faktoren für die Steigerung der körperlichen Aktivität bzw. Reduktion von sedentärem Verhalten (Blackford et al., 2013; Garne-Dalgaard et al., 2019; Rojatz et al., 2015).

3 Erfolgsfaktoren bewegungsbezogener Maßnahmen

Unter Berücksichtigung der Faszilitatoren und Barrieren lassen sich für die Planung, Implementierung und Durchführung von bewegungsbezogenen Maßnahmen nachfolgende, ausgewählte *Erfolgsfaktoren* identifizieren. Diese können in das Precede-Proceed-Modell (Green & Kreuter, 2005) der Interventionsplanung eingeteilt werden (vgl. Jirathananuwat & Pongpirul, 2017), wobei der Fokus auf Phase drei (Faktoren der Verhaltens- und Umweltbedingungen) mit den drei Dimensionen *Neigungsfaktoren* (predisposing), *Befähigungsfaktoren* (enabling) und *Verstärkungsfaktoren* (reinforcing) liegt.

3.1 Förderung motivationaler und volitionaler Aspekte

Unter Berücksichtigung von Modellen des Gesundheitsverhaltens können diese Aspekte zu den Neigungs- und den Verstärkungsfaktoren zugeordnet werden, mit dem Ziel, die (1) Veränderungsabsicht – Steigerung der körperlichen Aktivität und Reduktion von sedentärem Verhalten – wahrscheinlicher zu machen und (2) durch Belohnungen eine Verhaltensänderung zu verstärken. In der Literatur werden hierzu v. a. Aspekte von Nudging, Incentives oder Belohnungen erwähnt. Zum Nudging gibt es aktuelle Einzelstudien (Haile et al., 2020; Mamede et al., 2021). Obwohl der Forschungsstand derzeit noch ambivalent ist, deuten erste Ergebnisse an, dass Nudging (bspw. personalisierte digitale Intervention) körperliche Aktivität von Beschäftigten steigern, sedentäres Verhalten reduzieren und damit insgesamt deren Gesundheit fördern kann. Interventionen mittels Incentives und Belohnungen sind u. a. publiziert worden von Audrey et al. (2019) und Robroek et al. (2009). In diesen Studien konnte u. a. gezeigt werden, dass Incentives (bspw. Zuschüsse für Regenkleidung, Rabatte in lokalen Sportgeschäften) dazu beitragen können, dass mehr Beschäftigte an gesundheitsförderlichen Programmen zur Steigerung der körperlichen Aktivität bzw. Reduktion von sedentärem Verhalten teilnehmen.

3.2 Reduktion von zeitlichen und örtlichen Barrieren

Um Zugangs- bzw. Teilnahmebarrieren von bewegungsförderlichen Programmen im Betrieb zu reduzieren und damit Befähigungs- und Verstärkungsfaktoren zu adressieren, werden häufig *aufsuchende Maßnahmen* umgesetzt und strukturelle Gegebenheiten verändert (z. B. Einrichtung von Fitnessstudios). *Aufsuchende Maßnahmen* zeichnen sich dadurch aus, dass sie in Arbeitsabläufe oder Pausen integriert werden können, teilweise während der (bezahlten) Arbeitszeit stattfinden, hohe Teilnahmeraten erreichen (Ryde et al., 2013) und eine mittlere bis hohe gesundheitliche Wirksamkeit (Evidenz) aufweisen (Planchard et al., 2018; Rütten & Pfeifer, 2016). In mehreren Publikationen wurden *aufsuchende Maßnahmen* untersucht (Burn, Norton, Drummond & Norton, 2017; Hargreaves, Hayer, Jenkins, Perry & Peddie, 2020). Erfolgsversprechend für die Reduktion von sedentärem Verhalten sind zudem *Active Workstations* (z. B. Ergometer, höhenverstellbare Tische) (Cao, Liu, Zhu & Ma, 2016; Gardner, Smith, Lorencatto, Hamer & Biddle, 2016) und eine bewegungsförderliche Infrastruktur im Betrieb (z. B. Fitnessräume, Fahrradparkplätze) (Nguyen et al., 2020; Rütten & Pfeifer, 2016).

3.3 Partizipation und Zielgruppenspezifizität

Im Kontext von Neigungs- und Befähigungsfaktoren ermöglichen partizipative Ansätze, wie etwa das *intervention mapping* (Bartholomew Eldredge et al., 2016), gesundheitsfördernde Maßnahmen auf die spezifischen Bedarfe von Beschäftigten und Unternehmen auszurichten. Dadurch können passgenaue Interventionen (tailored interventions) entwickelt werden, was wiederum Teilnahmeraten (Ryde et al., 2013) und gesundheitliche Wirkungen erhöhen kann (Mänttäri et al., 2021). Publikationen unter Anwendung des *intervention mapping Ansatzes* liegen u. a. von McEachan et al. (2011), Munir et al. (2018), und Sun et al. (2020) vor. Studien zu zielgruppenspezifischen Vorgehensweisen publizierten u. a. Schmid, Conzelmann und Sudeck (2013) sowie Sandercock und Andrade (2018).

3.4 Durchführung von Mehrkomponenten-Programmen

Bewegungsförderliche Multikomponenten-Programme scheinen im Sinne von Befähigungsfaktoren hinsichtlich gesundheitlicher Facetten besonders wirksam zu sein (Freak-Poli, Cumpston, Albarqouni, Clemes & Peeters, 2020; Rütten & Pfeifer, 2016; Schröer et al., 2014) und zeigen zudem hohe Teilnahmeraten. Diese lassen sich klassifizieren in Programme, die (a) mehrere, aufeinander abgestimmte oder sich ergänzende Gesundheitsverhaltensweisen (z. B. körperliche Aktivität und Ernährung) umfassen, (b) mehrere Maßnahmen innerhalb einer Verhaltensweise (z. B. aktive Pause und active commuting) oder (c) verschiedene Strategien zur Verhaltensänderung durchführen (z. B. Wissensvermittlung, persönliche Beratung und Verhältnisänderung).

Fazit

Bewegungsbezogene Maßnahmen im Betrieb haben enorme Potenziale, um Erwachsene dauerhaft zu einem körperlich aktiven und damit auch gesundheitsförderlichen Lebensstil zu motivieren. Um diese Potenziale zukünftig noch besser zu nutzen, wäre es wünschenswert, bei bewegungsbezogenen Interventionen die Neigungsfaktoren (z. B. Umsetzung partizipativer Ansätze), Befähigungsfaktoren (z. B. Förderung von Gesundheitskompetenz) und Verstärkungsfaktoren (z. B. Aufnahme von Incentives) von Beschäftigten stärker zu berücksichtigen. Gleichzeitig gilt es, bewegungsbezogene Interventionen hinsichtlich ihrer Implementierung

(z. B. Machbarkeit, Erreichbarkeit, Akzeptanz) und ihrer gesundheitlichen Wirkungen (Evidenzen) noch intensiver in wissenschaftlichen Studien zu untersuchen.

Literatur

Aghdam, F., Moghaddam, M. H., Asghari Jafarabadi, M., Allahverdipour, H., Nikookheslat, S. & Noorizadeh, R. (2013). Explaining the role of personal, social and physical environment factors on employed women"s physical activity: A structural equation analysis. *Global Journal of Health Science, 5*(4), 189–199. https://doi.org/10.5539/gjhs.v5n4p189

Audrey, S., Fisher, H., Cooper, A., Gaunt, D., Metcalfe, C., Garfield, K., Hollingworth, W., Procter, S., Gabe-Walters, M., Rodgers, S., Gillison, F., Davis, A. & Insall, P. (2019). A workplace-based intervention to increase levels of daily physical activity: The Travel to Work cluster RCT. *Public Health Research 7*(11). https://doi.org/10.3310/phr07110

Bailey, M. M., Coller, R. K. & Pollack Porter, K. M. (2018). A qualitative study of facilitators and barriers to implementing worksite policies that support physical activity. *BMC Public Health, 18*(1), Article 1145. https://doi.org/10.1186/s12889-018-6045-x

Bartholomew Eldredge, L. K., Markham, C. M., Ruiter, R. A., Fernández, M. E., Kok, G. & Parcel, G. S. (2016). *Planning health promotion programs: An intervention mapping approach* (4th ed.). San Francisco: Jossey-Bass.

Blackford, K., Jancey, J., Howat, P., Ledger, M. & Lee, A. H. (2013). Office-based physical activity and nutrition intervention: Barriers, enablers, and preferred strategies for workplace obesity prevention, Perth, Western Australia, 2012. *Preventing Chronic Disease, 10,* Article E154. https://doi.org/10.5888/pcd10.130029

Burn, N., Norton, L. H., Drummond, C. & Norton, K. I. (2017). Changes in physical activity behaviour and health risk factors following a randomised controlled pilot workplace exercise intervention. *AIMS Public Health, 4*(2), 189–201. https://doi.org/10.3934/publichealth.2017.2.189

Cao, C., Liu, Y., Zhu, W. & Ma, J. (2016). Effect of active workstation on energy expenditure and job performance: A systematic review and meta-analysis. *Journal of Physical Activity & Health, 13*(5), 562–571. https://doi.org/10.1123/jpah.2014-0565

Chau, J. Y., Engelen, L., Kolbe-Alexander, T., Young, S., Olsen, H., Gilson, N., Burton, N. W., Bauman, A. E. & Brown, W. J. (2019). „In initiative overload": Australian perspectives on promoting physical activity in the workplace from diverse industries. *International Journal of Environmental Research and Public Health, 16*(3), Article 516. https://doi.org/10.3390/ijerph16030516

Conn, V. S., Hafdahl, A. R., Cooper, P. S., Brown, L. M. & Lusk, S. L. (2009). Meta-analysis of workplace physical activity interventions. *American Journal of Preventive Medicine, 37*(4), 330–339. https://doi.org/10.1016/j.amepre.2009.06.008

Freak-Poli, R., Cumpston, M., Albarqouni, L., Clemes, S. A. & Peeters, A. (2020). Workplace pedometer interventions for increasing physical activity. *The Cochrane Database of Systematic Reviews, 7*(7), Article Cd009209. https://doi.org/10.1002/14651858.CD009209.pub3

Gardner, B., Smith, L., Lorencatto, F., Hamer, M. & Biddle, S. J. (2016). How to reduce sitting time? A review of behaviour change strategies used in sedentary behaviour reduction interventions among adults. *Health Psychology Review, 10*(1), 89–112. https://doi.org/10.1080/17437199.2015.1082146

Garne-Dalgaard, A., Mann, S., Bredahl, T. V. G. & Stochkendahl, M. J. (2019). Implementation strategies, and barriers and facilitators for implementation of physical activity at work: A scoping review. *Chiropractic & Manual Therapies, 27*(1), Article 48. https://doi.org/10.1186/s12998-019-0268-5

Genin, P. M., Pereira, B., Thivel, D. & Duclos, M. (2018). Employees" adherence to worksite physical activity programs: Profiles of compliers versus non-compliers. *Work, 60*(3), 507–510. https://doi.org/10.3233/wor-182745

Green, L. W. & Kreuter, M. W. (2005). *Health program planning: An educational and ecological approach* (4th ed.). New York: McGraw-Hill.

Groeneveld, I. F., Proper, K. I., van der Beek, A. J., Hildebrandt, V. H. & van Mechelen, W. (2010). Lifestyle-focused interventions at the workplace to reduce the risk of cardiovascular disease – a systematic review. *Scandinavian Journal of Work, Environment & Health, 36*(3), 202–215. https://doi.org/10.5271/sjweh.2891

Haile, C., Kirk, A., Cogan, N., Janssen, X., Gibson, A.-M. & Macdonald, B. (2020). Pilot Testing of a nudge-based digital intervention (welbot) to improve sedentary behaviour and wellbeing in the workplace. *International Journal of Environmental Research and Public Health, 17*(16), Article 5763. https://doi.org/10.3390/ijerph17165763

Hargreaves, E. A., Hayr, K. T., Jenkins, M., Perry, T. & Peddie, M. (2020). Interrupting sedentary time in the workplace using regular short activity breaks: Practicality from an employee perspective. *Journal of Occupational and Environmental Medicine, 62*(4), 317–324. https://doi.org/10.1097/jom.0000000000001832

Huber, G. (2021). Betriebliche Gesundheitsförderung im Gesundheitsbereich. In M. Tiemann & M. Mohokum (Hrsg.), *Prävention und Gesundheitsförderung* (S. 701–714). Berlin: Springer.

Hutchinson, A. D. & Wilson, C. (2012). Improving nutrition and physical activity in the workplace: A meta-analysis of intervention studies. *Health Promotion International, 27*(2), 238–249. https://doi.org/10.1093/heapro/dar035

Jirathananuwat, A. & Pongpirul, K. (2017). Promoting physical activity in the workplace: A systematic meta-review. *Journal of Occupational Health, 59*(5), 385–393. https://doi.org/10.1539/joh.16-0245-RA

Keller, J., Gellert, P., Knoll, N., Schneider, M. & Ernsting, A. (2016). Self-efficacy and planning as predictors of physical activity in the context of workplace health promotion. Applied Psychology. *Health and Well-Being, 8*(3), 301–321. https://doi.org/10.1111/aphw.12073

Malik, S. H., Blake, H. & Suggs, L. S. (2014). A systematic review of workplace health promotion interventions for increasing physical activity. *British Journal of Health Psychology, 19*(1), 149–180. https://doi.org/10.1111/bjhp.12052

Mamede, A., Noordzij, G., Jongerling, J., Snijders, M., Schop-Etman, A. & Denktas, S. (2021). Combining web-based gamification and physical nudges with an app (movemore) to promote walking breaks and reduce sedentary behavior of office workers: Field study. *Journal of Medical Internet Research, 23*(4), Article e19875. https://doi.org/10.2196/19875

Mänttäri, S., Oksa, J., Lusa, S., Korkiakangas, E., Punakallio, A., Oksanen, T. & Laitinen, J. (2021). Interventions to promote work ability by increasing physical activity among workers with physically strenuous jobs: A scoping review. *Scandinavian Journal of Public Health, 49*(2), 206–218. https://doi.org/10.1177/1403494820917532

McEachan, R. R., Lawton, R. J., Jackson, C., Conner, M., Meads, D. M. & West, R. M. (2011). Testing a workplace physical activity intervention: A cluster randomized controlled trial. *The International Journal of Behavioral Nutrition and Physical Activity, 8,* Article 29. https://doi.org/10.1186/1479-5868-8-29

Moreira-Silva, I., Teixeira, P., Santos, R., Abreu, S., Moreira, C. & Mota, J. (2016). The effects of workplace physical activity programs on musculoskeletal pain: A systematic review and meta-analysis. *Workplace Health & Safety, 64,* 210–222. https://doi.org/10.1177/2165079916629688

Munir, F., Biddle, S. J. H., Davies, M. J., Dunstan, D., Esliger, D., Gray, L. J., Jackson, B. R., O'Connell, S. E., Yates, T. & Edwardson, C. L. (2018). Stand More

AT Work (SMArT Work): Using the behaviour change wheel to develop an intervention to reduce sitting time in the workplace. *BMC Public Health, 18,* Article 319. https://doi.org/10.1186/s12889-018-5187-1

Naczenski, L. M., Vries, J. D., Hooff, M. & Kompier, M. A. J. (2017). Systematic review of the association between physical activity and burnout. *Journal of Occupational Health, 59*(6), 477–494. https://doi.org/10.1539/joh.17-0050-RA

Nguyen, P., Le, L. K., Nguyen, D., Gao, L., Dunstan, D. W. & Moodie, M. (2020). The effectiveness of sedentary behaviour interventions on sitting time and screen time in children and adults: An umbrella review of systematic reviews. *The International Journal of Behavioral Nutrition and Physical Activity, 17*(1), Article 117. https://doi.org/10.1186/s12966-020-01009-3

Nooijen, C. F. J., Kallings, L. V., Blom, V., Ekblom, Ö., Forsell, Y. & Ekblom, M. M. (2018). Common perceived barriers and facilitators for reducing sedentary behaviour among office workers. *International Journal of Environmental Research and Public Health, 15*(4), Article 792. https://doi.org/10.3390/ijerph15040792

Paguntalan, J. C. & Gregoski, M. (2016). Physical activity barriers and motivators among high-risk employees. *Work, 55*(3), 515–524. https://doi.org/10.3233/wor-162424

Park, S. & Jang, M. K. (2019). Associations between workplace exercise interventions and job stress reduction: A systematic review. *Workplace Health & Safety, 67*(12), 592–601. https://doi.org/10.1177/2165079919864979

Planchard, J. H., Corrion, K., Lehmann, L. & d"Arripe-Longueville, F. (2018). Worksite physical activity barriers and facilitators: A qualitative study based on the transtheoretical model of change. *Frontiers in Public Health, 6,* Article 326. https://doi.org/10.3389/fpubh.2018.00326

Pronk, N. P. (2021). Implementing movement at the workplace: Approaches to increase physical activity and reduce sedentary behavior in the context of work. *Progress in Cardiovascular Diseases, 64,* 17–21. https://doi.org/10.1016/j.pcad.2020.10.004

Proper, K. I. & van Oostrom, S. H. (2019). The effectiveness of workplace health promotion interventions on physical and mental health outcomes – a systematic review of reviews. *Scandinavian Journal of Work, Environment & Health, 45*(6), 546–559. https://doi.org/10.5271/sjweh.3833

Raine, G. A., Thomas, S., Rodgers, M., Wright, K. & Eastwood, A. J. (2020). Workplace-based interventions to promote healthy lifestyles in the NHS workforce: A rapid scoping and evidence map. *Health Services and Delivery Research, 8*(18), 1–106. https://doi.org/10.3310/hsdr08180

Robroek, S. J., van Lenthe, F. J., van Empelen, P. & Burdorf, A. (2009). Determinants of participation in worksite health promotion programmes: a systematic review. *The International Journal of Behavioral Nutriton and Physical Activity, 6,* Article 26. https://doi.org/10.1186/1479-5868-6-26

Rojatz, D., Merchant, A. & Nitsch, M. (2015). Zentrale Einflussfaktoren der betrieblichen Gesundheitsförderung. *Prävention und Gesundheitsförderung, 10*(2), 134–146. https://doi.org/10.1007/s11553-015-0488-z

Rütten, A. & Pfeifer, K. (Hrsg.). (2016). *Nationale Empfehlungen für Bewegung und Bewegungsförderung*. Erlangen-Nürnberg: FAU. Nationale-Empfehlungen-für-Bewegung-und-Bewegungsförderung-2016.pdf

Ryde, G. C., Atkinson, P., Stead, M., Gorely, T. & Evans, J. M. M. (2020). Physical activity in paid work time for desk-based employees: A qualitative study of employers' and employees' perspectives. *BMC Public Health, 20*(1), Article 460. https://doi.org/10.1186/s12889-020-08580-1

Ryde, G. C., Gilson, N. D., Burton, N. W. & Brown, W. J. (2013). Recruitment rates in workplace physical activity interventions: Characteristics for success. *American Journal of Health Promotion: AJHP, 27*(5), 101–112. https://doi.org/10.4278/ajhp.120404-LIT-187

Sandercock, V. & Andrade, J. (2018). Evaluation of worksite wellness nutrition and physical activity programs and their subsequent impact on participants' body composition. *Journal of Obesity,* Article 1035871. https://doi.org/10.1155/2018/1035871

Schmid, J., Conzelmann, A. & Sudeck, G. (2013). Effekte einer individualisierten Sportberatung im Betrieb. *Prävention und Gesundheitsförderung, 8,* 99–105. https://doi.org/10.1007/s11553-012-0366-x

Schröer, S., Haupt, J. & Pieper, C. (2014). Evidence-based lifestyle interventions in the workplace – an overview. *Occupational Medicine, 64*(1), 8–12. https://doi.org/10.1093/occmed/kqt136

Shrestha, N., Kukkonen-Harjula, K. T., Verbeek, J. H., Ijaz, S., Hermans, V. & Pedisic, Z. (2018). Workplace interventions for reducing sitting at work. *The Cochrane Database of Systematic Review, 6*(6), Article Cd010912. https://doi.org/10.1002/14651858.CD010912.pub4

Smith, L., McCourt, O., Sawyer, A., Ucci, M., Marmot, A., Wardle, J. & Fisher, A. (2016). A review of occupational physical activity and sedentary behaviour correlates. *Occupational Medicine, 66*(3), 185–192. https://doi.org/10.1093/occmed/kqv164

Sun, Y., Wang, A., Yu, S., Hagger, M. S., Chen, X., Fong, S. S. M., Zhang, C., Huang, W. Y., Baker, J. S., Dutheil, F. & Gao, Y. (2020). A blended intervention to promote physical activity, health and work productivity among office employees using intervention mapping: A study protocol for a cluster-randomized controlled trial. *BMC Public Health, 20,* Article 994. https://doi.org/10.1186/s12889-020-09128-z

Techniker Krankenkasse. (2016). *Beweg Dich, Deutschland! – TK-Bewegungsstudie 2016.* https://www.tk.de/resource/blob/2033598/9f2d920e270b7034df3239cbf1c2a1eb/beweg-dich-deutschland-data.pdf

Verweij, L. M., Coffeng, J., van Mechelen, W. & Proper, K. I. (2011). Meta-analyses of workplace physical activity and dietary behaviour interventions on weight outcomes. *Obesity Reviews: An Official Journal of the International Association for the StudyofObesity,12*(6),406–429.https://doi.org/10.1111/j.1467-789X.2010.00765.x

Wahlström, V., Fjellman-Wiklund, A., Harder, M., Järvholm, L. S. & Eskilsson, T. (2019). Implementing a physical activity promoting program in a flex-office: A process evaluation with a mixed methods design. *International Journal of Environmental Research and Public Health, 17*(1), Article 23. https://doi.org/10.3390/ijerph17010023

World Health Organization (2020). *Fact Sheet Physical Activity 2018* [Fact sheet]. https://apps.who.int/iris/rest/bitstreams/1378707/retrieve

Zhang, T., Ham, J. & Ren, X. (2021). Why exercise at work: Development of the office exercise behavior determinants scale. *International Journal of Environmental Research and Public Health, 18*(5), Article 2736. https://doi.org/10.3390/ijerph18052736

E7 Hochschule

Sebastian Heller, Jessica Helten, Pia Laemmert, Philipp Laemmert & Pavel Dietz

Körperliche Aktivität, sedentäres Verhalten, Studierende, Beschäftigte, Online-Angebote

1 Das Setting Hochschule

Die Weltgesundheitsorganisation (World Health Organization, WHO) definiert Gesundheit als einen „Zustand des vollständigen körperlichen, geistigen und sozialen Wohlbefindens" (WHO, 1986). Um diesen Zustand annähernd zu erreichen, sollte Gesundheit als ein wichtiger Bestandteil des alltäglichen Lebens angesehen werden. Dabei ist es notwendig, alle gesellschaftlichen Bereiche, die einen Beitrag zu einer gesunden Lebensweise leisten können, miteinzubeziehen. Mit der Verabschiedung der Ottawa-Charta zur Gesundheitsförderung im Jahr 1986 wurde ein neuer Ansatz zum Gesundheitsverständnis vorangebracht. Gesundheitsförderung zielt demnach darauf ab, den Menschen ein höheres Maß an Selbstbestimmung über ihre Gesundheit zu ermöglichen. Die Schaffung von gesundheitsfördernden „Settings" nimmt hierbei eine zentrale Rolle ein. Der Mensch wird im Setting-Ansatz in seiner alltäglichen Umwelt betrachtet, also dort wo er spielt, lernt, arbeitet und liebt (WHO, 1986). Mit der Verabschiedung des Gesetzes zur Stärkung der Prävention und Gesundheitsförderung (Präventionsgesetz, PrävG) im Jahr 2015 mündete der Setting-Ansatz in den Lebensweltansatz und die Lebenswelt „des Studierens" wurde in Deutschland erstmals gesetzlich verankert (§§ 20 und 20a SGB V, Sozialgesetzbuch (SGB) Fünftes Buch (V), 2021).
Die Hochschule als Ort, an dem gearbeitet, gelernt und auch gelebt wird, stellt ein komplexes Setting dar, in dem gleich zwei Lebenswelten, nämlich die des „Studierens" und die des „Arbeitens", verankert sind. Dies wird durch die 2015 aufgestellte Okanagan-Charta unterstrichen. Sie sieht für Hochschulen eine hohe Relevanz in der Gesundheitsförderung. Denn hier lassen sich zwei primäre Zielgruppen charakterisieren: Studierende und Beschäftigte. Studierende stellen mit rund 80 % die größte Population an Hochschulen dar (Arbeitskreis Gesundheitsfördernde Hochschulen, 2020).

Bestrebungen, den gesundheitsfördernden Ansatz in die Hochschulen zu tragen, lassen sich inzwischen an vielen Stellen sowohl auf nationaler als auch internationaler Ebene beobachten (Gräser, 2010). Dabei setzt sich vielerorts nicht zuletzt die Erkenntnis durch, dass die proaktive Ausrichtung als gesundheitsbewusste und gesundheitsfördernde Hochschule für die Institutionen selbst ein klarer Wettbewerbsvorteil beim Werben um Studierende und Beschäftigte sein kann (Techniker Krankenkasse, 2019). In diesem Kapitel werden in erster Linie die Situation an deutschen Hochschulen sowie Ansätze zur Förderung körperlicher Aktivität und Reduktion sedentären Verhaltens im Setting Hochschule betrachtet.

1.1 Lebenswelt des Studierens

Studierende sind innerhalb der Hochschulen die mit Abstand größte Population. Das junge Erwachsenenalter, in dem die meisten Studierenden ihr Studium absolvieren, stellt zudem eine kritische Lebensphase dar, in der Menschen besonders anfällig für gesundheitliche Risikofaktoren sind, wie etwa körperliche Inaktivität, aber auch übermäßiger Alkoholkonsum und psychische Beeinträchtigungen (Dietz et al., 2020). Darüber hinaus bietet diese Zielgruppe auch gesamtgesellschaftlich ein hohes Potenzial für Prävention und Gesundheitsförderung. Denn Studierende übernehmen später häufig Führungspositionen in Wissenschaft, Wirtschaft und Verwaltung und stellen somit wichtige Multiplikator*innen für Prävention und Gesundheitsförderung in der Berufswelt dar. Prävention und Gesundheitsförderung bei Studierenden können somit nachhaltig gesundheitliche Effekte für die gesamte Gesellschaft mit sich bringen (Arbeitskreis Gesundheitsfördernde Hochschulen, 2020). Bei der institutionellen Verankerung der Gesundheitsförderung bzw. beim Aufbau eines Gesundheitsmanagements an deutschen Hochschulen sollte daher die Zielgruppe der Studierenden, im Sinne eines Studentischen Gesundheitsmanagements (SGM), verstärkt in den Fokus genommen werden.

1.2 Lebenswelt des Arbeitens

Bei der Betrachtung der Zielgruppe der Beschäftigten sollten primär zwei Untergruppen unterschieden werden: einerseits wissenschaftsunterstützende Beschäftigte (alle Beschäftige in Verwaltung und Technik), andererseits wissenschaftliche und lehrtätige Beschäftigte, wobei bei der zweiten Untergruppe die Zielgruppe der Professor*innen gesonderte Betrachtung erfordert. Der berufliche Alltag der wissenschaftsunterstützenden Beschäftigten ist meist gekennzeichnet durch hohe Bildschirmarbeitszeiten, häufige

Unterbrechungen im Arbeitsablauf sowie eine hohe Intensität aufgrund tendenzieller Personalreduktion im Bereich Verwaltung (Cusumano & Mockenhaupt, 2016). Außerdem besteht hier allgemein eine hohe Heterogenität an Berufsgruppen (z. B. Beschäftigte in Verwaltungseinrichtungen, Bibliotheken, Rechenzentren, Beratungsstellen, Laboren, Werkstätten). Des Weiteren ist die meist dezentrale Verteilung der Organisationseinheiten und Bereiche ein kennzeichnendes Merkmal von Hochschulen.

Der berufliche Alltag von wissenschaftlichen Beschäftigten zeichnet sich primär durch paralleles Arbeiten in den Bereichen Forschung, Lehre und Administration aus. Häufig befristete Arbeitsverträge, Qualifikationsanforderungen und ein hohes Arbeitstempo stehen einer ausgeprägten Autonomie in der Arbeitsgestaltung sowie einer exponierten gesellschaftlichen Stellung gegenüber (Schüler-Hammer, 2019). Dies trifft besonders auf die Gruppe der Professor*innen, aber auch auf den wissenschaftlichen Nachwuchs zu, deren Arbeitsalltag durch ein hohes Maß an Selbstbestimmung in Forschung und Lehre gekennzeichnet ist. Demgegenüber stehen Merkmale wie Profilierungs- und Publikationsdruck sowie Abhängigkeit von Drittmitteln. Zudem wird von Professor*innen Führungskompetenz gefordert, welche neben akademischen Qualitäten auch Kompetenzen im Bereich Personalführung, Budgetverwaltung und Projektmanagement beinhaltet (Faller, 2006).

Zudem lässt sich erkennen, dass das Arbeiten an deutschen Hochschulen einen starken Umbruch – beschleunigt durch vermehrtes Arbeiten im Home-Office – erfährt und daher die Notwendigkeit einer kontinuierlichen partizipativen Untersuchung der Bedarfe und Bedürfnisse im Bereich Gesundheitsförderung, besonders auch der Förderung körperlicher Aktivität und Reduktion sedentären Verhaltens, besteht. Diese Herausforderung soll im Rahmen eines Betrieblichen Gesundheitsmanagements (BGM) bewältigt werden.

2 Körperliche Aktivität und sedentäres Verhalten im Setting Hochschule

Nach aktuellem Forschungsstand sind körperliche Aktivität positiv und sedentäres Verhalten negativ mit Gesundheit und Mortalität assoziiert (Ekelund et al., 2016; Ekelund et al., 2019; vgl. Kap. B3). Neueste Studien zeigen zudem, dass die negativen Effekte sedentären Verhaltens nicht, bzw. nur durch hohe Umfänge körperlicher Aktivität kompensiert werden können (Ekelund et al., 2016). Somit stellt sedentäres Verhalten mittlerweile einen gesundheitlichen Risikofaktor dar, den es unabhängig von körperlicher Aktivität zu erforschen gilt und dem präventiv entgegengewirkt werden muss.

Epidemiologische Studien zeigen, dass sedentäres Verhalten und ein Mangel an körperlicher Aktivität in der westlichen Bevölkerung weit verbreitet sind (Kohl et al., 2012; vgl. Kap. B6). Hohe Sitzzeiten kennzeichnen auch den Alltag von Studierenden und Beschäftigten an Hochschulen (Cusumano & Mockenhaupt, 2016) und werden durch vermehrtes Arbeiten im Home-Office, wie es u. a. während der Corona-Pandemie der Fall war, noch verstärkt (Klöver, Himbert, Gehlke & Bins, 2020; Leal Filho et al., 2021). Zwar gelten Studierende als relativ aktive Bevölkerungsgruppe, jedoch zeigen Forschungsarbeiten, dass auch in diesem Kollektiv ein geringer Umfang an körperlicher Aktivität und alltägliche hohe Sitzzeiten mit wenig Sitzunterbrechungen sehr verbreitet sind (Bennie et al., 2013; Helten et al., 2020). Denn der Besuch von Lehrveranstaltungen, das Recherchieren in der Bibliothek oder das Schreiben von Hausarbeiten finden typischerweise in sitzender Körperhaltung mit wenigen Unterbrechungen des Sitzens und wenig körperlicher Aktivität statt (Brandl-Bredenbeck, Kämpfe & Köster, 2013; Moulin & Irwin, 2017). Außerdem zeigte sich, dass vor allem die täglichen Sitzzeiten unter den Bedingungen des heimbasierten Studiums gestiegen sind (Castañeda-Babarro, Arbillaga-Etxarri, Gutiérrez-Santamaría & Coca, 2020). Aufgrund dieser Situation, die aus Public-Health-Sicht als alarmierend bezeichnet werden kann, bedarf es vermehrt an Ansätzen und Strategien zur Förderung körperlicher Aktivität und Reduktion sedentären Verhaltens in der Lebenswelt des Studierens.

Der Förderung körperlicher Aktivität kommt dabei eine Doppelfunktion zu: Einerseits kann sie als primäre Förderung der Gesundheit von Studierenden verstanden werden und andererseits können Studierende durch ihre besondere Rolle als Multiplikator*innen in Zukunft verschiedene weitere Settings so gestalten, dass körperliche Aktivität gefördert wird (Göring & Möllenbeck, 2015).

Aufgrund der zuvor genannten besonderen Bedeutung der Lebenswelt des Studierens innerhalb des Settings Hochschule werden in diesem Beitrag der Fokus auf die Förderung von körperlicher Aktivität und Reduktion sedentären Verhaltens von Studierenden gelegt und im Folgenden mögliche Ansätze und Maßnahmenbeispiele vorwiegend für diese Zielgruppe erläutert und diskutiert.

2.1 Ansätze zur Förderung körperlicher Aktivität und Reduktion sedentären Verhaltens von Studierenden

Derzeitige Ansätze zur Förderung körperlicher Aktivität und Reduktion sedentären Verhaltens von Studierenden konzentrieren sich meist auf einzelne Maßnahmen. Für eine nachhaltige Etablierung von Interventionen im Setting Hochschule, die sowohl die körperliche Aktivität als auch das Sitzverhalten einbeziehen, ist ein mehrdimensionales Vorgehen mit unterschiedlichen Maßnahmen auf Verhaltens- und Verhältnisebene zu empfehlen. Dies bedeutet bspw. eine Kombination von Sitz-Steh-Pulten in Lernräumen mit weiteren Maßnahmen, wie dem Einsatz von Bewegungspausen und bewegungsaktivierenden Lehrmethoden (Jerome, Janz, Baquero & Carr, 2017). Hier setzt das Heidelberger Modell der bewegten Lehre an, welches darauf abzielt, die Bildungs- und Lehrqualität durch gesundheits- und bewegungsfördernde Maßnahmen[19] zu verbessern (Rupp, Dold & Bucksch, 2020). Laut dieses Modells sind die folgenden fünf Bausteine notwendig:

1) Bewegende Methoden: Durch den Einsatz bewegender Methoden wird den Studierenden die Möglichkeit gegeben, das Sitzen zu unterbrechen und sich zu bewegen

2) Bewegendes Lehrangebot: Studienangebote, bei denen Studierende Bewegungsförderung theoretisch und praktisch kennenlernen

3) Bewegungsfreundliche Lehrräume: Bewegungsfreundliche Gestaltung der Studien- und Lernumgebung im Setting Hochschule

4) Bewegende Weiterbildungen: Angebot hochschulinterner Weiterbildungen zu bewegungsaktivierenden Maßnahmen für Dozierende im Setting Hochschule

5) Bewegungspause: Unterbrechung des Sitzens zugunsten einer kurzzeitigen Bewegungseinheit innerhalb einer Lehrveranstaltung

Durch das Zusammenspiel dieser Bausteine entsteht ein Konzept zur Orientierung für ein bewegtes Studium. Um nachhaltige und passgenaue Interventionen für die Zielgruppe Studierende zu implementieren, sollte zudem eine symbiotische Strategie verfolgt werden. Dabei tauschen sich Stakeholder mit verschiedenen Perspektiven auf die Hochschule (u. a. Studierende, Dozierende, Hochschulleitung) untereinander aus und versuchen partizipativ Lösungen zu finden sowie umzusetzen (Gelius et al., 2021; Rütten, Frahsa, Gelius & Schätzlein, 2015).

---

[19] Der Begriff ‚Bewegungsförderung' wird synonym für die Förderung körperlicher Aktivität verwendet. Körperliche Aktivität entspricht jeder durch die Skelettmuskulatur erzeugten Bewegung des Körpers, die in einem zusätzlichen Energieverbrauch oberhalb des Ruheenergieverbrauchs resultiert (Caspersen et al., 1985).

2.2 Ansätze zur Förderung körperlicher Aktivität und Reduktion sedentären Verhaltens von Beschäftigten

Ansätze zur Förderung körperlicher Aktivität und Reduktion sedentären Verhaltens von Beschäftigten an Hochschulen sind insbesondere für wissenschaftsunterstützende Beschäftigte aus dem Setting Betrieb überführbar (vgl. auch Kap. E6). Jedoch sind bei den Ansätzen einige der in Abschnitt 1.2 genannten Besonderheiten der Strukturen von Hochschulen zu beachten (bspw. Heterogenität an Berufsgruppen, Dezentralität). So eignen sich bspw. angeleitete aktive Pausen gut, da sie für eine breite Zielgruppe gestaltet werden können und sowohl im Büro, aber auch im Home Office durchgeführt werden können.
Die in Abschnitt 1.2 umschriebenen Beschäftigungsverhältnisse wissenschaftlicher Beschäftigter sowie das Anforderungsprofil von Professor*innen sind ebenfalls bei der Konzeption von Ansätzen zur Förderung körperlicher Aktivität und Reduktion sedentären Verhaltens für diese Zielgruppe zu berücksichtigen.
Das in Abschnitt 2.1 erläuterte Heidelberger Modell der bewegten Lehre stellt einen Ansatz zur Förderung körperlicher Aktivität und Reduktion sedentären Verhaltens dar, der neben den Studierenden als primäre Zielgruppe auch alle Beschäftigten mit Lehrtätigkeit (Dozierende) adressiert. Die Dozierenden fungieren hierbei sogar als Multiplikator*innen, da Studierende durch die von ihnen eingesetzten bewegenden Methoden und Angebote der Lehre erreicht werden. Gleichzeitig können Dozierende, die solche Angebote und Methoden selbst nutzen, aufgrund ihrer Führungs- und Vorbildfunktion als Nudging-Element („nudging", engl. für Stupsen/Schubsen) für Studierende und Kolleg*innen gesehen werden, indem sie mit gutem Beispiel vorangehen.

3 Spezifische Angebote – Best Practice

Nachfolgend werden aus den in Abschnitt 2 genannten Gründen ausschließlich Best-Practice-Beispiele für die Zielgruppe der Studierenden erläutert. Allgemeine Ansätze für Beschäftigte werden in Kap. E6 in diesem Buch ausführlich erörtert.
Das Projekt Smart Moving[20] zielt auf settingorientierte Bewegungsförderung von Studierenden ab, bei der sowohl das allgemeine Bewegungsverhalten erhöht, als

[20] 2018 bis 2020 durchgeführt an zwei bayerischen Hochschulen, gemeinsam mit dem Kompetenzzentrum für Ernährung (KErn) und der Techniker Krankenkasse (TK) als Projektträgern.

auch das sedentäre Verhalten reduziert werden sollen. Erkenntnisse zu körperlicher Aktivität und Sitzverhalten zu Beginn des Projektes (u. a. Sitzdauer im Mittel 34 Stunden pro Woche; jüngere Studierende sitzen länger in Lehrveranstaltungen, ältere länger in der Bibliothek) dienten als Basis für einen kooperativen Planungsprozess, bei dem verschiedene Stakeholder der Universität bewegungsfördernde Maßnahmen partizipativ konzipierten und umsetzten. Dabei wurden (Online)AktivPausen in Lehrveranstaltungen und aktivierende Sitz- und Stehmöbel in die Bibliothek und Seminarräume integriert. Im Sinne innovativer Ansätze wurde ein Streckennetz mit Bodenmarkierungen eingebunden, um die Studierenden im Sinne des Nudgings zu mehr Bewegung auf dem Campus zu animieren. Die aktivierenden Sitz- und Stehmöbel wurden in der Bibliothek gut wahrgenommen sowie genutzt und ihre Wirksamkeit wurde von den Studierenden am besten eingeschätzt. Die Bibliothek konnte als ein zentraler Ort für Studierende im Setting Hochschule identifiziert werden. Im Vergleich dazu wurden die aktivierenden Sitz- und Stehmöbel in den Seminarräumen weder von den Studierenden noch von den Dozierenden angenommen. Zudem sollte das Streckennetz mit Bodenmarkierungen mit zusätzlichen Informationen zur Nutzung verknüpft und die Umsetzung der (Online)AktivPausen in weiteren Lehrveranstaltungen durch Multiplikator*innen unterstützt werden. Für eine langfristige Implementation ist eine kontinuierliche Bewerbung der Maßnahmen empfehlenswert. Die Ergebnisse des Projektes unterstreichen die Notwendigkeit der Entwicklung von Maßnahmen zur Bewegungsförderung im Setting Hochschule und geben einen Einblick in das Bewegungs- und Sitzverhalten der Studierenden vor und während der COVID-19-Pandemie. Es zeigt sich, dass ein partizipativer Interventionsprozess ein Erfolgsfaktor für Bewegungsförderung im Setting Hochschule sein kann und eine Kombination verschiedener, bewegungsfördernder Maßnahmen im Präsenz- und Online-Format zielführend ist (Helten et al., 2020; Helten, 2021).

Im Rahmen der Maßnahme Health Express des Modellvorhabens „Healthy Campus Mainz" – gesund studieren (Healthy Campus Mainz, 2022) werden universitäre Veranstaltungen für Studierende durch 3- bis 5-minütige Kurzvideos zu ausgewählten gesundheitlichen Themen ergänzt. Die Kurzvideos, welche unter anderem die Themen „Bewegung im Alltag" und „Umgang mit Alltagsstressoren" beinhalten, wurden partizipativ mit Studierenden gestaltet und werden den Dozierenden auf einer Online-Plattform bereitgestellt, sodass sie an der von ihnen gewünschten Stelle in die eigene Lehrveranstaltung integriert werden können. Ein besonderes Merkmal dieser Gesundheitsförderungsmaßnahme ist somit, dass nicht nur gesundheitsinteressierte Studierende erreicht werden, sondern durch die Einbindung in die Lehre ein sehr

heterogenes Kollektiv. Die Maßnahme selbst bietet darüber hinaus auch Dozierenden eine wertvolle Möglichkeit, um nach längeren theorie- und sitzintensiven Unterrichtsphasen das Sitzen zu unterbrechen und die Konzentration und Motivation wieder zu erhöhen.
Als Ritual zu Beginn eines jeden Videos werden die Studierenden freundlich dazu aufgefordert aufzustehen und im Anschluss werden evidenzbasierte Inhalte, Kompetenzen und Methoden zur eigenen Gesundheitsförderung und besseren Bewältigung des Studiums vermittelt. Eine erste Analyse von Daten einer Pilotstudie zum Health Express zeigt, dass 54,4 % ($n = 93$) das Sitzen unterbrochen haben, unabhängig vom Thema des Kurzvideos. Außerdem gaben 87 % ($n = 80$) der teilnehmenden Studierenden, nach Ansehen eines der Kurzvideos zum Thema Alltagsbewegung (bzw. „Activity Break") an, sich mehr Sitzzeitunterbrechungen in universitären Lehrveranstaltungen zu wünschen. Weitere wissenschaftliche Wirkungsanalysen zu dieser Maßnahme und Studie werden derzeit durchgeführt.

Fazit

Dem Setting Hochschule kommt eine besondere Bedeutung im Bereich der bewegungsbezogenen Gesundheitsförderung zu, welche u. a. durch die COVID-19-Pandemie noch verstärkt wird. Insbesondere haben durch heimbasiertes Studieren und vermehrtes Home Office der Mangel an körperlicher Aktivität und sedentäres Verhalten zugenommen. Allerdings ist noch nicht sicher, welche unterschiedlichen Ziel- und Risikogruppen es diesbezüglich unter Studierenden gibt und welche Maßnahmen sich besonders gut eignen, um verschiedene Gruppen unter Studierenden anzusprechen. Somit nimmt auch der Bedarf an Forschung, Entwicklung und Evaluation von Strategien und Konzepten zur Förderung der körperlichen Aktivität und Reduktion des sedentären Verhaltens weiter zu. Dabei bewähren sich derzeit mehrdimensionale (z. B. Heidelberger Modell) sowie partizipative Ansätze (z. B. im Rahmen der Projekte Smart Moving und Health Express) in der Praxis der Bewegungsförderung von Studierenden an deutschen Hochschulen. Zudem kann die Relevanz unterschiedlicher Ansätze zur Bewegungsförderung sowie die Notwendigkeit des langfristigen Sensibilisierens der Zielgruppen für die Veränderung ihres Verhaltens im Hinblick auf körperliche Aktivität und sedentäres Verhalten unterstrichen werden. Durch Ansätze wie die des Heidelberger Modells oder eine Integration von Kurzvideos mit Inhalten zur Gesundheitsförderung in der Lehre, wie bei der Maßnahme Health Express, kann neben Studierenden auch die Zielgruppe von Beschäftigten (Professor*innen und andere Beschäftigte mit Lehraufgaben) erreicht werden und für diese als Anreiz zur Gesundheitsförderung dienen. Zusammenfassend lässt sich festhalten, dass die dynamischen Entwicklungen der Hochschullandschaft – verstärkt durch gesamtgesellschaftliche Themen wie die COVID-19-Pandemie – kontinuierliche Forschung zur Ermittlung der sich mitverändernden Bedarfe und Bedürfnisse der Zielgruppen Studierende und Beschäftigte erfordern. Bei der Entwicklung von Strategien und Konzepten zur Bewegungs- und Gesundheitsförderung im Setting Hochschule sollten die genannten bewährten Strategien genutzt, reflektiert und gegebenenfalls angepasst werden, wobei auch stets Raum für innovative Ansätze (wie bspw. die Nudgings des Projekts Smart Moving, die Bedeutung der Führungsfunktion von Dozierenden oder digitale bewegende Methoden und Angebote der Lehre) geschaffen werden sollte.

Literatur

Arbeitskreis Gesundheitsfördernde Hochschulen. (2020). *Zehn Gütekriterien für eine Gesundheitsfördernde Hochschule*. http://www.gesundheitsfoerdernde-hochschulen.de/Inhalte/O1_Startseite/AGH-10-Guetekriterien.pdf

Bennie, J. A., Chau, J. Y., van der Ploeg, H. P., Stamatakis, E., Do, A. & Bauman, A. (2013). The prevalence and correlates of sitting in European adults – a comparison of 32 Eurobarometer-participating countries. *The International Journal of Behavioral Nutrition and Physical Activity, 10,* 107. https://doi.org/10.1186/1479-5868-10-107

Brandl-Bredenbeck, H. P., Kämpfe, A. & Köster, C. (2013). *Studium heute – gesundheitsfördernd oder gesundheitsgefährdend? Eine Lebensstilanalyse* (1. Auflage). Aachen: Meyer & Meyer.

Caspersen, C. J., Powell, K. E. & Christenson, G. M. (1985). Physical activity, exercise, and physical fitness: Definitions and distinctions for health-related research. *Public Health Reports, 100*(2), 126–131

Castañeda-Babarro, A., Arbillaga-Etxarri, A., Gutiérrez-Santamaría, B. & Coca, A. (2020). Physical Activity change during COVID-19 Confinement. *International Journal of Environmental Research and Public Health, 17*(18). https://doi.org/10.3390/ijerph17186878

Cusumano, V. & Mockenhaupt, J. (2016). Gesunde Hochschule: Neue Impulse durch forschendes Lernen. In A. Ghadiri, A. Ternès & T. Peters (Hrsg.), *Trends im Betrieblichen Gesundheitsmanagement* (S. 93–104). Wiesbaden: Springer.

Dietz, P., Reichel, J. L., Edelmann, D., Werner, A. M., Tibubos, AN, Schäfer, M., Simon, P., Letzel, S. & Pfirrmann, D. (2020). A systematic umbrella review on the epidemiology of modifiable health influencing factors and on health promoting interventions among university students. *Frontiers in Public Health, 8,* 137. https://doi.org/10.3389/fpubh.2020.00137

Ekelund, U., Steene-Johannessen, J., Brown, W. J., Fagerland, M. W., Owen, N., Powell, K. E., Bauman, A. & Lee, I.-M. (2016). Does physical activity attenuate, or even eliminate, the detrimental association of sitting time with mortality? A harmonised meta-analysis of data from more than 1 million men and women. *The Lancet, 388*(10051), 1302–1310. https://doi.org/10.1016/S0140-6736(16)30370-1

Ekelund, U., Tarp, J., Steene-Johannessen, J., Hansen, B. H., Jefferis, B., Fagerland, M. W [Morten Wang], Whincup, P., Diaz, K. M., Hooker, S. P., Chernofsky, A., Larson, M. G., Spartano, N., Vasan, R. S., Dohrn, I.-M., Hagströmer, M., Edwardson, C., Yates, T., Shiroma, E., Anderssen, S. A. & Lee, I.-M. (2019). Dose-response associations between accelerometry measured physical activity and sedentary time and all cause mortality: Systematic review and harmonised meta-analysis. *British Medical Journal (Clinical Research Ed.), 366,* l4570. https://doi.org/10.1136/bmj.l4570

Faller, G. (2006). Gesundheit und Arbeit aus Sicht der verschiedenen Statusgruppen an Hochschulen. In G. Faller & P.-E. Schnabel (Hrsg.), *Wege zur gesunden Hochschule* (S. 36–57). Baden-Baden: edition sigma.

Gelius, P., Brandl-Bredenbeck, H. P., Hassel, H., Loss, J., Sygusch, R., Tittlbach, S., Töpfer, C., Ungerer-Röhrich, U. & Pfeifer, K. (2021). Kooperative Planung von Maßnahmen zur Bewegungsförderung: Neue Wege zur Erweiterung von Handlungsmöglichkeiten – Ergebnisse aus dem Forschungsverbund Capital4Health. *Bundesgesundheitsblatt, Gesundheitsforschung, Gesundheitsschutz, 64*(2), 187–198. https://doi.org/10.1007/s00103-020-03263-z

Göring, A. & Möllenbeck, D. (2015). *Bewegungsorientierte Gesundheitsförderung an Hochschulen* (Bd. 3). Göttingen: Göttingen University Press.

Gräser, S. (2010). Zur internationalen Entwicklung der gesundheitsfördernden Hochschulen. *Prävention und Gesundheitsförderung, 5*(3), 179–184. https://doi.org/10.1007/s11553-010-0254-1

Healthy Campus Mainz (2022, 22. April). *Health Express.* https://healthycampus.uni-mainz.de/health-express/ [abgerufen am 13. Mai 2022].

Helten, J. (2021). Sitzzeiten während der COVID-19-Pandemie. In B. Dahlke (Hrsg.), *Bewegtes Studium: Theoretische Grundlagen und Praxisbeispiele aus Hochschu-*

len (S. 7–8). Landesvereinigung für Gesundheit und Akademie für Sozialmedizin Niedersachsen e. V.

Helten, J., Hoffmann, S., Sommoggy, J. von, Loss, J., Germelmann, C. C. & Tittlbach, S. (2020). Smart Moving: Bewegungs- und Sitzverhalten von Studierenden. In B. Wollesen, C. Meixner, J. Gräf, I. Pahmeier, L. Vogt & A. Woll (Hrsg.), *Interdisziplinäre Forschung und Gesundheitsförderung in Lebenswelten. Bewegung fördern, vernetzen, nachhaltig gestalten. Jahrestagung der dvs-Kommission Gesundheit vom 4.–6. April 2019 in Hamburg* (S. 80–85). Hamburg: Feldhaus Edition Czwalina.

Jerome, M., Janz, K. F., Baquero, B. & Carr, L. J. (2017). Introducing sit-stand desks increases classroom standing time among university students. *Preventive Medicine Reports, 8,* 232–237. https://doi.org/10.1016/j.pmedr.2017.10.019

Klöver, B., Himbert, E., Gehlke, A. & Bins, E. (2020). Home-Office an deutschen Hochschulen: Zwischen unbegrenzter Legitimation und übermäßiger Begrenzung. *CHE Consult.* https://www.che-consult.de/wp-content/uploads/2020/10/Home-Office_an_deutschen_Hochschulen_September_2020.pdf [abgerufen am 11. Januar 2022].

Kohl, H. W., Craig, C. L., Lambert, E. V., Inoue, S., Alkandari, J. R., Leetongin, G. & Kahlmeier, S. (2012). The pandemic of physical inactivity: Global action for public health. *The Lancet, 380*(9838), 294–305. https://doi.org/10.1016/S0140-6736(12)60898-8

Leal Filho, W., Wall, T., Rayman-Bacchus, L., Mifsud, M., Pritchard, D. J., Lovren, V. O., Farinha, C., Petrovic, D. S. & Balogun, A.-L. (2021). Impacts of COVID-19 and social isolation on academic staff and students at universities: A cross-sectional study. *BMC Public Health, 21*(1), 1213. https://doi.org/10.1186/s12889-021-11040-z

Moulin, M. S. & Irwin, J. D. (2017). An assessment of sedentary time among undergraduate students at an urban Canadian university. *International Journal of Exercise Science, 10*(8), 1116–1129. https://digitalcommons.wku.edu/ijes/vol10/iss8/3/ [abgerufen am 11. Januar 2022].

Rupp, R., Dold, C. & Bucksch, J. (2020). Einleitung. In R. Rupp, C. Dold & J. Bucksch (Hrsg.), *Essentials. Bewegte Hochschullehre* (S. 1–3). Wiesbaden: Springer.

Rütten, A., Frahsa, A., Gelius, P. & Schätzlein, V. (2015). Interaktiver Wissensaustausch – ein Ansatz zur nachhaltigen Implementierung evidenzbasierter Programme in der sportwissenschaftlichen Gesundheitsförderungsforschung. In

T. Könecke, H. Preuß, W. I. Schöllhorn (Hrsg.), *Moving minds – crossing boundaries in sport science. 22. dvs-Hochschultag, Mainz, 30. September – 2. Oktober 2015* (S. 131–133) (Schriften der Deutschen Vereinigung für Sportwissenschaft: Bd. 251). Hamburg: Feldhaus Edition Czwalina.

Schüler-Hammer, S. (2019). *Betriebliche Gesundheitsförderung im Setting Hochschule. Konzeption, Implementation und Evaluation der Bewegungskurzintervention Aktivpause-Plus als Maßnahme zur Steigerung des Aktivitätsverhaltens am Arbeitsplatz.* https://doi.org/10.5445/IR/1000093939

Sozialgesetzbuch (SGB) (2021). *Fünftes Buch (V).* https://www.sozialgesetzbuch-sgb.de/sgbv/20.html

Techniker Krankenkasse. (2019). *SGM – Studentisches Gesundheitsmanagement: Handlungsempfehlungen für Theorie und Praxis.* https://www.tk.de/resource/blob/2066932/4afe76fe03be36234c1402b1db4fc811/handlungsempfehlung-zum-studentischen-gesundheitsmanagement-data.pdf [abgerufen am 13. Mai 2022].

World HEalth Organization (1986). *Ottawa Charter for Health Promotion* [Press release]. https://www.euro.who.int/__data/assets/pdf_file/0006/129534/Ottawa_Charter_G.pdf

E8 Gesundheitsversorgung

Wiebke Göhner, Simon Steib & Klaus Pfeifer

Sport- und Bewegungstherapie, Physiotherapie, Rehabilitationssport, Rezept für Bewegung, Prähabilitation

Einleitung

Zu den nicht übertragbaren Erkrankungen (noncommunicable diseases; NCD) zählen unter anderem Herz-Kreislauf-Erkrankungen, Krebs, Atemwegserkrankungen, Diabetes sowie psychische Störungen. Laut Weltgesundheitsorganisation sind allein diese fünf NCD für 77 % der Krankheitslast und für 86 % aller Todesfälle in der Europäischen Region der WHO verantwortlich (WHO, 2017). Für viele NCD sind deutliche positive präventive und therapeutische Effekte durch regelmäßige Bewegung nachgewiesen (Booth, Roberts & Layse, 2012; Cooney et al., 2013; Naci & Ioannidis, 2013; Pedersen & Saltin, 2015; Physical Activity Guidelines Advisory Committee, 2018; Thompson et al., 2020).
Um die positiven Auswirkungen körperlicher Aktivität auszuschöpfen, wurden in jüngerer Zeit Empfehlungen bezüglich Art der Aktivität sowie deren Intensität, Häufigkeit und Dauer pro Woche konkretisiert (vgl. Kapitel B5 zu Bewegungsempfehlungen für verschiedene Adressatengruppen; Pfeifer & Geidl, 2017; WHO, 2020). Der Großteil der an NCD erkrankten Menschen ist jedoch nicht im empfohlenen Maße körperlich aktiv. Basierend auf repräsentativen Daten für Deutschland konnten Sudeck et al. (2021) ermitteln, dass gegenüber der Gesamtbevölkerung ein deutlich geringerer Anteil von erkrankten Personen mindestens 150 Minuten pro Woche mit moderater Intensität aktiv ist: Zwischen 32,7 % (Personen mit Depressionen) bis 39 % (Personen mit koronarer Herzerkrankung). In der Gesamtbevölkerung liegt der durchschnittliche Anteil bei 45,3 % (Ausnahmen bilden Personen mit Krebserkrankungen und Osteoarthrose, die genauso aktiv sind wie nicht erkrankte). Wird die zusätzliche Empfehlung, an mindestens zwei Tagen pro Woche die Muskeln zu kräftigen, einbezogen, reduzieren sich die Prävalenzen körperlich aktiver Personen auf 26,1 % (Osteoarthrose-Erkrankte) bis 14,8 % (Personen mit Adipositas; Gesamtbevölkerung: 22,6 %). Das bedeutet, dass bei weit über der

Hälfte der erkrankten Personen eine potenziell wirksame Therapie nicht zum Zuge kommen kann.
Dabei scheint zum einen die Erkrankung selbst mit jeweils spezifischen Symptomen wie Funktions- oder mentalen Einschränkungen eine Barriere zu sein, die die Personen daran hindert, regelmäßig und ausreichend körperlich aktiv zu sein (Sudeck et al., 2021). Zum anderen zeigen verschiedene Übersichtsarbeiten, dass insbesondere personenbezogene Faktoren wie z. B. fehlende Informationen zum Thema Bewegung, geringes Zutrauen in die eigenen Möglichkeiten, Ängste und Peinlichkeitsgefühle oder geringe Selbstwirksamkeitserwartungen ursächlich für geringere Aktivität sind (motivational-volitionale Determinanten; Mulligan, Hale, Whitehead & Baxter, 2012; Streber, Peters & Pfeifer, 2016; Veldhuijzen van Zanten et al., 2015).
Entsprechend ist es für Menschen mit NCD in hohem Maße relevant, Unterstützung darin zu erhalten, wie sie ihre körperliche Aktivität steigern können (Krämer & Göhner, 2020). Zielgerichtete Maßnahmen zur Bewegungsförderung können dabei in unterschiedlichen Settings der klinischen Versorgung umgesetzt werden: a) in der *kurativen Versorgung* wird Bewegung in verschiedener Form von Ärzt*innen empfohlen und ggf. verordnet, (b) in der *Rehabilitation* werden indikationsabhängig z. T. sehr umfangreiche bewegungsorientierte Leistungen angeboten und c) in der Nachsorge wird die Unterstützung zur eigenständigen Weiterführung von Bewegung adressiert.

1 Kurative Versorgung – primary health care

Heilmittelverordnung. Die kurative Versorgung von Patient*innen mit Bewegung im weiteren Sinne wird in Deutschland aktuell auf ärztliche Anordnung und basierend auf der Heilmittelrichtlinie des Gemeinsamen Bundesauschusses von Physiotherapeut*innen durchgeführt (Gemeinsamer Bundesausschuss, 2021). Je nach Zustand der Personen und Verlauf der Erkrankung wird eine unterschiedliche Anzahl von physiotherapeutischen Behandlungen verschrieben, die Kosten werden von den Krankenkassen übernommen. Dabei findet aber nur ein kleiner Teil der o. g. NCD Berücksichtigung, denn die Mehrheit der für die Verordnung von Physiotherapie ärztlich gestellten Diagnosen bezieht sich auf „Rückenschmerzen“ (ICD-M54, 29,6 % aller Verordnungen, Bundesinstitut für Arzneimittel und Medizinprodukte, 2021; Waltersbacher, 2019). Das bedeutet, dass aus ärztlicher Sicht das Potenzial von Bewegung für Personen mit NCD noch nicht erkannt ist und somit auch nicht über die (ärztlich verordnete) physiotherapeutische Behandlung adressiert wird. Erschwerend kommt hinzu, dass sich Physiotherapeut*innen nicht immer in der Verantwortung sehen, bewegungsbezogene Gesundheitsförderung anzubieten; auch das Wissen und die Fähigkeiten, die zur Vermittlung von bewegungsbezogener Gesundheitsförderung notwendig sind, scheinen derzeit nicht auszureichen (Eisele, Schagg & Göhner, 2020; Lowe et al., 2018).

Rehabilitationssport und Funktionstraining. Außerhalb des durch die Heilmittelrichtlinie festgelegten Heilmittelkatalogs können für behinderte oder von Behinderung bedrohte Menschen ärztlicherseits auch Rehabilitationssport und Funktionstraining verordnet werden. Bei Bewilligung der Kostenübernahme durch die zuständigen Kostenträger (Krankenkasse, Renten-, Unfallversicherung) kann die Teilnahme an entsprechenden Gruppenangeboten erfolgen. Diese zielen laut Bundesarbeitsgemeinschaft für Rehabilitation (BAR) „in der Hauptsache auf die Verbesserung der Ausdauer, der Kraft und der Beweglichkeit sowie auf die Hilfe zur Selbsthilfe" (Bundesarbeitsgemeinschaft für Rehabilitation, 2011, S. 7). Entsprechende Angebote finden sich u. a. in Sportvereinen, -verbänden und/oder Fitnesseinrichtungen (vgl. Kapitel E5 zum organisierten Sport).

Rezept für Bewegung. Im Jahr 2012 wurde über eine gemeinsame Initiative der Deutschen Gesellschaft für Sportmedizin und Prävention (DGSP), des Deutschen Olympischen Sportbunds (DOSB) und der Bundesärztekammer das sog. Rezept für Bewegung eingeführt (Bundesärztekammer, 2012). Dieses soll es Ärzt*innen ermöglichen, Bewegung im Sinne einer – freiwilligen und bislang nicht abrechnungsfähigen – Verordnung als Leistung der primären oder sekundären Krankheitsprävention zu empfehlen (Bundeszentrale für gesundheitliche Aufklärung, 2018). Der Erhalt eines rezeptähnlichen Formulars soll Patient*innen dazu motivieren, dem Rat zu körperlicher Aktivität zu folgen und an qualitätsgesicherten Bewegungsangeboten in den Sportvereinen (Qualitätssiegel SPORT PRO GESUNDHEIT des DOSB) teilzunehmen. Zielgruppe sind hier Menschen mit Bewegungsmangel noch ohne manifeste NCD. Diese Maßnahme folgt internationalen Konzepten, die bereits eine ärztliche Verordnung strukturell in der Gesundheitsversorgung verankert haben (*physical activity on prescription schemes oder exercise referral schemes;* Mino et al., 2021).

Prähabilitation. Im weiteren Sinne wird bewegungsbezogene Gesundheitsförderung durchgeführt, wenn Trainingsmaßnahmen bereits vor Operationen oder medikamentösen Behandlungen eingesetzt werden. Das therapeutische Ziel ist zwar jeweils eine

Erhaltung oder Verbesserung des Gesundheitszustands, gleichzeitig aber werden durch diese Eingriffe z. T. starke Einschränkungen und/oder chronische Nebenwirkungen erst hervorgerufen. Diesen soll durch vorangestellte Trainingsmaßnahmen proaktiv entgegengewirkt werden. Solche prähabilitativen Aktivierungen zeigen zielgruppen- und diagnosespezifisch unterschiedliche Wirkungen (Andersson, Örtengren, Nachemson & Elfström, 1974; Durrand, Singh & Danjoux, 2019; Liu, Lu, Zhu & Lu, 2021; Michael, Lehrer, Schmitz & Zaorsky, 2021).

2 Rehabilitation

Bewegungstherapie hat innerhalb der medizinischen Rehabilitation einen hohen Stellenwert und wird dort als Sport- und Bewegungstherapie, als Physiotherapie und als Rekreationstherapie durchgeführt (Deutsche Rentenversicherung Bund, 2014). Der zeitliche Anteil an allen therapeutischen Leistungen beträgt zwischen 43 % (Psychosomatik) und 69 % (Onkologie), mit einem Umfang von durchschnittlich zwölf Stunden pro Woche (Brüggemann, Sewöster & Kranzmann, 2018). Eine entweder stationäre oder ambulante Rehabilitation umfasst in der Regel drei bis vier Wochen. Das übergeordnete Ziel besteht darin, die Patient*innen zu befähigen, adäquat und selbstbestimmt mit ihrer Erkrankung umzugehen und ihre Funktionen und Rollen in Beruf, Familie und Gesellschaft soweit möglich auszuüben (Deutsche Rentenversicherung Bund, 2009). In der Bewegungstherapie geht es dabei um den Zugang zur Bewegung trotz Funktionseinschränkung, die Vermittlung von positiven Erfahrungen und die Stärkung von Körperfunktionen und -strukturen (vgl. Schüle & Huber, 2012). Darüber hinaus wird insbesondere die „Entwicklung individueller Kompetenzen, die die Initiierung und Aufrechterhaltung eines aktiven körperlichen Lebensstils fördern und damit die Effekte körperlicher Aktivität nachhaltig nutzbar machen und zu einem positiven Bewältigungsprozess im Umgang mit chronischen Erkrankungen und Einschränkungen der Partizipation beitragen“ angestrebt (Deutsche Rentenversicherung Bund, 2014, S. 45).
Innerhalb der Klassifikation therapeutischer Leistungen (KTL) der Deutschen Rentenversicherung (2014) werden die verschiedenen Inhalte und Methoden beschrieben, die Bewegungstherapeut*innen in der medizinischen Rehabilitation einsetzen. Diese umfassen eine Vielzahl von einzel- und gruppentherapeutischen Leistungen, die ein breites Zielspektrum zwischen Funktionsverbesserung und Bewegungsverhalten adressieren. Ein groß angelegter Survey zur Struktur- und Prozessqualität zeigte jedoch, dass bewegungsförderliche Potenziale von Bewegungstherapie inner-

halb der medizinischen Rehabilitation bislang nicht optimal ausgeschöpft sind (Geidl et al., 2018). Insbesondere gibt es Bedarf für eine vermehrte Nutzung von wissenschaftlich begründeten und evidenzbasierten biopsychosozialen Therapiekonzepten zur Bewegungsförderung, für ein systematisches Assessment der individuellen Ausgangsbedingungen sowie für vermehrte interprofessionelle Zusammenarbeit (Geidl, Sudeck, Wais & Pfeifer, 2021).

3 Rehabilitationsnachsorge

Das Erreichen der oben beschriebenen Zielsetzungen einer medizinischen Rehabilitation erfordert mitunter grundlegende Änderungen von Verhaltensweisen und Lebensstilen, die einer längerfristigen Unterstützung bedürfen (Krämer & Göhner, 2020). Dies gilt insbesondere für die Umsetzung von körperlicher Aktivität, weshalb es seit langer Zeit Angebote gibt, die schon während der Reha vorbereitend auf die Zeit nach der Reha unterstützen (Göhner, 2012; Semrau et al., 2015).

Der Einsatz von kognitiv-behavioralen Strategien der Verhaltensänderung in Verbindung mit körperlicher Aktivität während der Rehabilitation kann die längerfristige Durchführung von Aktivität nach der Reha unterstützen (Geidl et al., 2012; Knittle et al., 2018). Evidenzbasierte Strategien sind u. a. Selbstbeobachtung sowie Handlungs- und Bewältigungsplanung, die auch im Kontext der Rehabilitation eingesetzt werden können. Die Effektivität weiterer Strategien hängt stark von der Zielgruppe und Indikation sowie vom Zielverhalten und dem Kontext der Anwendung ab (Olander et al., 2013). Der Einsatz solcher Strategien erfordert aufseiten der Bewegungstherapeut*innen Kenntnisse über wirksame Strategien sowie Kompetenzen, diese zielgerichtet anwenden zu können. Angelehnt an internationale Projekte (Chisholm, Hart, Mann & Peters, 2014) wurde im deutschsprachigen Raum ein Trainingsmodul entwickelt und evaluiert, welches sich der Vermittlung und Anwendung der Strategien in der Praxis widmet (Informationen unter www.befo-training.de; Zugriff am 27.04.2022; Göhner et al., 2021).

Darüber hinaus werden spezifische Angebote der Rentenversicherungsträger für die Zeit nach der Rehabilitation wohnortnah meist in ambulanten Rehabilitationseinrichtungen vorgehalten (z. B. die sog. Intensivierte Rehabilitationsnachsorge – IRENA). Zu Struktur- und Prozessmerkmalen und zur Wirksamkeit dieser Interventionen liegen derzeit, ähnlich wie für die Nachsorge insgesamt, noch wenige Informationen vor (Koch, 2015). Die o. g. Konzepte *Rehabilitationssport* und *Funktionstraining* können einerseits als Vorläufer der spezifischen Nachsorgekonzepte betrachtet werden, andererseits werden sie nach wie vor zu diesem Zweck im Rahmen der medizinischen Rehabilitation verordnet. Valide Zahlen zur Häufigkeit der Rehabilitationssportangebote sind nicht zugänglich, nach informellen Angaben des Verbands der Ersatzkassen (vdek) existieren in Deutschland im Jahr 2021 ca. 110 000 Rehabilitationssportgruppen, wobei ein relativ großer Anteil auf Herz-, Krebs- und Diabetessportgruppen entfällt.

Die in der Rahmenvereinbarung über den Rehabilitationssport und das Funktionstraining (Bundesarbeitsgemeinschaft für Rehabilitation, 2011) festgelegten Ziele und Inhalte wurden in der jüngeren Vergangenheit mehrfach hinsichtlich ihrer veralteten Struktur, der mangelnden theoretisch-fachlichen Fundierung und fehlenden Orientierung an aktueller wissenschaftlicher Evidenz kritisiert (Arbeitsgruppe Bewegungstherapie, 2016; Brehm et al., 2013). Auch liegen unseres Wissens für diesen Bereich der bewegungsbezogenen Maßnahmen bislang keine belastbaren wissenschaftlichen Untersuchungen zur Struktur-, Prozess- und Ergebnisqualität vor.

Weitere Möglichkeiten zur Unterstützung der Erhaltung körperlicher Aktivität nach der Rehabilitation bieten *internet-basierte Programme und/oder Apps*, deren Bedeutungszuwachs seit der Corona-Pandemie nicht hoch genug eingeschätzt werden kann. Es konnte schon früh gezeigt werden, dass mit Hilfe von internet- und App-basierten Interventionen generell der Umfang körperlicher Aktivität erhöht (Davies, Spence, Vandelanotte, Caperchione & Mummery, 2012; Fanning, Mullen & McAuley, 2012) und eine positive gesundheitliche Wirkung erreicht werden kann (Schoeppe et al., 2016). Allerdings scheint die alleinige Anwendung von Apps aufgrund hoher Dropoutraten nicht die erhoffte Wirkung zu bringen – erst der Einsatz von multifaktoriellen Interventionen führt zu besseren Ergebnissen bezüglich der angestrebten Verhaltens- und Gesundheitsziele (Schoeppe et al., 2016). Im deutschsprachigen Raum liegen im Bereich der Reha-Nachsorge aktuelle, wegweisende Ergebnisse für die Zielgruppe der Personen mit muskuloskelettalen Erkrankungen sowie Multipler Sklerose vor (Flachenecker et al., 2020).

Literatur

Andersson, B. J. G., Örtengren, R., Nachemson, A. & Elfström, G. (1974). Lumbar disc pressure and myoelectric back muscle activity during sitting. IV. Studies on a car driver's seat. *Scandinavian Journal of Rehabilitation Medicine, 6,* 128–134.

Arbeitsgruppe Bewegungstherapie (2016). Empfehlungen der Deutschen Gesellschaft für Rehabilitationswissenschaften (DGRW) zur Weiterentwicklung der

Rahmenvereinbarung über den Rehabilitationssport und das Funktionstraining der Bundesarbeitsgemeinschaft für Rehabilitation (BAR) vom 1.1.2011. *Rehabilitation, 55,* 130–132. https://doi.org/10.1055/s-0042-103356

Booth, F. W., Roberts, C. K. & Layse, M. J. (2012). Lack of exercise is a major cause of chronic diseases. *Comprehensive Physiology, 2,* 1143–1211. https://doi.org/10.1002/cphy.c110025

Brehm, W., Bös, K., Graf, C. H., Hartmann, H., Pahmeier, I., Pfeifer, K. et al. (2013). Sport als Mittel in Prävention, Rehabilitation und Gesundheitsförderung. Eine Expertise. *Bundesgesundheitsblatt – Gesundheitsforschung – Gesundheitsschutz, 56,* 1385–1389. https://doi.org/10.1007/s00103-013-1798-y

Brüggemann, S., Sewöster, D. & Kranzmann, A. (2018). Bewegungstherapeutische Versorgung in der medizinischen Rehabilitation der Rentenversicherung – eine Analyse auf Basis quantitativer Routinedaten. *Die Rehabilitation, 57,* 24–30. https://doi.org/10.1055/s-0043-102556

Bundesarbeitsgemeinschaft für Rehabilitation (2011). *Rahmenvereinbarung über den Rehabilitationssport und das Funktionstraining*. Frankfurt /M. https://www.bar-frankfurt.de/service/publikationen/reha-vereinbarungen.html [abgerufen am 12. Dezember 2022]

Bundesärztekammer (2012). *Rezept für Bewegung*. https://www.bundesaerztekammer.de/themen/aerzte/public-health/praevention/sport-und-praevention [abgerufen am 12.12.2022].

Bundesinstitut für Arzneimittel und Medizinprodukte (2021, 1. Januar). *ICD-10-GM.* https://www.bfarm.de/DE/Kodiersysteme/Klassifikationen/ICD/ICD-10-GM/_node.html

Bundeszentrale für gesundheitliche Aufklärung (2018, 28. Juni) https://leitbegriffe.bzga.de/alphabetisches-verzeichnis/praevention-und-krankheitspraevention/ [abgerufen am 7. Dezember 2021].

Chisholm, A., Hart, J., Mann, K. & Peters, S. (2014). Development of a behaviour change communication tool for medical students: The „Tent Pegs' booklet. *Patient Education and Counseling, 94,* 50–60. https://doi.org/10.1016/j.pec.2013.09.007

Cooney, G. M., Dwan, K., Greig, C. A., Lawlor, D. A., Rimer, J., Waugh, F. R. et al. (2013). *Exercise for depression. The Cochrane Database of Systematic Reviews. Advance online publication.* https://doi.org/10.1002/14651858.CD004366.pub6

Davies, C. A., Spence, J. C., Vandelanotte, C., Caperchione, C. M. & Mummery, W. K. (2012). Meta-analysis of internet-delivered interventions to increase physical activity levels. *International Journal of Behavioral Nutrition and Physical Activity, 9,* 52. https://doi.org/10.1186/1479-5868-9-52

Deutsche Rentenversicherung Bund (2009). *Rahmenkonzept zur medizinischen Rehabilitation in der gesetzlichen Rentenversicherung*. Berlin.

Deutsche Rentenversicherung Bund (2014). *KTL. Klassifikation therapeutischer Leistungen in der medizinischen Rehabilitation*. Berlin: Deutsche Rentenversicherung Bund. http://www.ktl-drv.de [abgerufen am 12. Dezember 2022].

Durrand, J., Singh, S. J. & Danjoux, G. (2019). Pre*habilitation. Clinical Medicine, 19,* 458–464. https://doi.org/10.7861/clinmed.2019-0257

Eisele, A., Schagg, D. & Göhner, W. (2020). Exercise promotion in physiotherapy: A qualitative study providing insights into German physiotherapists' practices and experiences. *Musculoskeletal Science & Practice, 45,* 102 104. https://doi.org/10.1016/j.msksp.2019.102104

Fanning, J., Mullen, S. P. & McAuley, E. (2012). Increasing physical activity with mobile devices: A meta-analysis. *Journal of Medical Internet Research, 14*(6), e161. https://doi.org/10.2196/jmir.2171

Flachenecker, P., Bures, A. K., Gawlik, A., Weiland, A.-C., Kuld, S., Gusowski, K. et al. (2020). Efficacy of an internet-based program to promote physical activity and exercise after inpatient rehabilitation in persons with multiple sclerosis: A randomized, single-blind, controlled study. *International Journal of Environmental Research and Public Health, 17,* 4544. https://doi.org/10.3390/ijerph17124544

Geidl, W., Deprins, J., Streber, R., Rohrbach, N., Sudeck, G. & Pfeifer, K. (2018). Exercise therapy in medical rehabilitation: Study protocol of a national survey at facility and practitioner level with a mixed method design. *Contemporary Clinical Trials Communications, 11,* 37–45. https://doi.org/10.1016/j.conctc.2018.05.004

Geidl, E., Sudeck, G. Wais, J. & Pfeifer, K. (2021). Bewegungsförderliche Bewegungstherapie in der medizinischen Rehabilitation: Konsequenzen der bundesweiten Bestandsaufnahme für die Qualitätsentwicklung. *Die Rehabilitation*. https://doi.org/10.1055/a-1693-8380

Gemeinsamer Bundesausschuss (2021, 1. Juli). *Richtlinie des Gemeinsamen Bundesausschusses Richtlinie über die Verordnung von Heilmitteln in der vertragsärztlichen Versorgung*. https://www.g-ba.de/richtlinien/12/ [abgerufen am 7. Dezember 2021].

Göhner, W. (2012). Effektivitätssteigerung der physiotherapeutischen Behandlung durch Erhöhung von Lebensstil-integrierter sportlicher Aktivität. *Pt Zeitschrift für Physiotherapeuten, 64,* 34–37.

Knittle, K., Nurmi, J., Crutzen, R., Hankonen, N., Beattie, M. & Dombrowski, S. U. (2018). How can interventions increase motivation for physical activity? A systematic review and meta-analysis. *Health Psychology Review,* 1–20. https://doi.org/10.1080/17437199.2018.1435299

Koch, U. (2015). Reha-Nachsorge. *Die Rehabilitation, 54,* 217. https://doi.org/10.1055/s-005-29936

Krämer, L. & Göhner, W. (2020). Handlungsplanung, Barrieren und Barrierenmanagement. In J. Bengel & O. Mittag (Hrsg.), *Psychologie in der medizinischen Rehabilitation* (137–148). Berlin: Springer.

Liu, C., Lu, Z., Zhu, M. & Lu, X. (2021). *Trimodal prehabilitation for older surgical patients: A systematic review and meta-analysis. Aging Clinical and Experimental Research.* Advance online publication. https://doi.org/10.1007/s40520-021-01929-5

Lowe, A., Gee, M., McLean, S., Littlewood, C., Lindsay, C. & Everett, S. (2018). Physical activity promotion in physiotherapy practice: A systematic scoping review of a decade of literature. *British Journal of Sports Medicine, 52,* 122–127. https://doi.org/10.1136/bjsports-2016-096735

Michael, C. M., Lehrer, E. J., Schmitz, K. H. & Zaorsky, N. G. (2021). *Prehabilitation exercise therapy for cancer: A systematic review and meta-analysis. Cancer Medicine.* Advance online publication. https://doi.org/10.1002/cam4.4021

Mino, E., Geidl, W., Naber, I., Weissenfels, A., Klamroth, S., Gelius, P. et al. (2021). Physical activity referral scheme components: A study protocol for systematic review and meta-regression. *British Medical Journal Open, 11,* e049549. https://doi.org/10.1136/bmjopen-2021-049549

Mulligan, H. F., Hale, L. A., Whitehead, L. & Baxter, G. D. (2012). Barriers to physical activity for people with long-term neurological conditions: A review study. *Adapted Physical Activity Quarterly, 29,* 243–265. https://doi.org/10.1123/apaq.29.3.243

Naci, H. & Ioannidis, J. P. A. (2013). Comparative effectiveness of exercise and drug interventions on mortality outcomes: Metaepidemiological study. *British Medical Journal, 347,* f5577. https://doi.org/10.1136/bmj.f5577

Olander, E. K., Fletcher, H., Williams, S., Atkinson, L., Turner, A. & French, D. P. (2013). What are the most effective techniques in changing obese individuals' physical activity self-efficacy and behaviour: a systematic review and meta-analysis. *International Journal of Behavioral Nutrition and Physical Activity, 10,* 29. https://doi.org/10.1186/1479-5868-10-29.

Pedersen, B. K. & Saltin, B. (2015). Exercise as medicine – evidence for prescribing exercise as therapy in 26 different chronic diseases. *Scandinavian Journal of Medicine & Science in Sports, 25,* (Suppl. 3), 1–72. https://doi.org/10.1111/sms.12581

Pfeifer, K. & Geidl, W. (2017). Bewegungsempfehlungen für Erwachsene mit einer chronischen Erkrankung – Methodisches Vorgehen, Datenbasis und Begründung. *Gesundheitswesen, 79*(S 01), 29–35. https://doi.org/10.1055/s-0042-123699

Physical Activity Guidelines Advisory Committee (2018). *Physical activity guidelines advisory committee scientific report.* Washington, DC: U.S. Department of Health and Human Services.

Rütten, A. & Pfeifer, K. (2017). *Nationale Empfehlungen für Bewegung und Bewegungsförderung.* Köln: BZgA. https://service.bzga.de/pdf.php?id=136839b90f0197896479a5f650dc5daf

Santa Mina, D., Brahmbhatt, P., Lopez, C., Baima, J., Gillis, C., Trachtenberg, L. et al. (2017). The case for prehabilitation prior to breast cancer treatment. *Physical Medicine and Rehabilitation, 9*(9S2), 305–316. https://doi.org/10.1016/j.pmrj.2017.08.402

Schoeppe, S., Alley, S., van Lippevelde, W., Bray, N. A., Williams, S. L., Duncan, M. J. et al. (2016). Efficacy of interventions that use apps to improve diet, physical activity and sedentary behaviour: A systematic review. *International Journal of Behavioral Nutrition and Physical Activity, 13,* 127. https://doi.org/10.1186/s12966-016-0454-y

Schüle, K. & Huber, G. (Hrsg.). (2012). *Grundlagen der Sport- und Bewegungstherapie.* Köln: Deutscher Ärzte Verlag.

Semrau, J., Hentschke, C., Buchmann, J., Meng, K., Vogel, H., Faller, H. et al. (2015). Long-term effects of interprofessional biopsychosocial rehabilitation for adults with chronic non-specific low back pain: A multicentre, quasi-experimental study. *PloS One, 10,* e0118609. https://doi.org/10.1371/journal.pone.0118609

Streber, R., Peters, S. & Pfeifer, K. (2016). Systematic review of correlates and determinants of physical activity in persons with multiple sclerosis. *Archives of Physical Medicine and Rehabilitation, 97,* 633-645.e29. https://doi.org/10.1016/j.apmr.2015.11.020

Sudeck, G., Geidl, W., Abu-Omar, K., Finger, J. D., Krauß, I. & Pfeifer, K. (2021). Do adults with non-communicable diseases meet the German physical activity recommendations? *German Journal of Exercise and Sport Research, 51,* 183–193. https://doi.org/10.1007/s12662-021-00711-z

Thompson, W. R., Sallis, R., Joy, E., Jaworski, C. A., Stuhr, R. M. & Trilk, J. L. (2020). Exercise is medicine. *American Journal of Lifestyle Medicine, 14,* 511–523. https://doi.org/10.1177/1559827620912192

Veldhuijzen van Zanten, J. J. C. S., Rouse, P. C., Hale, E. D., Ntoumanis, N., Metsios, G. S., Duda, J. L. et al. (2015). Perceived barriers, facilitators and benefits for regular physical activity and exercise in patients with rheumatoid arthritis: A review of the literature. *Sports Medicine, 45,* 1401–1412. https://doi.org/10.1007/s40279-015-0363-2

Waltersbacher, A. (2019). *Heilmittelbericht 2019.* Berlin: Wissenschaftliches Institut der AOK.

World Health Organization (2017). *Noncommunicable diseases.* https://www.euro.who.int/en/health-topics/noncommunicable-diseases [abgerufen am 12. Dezember 2022].

World Health Organization (2020). *WHO Guidelines on Physical Activity and Sedentary Behaviour*. Genf: WHO. https://www.who.int/publications/i/item/9789240015128

E9 Senioreneinrichtungen

Ansgar Thiel, Lea-Sofie Hahn & Annika Frahsa

Pflegeheim, Bewegungsbedarfe, pseudototale Institution, Aktivitätsbarrieren, Forschungsbeispiele

1 Bedarfe für Bewegung und Gesundheitsförderung

Ausreichend körperliche Aktivität trägt entscheidend zur Erhaltung der körperlichen und mentalen Gesundheit im Alter bei. Es ist hinreichend bekannt, dass ein sitzender Lebensstil das Risiko für Muskelschwund, Stürze sowie Depressionen und damit die Wahrscheinlichkeit vorzeitiger Sterblichkeit enorm erhöht (Auerswald, Meyer, von Holdt & Voelcker-Rehage, 2021; Barber, Foster & Birch, 2015; Bean et al., 2002; Gennuso, Gangnon, Matthews, Thraen-Borowski & Colbert, 2013; Lampinen, Heikkinen & Ruoppila, 2000). Im Jahr 2030 werden Prognosen zufolge 3,4 Millionen Menschen pflegebedürftig sein (Pflegereport 2030 Bertelsmannstiftung). Der Zustand dieser Personen ist zumeist gekennzeichnet durch Mobilitätseinschränkungen und damit verbunden starken Limitierungen bei Aktivitäten des täglichen Lebens (Hajek et al., 2017). Durch eine regelmäßige und ausreichende körperliche Aktivierung können die physische und psychische Leistungsfähigkeit sowie die Lebensqualität verbessert und somit Voraussetzungen für ein gesundes Altern geschaffen werden (Auerswald et al., 2020).
Die aktuellen nationalen und internationalen Empfehlungen (WHO, 2010; BZgA 2017; Rütten & Pfeifer, 2017; s. Kap, B5) lauten allgemein, dass Erwachsene wöchentlich 150 Minuten moderate oder 75 Minuten ausdauerorientierte körperliche Aktivität mit (relativ gesehen) höherer Intensität praktizieren sollten. Zusätzlich sollen speziell ältere Menschen mit Mobilitätseinschränkungen an mindestens drei Tagen in der Woche Gleichgewichtsübungen zur Sturzprävention bei moderater oder höherer Intensität ausüben. Ältere Erwachsene sollten muskelkräftigende körperliche Aktivitäten an mindestens zwei Tagen pro Woche durchführen. Wie alle Altersgruppen sollten auch ältere Erwachsene lange, ununterbrochene Sitzphasen meiden und nach Möglichkeit das Sitzen regelmäßig mit körperlicher Aktivität unterbrechen.
Trotz dieser Erkenntnisse und hohen Relevanz ist Bewegung im Setting Pflegeheim oft nur begrenzt zu beobachten. Studien zufolge erreicht mehr als die Hälfte der

Bewohnenden nicht die aktuellen Empfehlungen für körperliche Aktivität (Gobbi et al., 2012). Laut aktueller Erkenntnisse verbringen Pflegeheimbewohnende circa 80 % ihrer Wachphasen im Sitzen, dies bedeutet in Einzelfällen Sitzzeiten von bis zu neun Stunden am Tag (Auerswald et al., 2020; Barber et al., 2015; Parry & Chow, 2018; Phillips, 2015; Ruuskanen & Parkatti, 1994). Zudem nimmt innerhalb des ersten Jahres nach Einzug in ein Pflegeheim die Ganggeschwindigkeit signifikant ab (Cramer-Ebner, Dorn, Feilcke & Hach, 2016; Lotvonen, Kyngäs, Koistinen, Bloigu & Elo, 2017; Ruuskanen & Parkatti, 1994).

Dies ist durchaus nicht nur eine Konsequenz mangelnder Motivation der Bewohnenden, sich körperlich zu betätigen, sondern scheint zu einem erheblichen Teil auch auf die organisationalen Strukturen von Pflegeheimen zurückzuführen zu sein, die den Bewohnenden nicht ausreichend Bewegungsgelegenheiten bieten (Frahsa et al., 2020). Auf die Strukturen des Settings Pflegeheim und deren Bedeutung für die Aktivität von Bewohnenden wird im Folgenden genauer eingegangen. Daran schließt sich eine exemplarische Darstellung von Modellprojekten an, die auf eine Schaffung von bewegungsfreundlichen Strukturen in Pflegeheimen abzielen.

2 Voraussetzungen und Rahmenbedingungen

2.1 Das Pflegeheim als pseudototale Institution

Pflegeheime ähneln zumindest ansatzweise sogenannten „totalen Institutionen“ (Davies, 1989; Goffman, 1961; Goodman, 2013). Unter den Begriff der totalen Institution fallen spezifische funktionale Einrichtungen, die durch die bürokratische Kontrolle der menschlichen Bedürfnisse der in dieser Institution versorgten Gruppe charakterisiert sind. Die Alltagsaktivitäten in solchen Einrichtungen folgen in der Regel weitgehend a priori festgelegten Zeitplänen. „Totale Institutionen“ sind teilweise von der Außenwelt abgeschottet und stattfindende Aktivitäten werden zu einem gewissen Teil von Mitarbeitenden kontrolliert (Goodman, 2013). Diese Charakteristika lassen sich teilweise auch am Setting Pflegewohnheim beobachten. So werden die Bewohnenden durch Pflegepersonal „überwacht“ und haben in nur eingeschränktem Maße Entscheidungsfreiheit hinsichtlich der Bestimmung der täglichen Routinen und der Lebensumstände. Oftmals befinden sich die Bewohnenden auch in einem Abhängigkeitsverhältnis zum Pflege- und Betreuungspersonal, was zu einem Konformitätsdruck führen kann, die Erwartungen der Pflegekräfte zu erfüllen (Marson & Powell, 2014). Dennoch haben Bewohnende in Pflegeheimen deutlich mehr Freiheiten als beispielsweise Personen in typischen totalen Institutionen wie Gefängnissen. Obwohl in Pflegeheimen die ökonomischen Zwänge der Organisation und die aus Tätigkeitsprofilen resultierenden Verantwortlichkeiten des Personals oft limitierend wirken können, sind Pflegeheime heute so konzipiert, dass der Tagesablauf zumindest ansatzweise die Lebenswelten der außerhalb einer solchen Einrichtung lebenden gleichaltrigen Menschen widerspiegelt und Freiräume zur individuellen Lebensgestaltung eingeräumt werden (Heinzelmann 2004, S. 222–230).

Sowohl das Maß, in welchem die Bewohnenden von Pflegeheimen ihre Freiräume bei der Gestaltung des Lebensalltags nutzen, als auch das Ausmaß der Aktivierung durch die Einrichtung selbst sind entscheidend für das Erreichen des Mindestmaßes an gesundheitsförderlicher körperlicher Aktivität.

2.2 Bestehende Barrieren für körperliche Aktivität im Setting Pflegeheim

Wie Studien zeigen, ist das Ausmaß der körperlichen Aktivität von Bewohnenden in Pflegeheimen einerseits beeinflusst von baulichen und organisatorischen Voraussetzungen, andererseits aber auch von der Interaktion zwischen Betreuenden und Bewohnenden auf zeitlicher, sachlicher und sozialer Ebene (Altmeier, Thiel & Frasa, 2021; Benjamin, Edwards, Ploeg & Legault, 2014; Chen, 2009; Gobbi et al., 2012).

Untersuchungen konnten zeigen, dass mit zunehmendem Alter immer mehr Barrieren für körperliche Aktivität entstehen. Häufig auftretende Barrieren sind gesundheitliche Probleme, Gebrechlichkeit, Angst vor Verletzungen und Umwelteinschränkungen (Chen, 2009; Gobbi et al., 2012). Vor allem bauliche Voraussetzungen sind auch in Pflegeeinrichtungen oftmals ein limitierender Faktor. Dazu zählen beispielsweise Türschwellen, defekte Aufzüge oder enge Räumlichkeiten. Diese baulichen Hindernisse stellen aber nicht nur eine Barriere an sich dar, sondern vermitteln den Bewohnenden auch ein Gefühl von Hilflosigkeit oder gar Gefangenschaft, was sich negativ auf deren Wohlbefinden auswirken kann (Altmeier et al., 2021). Einen bedeutsamen Einfluss auf das Auf- oder Abbauen von Barrieren in Pflegeeinrichtungen hat aber auch das Personal. Eine positive Einstellung der Mitarbeitenden gegenüber körperlicher Aktivität ist Grundvoraussetzung für einen aktiven Alltag der Bewohnenden. So kann die morgendliche Pflege zeiteffizient durchgeführt werden, indem der Bewohnende mit Hilfsmitteln aus dem Bett gehoben wird und vom Personal gewaschen und angezogen wird. Die morgendliche Routine kann aber auch als aktivierende Pflege durchgeführt werden. Hier darf der Bewohnende gewisse Dinge noch selbst erledigen. Beispielsweise das Waschen des Gesichts oder das Kämmen der Haare (Altmeier et al., 2021). Vor allem seit dem Ausbruch der COVID-19-Pandemie und den damit einhergehenden Kontaktbeschränkungen ist eine positive Einstellung des Pflegepersonals gegenüber körperlicher Aktivität wichtiger denn je (Frahsa et al., 2020).

Es lässt sich festhalten, dass die Teilhabe an körperlichen Aktivierungen von Barrieren unterschiedlicher Arten negativ beeinflusst werden kann (Chen, 2009). Da sich personale, interpersonale und umweltbezogene Faktoren jedoch immer gegenseitig bedingen, ist eine ganzheitliche bewegungsförderliche Gestaltung des Settings ein zentraler Faktor für den Abbau von Aktivitätsbarrieren (Bauman et al., 2012).

In der Literatur werden für das Setting Pflegeheim verschiedene Ansätze für Bewegungs- und Gesundheitsförderung genannt. Ein Ansatz, der aktuell häufig verfolgt wird, ist das Konzept der aktivierenden Pflege. Hierbei wird versucht, zur Erhaltung verbliebener Fähigkeiten der Bewohnenden bewegungs- und gesundheitsförderliche Ansätze mit Aktivitäten des alltäglichen Lebens zu verbinden, entsprechend der Bundesrahmenempfehlungen der Nationalen Präventionskonferenz (Blüher & Kuhlmey, 2019).

Ein weiterer Ansatz ist der der partizipativen Gesundheitsförderung. Die Charakteristik dieses Ansatzes im Setting Pflegeheim ist die systematische Einbindung von interessierten Bewohnenden mit ihrem Erfahrungswissen, um geeignete Maßnahmen zu entwickeln oder bestehende Maßnahmen entsprechend zu gestalten (Blüher & Kuhlmey, 2019).

Der Ansatz der komplementärmedizinischen Gesundheitsförderung verbindet Bewegungsförderung mit dem Alltagserleben von Pflegeheimbewohnenden. Hierbei werden spielerische Elemente in die Tagesstruktur integriert, aber auch hauswirtschaftliche Elemente, wie die Anlage und Pflege von Kräuterbeeten. Dabei liegt ein Schwerpunkt auf täglicher, möglichst selbstständiger und tagesrhythmisch-basierter Wiederholung von Elementen (Blüher & Kuhlmey, 2019).

3 Gute Praxis – ausgewählte Modellprojekte

Potenziale für Bewegungsförderung zeigen drei unterschiedliche aktuelle Modellprojekte, die Bewohnende ebenso wie Mitarbeitende im Setting adressieren: BaSAlt, POLKA und PROCARE.

3.1 BaSAlt

Das Projekt BaSAlt (Verhältnisorientierte **B**ewegungsförderung und individuelle Bewegungsber**a**tung im **S**etting „**Alt**enwohnheim") ist ein biopsychosoziales Analyse- und Beratungsprojekt, das im Rahmen des Förderschwerpunkts Bewegungsförderung vom Bundesministerium für Gesundheit gefördert und von der Universität Tübingen umgesetzt wird (2019–2022). Durch BaSAlt sollen bewegungsförderliche Strukturen in Pflegeheimen geschaffen werden, die langfristig zu einem gesteigerten Wohlbefinden und zu einer guten Lebens- und Arbeitsqualität aller Akteure beitragen. In acht Pflegeheimen wird die Transferierbarkeit der Nationalen Empfehlungen für Bewegung und Bewegungsförderung untersucht. Aufbauend auf einer umfassenden Assessmentphase zur Identifizierung von förderlichen und hinderlichen Faktoren sowie einer bewegungsbezogenen Individualanalyse von Bewohnenden werden in einem partizipativen Prozess Einrichtungsleitungen, Mitarbeitende, externe Dienstleister und Bewohnende integriert zu Strategien der Bewegungsförderung beraten (Thiel et al., 2021). Diese Strategien unterscheiden sich in den Einrichtungen und reichen von niedrigschwelligen und im Alltag realisierbaren Interventionen, wie dem Einbezug von Bewohnenden in hauswirtschaftliche Tätigkeiten, über bauliche Veränderungen im Außenbereich, wie Hochbeete oder Barfußpfade, bis hin zu organisationalen Veränderungen, wie der Verankerung von aktivierender Pflege durch ein 3-Schritte-Programm in Dienstbeschreibungen und Pflegeplänen. Durch die alltagsweltliche Perspektive können strukturelle Barrieren, die bei systematischen und exklusiven Gesundheitsförderungsangeboten sichtbar werden, automatisch verhindert werden.

3.2 POLKA

Das mehrdimensionale Modellprojekt (**P**flegeeinrichtungen als **KO**mpetenzzentren in der Gesundheitsversorgung durch Mu**L**tiplikation von Körperlicher **A**ktivität) basiert auf einem ganzheitlichen und partizipativen Ansatz. Durch den hier gewählten Ansatz liegt der Fokus darauf, die strukturellen Barrieren, die in der Organisation entstehen können, durch den partizipativen Entwurf von Maßnahmen direkt zu identifizieren und zu umgehen. Die Umsetzung des Projekts erfolgt durch den Deutschen Verband für Gesundheitssport und Sporttherapie und wird von der gesetzlichen Krankenversicherung DAK-Gesundheit unterstützt. In 30 Pflegeeinrichtungen werden in einem Zeitfenster von fünf Jahren (2019–2024) bewegungsförderliche Maßnahmen entwickelt und implementiert, die sowohl das Pflegepersonal als auch die Bewohnerschaft fokussieren (Bundesvereinigung Prävention und Gesundheitsförderung, 2022). POLKA hat hierfür Tandems für Bewegungsförderung ins Leben gerufen, die aus Lots*innen und Expert*innen bestehen. Die Lots*innen sind für die bedarfsorientierte

Betreuung und die strukturelle Umsetzung zuständig. Die Aufgabe der Expert*innen liegt in der fachlich kompetenten Durchführung der bewegungsförderlichen Maßnahmen und wird nach Bedarf durch die Lots*innen rekrutiert. Auch An- und Zugehörige erhalten die Möglichkeit, sich an diesem Prozess zu beteiligen und durch ihren Besuch Positives zu bewirken (Gassert & Weiß, 2021; Krupp et al., 2021).

3.3 PROCARE

Das Projekt PROCARE zielt auf eine bedarfsorientierte Umsetzung von Verhaltens- und Verhältnisprävention in stationären Pflegeeinrichtungen ab und wird von der Universität Hamburg in Zusammenarbeit mit der Techniker Krankenkasse und sechs weiteren Hochschulen umgesetzt. Durch PROCARE sollen körperliche Aktivität, kognitive Leistungsfähigkeit und psychosoziale Gesundheit von Pflegebedürftigen gefördert werden. Um bedürfnis- und bedarfsorientierte Bewegungsangebote zu gestalten, werden sowohl die Mitarbeitenden als auch die Heimbewohnenden in den Entwicklungs- und Planungsprozess miteinbezogen. In einer viermonatigen Multikomponenten-Intervention zur Bewegungsförderung wird der Erhalt der motorischen, kognitiven und psycho-sozialen Ressourcen der Bewohnenden adressiert (Bischoff et al., 2021; Cordes et al., 2021) Zudem erhalten Mitarbeitende eine zehnwöchige Ergonomie- und Haltungsschulung zum arbeitsbelastungsverträglichen Verhalten, mit der bereits positive Effekte in Bezug auf die Hebeleistung, das ergonomische Verhalten und die Linderung von Rückenschmerzen erzielt werden konnten (Otto & Wollesen, 2022). Hierbei stehen weniger die strukturellen Barrieren im Fokus als vielmehr die individuellen Bedürfnisse und Bedarfe im Sinne einer verhaltensbezogenen Schulung.

Ausblick

Im Setting Pflegeheim sind sowohl die Bewohnenden als auch Pflegefachkräfte und weitere Mitarbeitende relevante Adressat*innengruppen von Bewegungsförderung. Gute Konzepte zur bewegungsorientierten Gesundheitsförderung berücksichtigen daher die diversen Bedarfe und Bedürfnisse unterschiedlicher Gruppen im Setting, sodass Menschen passgenau angesprochen werden können.

Bewegungsförderung ist gerade in diesem Setting ein komplexes Vorhaben, das von einer Vielzahl möglicher Einflussfaktoren abhängt und so gestaltet werden muss, dass es niedrigschwellig ist, sich leicht in den Alltag integrieren lässt und ohne großen personellen und finanziellen Aufwand umgesetzt werden kann. Ein kontinuierlicher Dialog zwischen allen Beteiligten ist eine wesentliche Voraussetzung für erfolgreiche Programme zur Förderung von körperlicher Aktivität in Pflegeheimen.

Literatur

Altmeier, D., Thiel, A. & Frahsa, A. (2021). „All we have to decide is what to do with the time that is given to us' a photovoice study on physical activity in nursing homes. *International Journal of Environmental Research and Public Health, 18,* 5481. https://doi.org/10.3390/ijerph18105481

Auerswald, T., Meyer, J., von Holdt, K. & Voelcker-Rehage, C. (2020). Application of activity trackers among nursing home residents—a pilot and feasibility study on physical activity behavior, usage behavior, acceptance, usability and motivational impact. *International Journal of Environmental Research and Public Health, 17*(6683). https://doi.org/10.3390/ijerph17186683

Barber, S. E., Forster, A. & Birch, K. M. (2015). Levels and patterns of daily physical activity and sedentary behavior measured objectively in older care home residents in the United Kingdom. *Journal of Aging and Physical Activity, 23,* 133–143. https://doi.org/10.1123/JAPA.2013-0091

Bauman, A. E., Reis, R. S., Sallis, J. F., Wells, J. C., Loos, R. J. F., Martin, B. W. & Lancet Physical Activity Series Working Group (2012). Correlates of physical activity: why are some people physically active and others not? *Lancet, 380*(9838), 258–271. https://doi.org/10.1016/S0140-6736(12)60735-1

Bean, J. F., Kiely, D. K., Herman, S., Leveille, S. G., Mizer, K., Frontera, W. R. & Fielding, R. A. (2002). The relationship between leg power and physical performance in mobility-limited older people. *Journal of the American Geriatrics Society, 50,* 461–467. https://doi.org/10.1046/j.1532-5415.2002.50111.x

Benjamin, K., Edwards, N., Ploeg, J. & Legault F. (2014). Barriers to physical activity and restorative care for residents in long-term care: A review of the literature. *Journal of Aging and Physical Activity, 22,* 154–165. http://dx.doi.org/10.1123/JAPA.2012-0139

Bertselsmannstiftung (2022). *Pflegereport 2030.* https://www.bertelsmann-stiftung.de/de/unsere-projekte/abgeschlossene-projekte/pflege-vor-ort/projektthemen/pflegereport-2030/ [abgerufen am 12. Dezember 2022].

Bischoff, L. L., Cordes, T., Meixner, C., Schoene, D., Voelcker-Rehage, C. & Wollesen, B. (2021). Can cognitive-motor training improve physical functioning and psychosocial wellbeing in nursing home residents? A randomized controlled feasibility study as part of the PROCARE project. *Aging Clinical and Experimental Research, 33*(4), 943–956. https://doi.org/10.1007/s40520-020-01615-y

Blüher, S. & Kuhlmey, A. (2019). Gesundheitsförderung in der stationären Langzeitversorgung. *Bundesgesundheitsblatt 2019,* (62), 261–266. https://doi.org/10.1007/s00103-019-02879-0

Bundesvereinigung Prävention und Gesundheitsförderung (2022). *POLKA: Modellprojekt zur Prävention in stationären Pflegeeinrichtungen.* https://bvpraevention.de/cms/index.asp?inst=newbv&snr=13521 [abgerufen am 24. Januar 2022].

BZgA Bundeszentrale für gesundheitliche Aufklärung (Hrsg.). (2017). *Nationale Empfehlungen für Bewegung und Bewegungsförderung*. Köln: BZgA.

Chen, Y. M. (2009). Perceived barriers to physical activity among older adults residing in long-term care institutions. *Journal of Clinical Nursing, 19,* 432–439. https://doi.org/10.1111/j.1365-2702.2009.02990.x

Cordes, T., Zwingmann, K., Rudisch, J., Voelcker-Rehage, C. & Wollesen, B. (2021). Multicomponent exercise to improve motor functions, cognition and well-being for nursing home residents who are unable to walk – A randomized controlled trial. *Experimental Gerontology, 153,* 111484. https://doi.org/10.1016/j.exger.2021.111484

Cramer-Ebner, R., Dorn, C., Feilcke, A. & Hach, I. (2016). Befinden und psychosoziale Aktivitäten im Pflegeheim. Befragung von Bewohnern. *Zeitschrift für Gerontologie und Geriatrie, 50,* 538–546. https://doi.org/10.1007/s00391-016-1080-7

Davies, C. (1989). Goffman's concept of the total institution. Critics and revisions. *Human Studies, 12,* 77–95. https://doi.org/10.1007/BF00142840

Frahsa, A., Altmeier, D., John, J. M., Gropper, H., Granz, H., Pomiersky, R., Haigis, D., Eschweiler, G. W., Nieß, A. M., Sudeck, G. & Thiel, A. (2020). "I Trust in staff's creativity" — the impact of covid-19 lockdowns on physical activity promotion in nursing homes through the lenses of organizational sociology. *Frontiers in Sports and Active Living 2,* 589214. https://doi.org/10.3389/fspor.2020.589214

Gassert, J. & Weiß, K. (2021). Vision der Lotsen- und Expertentätigkeit im Bereich Betriebliche Gesundheitsförderung. *Bewegungstherapie und Gesundheitssport, 37,* 42–43. https://doi.org/10.1055/s-011-51795

Gennuso, K. P., Gangnon, R. E., Matthews, C. E., Thraen-Borowski, K. M. & Colbert, L. H. (2013). Sedentary behavior, physical activity, and markers of health in older adults. *Medicine & Science in Sports & Exercise. 45,* 1493–1500. https://doi.org/10.1249/MSS.0b013e318288a1e5

Gobbi, S., Sebastião, E., Bosquiero Papini, C., Missaki Nakamura, P., Netto, A. V., Bucken Gobbi, L. T. & Kokubun, E. (2012). Physical inactivity and related barriers: A study in a community dwelling of older Brazilians. *Journal of Aging Research.* https://doi.org/10.1155/2012/685190

Goffman, E. (1961). *Asylums: Essays on the social situation of mental patients and other inmates.* New York: Doubleday Anchor.

Goodman, B. (2013). Erving Goffman and the total institution. *Nurse Education Today, 33*(2), 81–82. https://doi.org/10.1016/j.nedt.2012.09.012

Hajek, A., Brettschneider, C., Ernst, A., Posselt, T., Mamone, S., Wiese, B., Weyerer, S., Werle, J., Pentzek, M., Fuchs, A., Stein, J., Luck, T., Bickel, H., Mösch, E., Kleineidam, L., Heser, K., Maier, W., Scherer, M., Riedel-Heller, S. G. & König, H.-H. (2017). Einflussfaktoren auf die Pflegebedürftigkeit im Längsschnitt. *Gesundheitswesen, 79,* 73–79. http://dx.doi.org/10.1055/s-0041-111841

Heinzelmann, M. (2004). *Das Altenheim – immer noch eine Totale Institution? Eine Untersuchung des Binnenlebens zweier Altenheime.* Göttingen: Cuvillier.

Krupp, S., Wentzel, R., Nachtsheim, M., Höhne, B. & Kasper, J. (2021). Bewegungsförderung für Bewohner in Pflegeheimen. Mit POLKA von der Theorie in die praktische Umsetzung. *Bewegungstherapie und Gesundheitssport, 37,* 42–43. https://doi.org/10.1055/s-011-51795

Lampinen, P., Heikkinen, R. L. & Ruoppila, I. (2000). Changes in intensity of physical exercise as predictors of depressive symptoms among older adults: An eight-year follow-up. *Preventive Medicine, 30,* 371–380. Hhttps://doi.org/10.1006/pmed.2000.0641

Lotvonen, S., Kyngäs, H., Koistinen, P., Bloigu, R. & Elo, S. (2017). Social Environment of Older People during the First Year in Senior Housing and Its Association with Physical Performance. *International Journal of Environmental Research and Public Health, 14*(960). https://doi.org/10.3390/ijerph14090960

Marson, S. M. & Powell, R. M. (2014). Goffman and the infantilization of elderly persons: A theory in development. *Journal of Sociology and Social Welfare, 41*(4), 143–158.

Otto, A. K. & Wollesen, B. (2022). Multicomponent exercises to prevent and reduce back pain in elderly care nurses: A randomized controlled trial. *BMC Sports Science, Medicine and Rehabilitation, 14,* 114. https://doi.org/10.1186/s13102-022-00508-z

Parry, S. & Chow, M. (2018). Physical activity and sedentary behaviour in a residential aged care facility. *Australasian Journal on Ageing, 10.* https://doi.org/10.1111/ajag.12589

Phillips, L. J. (2015). Retirement community residents' physical activity, depressive symptoms, and functional limitations. *Clinical Nursing Research, 24*(1), 7–28. https://doi.org/10.1177/1054773813508133

Rothgang, H., Müller, R. & Unger, R. (2012). *Themenreport „Pflege 2030" Was ist zu erwarten – was ist zu tun?* Gütersloh: Bertelsmann Stiftung.

Rütten, A. & Pfeifer, K. (Hrsg.). (2017). *Nationale Empfehlungen für Bewegung und Bewegungsförderung*. Köln: BZgA. https://service.bzga.de/pdf.php?id=136839b90f0197896479a5f650dc5daf

Ruuskanen, J. M. & Parkatti, T. (1994). Physical activity and related factors among nursing home residents. *Journal of the American Geriatrics Society, 42*(9), 987-991. https://doi.org/10.1111/j.1532-5415.1994.tb06593.x

Thiel, A., Sudeck, G., Niess, A., Eschweiler, G. W., Altmeier, D., Haigis, D., Pomiersky, R., Schmid, J. & Frahsa, A. (2021). BaSAlt — A mixed-methods study protocol on setting-based physical activity promotion and counseling in nursing homes. *Contemporary Clinical Trials Communications, 23 (*2021). https://doi.org/10.1016/j.conctc.2021.100828

World Health Organization (2010). *Global Recommendations on Physical Activity for Health.* https://apps.who.int/iris/handle/10665/44399 [abgerufen am 29. Januar 2022].

E10 Digitale Interventionen zur Förderung körperlicher Aktivität

Janis Fiedler, Kathrin Wunsch, Jelena Bezold & Alexander Woll

Digitale Gesundheitsanwendungen, Verhaltensveränderung, Interventionen über die Lebensspanne, individualisierte Interventionen

Einleitung

Die fortschreitende Digitalisierung gewinnt heutzutage in nahezu allen Lebensbereichen an Bedeutung und birgt daher viele Potenziale für Gesundheits- und Bewegungsförderung in verschiedenen Zielgruppen. Digitale Gesundheitsanwendungen (Digital Health) sind ein generischer Überbegriff für verschiedene Teilbereiche der digitalen Gesundheit, die insbesondere die Versorgungsforschung betreffen (für einen Überblick siehe Vollmar et al., 2017). Welche Vorteile sind hierbei für die

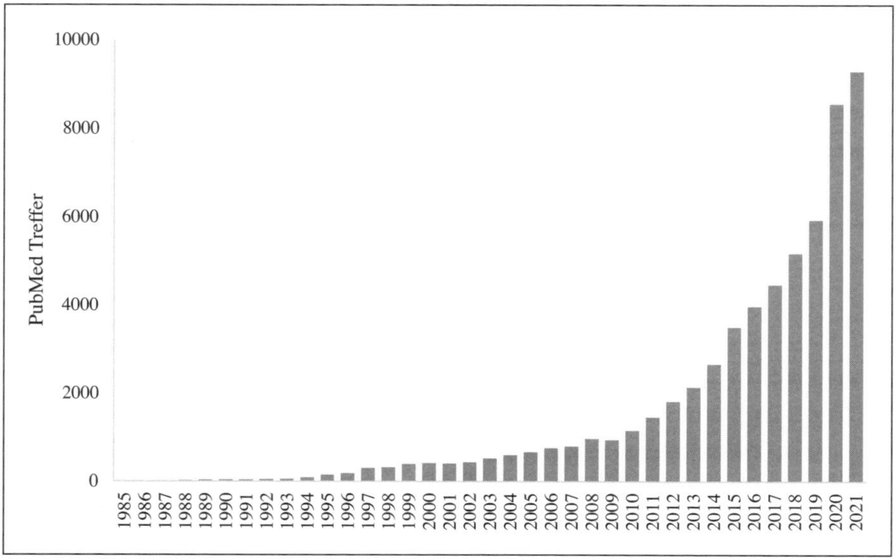

Abb. 1: Anzahl in PubMed gelisteter Publikationen zu mobilen Gesundheitsinterventionen von 1985 bis 2021

Gesundheitsförderung relevant? Vor allem kontaktlose und kosteneffektive Maßnahmen mit großer Reichweite von digitalen Applikationen im Taschenformat (z. B. Smartphone oder Smartwatch) machen dieses Feld für verschiedene Akteure aus der Wissenschaft, Wirtschaft und dem Gesundheitswesen sehr attraktiv (Vandelanotte et al., 2016). Dies führte in den letzten Jahren zu einem regelrechten Boom in der Entwicklung von mobilen Gesundheitsangeboten und Applikationen. Die Anzahl wissenschaftlicher Publikationen ist entsprechend rasant gestiegen (vgl. Abb. 1).
Bei der Masse an Angeboten ist den Nutzer*innen jedoch oft nicht bewusst, dass die meisten Anwendungen bislang nicht empirisch überprüft wurden, bzw. die bisher vorliegenden Studien vor allem qualitativer Natur sind (Hosseinpour & Terlutter, 2019; Vandelanotte et al., 2016). Um effektive digitale Maßnahmen zur Gesundheitsförderung zu implementieren, wurde aus diesem Grund das Kapitel „Digitale Prävention" im Leitfaden Prävention geschaffen (GKV-Spitzenverband, 2021). Für die Zertifizierung einer digitalen Anwendung muss unter anderem der gesundheitliche Nutzen durch eine wissenschaftliche Studie mit geeignetem Setting und Endpunkten (relevanter Risikofaktor oder gesundheitliche Ressource) belegt werden (GKV-Spitzenverband, 2021). Hierbei können digitale Gesundheitsangebote in drei Bereiche gegliedert werden: Internet-Interventionen, mobile Anwendungen sowie eine hybride Kombination aus beidem. Der Fokus des vorliegenden Buchkapitels liegt auf mobilen Interventionen zur Verhaltensänderung. Für eine Übersicht des aktuellen Forschungsstandes zum Nutzen digitaler Interventionen im Bereich der Bewegungsförderung werden in den folgenden Abschnitten die Besonderheiten und Wirksamkeiten für Kinder und Jugendliche, Erwachsene und Menschen im höheren Erwachsenenalter exemplarisch vorgestellt.

1 Kinder und Jugendliche

Seit einiger Zeit wachsen nahezu alle Kinder und Jugendliche mit digitalen Medien auf und werden daher oft als Digital Natives bezeichnet. Mehr als 80 % der über 10-Jährigen in Deutschland nutzen bereits ein eigenes Smartphone, welches inzwischen einen elementaren Bestandteil ihres Alltags darstellt. Die Qualität der Inhalte bestehender Gesundheitsapplikationen für Kinder und Jugendliche werden jedoch bisher nur als moderat eingestuft, wobei der Fokus vor allem auf der Funktionalität der jeweiligen Applikation liegt (Vandelanotte et al., 2016). Hinsichtlich der allgemeinen Wirksamkeit fanden Böhm, Karwiese, Böhm und Oberhoffer (2019) in ihrem systematischen Übersichtsartikel zur digitalen Bewegungsförderung bei Kindern und Jugendlichen allerdings keine Effektivität, sondern vor allem methodische Probleme (kleine Stichproben und geringe Adhärenz) in den Originalstudien. Bei genauerer Betrachtung zeigen sich allerdings Effekte bei digitalen Interventionen, die in bestimmten Settings umgesetzt werden. Hamel, Robbins und Wilbur (2011) konnten bestätigen, dass die Mehrzahl der Interventionen in einem Schulsetting, sowie digitale Interventionen unter Einbeziehung der Eltern, signifikant positive Effekte auf das Bewegungsverhalten von Kindern zeigten. Interventionen ohne Anbindung an spezifische Settings zeigten dagegen selten signifikante Effekte. Das familiäre Setting sowie der Freundeskreis oder die Schule scheinen also wichtige Determinanten für das Gesundheitsverhalten bei Kindern und Jugendlichen zu sein. Dies kann in digitale Interventionen übertragen werden, indem zum Beispiel im Sportunterricht digitale Hausaufgaben angeboten werden (Schittkowski, Woll & Wagner, 2022) oder die ganze Familie an einer digitalen Intervention teilnimmt und gemeinsam versucht, selbstgesteckte Ziele zur körperlichen Aktivität zu erreichen (Wunsch et al., 2020).

2 Erwachsene

Auch fast jede*r Erwachsene besitzt heutzutage ein Smartphone und ist somit für unterschiedliche digitale Gesundheitsinterventionen erreichbar, was das Potenzial für einen hohen Grad der Kosten-Nutzen-Effektivität digitaler Angebote verdeutlicht. Eine Übersichtsarbeit von Schoeppe und Kollegen (2016) bestätigt, dass applikationsbasierte Interventionen in 16 von 26 der inkludierten Studien zu einer Erhöhung von körperlicher Aktivität sowie einer Verringerung sedentären Verhaltens beigetragen haben. Besonderer Berücksichtigung bedarf der im Vergleich zu Kindern und Jugendlichen veränderte Alltag von Erwachsenen, in welchem sich die Faktoren Schlaf, Arbeit bzw. Ausbildung und Universität sowie Freizeit nach Möglichkeit die Waage halten sollten. Evidenz aus systematischen Übersichtsarbeiten belegt, dass digitale Gesundheitsinterventionen im Arbeitskontext zur Verringerung sedentären Verhaltens einen hohen Grad an Effektivität zeigen und dass solche Interventionen am Arbeitsplatz hochgradig praktikabel, akzeptiert und effektiv sind (z. B. Buckingham, Williams, Morrissey, Price & Harrison, 2019).

Im Bereich der Freizeit nutzt eine immer größer werdende Anzahl an Erwachsenen portable Gesundheitstracker (z. B. Fitbit oder Apple Watch), welche mittels entsprechend zugehöriger Applikation ebenfalls auf die Erhöhung des Bewegungsverhaltens abzielen und dabei ein großes Potenzial aufzeigen (Lynch, Bird, Lythgo & Selva-Raj, 2020).

Die sogenannte „Gamifizierung" birgt weiteres Potenzial. Ein Beispiel hierfür ist *Pokemon GO*. In diesem digitalen Spiel müssen die Nutzer*innen auf der Jagd nach digitalen Monstern durch die Umgebung laufen, um im Spiel erfolgreich zu sein (Khamzina, Parab, An, Bullard & Grigsby-Toussaint, 2020). Auch die Applikation *Zombies, run,* in der Spieler*innen während des Laufes über die Kopfhörer einen akustischen Monolog hören und regelmäßig die Geschwindigkeit erhöhen müssen, um den Verfolgern zu entkommen (Moran & Coons, 2015), ist ein gutes Beispiel dafür, dass solch spielerische Applikationen die Motivation sowie die körperliche Aktivität selbst, signifikant erhöhen können.

3 Menschen im höheren Erwachsenenalter

Auch bei digitalen Gesundheitsinterventionen für Menschen im höheren Erwachsenenalter ist ein zunehmender Trend der Nutzung zu erkennen. Aufgrund ihrer besonderen Anfälligkeit für Inaktivität und sedentäres Verhalten sollte in dieser Zielgruppe ebenfalls das Potenzial digitaler Bewegungsförderung hervorgehoben werden (McGarrigle & Todd, 2020). Eine Übersichtsarbeit von Yerrakalva, Yerrakalava, Hajna und Griffin (2019) zeigt, dass digitale Interventionen im höheren Erwachsenenalter eine Möglichkeit zur Steigerung der körperlichen Aktivität darstellen können. Jedoch kann eine statistische Signifikanz der digitalen Bewegungsförderung für Menschen im höheren Erwachsenenalter bislang noch nicht konsistent nachgewiesen werden.

Die Anzahl pflegebedürftiger, älterer Menschen steigt mit dem Alter stetig an, wodurch auch das Setting Pflegeheim für digitale Bewegungsförderung interessant wird. Bislang werden in diesem Setting überwiegend Interventionen eingesetzt, die sogenanntes Exergaming (eine Kombination aus Trainieren [to exercise] und Spielen [game]) beinhalten. Ein aktuelles Review von Diener und Kollegen (2022) zeigt jedoch, dass bisher unzureichende Effekte von digitalen Bewegungsinterventionen auf die körperliche Aktivität von Pflegeheimbewohner*innen nachgewiesen werden konnten. Ein Grund könnte in der großen Heterogenität (v. a. Motorik und Kognition) dieser Zielgruppe liegen, die eine gezielte Ausrichtung der Bewegungsinhalte an den individuellen Voraussetzungen der Pflegebedürftigen erfordert (Müllers, Taubert & Müller, 2019). Beispielsweise könnte eine Kombination aus motorischen und kognitiven Tests Informationen über die aktuelle Leistungsfähigkeit einer Person liefern, so dass auf dieser Basis ein individuelles Bewegungsprogramm erstellt wird (Barisch-Fritz et al., 2022).

Ausblick

Insgesamt zeigen bisherige Studien gemischte Ergebnisse für die digitale Bewegungsförderung. Häufige Defizite sind eine ungenaue Messung von körperlicher Aktivität durch geringe Adhärenz, mangelhafte Gütekriterien genutzter Sensorik, geringe Stichprobengrößen, nicht validierte Fragebögen sowie heterogene Zielparameter (z. B. sedentäres Verhalten, Schritte oder moderat-intensive Aktivität). Daher lassen sich die meisten Studien nur schwer miteinander vergleichen (Diener et al., 2022; Fiedler, Eckert, Wunsch & Woll, 2020). Ein weiteres Defizit entsteht durch eine geringe Einbeziehung der Zielgruppen in die Ausgestaltung digitaler Bewegungsinterventionen sowie der Überprüfung der Umsetzbarkeit und Nutzerfreundlichkeit der Interventionen (Bartholomew, Parcel & Kok, 1998). Besonders bei Kindern und älteren Erwachsenen müssen Überlegungen zu spezifischen Barrieren gegenüber der Nutzung (z. B. Verständnisprobleme durch kognitive Schwierigkeiten) digitaler Gesundheitsapplikationen in die Entwicklung mit einbezogen werden. Insbesondere in Pflegeheimen schließen aktuelle Studien Personen mit besonderen Einschränkungen (z. B. Demenz) aus (Diener et al., 2022). Daher ist eine detailliertere Betrachtung unterschiedlicher Stichproben und deren Bedarfe in Zukunft nötig. Allgemein sollten in der digitalen Bewegungsförderung wichtige Schlüsselfaktoren für effektive Interventionen beachtet werden: eine theoretische Fundierung (z. B. Selbstbestimmungstheorie oder Theorie des geplanten Verhaltens; vgl. Kap. D1 in diesem Band), der Einbezug von Verhaltensänderungstechniken (z. B. Zielsetzung, Selbstbeobachtung und Informationen über Konsequenzen für die Gesundheit; vgl. Kap. D3 in diesem Band), die Beachtung des sozialen Umfelds (z. B. Arbeitsplatz, Familie oder soziale Netzwerke), kooperative oder kompetitive Herangehensweisen und die Verwendung von neuen, auf das Individuum zugeschnittenen Formaten, wie „just-in-time adaptive interventions“ (Fiedler et al., 2020; Hosseinpour & Terlutter, 2019).

Ein weiterer wichtiger Aspekt ist die fehlende Evidenz für Langzeiteffekte digitaler Programme über den sogenannten „Neuheitseffekt“ hinaus. Hier stellt sich die Frage, ob digitale Interventionen tatsächlich einen anhaltenden und nachhaltigen Effekt auf das Gesundheitsverhalten haben können. Des Weiteren können digitale Angebote für Nutzer*innen auch Schattenseiten aufweisen. Ein wichtiges Thema ist hierbei der Schutz sensibler Gesundheitsdaten sowie eine mögliche Abhängigkeit von digitalen Empfehlungen im Gegensatz zu einer Befähigung zum reflektierten Umgang mit den Ergebnissen. So kann es durchaus sein, dass Nutzer*innen den Empfehlungen der Anwendung vertrauen, ohne die eigenen Intuitionen angemessen zu berücksichtigen.

Dies kann vor dem Hintergrund der mangelhaften Evaluation sowie einem überwiegend kommerziellen Angebot an digitalen Applikationen durchaus problematisch sein. Zukünftige Programme sollten zudem mit den Anforderungen des alltäglichen Lebens zusammenpassen (z. B. zusätzliche Informationen wie Standort des Individuums, Kalender, Wetter, etc. integrieren). Wenn zudem noch zielgruppenspezifisch ansprechende Inhalte wie Gamification (z. B. *Pokémon GO*, Khamzina et al., 2020) eingebaut werden, können digitale Gesundheitsapplikationen in Zukunft dazu beitragen, dass Kinder und Jugendliche sowie Erwachsene in unterschiedlichen Lebensphasen ihre Aktivität zielgerichtet steigern sowie Zeiten der Inaktivität und sedentären Verhaltens sukzessive reduzieren können.

Literatur

Barisch-Fritz, B., Bezold, J., Scharpf, A., Trautwein, S., Krell-Roesch, J. & Woll, A. (2022). InCoPE-App: Study protocol for the usability and effectiveness of the individualized, tablet-based multimodal exercise program for institutionalized individuals with dementia delivered by nursing home employees. (Preprint). *JMIR Research Protocols, 11*(9), e36247. https://doi.org/10.2196/preprints.36247

Bartholomew, L. K., Parcel, G. S. & Kok, G. (1998). Intervention mapping: A process for developing theory- and evidence-based health education programs. *Health Education & Behavior, 25*(5), 545–563. https://doi.org/10.1177/10901981980 2500502

Böhm, B., Karwiese, S. D., Böhm, H. & Oberhoffer, R. (2019). Effects of mobile health including wearable activity trackers to increase physical activity outcomes among healthy children and adolescents: Systematic review. *JMIR mHealth and uHealth, 7*(4), e8298. https://doi.org/10.2196/mhealth.8298

Buckingham, S. A., Williams, A. J., Morrissey, K., Price, L. & Harrison, J. (2019). Mobile health interventions to promote physical activity and reduce sedentary behaviour in the workplace: A systematic review. *Digital health, 5,* 2055207619839883. https://doi.org/10.1177/2055207619839883

Diener, J., Rayling, S., Bezold, J., Krell-Roesch, J., Woll, A. & Wunsch, K. (2022). Effectiveness and feasibility of e- and m-health interventions to promote physical activity and prevent falls in nursing homes – a systematic review. *Frontiers in Physiology, 13,* 894397. https://doi.org/10.3389/fphys.2022.894397

Fiedler, J., Eckert, T., Wunsch, K. & Woll, A. (2020). Key facets to build up eHealth and mHealth interventions to enhance physical activity, sedentary behavior and nutrition in healthy subjects – an umbrella review. *BMC Public Health, 20*(1), 1605. https://doi.org/10.1186/s12889-020-09700-7

GKV-Spitzenverband (2021). *Leitfaden Prävention nach § 20 Abs. 2 SGB V und Leitfaden Prävention nach § 5 SGB XI.* www.gkv-spitzenverband.de

Hamel, L. M., Robbins, L. B. & Wilbur, J. (2011). Computer- and web-based interventions to increase preadolescent and adolescent physical activity: A systematic review. *Journal of Advanced Nursing, 67*(2), 251–268. https://doi.org/10.1111/j.1365-2648.2010.05493.x

Hosseinpour, M. & Terlutter, R. (2019). Your personal motivator is with you: A systematic review of mobile phone applications aiming at increasing physical activity. *Sports medicine, 49*(9), 1425–1447. https://doi.org/10.1007/s40279-019-01128-3

Khamzina, M., Parab, K. V., An, R., Bullard, T. & Grigsby-Toussaint, D. S. (2020). Impact of Pokémon Go on physical activity: A systematic review and meta-analysis. *American Journal of Preventive Medicine, 58*(2), 270–282. https://doi.org/10.1016/j.amepre.2019.09.005

Lynch, C., Bird, S., Lythgo, N. & Selva-Raj, I. (2020). Changing the physical activity behavior of adults with fitness trackers: A systematic review and meta-analysis. *American Journal of Health Promotion, 34*(4), 418–430. https://doi.org/10.1177/0890117119895204

McGarrigle, L. & Todd, C. (2020). Promotion of physical activity in older people using mhealth and ehealth technologies: Rapid review of reviews. *Journal of Medical Internet Research, 22*(12), e22201. https://doi.org/10.2196/22201

Moran, M. J. & Coons, J. M. (2015). Effects of a smartphone application on psychological, physiological, and performance variables in college-aged individuals while running. *International Journal of Excersice Science, 8*(2), 104–111.

Müllers, P., Taubert, M. & Müller, N. G. (2019). Physical exercise as personalized medicine for dementia prevention? *Frontiers in Physiology, 10,* 672. https://doi.org/10.3389/fphys.2019.00672

Schittkowski, B., Woll, A. & Wagner, I. (2022). Hausaufgaben im Sportunterricht: Neue Potenziale durch Apps und digitale Angebote? *sportunterricht, 71*(1), 14–21. https://doi.org/10.30426/SU-2022-01-3

Schoeppe, S., Alley, S., van Lippevelde, W., Bray, N. A., Williams, S. L., Duncan, M. J. & Vandelanotte, C. (2016). Efficacy of interventions that use apps to improve diet, physical activity and sedentary behaviour: A systematic review. *The International Journal of Behavioral Nutrition and Physical Activity, 13*(1), 127. https://doi.org/10.1186/s12966-016-0454-y

Vandelanotte, C., Müller, A. M., Short, C. E., Hingle, M., Nathan, N., Williams, S. L., Lopez, M. L., Parekh, S. & Maher, C. A. (2016). Past, present, and future of ehealth and mhealth research to improve physical activity and dietary behaviors. *Journal of Nutrition Education and Behavior, 48*(3), 219–228.e1. https://doi.org/10.1016/j.jneb.2015.12.006

Vollmar, H. C., Kramer, U., Müller, H., Griemmert, M., Noelle, G. & Schrappe, M. (2017). Digitale Gesundheitsanwendungen – Rahmenbedingungen zur Nutzung in Versorgung, Strukturentwicklung und Wissenschaft – Positionspapier der AG Digital Health des DNVF. *Gesundheitswesen, 79*(12), 1080–1092. https://doi.org/10.1055/s-0043-122233

Wunsch, K., Eckert, T., Fiedler, J., Cleven, L., Niermann, C., Reiterer, H., Renner, B. & Woll, A. (2020). Effects of a collective family-based mobile health intervention called „SMARTFAMILY" on promoting physical activity and healthy eating: Protocol for a randomized controlled trial. *JMIR Research Protocols, 9*(11), e20534. https://doi.org/10.2196/20534

Yerrakalva, D., Yerrakalva, D., Hajna, S. & Griffin, S. (2019). Effects of mobile health app interventions on sedentary time, physical activity, and fitness in older adults: Systematic review and meta-analysis. *Journal of Medical Internet Research, 21*(11), e14343. https://doi.org/10.2196/14343

Autor*innenverzeichnis

PD Dr. Karim Abu-Omar; Friedrich-Alexander-Universität Erlangen-Nürnberg, Department für Sportwissenschaft und Sport; Forschungsassistent und Studiengangkoordinator des Master Physical Activity and Health; *Schwerpunkte* Bewegungsförderung, Public Health und Bewegung; karim.abu-omar@fau.de

Jelena Bezold; Karlsruher Institut für Technologie, Institut für Sport und Sportwissenschaft; Akademische Mitarbeiterin; *Schwerpunkte* Auswirkungen von Bewegung bei Personen mit Demenz, Bewegungsförderung in Pflegeeinrichtungen, Individuelle Bewegungsförderung, Potenziale digitaler Bewegungsinterventionen für Senior*innen; jelena.bezold@kit.edu

Simon Blaschke; Technische Universität München, Fakultät für Sport- und Gesundheitswissenschaften; Wissenschaftlicher Mitarbeiter an der Professur für Sport- und Gesundheitsdidaktik; *Schwerpunkte* Evaluation und Entwicklung von gesundheitsbezogenen Interventionen in Lebenswelten Schule und Betrieb; simon.blaschke@tum.de

Prof. Dr. Klaus Bös; Karlsruher Institut für Technologie, Institut für Sport und Sportwissenschaft; Professur für Sportwissenschaft und Distinguished Senior Fellow; *Schwerpunkte* Freizeit- und Gesundheitssport; Fitness in der Lebensspanne, Diagnostik; boes@kit.edu

Prof. Dr. Walter Brehm; Universität Bayreuth; BaySpo – Bayreuther Zentrum für Sportwissenschaft; Professor für Sportwissenschaft im Ruhestand; *Schwerpunkte* Gesundheitssport, Schulsport, Organisation und Organisationen des Sports, Trends im Sport, Emotionen im Sport; walter.brehm@uni-bayreuth.de

Alexander Burchartz; Karlsruher Institut für Technologie, Institut für Sport und Sportwissenschaft; Akademischer Mitarbeiter; *Schwerpunkte* Erfassung körperliche Aktivität, Akzelerometer, motorische Leistungsfähigkeit bei Kindern und Jugendlichen; alexander.burchartz@kit.edu

Dr. Sören Dallmeyer; Deutsche Sporthochschule Köln, Institut für Sportökonomie und Sportmanagement; Akademischer Rat; *Schwerpunkte* Gesundheitsökonomie und Public Health; s.dallmeyer@dshs-koeln.de

Prof. Dr. Yolanda Demetriou; Technische Universität München, Fakultät für Sport- und Gesundheitswissenschaften; Leiterin der Professur für Sport- und Gesundheitspädagogik; *Schwerpunkte* Interventionsforschung zur Förderung von Gesundheitskompetenz in der Schule; yolanda.demetriou@tum.de

PD Dr. Pavel Dietz; Johannes-Gutenberg-Universität Mainz, Universitätsmedizin, Institut für Arbeits-, Sozial- und Umweltmedizin; Arbeitsgruppenleiter; *Schwerpunkte* Public Health, Health Promotion, Epidemiologie; pdietz@uni-mainz.de

Prof. Dr. Michael Erhart; Alice Salomon Hochschule Berlin; Professur für Gesundheits- und Rehabilitationswissenschaft mit Schwerpunkt angewandte Versorgungsforschung; *Schwerpunkte* Psychische und subjektive Gesundheit, Entwicklung und Prüfung psychosozialer Fragebogeninstrumente, multivariate statistische Methoden; erhart@ash-berlin.eu

M.A. Susanne Ferschl; Technische Universität München, Fakultät für Sport und Gesundheitswissenschaften; Wissenschaftliche Mitarbeiterin; *Schwerpunkte* Soziale Ungleichheiten und Gesundheit, Gesundheitsverhalten; susanne.ferschl@tum.de

Dr. Janis Fiedler; Karlsruher Institut für Technologie, Institut für Sport und Sportwissenschaft; Akademischer Mitarbeiter; *Schwerpunkte* Digitale Interventionen zur Gesundheitsförderung, Individualisierung in der Bewegungsförderung, Erfassung von körperlich-sportlicher Aktivität im Lebenslauf; janis.fiedler@kit.edu

Prof. Dr. Annika Frahsa; Universität Bern, Institut für Sozial- und Präventivmedizin; Lindenhof-Stiftungsprofessorin für Community Health; *Schwerpunkte* Kontextbezogene Bedingungen für Bewegung und Gesundheit, partizipative Ansätze, gesundheitliche Chancengleichheit; annika.frahsa@ispm.unibe.ch

PD Dr. Wolfgang Geidl; Friedrich-Alexander-Universität Erlangen-Nürnberg, Department für Sportwissenschaft und Sport; Forschungsassistent und Studiengangkoordinator des Master Physical Activity and Health; *Schwerpunkte* Bewegung und Bewegungsförderung; wolfgang.geidl@fau.de

PD Dr. Peter Gelius; Friedrich-Alexander-Universität Erlangen-Nürnberg, Department für Sportwissenschaft und Sport; Wissenschaftlicher Mitarbeiter; *Schwerpunkte* Ansätze und Politik zur Bewegungsförderung; peter.gelius@fau.de

Prof. Dr. Wiebke Göhner; Katholische Hochschule Freiburg, Institut für Wissenschaftliche Weiterbildung; Professur für Gesundheitspsychologie; *Schwerpunkte* Gesundheitsbezogene Verhaltensänderung, theoriebasierte Interventionen zur Gesundheitsförderung; wiebke.goehner@kh-freiburg.de

Prof. Dr. Angela Gosch; Hochschule München, Fakultät für angewandte Sozialwissenschaften; Professur für Gesundheit und Krankheit im Kindes- und Jugendalter, Psychologische Psychotherapeutin; *Schwerpunkte* Gesundheit und Gesundheitsförderung im Kindes- und Jugendalter, Methoden der Beratung; angela.gosch@hm.edu

Hannes Gropper; Eberhard-Karls-Universität Tübingen, Institut für Sportwissenschaft; Wissenschaftlicher Mitarbeiter; *Schwerpunkte* Verläufe aktivitäts- und gesundheitsbezogener Biografien, psychosoziale Effekte körperlicher Aktivität und Konsequenzen gesellschaftlicher Individualisierung für Sport und Bewegung; hannes.gropper@uni-tuebingen.de

Dr. Birte von Haaren-Mack; Karlsruher Institut für Technologie, Institut für Sport und Sportwissenschaft; Akademische Mitarbeiterin; *Schwerpunkte* Wirkzusammenhänge von körperlicher Aktivität und Stress, Sportlehrer*innengesundheit und Weiterentwicklung ambulanter Methoden der Aktivitätserfassung; birte.von-haaren-mack@kit.edu

Lea-Sofie Hahn; Eberhard-Karls-Universität Tübingen, Institut für Sportwissenschaft; Wissenschaftliche Mitarbeiterin; *Schwerpunkte* Organisationales Lernen, Bewegungsförderung im Setting Langzeitpflege; lea-Sofie.hahn@uni-tuebingen.de

Sebastian Heller; Johannes-Gutenberg-Universität Mainz, Universitätsmedizin, Institut für Arbeits-, Sozial- und Umweltmedizin; Wissenschaftlicher Mitarbeiter; *Schwerpunkte* Public Health, Health Promotion, Epidemiologie; seheller@uni-mainz.de

Dr. Jessica Helten; Universität Bayreuth, BaySpo – Bayreuther Zentrum für Sportwissenschaft, Lehrstuhl für Sozial- und Gesundheitswissenschaften des Sports; Wissenschaftliche Mitarbeiterin; *Schwerpunkte* Bewegungsbezogene Gesundheitsförderung und Public Health; jessica.helten@uni-bayreuth.de

Dr. Sascha Hoffmann; Universität Bayreuth, BaySpo – Bayreuther Zentrum für Sportwissenschaft; Leitung Arbeitsbereich Sportwissenschaft VI – Theorie und Praxis der Sportarten und Bewegungsfelder; *Schwerpunkte* Public Health und Bewegung, Prävention und Gesundheitsförderung, Epidemiologische Forschungsmethoden; sascha.hoffmann@uni-bayreuth.de

Prof. Dr. Darko Jekauc; Karlsruher Instituts für Technologie, Institut für Sport und Sportwissenschaft; Leiter des Arbeitsbereichs Gesundheitsbildung und Sportpsychologie; *Schwerpunkte* Körperliche Aktivität und Gesundheit, Psychologische Determinanten und Intervention zur Förderung der körperlichen Aktivität; Emotionen im Sport; darko.jekauc@kit.edu

Dr. Jannika John; Eberhard-Karls-Universität Tübingen, Institut für Sportwissenschaft; Wissenschaftliche Mitarbeiterin; *Schwerpunkte* Talent- und Begabungsforschung, Gesundheit im Spitzensport; jannika.john@uni-tuebingen.de

Prof. Dr. med. Dr. Christine Joisten; Deutsche Sporthochschule Köln, Institut für Bewegungs- und Neurowissenschaft; Leiterin der Abteilung Bewegungs- und Gesundheitsförderung; *Schwerpunkte* Bewegungsförderung, Bewegungsmangel und Übergewicht im Kindes- und Jugendalter, Bewegung im Kontext Diabetes u. Adipositas im Erwachsenenalter; c.joisten@dshs-koeln.de

Prof. Dr. Martina Kanning; Universität Konstanz, Sportwissenschaft; Professur für Sozial- & Gesundheits-wissenschaften; *Schwerpunkte* Körperlich aktives Alltagsverhalten; ambulantes Assessment; evident und effektiv intervenieren; martina.kanning@uni-konstanz.de

Prof. Dr. Jens Kleinert; Deutsche Sporthochschule Köln, Psychologisches Institut; Leitung der Abteilung Gesundheit & Sozialpsychologie; *Schwerpunkte* Motivation, Emotion, Stress, Gruppe/Beziehung; kleinert@dshs-koeln.de

PD Dr. Susanne Kobel; Universitätsklinikum Ulm, Sektion Sport- und Rehabilitationsmedizin; Wissenschaftliche Mitarbeiterin; *Schwerpunkte* Bewegungs- und Gesundheitsverhalten von Kindern; susanne.kobel@uni-ulm.de

Prof. Dr. Michael Krennerich; Friedrich-Alexander-Universität Erlangen-Nürnberg, Institut für Politische Wissenschaft; Professor am Lehrstuhl für Menschenrechte und Menschenrechtspolitik; *Schwerpunkte* Menschenrechte und Menschenrechtspolitik; michael.krennerich@fau.de

Prof. Dr. Michael Krüger; Westfälische Wilhelms-Universität Münster, Institut für Sportwissenschaft; Leiter des Arbeitsbereichs Sportpädagogik & Sportgeschichte; *Schwerpunkte* Theoretische, historische, sozialwissenschaftliche und pädagogische Aspekte des Sports. Bewegung, Spiel und Sport in interkulturellen Kontexten; mkrueger@uni-muenster.de

Dr. Philipp Laemmert; Universität Bayreuth, BaySpo – Bayreuther Zentrum für Sportwissenschaft, Lehrstuhl für Sozial- und Gesundheitswissenschaften des Sports; Wissenschaftlicher Mitarbeiter; *Schwerpunkte* Gesundheitsförderung und Public Health; philipp.laemmert@uni-bayreuth.de

Pia Laemmert; Universität Bayreuth, BaySpo – Bayreuther Zentrum für Sportwissenschaft, Lehrstuhl für Sozial- und Gesundheitswissenschaften des Sports; Wissenschaftliche Mitarbeiterin; *Schwerpunkte* Gesundheitsförderung und Public Health; pia.laemmert@uni-bayreuth.de

Jan-Philipp Lange; Universität Konstanz, Sportwissenschaft; Wissenschaftlicher Mitarbeiter; *Schwerpunkte* Sedentäres Verhalten, Interventionen in das Gesundheitsverhalten; jan-philipp.lange@uni-konstanz.de

Prof. Dr. Jochen Mayer; Pädagogische Hochschule Schwäbisch Gmünd, Institut für Gesundheitswissenschaften; Professur für Sportwissenschaften; *Schwerpunkte* Psychosoziale Gesundheit im Leistungssport, Organisationsentwicklung im Sport, Präsentismus und Return to sport; jochen.mayer@ph-gmuend.de

Prof. Dr. Filip Mess; Technische Universität München, Fakultät für Sport- und Gesundheitswissenschaften; Professur für Sport- und Gesundheitsdidaktik; *Schwerpunkte* Entwicklung, Implementierung, Durchführung und Evaluation von gesundheitsbezogenen Interventionen in den Lebenswelten Schule, Kommune und Betrieb; filip.mess@tum.de

Dr. Sven Messing; Friedrich-Alexander-Universität Erlangen-Nürnberg, Department für Sportwissenschaft und Sport; Wissenschaftlicher Mitarbeiter; *Schwerpunkte* Bewegungsförderung; sven.messing@fau.de

Prof. Dr. Siegfried Nagel; Universität Bern; Direktor des Instituts für Sportwissenschaft; *Schwerpunkte* Sportorganisationsforschung, z. B. Ehrenamt und Professionalisierung, sowie Integration im Sport; siegfried.nagel@unibe.ch

Dr. Christina Niermann; Medical School Hamburg, Institute of Interdisciplinary Exercise Science and Sports Medicine; Wissenschaftliche Mitarbeiterin; *Schwerpunkte* Intra- und interpersonale Determinanten von Gesundheitsverhalten und Verhaltensänderung; christina.niermann@medicalschool-hamburg.de

Dr. Claudia Niessner; Karlsruher Institut für Technologie, Institut für Sport und Sportwissenschaft; Wissenschaftliche Mitarbeiterin, unabhängige Nachwuchsgruppenleiterin; *Schwerpunkte* Körperliche Aktivität, körperliche Fitness und Gesundheit in der Lebensspanne, Bewegungsbezogene Gesundheitsförderung, Epidemiologische Forschungsmethoden; claudia.niessner@kit.edu

Bernhard Novak; Universität Graz, Institut für Bewegungswissenschaften, Sport und Gesundheit; Wissenschaftlicher Mitarbeiter; *Schwerpunkte* Bewegungsförderung; bernhard.novak@uni-graz.at

Prof. Dr. Elke Opper; Pädagogische Hochschule Karlsruhe, Institut für Bewegungserziehung und Sport; Mitglied der Motorik-Modul Research-Group; *Schwerpunkte* Motorische Leistungsfähigkeit, körperlich-sportliche Aktivität sowie Gesundheits- und Bewegungsförderung, Psychomotorik und Entspannung mit Kindern und Jugendlichen; elke.opper@ph-karlsruhe.de

Prof. Dr. Iris Pahmeier; Universität Vechta, Fakultät II Natur und Sozialwissenschaften; Sportwissenschaft; Professur Sportwissenschaften mit dem Schwerpunkt pädagogische Bewegungslehre sowie Sport und Körper/Gesundheit; *Schwerpunkte* Motivationale und volitionale Grundlagen von Sport und Bewegung, Dropout, Bindung, Gesundheitssport, psychische Gesundheit, digitale Tools in der Bewegungsförderung, Selbstkonzept; iris.pahmeier@uni-vechta.de

Prof. Dr. Klaus Pfeifer; Friedrich-Alexander-Universität Erlangen-Nürnberg, Department für Sportwissenschaft und Sport; Lehrstuhl für Bewegung und Gesundheit; *Schwerpunkte* Bewegungsbezogene Gesundheitskompetenz, Bewegungsförderung; klaus.pfeifer@fau.de

Prof. Dr. Anne Kerstin Reimers; Friedrich-Alexander-Universität Erlangen-Nürnberg, Department für Sportwissenschaft und Sport; Lehrstuhl für Sportwissenschaft; *Schwerpunkte* Bewegungsverhalten von Kindern und Jugendlichen; anne.reimers@fau.de

Dr. Stephanie Rosenstiel; Eberhard-Karls-Universität Tübingen, Institut für Sportwissenschaft; Wissenschaftliche Mitarbeiterin; *Schwerpunkte* Bewegungsbezogene Gesundheitskompetenz im Jugendalter, Versorgungsforschung im Bereich sportlicher Aktivität und psychischer Gesundheit, Implementationsforschung und Prozessevaluation in der Sportwissenschaft; stephanie.rosenstiel@uni-tuebingen.de

PD Dr. Julia Schmid; Universität Bern, Institut für Sportwissenschaft; Dozentin; *Schwerpunkte* Sportaktivität und Wohlbefinden, Maßgeschneiderte Sport- und Gesundheitsförderung, Motivation für sportliche Aktivität; julia.schmid@unibe.ch

Dr. Jana Semrau; Friedrich-Alexander-Universität Erlangen-Nürnberg, Department für Sportwissenschaft und Sport; Wissenschaftliche Mitarbeiterin, Postdoc; *Schwerpunkte* Transdisziplinäre Bewegungs- und Gesundheitsförderung in Lebenswelten mit Fokus auf gesundheitliche Chancengleichheit; jana.semrau@fau.de

Prof. Dr. Simon Steib; Universität Heidelberg, Institut für Sport und Sportwissenschaft; Professur Bewegung, Training und aktives Altern; *Schwerpunkte* Motorik und Gesundheit, Optimierung von Bewegungslernprozessen; simon.steib@issw.uni-heidelberg.de

PD Dr. Helmut Strobl; Universität Bayreuth, BaySpo – Bayreuther Zentrum für Sportwissenschaft, Lehrstuhl für Sozial- und Gesundheitswissenschaften des Sports; *Schwerpunkte* Settingbezogene Bewegungsförderung, Gesundheitspsychologie; helmut.strobl@uni-bayreuth.de

Prof. Dr. Gorden Sudeck; Eberhard-Karls-Universität Tübingen, Institut für Sportwissenschaft; Professur für Sportwissenschaft mit Schwerpunkt Gesundheitsbildung; *Schwerpunkte* Individuelle und adressatenorientierte Bewegungs- und Gesundheitsförderung, Sportaktivität und psychische Gesundheit; Gesundheitsbildung und Gesundheitskompetenz, Rehabilitations- und Versorgungsforschung; gorden.sudeck@uni-tuebingen.de

Prof. Dr. Ansgar Thiel; Eberhard-Karls-Universität Tübingen, Interfakultäres Forschungsinstitut für Sport und körperliche Aktivität; *Schwerpunkte* Soziologie des Sports, der Gesundheit und des Körpers, (In)Aktivitäts- und Gesundheitsbiographien, Biopsychosoziale Gesundheit im Spitzensport; ansgar.thiel@uni-tuebingen.de

Prof. Dr. Michael Tiemann; SRH Hochschule für Gesundheit, Sportwissenschaft; Leitung des Departments Gesundheit und Soziales; *Schwerpunkte* Gesundheitsförderung und Public Health, Gesundheitssport, bewegungsbezogene Rehabilitation und Nachsorge, digitale Bewegungsprogramme; michael.tiemann@srh.de

Prof. Dr. Susanne Tittlbach; Universität Bayreuth, BaySpo – Bayreuther Zentrum für Sportwissenschaft; Lehrstuhl für Sozial- und Gesundheitswissenschaften des Sports; *Schwerpunkte* Bewegungsbezogene Gesundheitsförderung und Public Health, Partizipative Interventionsansätze; susanne.tittlbach@uni-bayreuth.de

Prof. Dr. Sylvia Titze, MHP; Universität Graz, Institut für Bewegungswissenschaften, Sport und Gesundheit; Senior-Forscherin; *Schwerpunkte* Bewegung und Public Health; sylvia.titze@uni-graz.at

Dr. Clemens Töpfer; Friedrich-Schiller-Universität Jena, Institut für Sportwissenschaft; Akademischer Rat mit Schwerpunkt Sportpädagogik/-didaktik; *Schwerpunkte* Gesundheitsförderung und Kompetenzorientierung im Sportunterricht; clemens.toepfer@uni-jena.de

Prof. Dr. Lutz Vogt; Goethe-Universität Frankfurt/Main, Institut für Sportwissenschaften; Abteilung Sportmedizin; *Schwerpunkte* Gesundheitssport, kommunale Gesundheitsförderung, Bewegung und Sport in Prävention und Rehabilitation, Funktionsdiagnostik des Bewegungssystems, neuromuskuläre Diagnostik; l.vogt@sport.uni-frankfurt.de

Prof. Dr. Anja Voss; Alice Salomon Hochschule Berlin; Professur für Bewegungspädagogik/-therapie und Gesundheitsförderung; *Schwerpunkte* Integrierte Bildungs- und Gesundheitsförderung in Kitas, Gesundheit pädagogischer Fachkräfte, Bewegungsförderung im Kindesalter; anja.voss@ash-berlin.eu

PD Dr. Hagen Wäsche; Karlsruher Institut für Technologie, Institut für Sport und Sportwissenschaft; Akademischer Rat; *Schwerpunkte* Sportentwicklung, Sport- und Bewegungsverhalten, Organisation und Management von Sport und Bewegung, Netzwerke im Sport; hagen.waesche@kit.edu

Prof. Dr. Petra Wagner; Universität Leipzig, Sportwissenschaftliche Fakultät; Institut für Gesundheitssport und Public Health; *Schwerpunkte* Bewegungsbezogene Gesundheitsförderung und Public Health über die Lebensspanne, Psychosoziale Determinanten körperlicher (In)Aktivität in Prävention und Rehabilitation; petra.wagner@uni-leipzig.de

Prof. Dr. Alexander Woll; Karlsruher Institut für Technologie; Leiter des Instituts für Sport und Sportwissenschaft; *Schwerpunkte* Sport, Fitness und Gesundheit im Lebenslauf; Diagnostik, Intervention und Evaluation; alexander.woll@kit.edu

Dr. Kathrin Wunsch; Karlsruher Institut für Technologie, Institut für Sport und Sportwissenschaft; Akademische Mitarbeiterin; *Schwerpunkte* Stressregulation, physische und psychische Determinanten körperlich-sportlicher Aktivität im Lebenslauf, digitale/mobile Gesundheitsförderung, multiple Gesundheitsverhaltensweisen; kathrin.wunsch@kit.edu